의료기초공학

공학박사 나 승 권 저

도서
출판 상 학 당

머리말 *Preface*

의료기기는 전기, 전자적 요소와 기계적 요소들로 구성되어 공학적이고, 의학적인 이론을 만족하는 하나의 기기로 탄생하게 된다. 그러므로 의공학을 공부하는 이들은 공학뿐만 아니라 의학적 지식에 대해 숙지하고 있어야 한다.

이 책에서는 전기적인 것과 전자적 정보에 대해 설명하고자 하며, 전기부분에 관련된 지식은 우리에게 무척 중요하다 할 것이다. 그 이유는 대부분의 의용계측기는 아주 미약한 미세신호를 센서나 각 입력부분으로부터 전달받아 그 신호를 작게는 몇 십배에서 수만 배의 비율로 증폭시키므로 이러한 과정에서 1[mA]의 누설전류는 인체에 치명적이 될 것이다.

그리고 생체신호를 증폭시키는 과정에서 아주 적은 전류가 수만 배로 증폭이 되어 의학도들에게 잘못된 정보를 제공하여 환자의 생명을 위태롭게 할 수 있다는 것을 명심해야 한다. 또한, 의학적인 요구에 부합하기 위해 전기적인 법칙들을 잘 이해하고 적용하여야 할 것이다. 그러므로 우리는 전기적 성질들을 이해하고 확실하게 적용시켜 관리, 설계, 그리고 제조하는 것이 얼마나 중요한지 알아야 한다.

이 책에서는 전기, 전자회로 및 계측, 그리고 의료기기 소재를 다루었으며, 쉽게 풀이하여 설명하려고 노력하였으므로 초보자들도 이해하기 쉬울 것이다. 또한, 이해하기 쉽게 하기 위해 그림에 설명과 한글화 발음을 표기하여 넣었으며, 사용된 의학용어나 영문단어는 모두 한글용어를 병용 표기하였고, 한글화된 발음기호도 표기하여 실제 사용에 불편함이 없도록 노력하였다. 모든 내용은 최대한 쉽게 쓰려고 노력하였으며, 이 책을 지침삼아 의공학을 공부하는 수험생이나 의공인들에게 많은 도움이 되어 의공학 분야의 핵심 인재가 되길 기원한다.

끝으로 의공학을 전공하는 이들에게 진정으로 학습에 도움이 되는 책이 되길 바라며 집필중 많은 고심에도 손길이 미치지 못한 곳은 계속해서 보완할 것이다.

마지막으로 출판과정에 도움을 주신 도서출판 상학당의 남승우 사장님과 이 책에 관심과 애정을 주신 모든 분들께 감사의 말씀을 전한다.

공학박사 나 승 권 씀

차 례

Contents

제 1 장 전기회로

01 직류, 교류회로 ——— 11

1. 전 기 ▪ 11
2. 전류 · 전압과 저항 ▪ 21
3. 전 지 ▪ 36
4. 자기와 전자유도 ▪ 42
5. 콘덴서와 인덕턴스 ▪ 55
6. 교류회로 ▪ 65

제 2 장 전자회로

01 반도체 ——— 97

제1절 반도체 소개 ········ 97

1. 반도체의 에너지대 구조 ▪ 97
2. Si과 Ge 원자 ▪ 99
3. 전자와 정공의 전도 ▪ 102
4. 도 핑 ▪ 103
5. N형 반도체와 P형 반도체 ▪ 104
6. 다수 캐리어와 소수 캐리어 ▪ 106
7. PN 접합의 바이어스 ▪ 106

제2절 다이오드 ········ 111

1. 다이오드 기호 ▪ 111
2. 다이오드 특성곡선 ▪ 111
3. 특수 다이오드 ▪ 113
4. 다이오드의 정류회로 ▪ 119
5. 평활회로 ▪ 126
6. 콘덴서 입력 필터 ▪ 127
7. 클리퍼 · 리미터 · 클램퍼 ▪ 128

제3절 트랜지스터 ········ 132

1. 쌍극 접합 트랜지스터 ▪ 132
2. 트랜지스터 바이어스 회로 ▪ 133
3. 이미터 폴로어와 그 특성 ▪ 150
4. 전계효과 트랜지스터 ▪ 151
5. 금속산화 반도체 전계효과 트랜지스터 ▪ 154
6. 사이리스터 ▪ 157

02 생체증폭신호 ——— 165

제1절 연산증폭기 ········ 165

1. 연산증폭기의 사용범위 ▪ 165
2. 연산증폭기의 동작 ▪ 165

3. 이상적인 연산증폭기 ▪ 166
4. 이상적인 연산증폭기의 특징 ▪ 167
5. 연산증폭기의 역사 및 실제 연산증폭기 ▪ 167
6. 연산증폭기의 정격 및 성능 용어 ▪ 168
7. 대표적인 연산증폭기의 종류 ▪ 171
8. 동상신호 제거비 ▪ 172

제2절 연산증폭기 응용 ········ 173

1. 비교기 ▪ 173
2. 반전증폭기 ▪ 174
3. 비반전증폭기 ▪ 175
4. 반전증폭기와 비반전증폭기의 비교 ▪ 176
5. 전압 폴로어 ▪ 176
6. 합 증폭기 ▪ 177
7. 차동증폭기 ▪ 178
8. 적분기와 미분기 ▪ 182
9. 능동 필터 ▪ 185
10. 전력증폭기 ▪ 190

03 발진회로 ———— 195

1. 발진조건과 주파수 안정 ▪ 195
2. 각종 발진회로와 특성 ▪ 198
3. 수정발진회로 ▪ 209

04 디지털 논리회로 ———— 214

제1절 디지털 논리회로 ········ 214

1. AND 게이트 ▪ 214
2. OR 게이트 ▪ 215
3. NOT 게이트 ▪ 216
4. NAND 게이트 ▪ 217
5. NOR 게이트 ▪ 217
6. XOR 게이트 ▪ 218
7. 논리 게이트 결합 ▪ 219

제2절 불대수 ········ 220

1. 불대수의 기본법칙 ▪ 220
2. 불대수식의 카르노도 변형의 간소화 순서 ▪ 222
3. 논리회로의 간략화 ▪ 223
4. 임의 상태 ▪ 227

제3절 조합회로 ········ 228

제4절 래치와 플립플롭 ········ 235

1. 래치와 플립플롭 차이 ▪ 236
2. 래 치 ▪ 236
3. 플립플롭 개요 ▪ 241
4. RS 플립플롭 ▪ 242
5. 스파이크 신호 ▪ 243
6. D 플립플롭 ▪ 244
7. JK 플립플롭 ▪ 245
8. T 플립플롭 ▪ 245
9. 비동기식 PR, CLR 단자를 갖는 플립플롭 ▪ 246
10. 플립플롭의 비동기식 입력 PR, CLR의 사용 ▪ 247
11. 계수기 회로 ▪ 247

05 전기 및 전자계측 ———— 250

제1절 전기계측의 기초 ········ 250

1. 측정의 종류 ▪ 250
2. 측정의 오차 ▪ 252

3. 오차의 종류 ▪ 253
4. 확도와 정도 및 감도 ▪ 254

제2절 전기계기의 분류 ···· 254

1. 계기의 동작상 분류 ▪ 254
2. 계기의 원리상 분류 ▪ 255
3. 계기의 정확도에 의한 분류 ▪ 269

제3절 전기계기의 구성요소 ···· 270

1. 구동장치 ▪ 270
2. 제어장치 ▪ 270
3. 제동장치 ▪ 273
4. 눈금과 지침 ▪ 275

제4절 직류용 지시계기 ···· 276

1. 가동 코일형 계기 ▪ 276

제5절 교류용 지시계기 ···· 277

1. 가동 철편형 계기 ▪ 277
2. 유도형 계기 ▪ 278
3. 정류형 계기 ▪ 279

제6절 직류-교류 양용 계기 ···· 279

1. 전류력계형 계기 ▪ 279
2. 열전형 계기 ▪ 280
3. 정전형 계기 ▪ 281

제7절 오실로스코프 ···· 281

1. 오실로스코프의 개요 ▪ 281
2. 오실로스코프의 구조 ▪ 281
3. 각 조절기의 명칭과 기능 ▪ 282
4. 오실로스코프의 측정 ▪ 285

제8절 각종 테스터의 활용 ···· 286

1. 멀티 테스터의 종류 ▪ 286
2. 교류전압 측정 ▪ 287
3. 직류전압 측정 ▪ 287
4. 직류전류 측정방법 ▪ 288
5. 교류전류 측정방법 ▪ 289
6. 저항 측정방법 ▪ 289
7. 절연저항 측정 ▪ 290
8. 콘덴서의 양부 판정 ▪ 291
9. 다이오드의 양부 판정 ▪ 291
10. 트랜지스터 극성 판별 및 양부 판정 ▪ 292

제3장 의료기기 소재

01 의료용 센서 및 변환기 —— 297

제1절 용량성과 유도용 센서 ···· 297

1. 용량성 센서 ▪ 297
2. 유도성 센서 ▪ 298

제2절 위치 센서 ···· 300

1. 전위차계 ▪ 300
2. 인코더 ▪ 302
3. 선형 가변미분형 변압기 ▪ 306
4. 리졸버 ▪ 307

제3절 힘과 압력 센서 ········ 308

1. 압전 센서 ■ 308
2. 힘-감지저항기 ■ 309
3. 스트레인 게이지 ■ 309

제4절 온도측정 센서 ········ 310

1. 열전대 ■ 314
2. 서미스터 ■ 316
3. 측온 저항체 ■ 318

제5절 광센서 ········ 321

1. 광센서의 개요와 분류 ■ 321
2. 포토다이오드 ■ 323
3. 포토트랜지스터 ■ 326
4. CdS 광도전 셀 ■ 328
5. 적외선 센서 ■ 330

제6절 의료용 센서 ········ 333

1. 의료생체 센서 ■ 333
2. 순환기능용 센서 ■ 334
3. 호흡, 대사기능용 센서 ■ 340

제7절 생체 센서 ········ 345

1. 효소 센서 ■ 346
2. 미각 센서 ■ 348
3. 냄새 센서 ■ 349
4. 면역 센서 ■ 351
5. 미생물 센서 ■ 352

제8절 변환기와 생체전기신호의 유도 ········ 354

1. 변환기 ■ 354
2. 브리지 측정 ■ 354

02 의료용 기계요소 ———— 360

제1절 체결요소 ········ 360

1. 나 사 ■ 360
2. 나사의 강도설계 ■ 365
3. 와 셔 ■ 369
4. 볼트와 너트 ■ 370
5. 핀과 키 ■ 372
6. 리벳과 리벳 이음 ■ 375

제2절 전달요소 ········ 376

1. 클러치 ■ 376
2. 브레이크 ■ 377
3. 스프링 ■ 378
4. 밸브와 콕 ■ 379
5. 축 ■ 380
6. 베어링 ■ 380
7. 윤 활 ■ 385

제3절 동력전달요소 ········ 386

1. 마찰차 전동 ■ 386
2. 기어전동 ■ 387
3. 캠전동 ■ 391
4. 링크 전동 ■ 392
5. 벨트 전동 ■ 394
6. 체인 전동 ■ 395

■ 참고문헌 / 397

■ 찾아보기 / 398

제 1장

전기회로

01 직류, 교류회로

01 직류, 교류회로

1. 전 기

전기의 발견은 인류발전의 모체가 되었고, 또한 현대사회에서 전기가 미치는 영향은 그 범위를 헤아릴 수 없다. 집이나 학교, 사무실에 전기가 없어 암흑과도 같다면 어떻게 될 것인가? 가끔씩 일어나는 정전에도 우리들의 일상생활이 마비된다.

그러므로 전기를 공기나 물에 비교해도 큰 무리는 없을 정도이다. 이렇게 우리가 매일 접하고 우리 생활에 없어서는 안 될 소중한 전기가 무엇이며, 어떻게 해서 발생하는지, 어떠한 특성을 가지고 있는가에 대해서 명확하게 알고 있는 사람은 그리 많지가 않다. 또한, 전기의 발생 및 특성과 더불어 우리 생활에 어떻게 이용되고 있는지에 대해서도 많은 사람들은 무심코 지나쳐 버린다. 우리들의 일상생활에 유용하게 쓰이는 전자제품은 전기적 에너지를 바탕으로 하여 전자를 응용하여 사용하는 것이다.

그렇다면 전자란 무엇인가? 우리 생활에 꼭 필요한 TV, 냉장고, 컴퓨터 등은 전기의 전자적 특성을 가지고 만들어졌으며, 전기와 어떻게 융화되어 사용되고 있는 것인가?

우리는 이러한 궁금증들을 해결하기 위해 《의료기초공학》을 통해 전기와 전자를 명확하게 이해하며, 전기 · 전자에 대한 실습으로 의공학을 공부하는데 보다 깊이 있는 지식을 알기 위한 밑거름을 쌓을 수 있을 것이다. 그러기 위해서는 기초적인 지식부터 차근차근 알아볼 필요가 있다. 먼저 전기와 전자의 근원과 특성에 대해 알아보고, 물질과 전기 사이의 관계, 즉 물질이 가지고 있는 전기적 성질에 대해 알아보겠다. 또한 물질 사이에 일어나는 전기의 발생에 따른 현상에 대해 알아보도록 하겠다.

(1) 물질과 전기

오래 전부터 전기의 근원에 대해 수많은 학자들이 연구하고 발전시켜온 결과, 전기의 본질을 다음과 같이 규명하고 있다. 모든 물질은 아주 작은 분자 또는 원자의 집합으로 구성되어 있으며, 이들 원자는 그림 1-1과 같이 **태양을 따라 지구가 돌고 있는 것과 같이 양**(+) **전기를 가진 원자핵**(Atomic nucleus : 아토믹 뉴클리어스)과 **그 주위를 돌고 있는 음**(−)**전기를 가진 전자**(Electron : 일렉트론)라는 미립자로 구성되어 있으며, **원자핵의 구조나 원자핵을 둘러싸고 있는 전자의 수에 따라 다른 종류의 원자가 된다.**

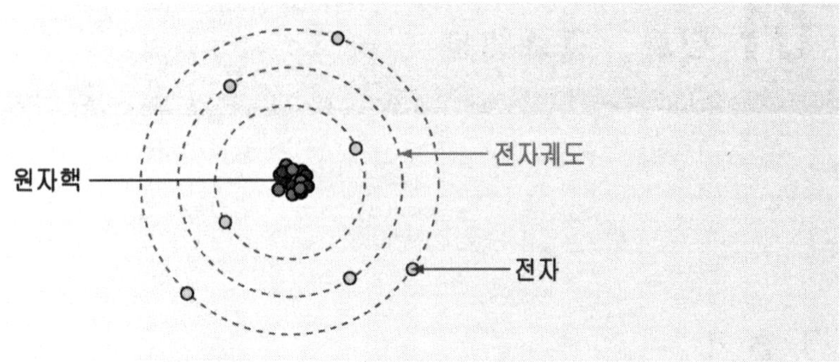

그림 1-1 • 원자의 구조

또한 원자핵을 중심으로 그림 1-2와 같이 전자껍질 여러 개가 한 원자핵 주위에 동심원을 그리며 일정한 궤도를 이루며 돌고 있는데 많은 물질 중에서 수소원자는 가장 간단한 결합을 하고 있으며, 원자핵과 1개의 전자로 이루어져 있다. 이러한 **수소의 원자핵을 양성자**(Proton : 프로톤)라고 한다.

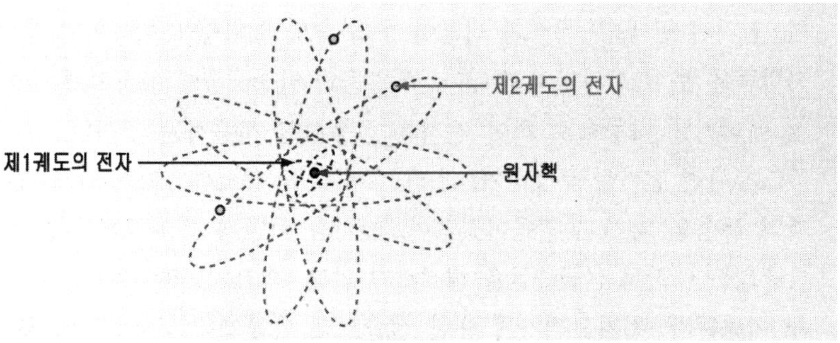

그림 1-2 • 보어의 원자 모델

수소원자의 에너지 준위를 살펴보면(그림 1-3) 가장 **안정적이려면 가장 안쪽 껍질에 위치해야 하는데, 그것을 바닥상태**라고 한다. **바닥상태에서 에너지를 받게 되면 그 위의 껍질들로 이동할 수 있게 되는데 이동한 상태는 불안정한 상태이기 때문에 들뜬 상태**라고 하며, 언제든지 에너지를 방출하고 원래의 위치로 되돌아갈 수 있다.

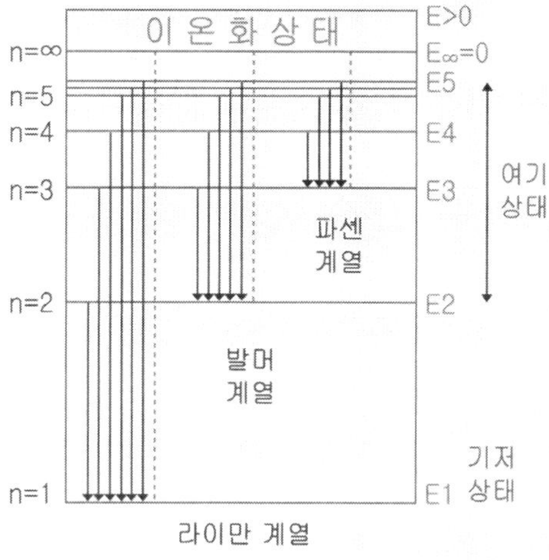

그림 1-3 • 수소원자의 에너지 준위

라이만, 발머, 파셴 계열이라는 것들은 원자의 역학적 에너지의 위치 에너지를 나타낸 것으로 이온화 상태가 높을수록 에너지가 크고 위험한 상태가 된다. 그리고 전자가 에너지를 아주 많이 받게 되면 수소의 전자껍질을 완전히 벗어나게 되는데 이것을 이온화라고 한다.

많은 물질들의 원자의 구조는 수소처럼 간단히 이루어지지 않았는데, 원자핵의 바깥쪽 궤도를 돌고 있는 전자와 같은 수의 양전기를 가진 양성자와 전기적으로 중성인 '중성자(Neutron : 뉴트론)'로 이루어져 있다. 원자의 구조도는 그림 1-4와 같다.

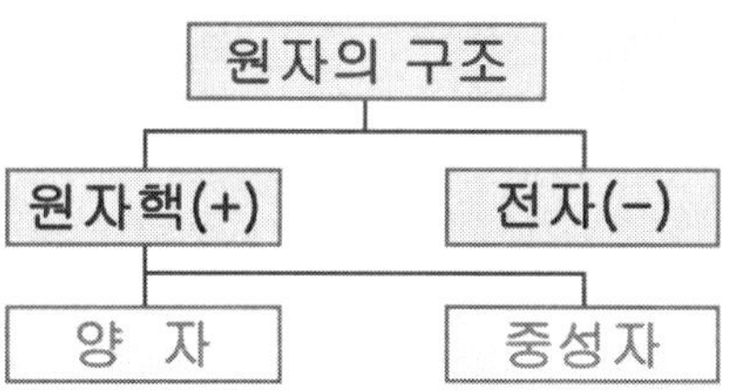

그림 1-4 • 원자의 구조

① 양성자는 양(+) 전기, 전자는 음(-) 전기를 지니고 있으며, 같은 종류의 전기적 성질을 가진 것들은 서로 밀어내려 하고, 다른 종류의 전기적 성질을 가진 것들은 서로 끌어당기려는 성질을 가진다.

② 전자의 질량은 매우 적으며 9.10956×10^{-31}[kg]이고, 양성자는 전자보다는 매우 무거운 1.67261×10^{-27}[kg]으로, 양성자의 질량은 전자의 약 1840배이다.

③ 1개의 전자와 양성자가 가지고 있는 전기량의 절대값은 같으며 1.60219×10^{-19}[C]값을 가진다(표 1-1 참조).

표 1-1 • 양성자 · 중성자 · 전자의 비교

입 자	전 하 량	질 량
양 성 자	$+1.60219 \times 10^{-19}$[C]	1.67261×10^{-27}[kg]
중 성 자	0[C]	1.67491×10^{-27}[kg]
전 자	-1.60219×10^{-19}[C]	9.10956×10^{-27}[kg]

이와 같이, 양성자와 전자를 지니고 있는 모든 물질들은 같은 수의 전자와 양성자를 가지고 있기 때문에 서로 중화되어 외부에는 전기적 성질을 나타내지 않는 중성상태로 존재한다.

㉠ **금속의 경우** : 원자핵을 중심으로 돌고 있는 전자들 중에서 가장 바깥쪽 궤도를 돌고 있는 전자는 원자핵과의 결합력이 약하므로, 이들 전자는 외부의 자극에 의하여 원자핵을 떠나서 물질 안에서 자유로이 움직이는 성질을 가지게 된다. 이와 같은 전자를 **자유전자**(Free electron : 프리 일렉트론) 또는 **전도전자**(Conduction electron : 컨덕션 일렉트론)라고 한다. 전기의 여러 가지 현상은 일반적으로 이들 자유전자의 이동에 의한 증감에 따른 것이며, 온도가 상승하면 물질 안의 자유전자의 운동은 활성화한다.

표 1-2 • 전자각별 전자수

<table>
<tr><th rowspan="2">각</th><th colspan="4">양자수</th><th colspan="2">양자상태의 수효</th></tr>
<tr><th>주양자수</th><th>방위양자수</th><th>자기양자수</th><th>스핀양자수</th><th colspan="2">전자의 총수</th></tr>
<tr><td></td><td>n</td><td>I</td><td>m</td><td>s</td><td colspan="2">T</td></tr>
<tr><td>K</td><td>1</td><td>0</td><td>0</td><td>↑↓</td><td>2</td><td>2</td></tr>
<tr><td rowspan="4">L</td><td rowspan="4">2</td><td>0</td><td>0</td><td>↑↓</td><td>2</td><td rowspan="4">8</td></tr>
<tr><td rowspan="3">1</td><td>+1</td><td>↑↓</td><td rowspan="3">6</td></tr>
<tr><td>0</td><td>↑↓</td></tr>
<tr><td>−1</td><td>↑↓</td></tr>
<tr><td rowspan="9">M</td><td rowspan="9">3</td><td>0</td><td>0</td><td>↑↓</td><td>2</td><td rowspan="9">18</td></tr>
<tr><td rowspan="3">1</td><td>+1</td><td>↑↓</td><td rowspan="3">6</td></tr>
<tr><td>0</td><td>↑↓</td></tr>
<tr><td>−1</td><td>↑↓</td></tr>
<tr><td rowspan="5">2</td><td>+2</td><td>↑↓</td><td rowspan="5">10</td></tr>
<tr><td>+1</td><td>↑↓</td></tr>
<tr><td>0</td><td>↑↓</td></tr>
<tr><td>−1</td><td>↑↓</td></tr>
<tr><td>−2</td><td>↑↓</td></tr>
</table>

(↑는 ⊕ 스핀, ↓는 ⊖ 스핀을 나타낸다.)

㉡ **전자각** : 원자 안에 있는 전자가 취하는 에너지 상태를 간단히 구별하기 위해서 이들 껍질에 전자가 들어 있는 것으로 생각하고, 이 껍질들을 전자껍질이라 하며 원소들의 전자각에 의한 전자수는 표 1-2와 같다.

㉢ **원자번호** : 원소를 원자핵의 양성자수가 증가하는 순으로 배열한 **주기율표상의 화학원소의 번호**이며, 원자에서 양성자수는 전자수와 같으며 이것이 원자번호이며, 표 1-3은 원자들의 배열순을 보여주고 있다.

표 1-3 ● 원자번호순 원자배열

원 자	원자 번호	K	L		M		
		1s	2s	2p	3s	3p	3d
H(수소)	1	1					
He(헬륨)	2	2					
Li(리듐)	3	2	1				
Be(베릴륨)	4	2	2				
B(붕소)	5	2	2	1			
C(탄소)	6	2	2	2			
N(질소)	7	2	2	3			
O(산소)	8	2	2	4			
F(플루오린)	9	2	2	5			
Ne(네온)	10	2	2	6			
Na(나트륨)	11	2	2	6	1		
Mg(마그네슘)	12	2	2	6	2		
Al(알루미늄)	13	2	2	6	2	1	
Si(규소)	14	2	2	6	2	2	
P(인)	15	2	2	6	2	3	
S(황)	16	2	2	6	2	4	
Cl(염소)	17	2	2	6	2	5	
Ar(아르곤)	18	2	2	6	2	6	

(2) 원자 내의 전자배열과 파울리(Pauli)의 배타율

양자이론에 의하면 원자 및 고체 내에서 전자의 상태는 4개의 양자수에 의하여 결정되며 주양자수 n, 방위양자수 l, 자기양자수 m, 스핀양자수 s에 의하여 궤도전자에 허용된 양자상태를 나타나며 표 1-4와 같이 나타낸다.

표 1-4 • 전자각과 양자상태

각	양자수				양자상태 명칭	양자 상태수
	n	l	m	s		
K	1	0	0	± 1/2	1s	2
L	2	0	0	± 1/2	2s	2
		1	−1	± 1/2	2p	6
			0	± 1/2		
			+1	± 1/2		
M	3	0	0	± 1/2	3s	2
		1	−1	± 1/2	3p	6
			0	± 1/2		
			+1	± 1/2		
		2	−2	± 1/2	3d	10
			−1	± 1/2		
			0	± 1/2		
			+1	± 1/2		
			+2	± 1/2		

1) 주양자수 : n

주양자수(Principal quantum number : 프린서펄 콴텀 넘버) n은 0이 아닌 양의 정수(n=1, 2, 3, 4, …)로 전자의 에너지 상태를 거의 결정해주며, n은 궤도의 반지름(타원인 경우에는 장축)을 결정한다.

2) 방위양자수 : l

방위양자수(Orbital quantum number : 오비탈 콴텀 넘버) : l은 0, 또는 n−1보다 작은 양의 정수 $(0 \le l \le n-1)$로 전자의 각운동량을 결정해 주는 양자수로서 전자의 에너지는 l값에 따라 약간의 차이를 나타낸다. 방위양자수는 각운동양자수라고도 한다.

3) 자기양자수 : m

자기양자수(Magnetic quantum number : 마그네틱 콴텀 넘버) : m은 0, 또는 양, 음의 정수이며 방위양자수 l값에 의하여 제한되며, 그 범위는 $-l \le m \le +l$로 주어진다. 자기양자수 m은 자장방향에 대한 전자 궤도면의 기울기를 규정한 것으로 각운동량의 자장방향 성분이 $h/2\pi$의 정수배와 같다는 방위양자화 조건에 의하여 결정되며 전자의 에너지는 m의 값에 따라 극히 적은 차이를 나타낸다.

4) 스핀양자수 : s

스핀양자수(Spin quantum number : 스핀 콴텀 넘버) : s는 −1/2 또는 +1/2 의 두 가지 값만을 가진다. 스핀양자수 s는 전자가 외부자장의 방향을 축으로 하여 시계방향 또는 반시계 방향으로 궤도전자가 자전하는 것을 나타낸다.

표 1-4에서 주양자수 n, 방위양자수 l, 자기양자수 m, 스핀양자수 s, 조합에 의하여 궤도전자들에게 허용될 수 있는 전자상태를 나타낼 수 있다. He(헬륨) 이외의 원자들은 최외각에 8개의 전자를 가지면 화학적으로 안정하게 되는데 이것을 Octet(악텟)이라고 한다.

(3) 전기의 발생

물질은 보통의 상태에서 중성상태라고 하며, 그 이유는 원자는 양전기를 가지고 있는 원자핵과 음전기를 가지고 있는 전자가 견고하게 결합하고 있어 중성상태로 유지되고 있다.

물질 내부의 자유전자는 쉽게 원자핵의 구속력을 이탈할 수 있으므로, 어떠한 자극에 의해 그림 1-5(a)와 같이 자유전자가 물질 밖으로 이동하면 물질 속에서는 양전기가 음전기보다 많아지게 되어 물질은 양전기적 성질을 가지게 된다.

또한 그림 1-5(b)와 같이 외부로부터 자유전자가 들어오게 되면 양전기보다 음전기가 많아져서 음전기적 성질을 가지게 되는 것이다. 이와 같이, 물질이 여분의 양전기나 음전기를 가지게 된 것을 양(+) 또는 음(−)으로 대전되었다고 한다.

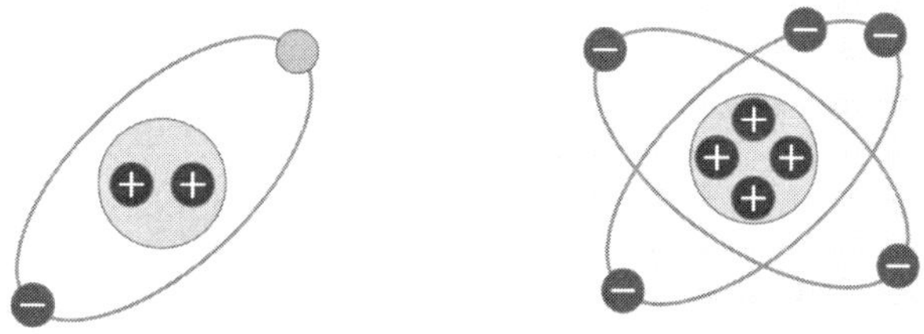

(a) 양(+) 전기적 성질　　　(b) 음(−) 전기적 성질

그림 1-5 • 자유전자

(4) 전하와 전기량

잘 건조시킨 유리막대를 그림 1-6과 같이 명주헝겊으로 문지를 경우, 이 유리막대와 헝겊은 모두 작은 종이 조각이나 먼지 등의 가벼운 물체를 끌어당기는 성질이 있는데 이러한 현상이 일어나는 것을 전기라 한다. 이러한 전기현상은 마찰에 의하여 각각에 마찰전기가 일어났기 때문인데, 즉 유리막대 또는 명주헝겊과 같이 물체에 전기를 띠는 현상을 대전(Electrification : 일렉트리피케이션)이라 하고, 대전된 물체를 대전체(Electrified body : 일렉트리파

이드 바디)라고 한다. 대전에 의해 유리막대와 명주헝겊이 가진 **전기를 전하**(Electric charge : 일렉트릭 차지)라 하는데 **유리막대는 정 또는 양(+)전하, 명주헝겊은 부 또는 음(−)전하**라 한다.

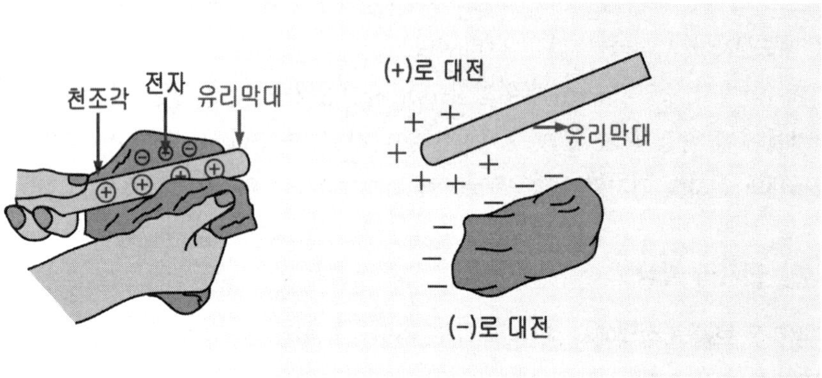

그림 1-6 • 대 전

같은 종류의 전하는 서로 밀어내고, 다른 종류의 전하는 서로 끌어당기는 성질을 가지고 있으며, 어떤 물체가 대전하였을 때 대전된 물체가 가지고 있는 **전하의 양을 전기량**이라고 하며 **기호는 Q, 단위는 [C](Coulomb : 쿨롱)**을 사용한다. **전자 한 개는 1.602×10^{-19}[C]의 (−)전기량**을 가지고 있으며, **1[C]의 전기량은 6.24×10^{18}개의 전자 부족**이 생겼을 때에 생기는 **전하의 전기량**이다.

전자1개가 갖는 전하량(전하의 최소 단위) $e=1.602X10^{-19}$[C] ⬇ 1[C] = $6.24X10^{18}$개의 전자가 갖는 전하량

(5) 도 체

어떤 물질에서 전자가 원자와 원자 사이를 자유롭게 이동하여 전기를 잘 통하는 물체를 '도체'라 하고 일반적으로 모든 **금속은 양호한 도체로 전기의 흐름을 방해하는 성질이 매우 작다.**

우리가 도체를 사용하는 목적은 저항을 최소한으로 줄여 전류를 많이 흐르게 하기 위해서다. 많은 도체 중에서 금과 은이 전기를 가장 잘 흐르고, 그 다음으로 구리가 잘 흐른다. 금과 은이 전류는 가장 잘 흐르지만 실질적으로 구리가 금이나 은에 비하여 경제성이 좋기 때문에 도체로서 구리선이 많이 사용되고 있다.

(6) 절연체

전자가 자신의 궤도 안에 머물러 있으려는 성질이 강해 내·외부의 자극을 가해도 전하의 이동이 어려워 전기를 쉽게 흐르지 않으려고 하는데 이를 절연체 또는 부도체라고 한다.

1) 부도체

도체에 비해 전하를 저장하려는 특성을 가지고 있으며, 유리, 플라스틱, 고무, 종이, 운모와 같은 절연물질을 유전체(Dielectrics : 다이일렉트릭스)라고 하는데, 유전체는 전하를 저장할 수 있는 성질을 가지고 있다.

2) 절연체

전류의 흐름을 방해할 필요가 있을 때 사용되며 콘덴서와 같이 전하를 저장할 때에는 유전체를 사용하여야만 한다.

(7) 물질의 저항률

도체에 전류가 잘 흐르기 쉬운 물질을 도전율 또는 전도율(Conductivity : 컨덕티비티)이라고 하며, 반대로 전류가 흐르는 것을 방해하는 성질을 가진 재료를 전기저항 또는 저항이라고 한다. 즉, 저항이란 전류의 흐름을 방해하는 성질이다.

그림 1-7과 같이 전기저항은 도체의 길이 l[m]에 비례하고, 도체의 단면적 $A[\text{m}^2]$에 반비례하며, 저항의 기호는 R, 단위는 [Ω](옴 : Ohm)으로 나타내며, 식 (1-1)과 같다.

$$R = \rho \frac{l}{A} [\Omega] \qquad (1\text{-}1)$$

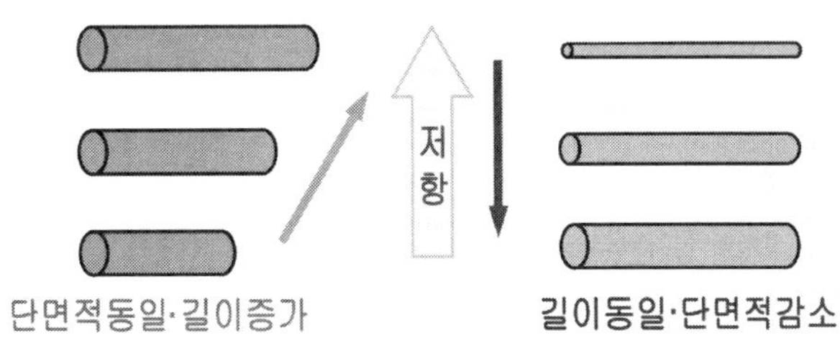

그림 1-7 • 길이, 단면적과 저항의 관계

여기에서 ρ(로 : Rho)는 물질의 고유저항으로 저항률(Resistivity : 레지스티비티)이라 하고, 단위는 옴[Ω]을 쓰며 도체의 재질에 따라 고유저항값을 가지는 비례상수이다. 저항률 ρ의 역수를 도전율이라 하고, 기호는 σ[1], 단위는 [℧](모 : Mho), [℧/m]를 쓰는데 전선의 도전율에는 퍼센트 도전율이 있다.

금속의 저항률이 낮은(전도율이 높은) 것부터 순서대로 나열하면 은, 구리, 금, 크롬, 알루미늄, 니켈, 철, 납, 수은 등의 순으로 그림 1-8과 같다.

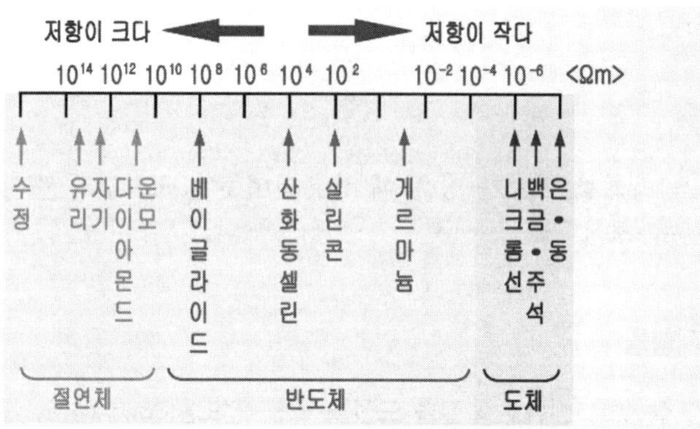

그림 1-8 • 여러 가지 물질의 저항

또한, 표 1-5와 같이 도체 중에서 금속은 온도가 높아지면 저항률이 증가하지만 반대로 탄소나 반도체에서는 저항률이 감소한다.

표 1-5 • 여러 가지 물질의 고유저항

물 질	전도율[%] (20[℃])	고유저항 ($\rho[\mu\Omega \cdot \text{cm}]$)	온도계수 (20[℃])
니크롬1	1.57	109.0	0.00019
니크롬2	1.54	112.0	0.000172
은	109	1.585	0.00405
순 니켈	23.1	7.500	0.0054
순 알루미늄	63.3	2.733	0.0042
아연도금철선	13	13.262	–
경동선	97	1.7774	0.00381
순동	100	1.7241	0.00393

1) $\sigma = \frac{1}{\rho[\Omega \cdot \text{m}]} = \frac{1}{\rho}[℧/\text{m}]$ Siemens(지멘스) : 전도도의 단위이다. MKSA 단위 1[S]=1/[Ω]=1℧, ℧/[m] : (모매미터), [s/m] : (지멘스매미터)

2. 전류 · 전압과 저항

(1) 전 류

양전하를 가진 물질 A와 음전하를 가진 물질 B를 금속선으로 결선하면(그림 1-9) 두 전하 사이의 흡입력에 의하여 B의 음전하(자유전자)는 A의 양극에 끌려 이동하게 되며 서로 결합해 부분적으로 중화된다. 즉 B로부터 A방향으로 전자가 이동하게 되는데 이러한 경우 도선에 전류(Current : 커런트)가 흘렀다고 한다.

전류의 흐름은 일반적으로 양전하가 이동하는 방향이며, 전자가 이동하는 방향은 전류의 흐름과 반대방향이다. 전류의 기호는 I 이며 단위는 [A](Ampere : 암페어)를 사용한다. 전류의 크기는 어떤 단면적을 단위시간 t [sec] 동안에 Q [C]의 전하가 이동할 때 통과하는 전하의 양으로 정의하며, 전류 I는 식 (1-2)와 같다.

$$I = \frac{Q}{t}\,[\mathrm{A}] \tag{1-2}$$

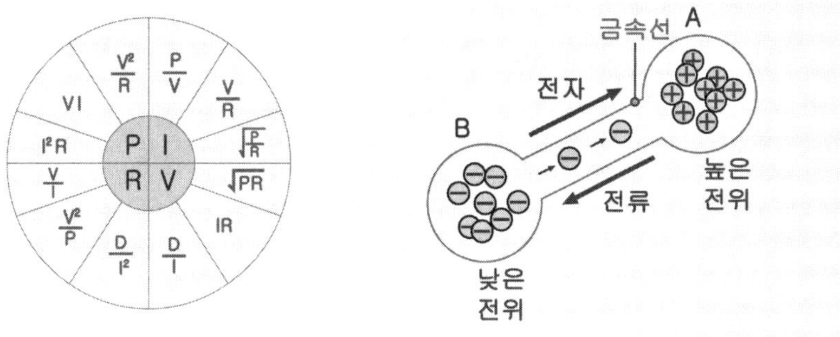

그림 1-9 ● 전류의 흐름

1[A]는 어떤 단면을 1[sec] 동안에 1[C]의 전하가 이동할 때의 전류의 크기이다. 전류가 도체 내부를 통과하면(그림 1-10), 자유전자는 도체 내부에 있는 원자핵과 전자들과 충돌하여 도체에 열이 발생하며, 전자의 운동으로 인하여 자계가 발생하거나 화학변화를 일으키기도 한다.

① 발열작용 : 저항체에 전류를 흘리면 열이 발생하는데 빛을 내는 전등, 전열기, 열을 내는 전기다리미와 전기히터 등이 있다.

② 자기작용 : 전류가 통하고 있는 도체에 자기장이 생기는 현상이며 전자석, 전동기, 발전기, 스피커 등이 있다.

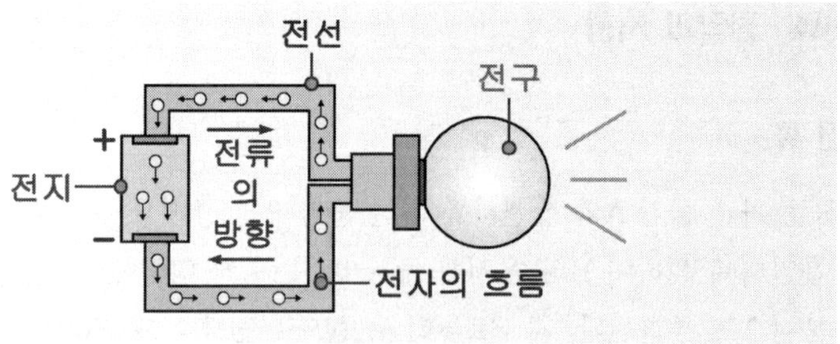

그림 1-10 • 전하의 흐름과 전류의 방향

③ **화학작용** : 전해액에 전류를 통하면 화학작용이 일어나며, 전기화학공업에 응용된다.

그림 1-11은 순환기계와 전기계를 비교[2)]한 것이며, 그림 1-12는 전류와 도선저항의 관계를 인체의 혈액과 혈관의 관계를 나타낸 것이다.

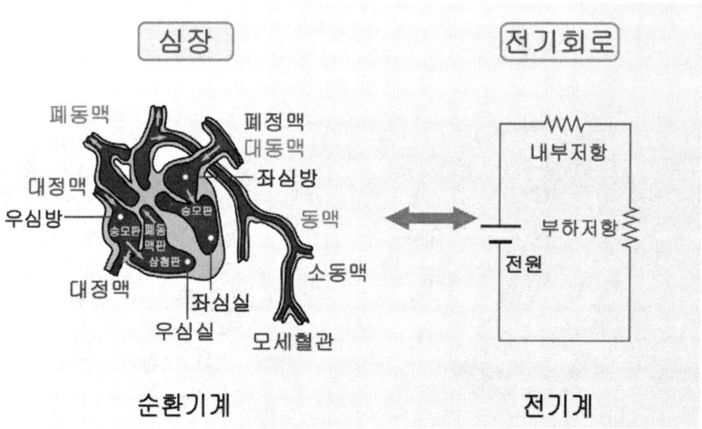

그림 1-11 • 순환기계와 전기계의 비교

2) ① **심장** : 우리 몸의 피를 돌게 하는 역할을 한다(우리 몸의 왼쪽 가슴 아래).
　㉠ 피 : 헤모글로빈(산소운반)이 있다.
　㉡ 심장의 펌프질 역할을 하므로 혈액순환이 된다.
　㉢ 심장 : 4개의 방으로 구성(좌심방, 좌심실, 우심방, 우심실)
② **혈액순환과정** : 좌심실 → 대동맥 → 모세혈관 → 대정맥 → 우심방 → 삼첨판 → 우심실 → 폐동맥 → 폐 → 폐정맥 → 좌심방 → 이첨판 → 좌심실
③ 혈관에 노폐물이 쌓이면 심장박동이 제대로 안 되며, 협심증, 동맥경화, 심근경색(심장마비) 등의 병을 유발한다.
④ **대동맥** : 심장에서 혈액을 나르는 큰 혈관이다.
⑤ **대정맥** : 공기를 호흡하였으나 산소가 부족한 피를 심장의 우심방으로 운반하는 혈관이다.
⑥ **동맥혈** : 산소를 많이 함유한 피(대동맥, 동맥, 허파정맥)이다.
⑦ **정맥혈** : 이산화탄소를 많이 함유한 피(대정맥, 정맥, 허파동맥)이다.

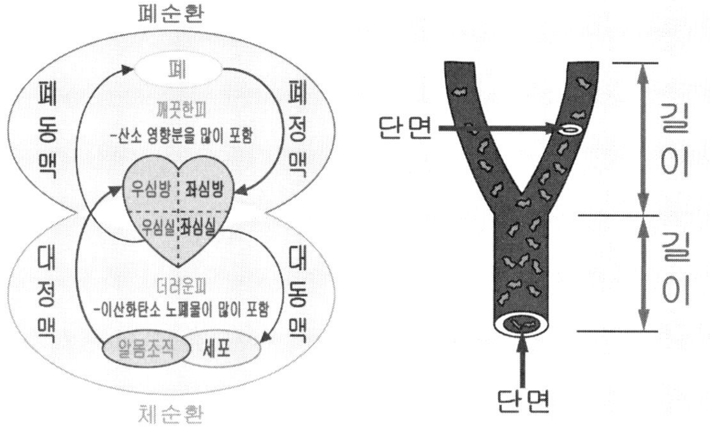

그림 1-12 • 혈관계3)

일반적으로 A점과 B점을 서로 금속선으로 결선하였을 때 그림 1-13과 같이 전하가 A, B 두 점 사이를 이동하게 된다. 이것은 A와 B 사이에 전류가 통했다는 것인데, 이 두 점 사이에는 **전위차**(Potential difference : 포텐셜 디퍼런스), 또는 **전압**(Voltage : 볼티지)이 있다고 한다. 이러한 경우 전류가 A로부터 B로 향해 흘렀다고 하면 A의 전위는 B의 전위보다 높다고 할 수 있다.

일반적으로 **전위의 표준을 대지**(땅 : Earth)**에 두고 이것을 영**(0 : Zero) **전위**로 나타낸다. 그러므로 **양전하를 가진 도체를 결선하면 대지로부터 자유전자가 흡수되어 전류는 대지로 흐른다.**

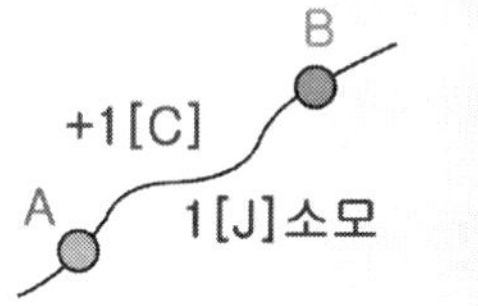

그림 1-13 • 전압의 차이

(2) 전 압

대지의 전위가 0이기 때문에 양전하는 (+)의 전위를 가지고, 음전하를 가진 물체는 (−)의 전위를 가지는 것이다. 우리가 흔히 쓰는 **전지의 구조도 전압차**를 이용한 것으로 그림 1-14와 같다.

---

3) 혈관의 길이 : 96,000[km]. 외부에서 전원공급이 없는데도 저절로 심장이 뛰는 것은 우심방의 근육 속에 있는 동방결절이라는 곳에서 약 0.8초 간격으로 전기를 발생, 심장 근육을 흥분, 수축(펌프 작용)시키기 때문이다.

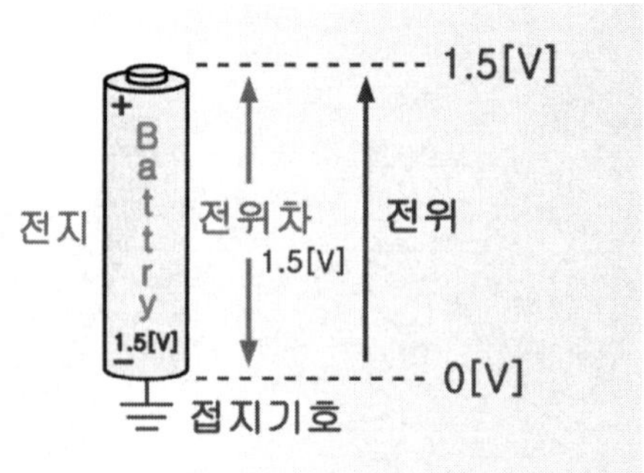

그림 1-14 • 전위의 차이

전압의 실용단위는 [V](Volt : 볼트)를 사용하고, Q[C]의 전하가 어떤 두 점 사이를 이동하여 W[J]의 일을 하고, 이때 그 두 점 사이에 V[V]의 전위차가 생겼다면 식 (1-3)과 같다. 즉, 1[V]는 1[C]의 전하가 이동할 때의 에너지가 1[J]일 때의 전압이다.

$$V = \frac{W}{Q}\,[\mathrm{V}],\ \ W = Q \cdot V[\mathrm{J}] \tag{1-3}$$

(3) 저 항

도체에 전류가 흐를 때 열이 발생하는 것은, 전류가 흐를 때에 외부에서 가해준 전압이 전류의 흐름을 방해하는 요소가 있기 때문이며, **전류의 흐름을 방해하는 요소를 전기저항**(Electric resistance : 일렉트릭 레지스턴스) 또는 **저항**(Resistance : 레지스턴스)이라 한다.

일반적으로 **도체는 매우 작은 값의 저항**을 가지고 있으며, **절연체는 반대로 매우 큰 저항**을 가지고 있다. 구리선의 경우 원자 속에는 많은 수의 자유전자를 가지고 있다. 이러한 자유전자는 공급된 전압에 의하여 쉽게 이동할 수 있게 된다. 따라서 구리선에 전압이 공급되었을 때 자유전자의 흐름을 방해하는 요소가 매우 적으므로 저항이 매우 작다. 하지만 탄소는 구리에 비하여 아주 적은 양의 자유전자를 가지고 있기 때문에 구리에 공급한 전압의 양을 탄소의 양단에 인가하더라도 구리보다 적은 양의 전자가 흐르게 된다.

탄소에 흐르는 전류를 증가시키기 위해서는 탄소양단에 공급되는 전압의 양을 증가시켜야 한다. 따라서 탄소에 흐르는 전류를 구리에서와 같은 값의 전류로 만들기 위해서는 보다 많은 양의 공급전압이 필요하게 된다. 공급전압이 증가하게 된다는 것은 많은 양의 에너지를 필요로 하게 됨으로써 많은 에너지양이 열을 발생시키게 된다. 그러므로 구리에 비해 탄소는 전류의 흐름을 방해하는 정도가 크므로 이에 비례하여 **탄소는 구리보다 높은 값의 저항**을 갖게 된다.

저항의 기호는 R, **단위는** [Ω](Ohm : 옴)으로서 **저항을 통하여 1[A]의 전류가 1[s] 동안 흘러서 0.24[cal]의 열을 발생하였을 경우에 이 저항은 1[Ω]의 저항값**을 가진다고 할 수 있다. 저항값이 작은 물체인 구리의 경우에는 1[m]에 0.03[Ω] 정도의 저항값을 가지고 있으며, 120[V] 600[W] 토스터기에 사용되는 절연선의 저항값은 약 24[Ω] 정도이다. 식 (1-4)와 같다.

$$W = \frac{V^2}{R}, \qquad R = \frac{V^2}{W}$$

$$R = \frac{120^2}{600} = \frac{14400}{600} = 24\,[\Omega] \tag{1-4}$$

120[V], 100[W] 전구에 사용되는 텅스텐 필라멘트는 약 144[Ω]의 저항값을 갖게 된다. 식 (1-5)와 같이 풀이된다.

$$W = \frac{V^2}{R}, \qquad R = \frac{V^2}{W}$$

$$R = \frac{120^2}{100} = \frac{14400}{100} = 144\,[\Omega] \tag{1-5}$$

도체의 저항값은 그림 1-15와 같이 물질의 고유저항, 길이, 단면적, 온도의 4가지 요소에 의해서 정해진다.

$$R = \rho\frac{l}{S}$$

ρ : 저항률 또는 고유저항

$\frac{1}{\rho}$: 도전율(전류를 통하는 정도)

그림 1-15 • 저항값의 기준 요소

저항의 표시법은 그림 1-16과 같으며 대부분의 저항은 4색 띠로 많이 사용하며 4색 띠의 저항값을 읽는 방법은 그림 1-17과 같다.

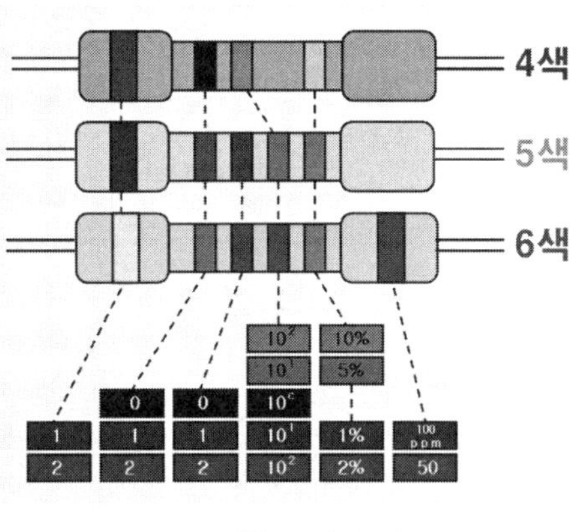

그림 1-16 • 저항의 정밀 색 띠 표시법

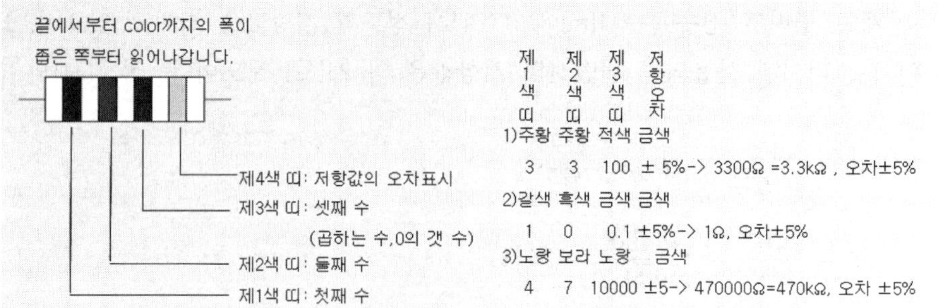

색 상 COLOR	저항환산표			
	첫째 수	둘째 수	셋째 수(곱하는 수)	오차표시
검 정(흑색)	0	0	10^0	
밤 색(갈색)	1	1	10^1	±1%
빨 강(적색)	2	2	10^2	±2%
주황색(등색)	3	3	10^3	
노 랑(황색)	4	4	10^4	
초록색(녹색)	5	5	10^5	±0.5%
파랑색(청색)	6	6	10^6	±0.25%
보라색(자색)	7	7	10^7	±0.1%
회 색(회색)	8	8	10^8	
흰 색(백색)	9	9	10^9	
금 색			0.1	±5%
은 색			0.01	±10%
무 색				±20%

그림 1-17 • 4색 저항 읽는 방법

(4) 옴의 법칙

1) 전 류

회로에 저항값을 일정하게 하고 전압을 변화시키면 전류의 값이 변화한다. 그림 1-18과 같은 기본적인 회로에서 전압을 0[V]에서부터 10[V]까지 서서히 변화시키면서, 부하는 10[V]용 백열전구를 사용한다면, 정상적인 밝기의 빛이 발생하기 위해서는 정상적인 전류가 흘러야 한다. 10[V]용 백열전구가 점등되기 위해서는 정격에 맞는 전압을 필요로 하게 된다.

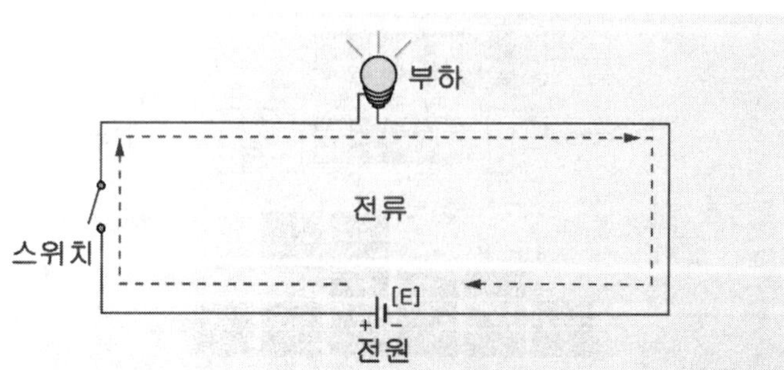

그림 1-18 • 기본회로도

그림 1-18 회로에 10[V]가 가해지고 있다고 하면 전구는 점등된다. 이때 전압을 5[V]로 감소시키면 전류도 같이 감소하므로 전구의 밝기도 같이 감소하게 된다.

회로 내에 전압의 양을 계속해서 감소시키면 전구의 밝기도 이에 따라 감소하게 되며 마침내 전압이 0[V]의 전압이 되면 전류가 흐르지 않게 되므로 전구는 점등되지 않고 소등된다. **전구의 밝기는 공급된 전압의 세기에 따라 전류의 변화량도 같이 변화하며 전구의 빛도 변화한다.**

그러므로 전류 I의 값은 전압 V인 전원의 양단에 결선된 저항 R을 통하여 흐르는 전류의 크기이다. 따라서 전류와 전압 사이에는 식 (1-6)과 같이 성립되고

$$V \propto I \tag{1-6}$$

이것을 등식으로 하면 식 (1-7)이 된다.

$$I = \frac{V}{R}[\mathrm{A}] \tag{1-7}$$

식 (1-7)을 옴의 법칙(Ohm's Law : 옴스 로)이라 한다.

2) 전 압

일정한 저항 $R[\Omega]$을 가지는 부하에 전압이 전지와 같이 전선으로 결선되었을 때(그림 1-19]) 부하저항 R의 양단에 걸리는 전압의 값은 전지의 전압값과 같다. 전압 V의 숫자상 값은 전류 I와 저항 R의 곱 IR의 결과는 식 (1-8)과 같다.

$$V = IR[\mathrm{V}] \tag{1-8}$$

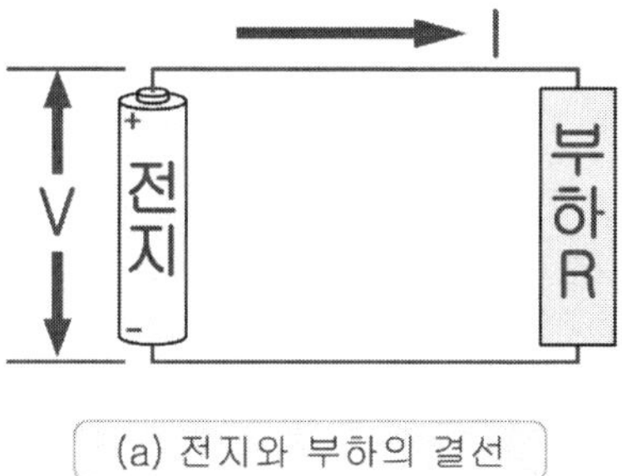

(a) 전지와 부하의 결선

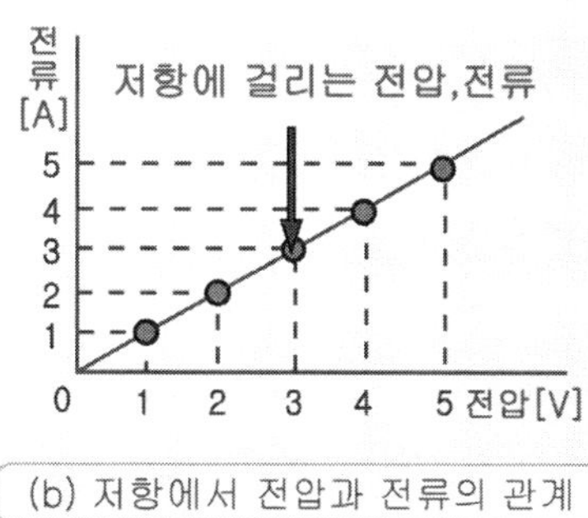

(b) 저항에서 전압과 전류의 관계

그림 1-19 ● 일정한 저항에서 전압과 전류의 관계

3) 저 항

옴의 법칙에서 저항값을 구하는 식을 알아보면 전압 · 전류와 같이 3개의 요소 V, I, R이 식 (1-9)와 같다.

$$R = \frac{V}{I}[\Omega] \tag{1-9}$$

4) 전 력

전력의 기호는 P 이고 단위는 [W](Watt : 와트)이다. 1[W]의 전력이라는 것은 1초 동안에 1[V]의 전위차에 의하여 1[C]의 전하를 옮기는 데 소요되는 일의 양과 같다. 즉 1초 동안에 변환되거나 전송되는 에너지가 1[J]일 때와 같게 된다. 1[C/s]가 1[A]와 같으므로, 전력의 단위 [W]는 전압과 전류의 곱으로 나타낼 수 있다. 식 (1-10)과 같다.

$$P = VI\,[\mathrm{W}] \tag{1-10}$$

또, 전력과 열에너지와는 변환이 가능한데 1초 동안에 1[W]의 전력을 소비하였을 경우 0.24[cal]의 열에너지의 양과 같게 된다.

전력은 저항 R에서 소비되기 때문에 전력의 식을 저항 R과의 관계로 바꾸어 표시하는 것이 편리하다. 옴의 법칙을 이용하여 전력에 관한 식 (1-11), (1-12)와 같으며 전력공식에 많이 사용된다.

$$P = I^2R\,[\mathrm{W}] \tag{1-11}$$

$$P = \frac{V^2}{R}\,[\mathrm{W}] \tag{1-12}$$

(5) 직렬회로

1) 직렬결선

2개 이상의 소자가 그림 1-20(a)와 같이 연속적으로 결선되어 있는 회로를 직렬회로라 한다. 직렬회로에서는 전자가 흐를 수 있는 길이 하나밖에 없기 때문에 직렬회로에서의 모든 소자에 흐르는 전류의 값은 같게 된다.

3개의 저항 R_1, R_2, R_3을 그림 1-20(b)와 같이 직렬로 결선하면 회로 전체에 흐르는 전류는 항상 일정하다. 각 저항에서 소비되는 전압은 식 (1-13)이 되고

$$V_1 = R_1 \times I, \quad V_2 = R_2 \times I, \quad V_3 = R_3 \times I \tag{1-13}$$

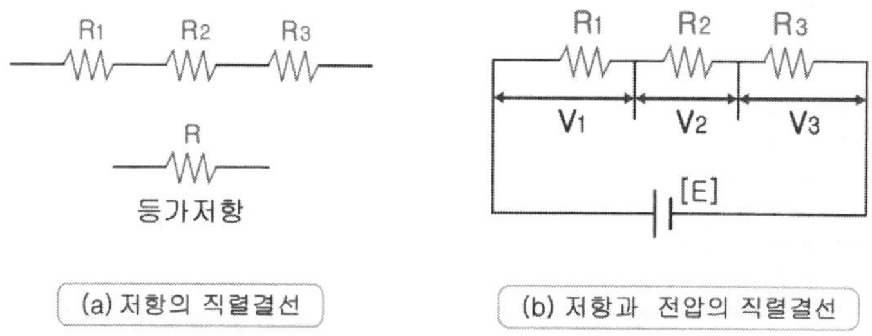

그림 1-20 • 저항의 직렬결선

전체 전압은 식 (1-14)가 된다.

$$V = V_1 + V_2 + V_3 = (R_1 + R_2 + R_3) \times I \tag{1-14}$$

전체 저항을 R이라 하면 식 (1-15)가 된다.

$$V = IR \tag{1-15}$$

전체 저항은 식 (1-16)이 된다.

$$R = R_1 + R_2 + R_3 \tag{1-16}$$

그러므로 N개의 저항 R_1, R_2, R_3, $\cdots$, R_N이 직렬로 결선되어 있다면 식 (1-17)과 같다.

$$R = R_1 + R_2 + R_3 + \ldots + R_N \tag{1-17}$$

2) 직렬결선의 전압과 전류

전체 전류는 1[A]로 항상 일정하게 되며(그림 1-21), 각 전압이 2[V], 3[V], 5[V]이므로 합하면 전원전압이 10[V]가 된다. 즉, **각 저항의 크기에 비례하며 각 저항마다 전압이 똑같이 분배된다.** 그러므로 전체 회로에 가한 전압 10[V]는 3개의 저항 크기에 비례하여 분배되고 각각의 전압을 더한 값과 같다. 만약 회로에 20[V]를 가했을 때 각 저항에 생기는 전압강하는 저항값에 비례하여 4[V], 6[V], 10[V]가 되고 모두 합하면 전원전압 20[V]와 같게 되며 전류 I의 값은 모두 1[A]로 같게 된다. 식 (1-17)에 대입하여 풀면 된다.

$$I = \frac{V}{R} = \frac{20}{4+6+10} = 1\,[\mathrm{A}] \tag{1-18}$$

그림 1-21은 저항과 전압을 2배로 계산하여 모든 저항을 합산하여 풀면 식 (1-18)이 된다.

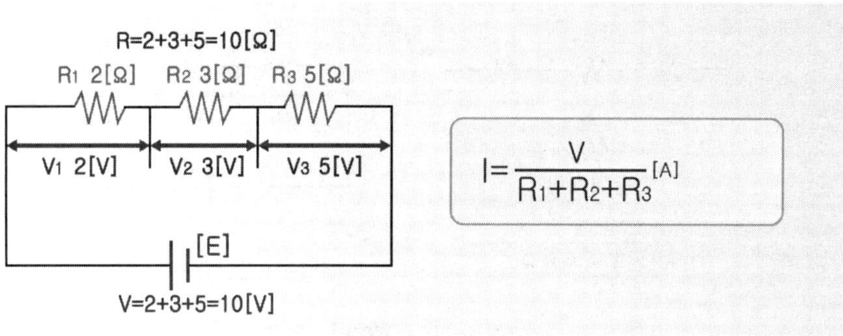

그림 1-21 • 직렬회로에서의 전압분배

(6) 병렬회로

1) 병렬결선

2개 이상의 저항을 그림 1-22(a)와 같이 전원의 양단에 결선되어 있을 때를 병렬회로라고 한다. 저항 R_1, R_2, R_3 와 전원은 서로 병렬회로로 결선되어 있다. 회로에서 각 저항은 각각의 전류의 값을 가진다. 그러므로 **병렬회로에는 여러 개의 저항 양단에 공통 전원을 가지고 있으며,** R_1, R_2, R_3 **저항에는 각기 다른 전류값을 가진다.** 한 개의 공통된 통로를 가지고 각각의 전압강하를 가지는 **직렬회로와는 반대이다.**

3개의 저항 R_1, R_2, R_3를 그림 1-22(b)와 같이 병렬로 결선하면 **각 저항에 걸리는 전압은 항상 일정한 반면, 전류의 크기는 저항의 크기에 반비례해서** 나누어지게 된다.

각 저항에 흐르는 전류는 식 (1-19)가 된다.

$$I_1 = \frac{V}{R_1}, \quad I_2 = \frac{V}{R_2}, \quad I_3 = \frac{V}{R_3} \tag{1-19}$$

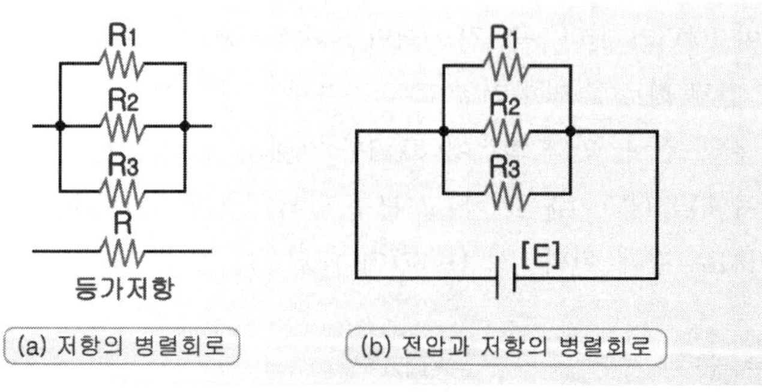

그림 1-22 • 저항의 병렬회로

회로 전체에 흐르는 전류는 식 (1-20)이 되며

$$I = \frac{V}{R}, \quad I = I_1 + I_2 + I_3 = \left(\frac{1}{R_1} + \frac{1}{R_2} + \frac{1}{R_3}\right) \qquad (1\text{-}20)$$

전체 저항 식 (1-21)이 된다.

$$\frac{1}{R} = \frac{1}{R_1} + \frac{1}{R_2} + \frac{1}{R_3} \qquad (1\text{-}21)$$

그러므로 n 개의 저항 $R_1, R_2, R_3, \cdots, R_N$이 병렬로 결선되었을 때 합성저항 $R[\Omega]$은 식 (1-22), (1-23)과 같다.

$$\frac{1}{R} = \frac{1}{R_1} + \frac{1}{R_2} + \frac{1}{R_3} + \cdots\cdots + \frac{1}{R_N} \qquad (1\text{-}22)$$

$$R = \frac{1}{\frac{1}{R_1} + \frac{1}{R_2} + \frac{1}{R_3} + \cdots + \frac{1}{R_N}} \qquad (1\text{-}23)$$

2) 병렬결선의 전류분배와 전류의 크기

어떠한 회로에 저항이 병렬로 결선되었다면 회로에서는 각 저항마다 동일한 전압이 가해지는 반면 저항에 흐르는 전류는 저항에 반비례하여 흐른다. 결선된 저항의 수만큼 전류가 분배되는데 각 저항에 흐르는 전류는 옴의 법칙에 의하여 구하게 된다. 회로에서 전체 전류는 각 저항에 흐르는 전류를 모두 합한 값과 같다.

그림 1-23과 같은 경우 전류는 $I = 6 + 4 = 10$[A]이므로 전체 전류는 10[A]이다. 식 (1-24)~(1-26)에 풀이과정을 나타내었다.

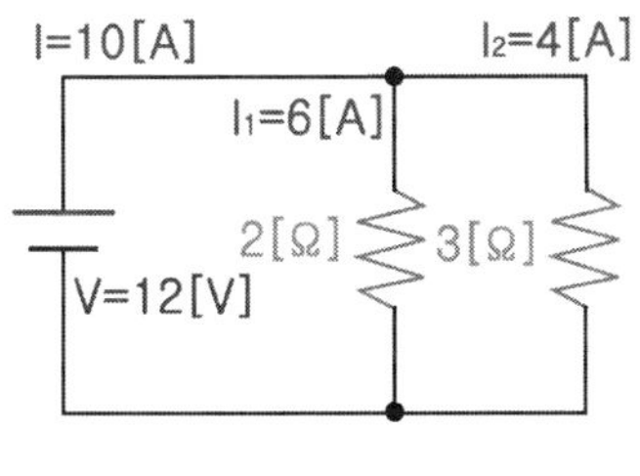

$I = I_1 + I_2 = 6 + 4 = 10[A]$ (1-24)

$V_1 = I_1 X R_1 = 6 \times 2 = 12[V]$ (1-25)

$V_2 = I_2 X R_2 = 4 \times 3 = 12[V]$ (1-26)

그림 1-23 ● 병렬회로의 전류분배

(7) 직 · 병렬 조합회로

전기회로에서 어느 회로는 같은 양의 전류의 값을 가지게 하기 위하여 직렬로 결선하고 그 밖의 회로는 같은 양의 전압을 공급하기 위하여 병렬로 결선해야 할 경우가 있다.

그림 1-24의 회로에서는 한 개의 전원전압에 의하여 직렬로 결선된 부분과 병렬로 결선된 부분에 따라 각 회로마다 서로 다른 전압과 전류를 가지게 된다.

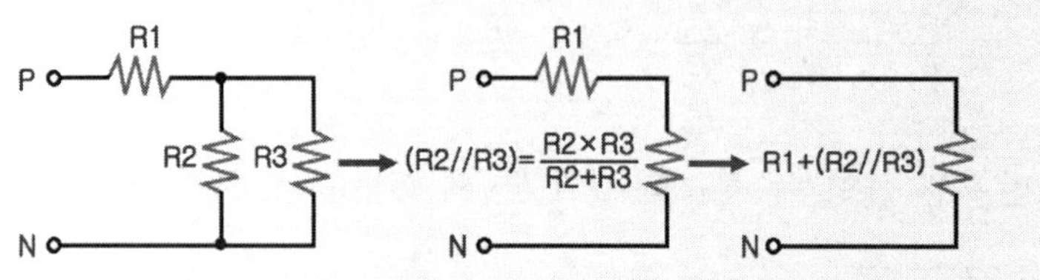

그림 1-24 • 직 · 병렬 조합결선의 등가저항 구하기

저항이 직렬 및 병렬로 조합되어 결선되어 있다면 직렬 및 병렬결선을 구분하여 그림 1-25와 같이 순차적으로 계산하는 것이 좋다.

① 저항의 직 · 병렬결선 방법 중 4가지 경우를 이용하면 직렬결선과 병렬결선이 조합된 회로의 등가저항을 식 (1-27)과 같이 구할 수 있다.

② 저항의 직 · 병렬 결선된(그림 1-25) R_1과 R_2의 병렬 합성저항을 먼저 계산한 후 R_1과 R_2의 병렬 합성 저항값에 R_3의 저항값을 직렬결선으로 계산하면 직 · 병렬 회로의 전체 저항값을 구할 수 있다. 직 · 병렬 회로의 합성저항을 더하면 전체 저항값은 30[Ω]이 된다.

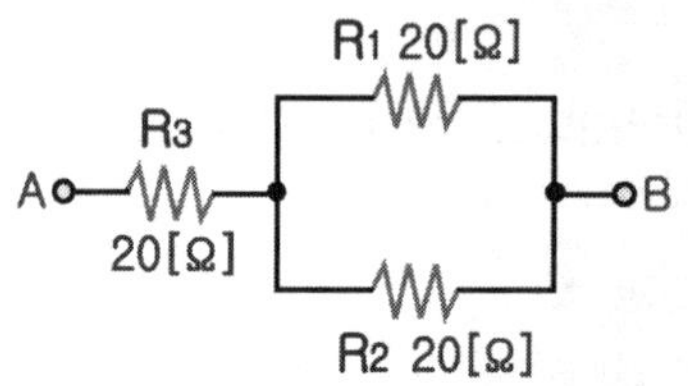

$$R = R_3 + \frac{R_1 \times R_2}{R_1 + R_2}[\Omega] \quad (1\text{-}27)$$

$$R = 20 + \frac{20+20}{20\times 20} = 30[\Omega]$$

그림 1-25 • 저항의 직 · 병렬 결선(1)

③ 저항의 직 · 병렬 결선된(그림 1-26) R_1과 R_2의 병렬 합성저항, R_3과 R_4의 병렬 합성저항을 각각 먼저 계산하고, 병렬과 병렬 저항이 직렬결선된 것과 같다. 직 · 병렬 회로의 합성저항을 더하면 식 (1-28)과 같이 전체 저항값은 7[Ω]이 된다.

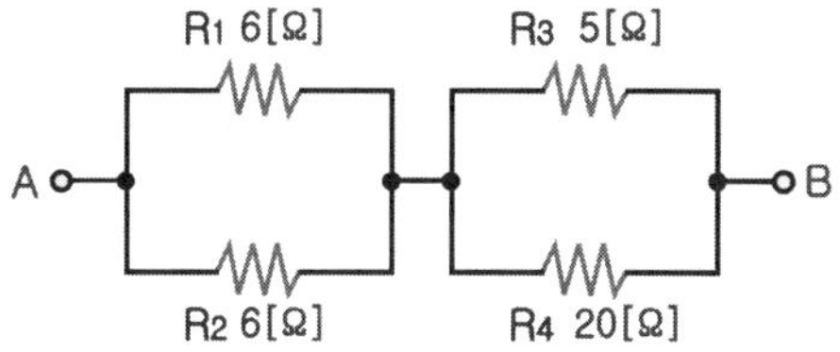

$$R = \frac{R_1 \times R_2}{R_1 + R_2} + \frac{R_3 \times R_4}{R_3 + R_4} \quad (1\text{-}28)$$

$$R = \frac{6\times6}{6+6} + \frac{5\times20}{5+20} = \frac{36}{12} + \frac{100}{25}$$

$$3+4=7[\Omega]$$

그림 1-26 ● 저항의 직 · 병렬 결선(2)

④ 저항의 직 · 병렬 결선된(그림 1-27) R_1과 R_2의 직렬 합성저항을 구하고, R_1과 R_2의 직렬 합성저항과 R_3의 병렬 합성저항을 계산하면 식 (1-29)와 같이 직 · 병렬 회로의 합성저항을 더하면 전체 저항값은 50[Ω]이 된다.

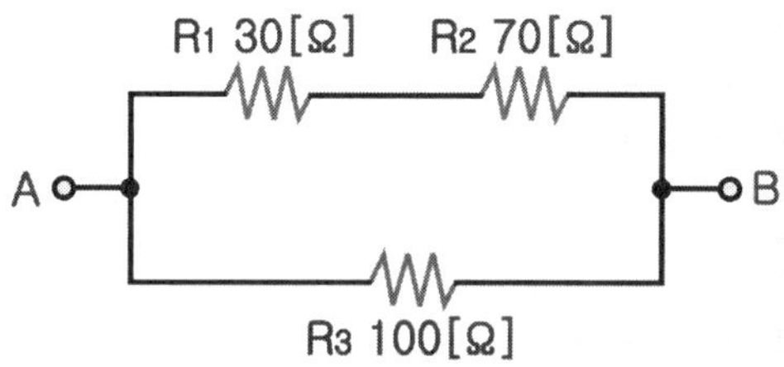

$$R = \frac{(R_1+R_2)R_3}{R_1+R_2+R_3} \quad (1\text{-}29)$$

$$R = \frac{(30+70)100}{30+70+100}$$

$$= \frac{10000}{200} = 50[\Omega]$$

그림 1-27 ● 저항의 직 · 병렬 결선(3)

⑤ 저항의 직 · 병렬 결선된(그림 1-28) R_1과 R_3의 직렬 합성저항을 구하고 R_2와 R_4의 직렬 합성저항을 계산한 후, R_1과 R_3와 R_2와 R_4의 직렬 합성저항을 병렬 합성저항으로 계산하면 식 (1-30)과 같이 직 · 병렬 회로의 합성저항을 더하면 전체 저항값은 50[Ω]이 된다.

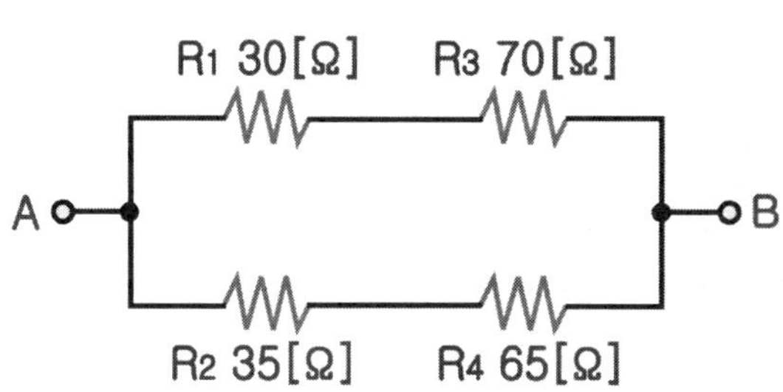

$$R = \frac{(R_1+R_3)(R_2+R_4)}{R_1+R_3+R_2+R_4} \quad (1\text{-}30)$$

$$R = \frac{(30+70)(35+65)}{30+70+35+65}$$

$$= \frac{10000}{200} = 50[\Omega]$$

그림 1-28 ● 저항의 직 · 병렬 결선(4)

(8) 휘트스톤 브리지

휘트스톤 브리지(Wheatstone bridge)는 정밀저항을 측정할 때 사용한다. 정밀저항을 측정하므로 여러 종류의 센서를 이용하여 변화량을 측정하는 데 주로 이용되는 회로이다.

4개의 저항을 그림 1-29와 같이 대칭으로 결선시키고 검류계(G)를 브리지 형태로 결선한 후 전압을 인가하면 회로에 전류가 흘러 각 저항에 전압강하가 발생한다. 검류계가 결선된 중간지점인 c-d 간의 전압이 같아지면 전위가 '0'이 되므로 검류계에 전류가 흐르지 않게 된다. 이때, 전위는 평형(같아짐)이 되었다고 한다.

각 저항의 전압강하는 저항의 크기에 비례하므로 저항은 전압강하의 값을 통하여 미리 정해놓은 두 개의 저항값과 나머지 한 개의 저항값은 조정하여 미지의 저항을 구할 수 있다. 브리지가 평형을 이룰 때 마주보는 저항을 서로 곱한 값은 식 (1-31)과 같다.

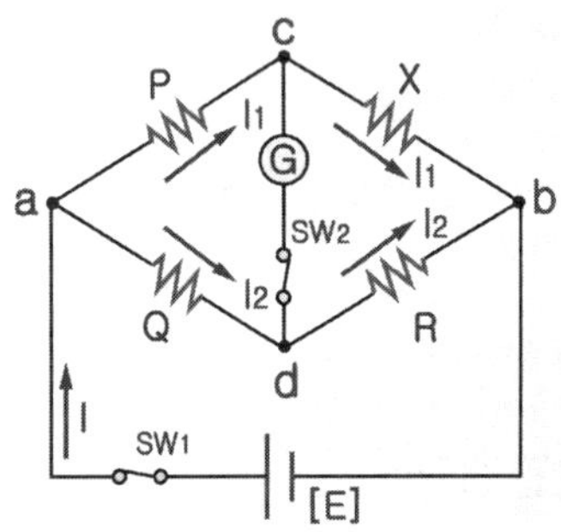

$$PR = QX \rightarrow X = \frac{P}{Q}R \qquad (1\text{-}31)$$

그림 1-29 ◉ 휘트스톤 브리지

(9) 키르히호프의 법칙

1) 키르히호프의 제1법칙(전류법칙 : KCL)

회로 내의 임의의 결선점에 흘러 들어오고 나가는 전류의 대수합은 0이다. 즉, 회로 내의 임의의 한 결선점에 흘러 들어오는 전류의 총합은 흘러나가는 전류의 총합과 같다.

회로를 해석하기 위해서 키르히호프(Kirchhoff)의 법칙을 이용할 때에는 전압법칙과 전류법칙에 적용시킬 수 있는 대수부호를 결정하는 일정한 규칙이 필요하게 된다. 전류법칙에 있어서 임의의 결선점에 들어오는 전류에는 (+)부호를, 흘러나가는 전류에 대해서는 (−)부호를 사용하는 것이 보통이다.

그림 1-30(a)에서 I_1과 I_2는 C 점으로 흘러 들어가기 때문에 (+)부호로, I_3은 흘러나가는 전류이기 때문에 (−)부호로 표시한다. 또한 그림 1-30(b)에서 전체 전류 7[A]가 흐르는 회로에서 양쪽 I_1과 I_2로 흘러나가는 전류의 합은 2[A] + 5[A]=7[A]가 된다. 키르히호프의 법칙을 다시 정리하면 식 (1-32)와 같다.

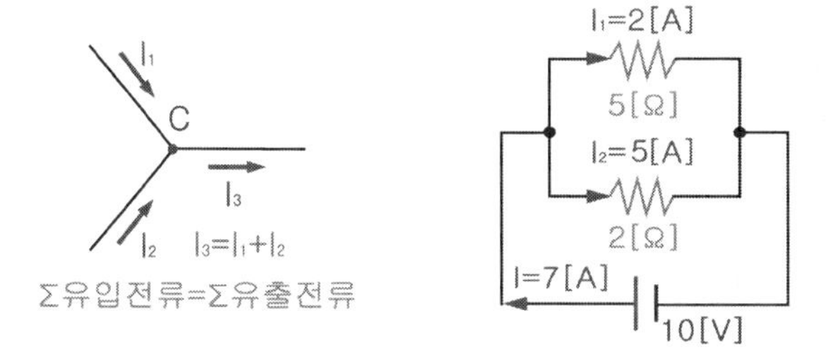

(a) 키르히호프의 전류회로

(b) 키르히호프의 전류 등가회로

$$I_1+I_2-I_3=0$$
$$\Sigma\text{유입전류}=\Sigma\text{유출전류}$$
$$\Sigma I=0 \qquad (1\text{-}32)$$
$$I_1+I_2=2+5[A]$$
$$V_1=2\times 5=10[V]$$
$$V_2=5\times 2=10[V]$$

그림 1-30 ● 키르히호프의 전류법칙

2) 키르히호프의 제2법칙(전압법칙 : KVL)

임의의 폐회로에서 기전력의 총합은 저항에서 발생하는 전압강하의 총합과 같고, 만약 임의의 전위를 갖는 한 점에서 출발하여 같은 전위로 동일점에 돌아오면 전위차는 0이 되게 된다.

회로해석을 위하여 전압의 부호를 결정할 때에는 우선 각 전압의 극성을 표시하는데, 극성은 전류가 흘러 들어오는 쪽은 (+), 흘러나가는 쪽은 (−)로 나타낸다. 전류가 한 폐회로내의 한 점에서 출발하여 한쪽 방향으로 흐른다면, 먼저 접하게 되는 전압단자의 극성이 (+)이면 그 전압의 대수부호는 (+)로 나타내고, 반대로 전압의 극성이 (−)이면 그 전압의 대수부호는 (−)로 나타낸다.

이와 같은 방법은 전원전압과 전압강하 모두에 적용할 수 있으며, 흐르는 방향이 시계방향이든 혹은 시계반대방향이든 상관이 없다. 어느 경우든 출발점을 기준으로 하여 회로를 흐르게 한 다음 다시 원점으로 흐르게 할 때까지의 경로에서 전원전압 및 전압강하의 대수합은 0이다. 그림 1-31과 같이 V_1, V_2를 같은 방향으로, V_3를 다른 방향으로 결선하고 R_1, R_2, R_3가 직렬로 결선된 회로에서 전압상승(+)과 전압강하(−)의 관계는 식 (1-33)과 같다.

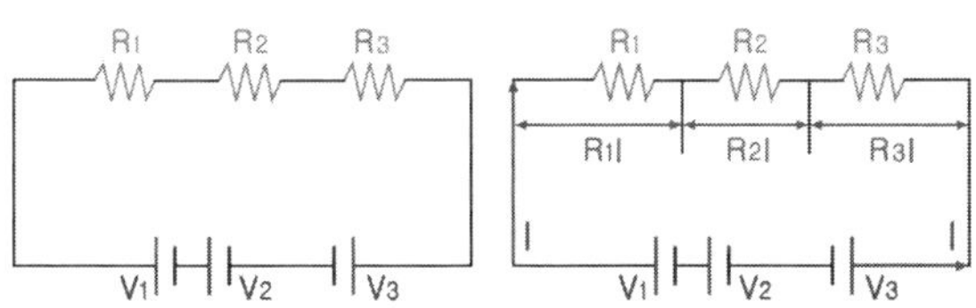

(a) 키르히호프의 전압법칙 등가회로

(b) 키르히호프의 전압법칙

$$V_1+V_2-V_3=IR_1+IR_2-IR_3$$
$$\Sigma\text{기전력}=\Sigma\text{전압강하}$$
$$\Sigma V=RI \qquad (1\text{-}33)$$

그림 1-31 ● 키르히호프의 전압법칙

출발점으로 흐르지 못할 경우에는 출발점으로부터 그 점까지의 전원전압 및 전압강하의 대수합은 출발점과 동작점 사이의 전위차가 되는 것이다. 최초의 어느 두 점 사이의 전위차는 어느 폐회로를 선택하여도 동일하므로 전위차를 결정할 때 이용한 경로와는 상관이 없다.

3. 전 지

전지는 내부의 화학 변화에 의해서 전기적 에너지를 만들어 내는 셀(Cell)의 집합이다. 전지는 일정한 직류전압을 출력하며, 출력전압에 영향을 주는 내부저항을 가진 발전기의 형태와 같다. 가장 일반적인 전지로는 출력이 1.5[V]인 탄소-아연 건전지이며, 납축전지의 출력은 2.2[V]이다. 또 1.35[V]의 수은전지와 1.25[V]의 니켈-카드뮴 전지도 사용된다.

(1) 기전력의 발생원리

묽은 황산(H_2SO_4) 용액 속에 그림 1-32와 같이 구리(Cu)와 아연판(Zn)을 넣으면, 구리보다 이온화되는 성질이 강한 아연은 용액 속에 양이온(Zn^{2+})으로 되어 용해된다. 따라서 아연판에는 $2e^-$의 최외각[4] 전자가 남는다.

또한 묽은 황산은 $H_2SO_4 \rightarrow 2H + SO_4^{2-}$ 상태로 전리한다. 이러한 상태에서 아연판에 남아 있는 음전기가 도선을 통해 구리판으로 이동하게 되며, 이 전자가 전해액 속의 수소이온(H^+)과 결합하고, 수소가스(H_2)로 되어 구리판 위에 발생하게 된다.

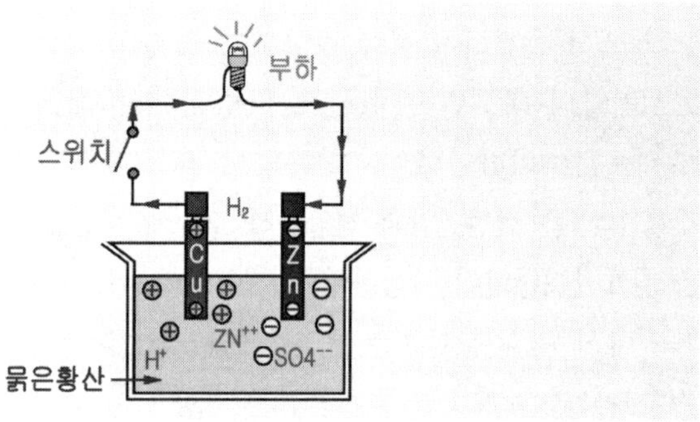

그림 1-32 ● 전기분해

그 결과 전자를 밖으로 내보내게 되는 아연판이 음극(-)으로 되고, 그 전자를 받게 되는 동판이 양극(+)으로 되어 그 양 전극 간에는 기전력이 발생한다.

(2) 전지의 종류

전지는 화학전지, 물리전지, 연료전지로 크게 나눌 수 있는데, 우리가 흔히 말하는 전지라고 하는 경우는 화학전지를 한다. 이러한 전지 중에 반응이 비가역적이며 재생할 수 없는 1차 전지와 반응이 가역적으로 반복하여 충·방전이 가능한 2차 전지(축전지 또는 충전식 전지)로 크게 나눌 수 있다.

4) 최외각 : 여러 껍질 중에 제일 바깥쪽에 있는 껍질을 한다.

(3) 탄소–아연 건전지

탄소–아연 건전지는 그림 1-33과 같은 구조이며, 전해질을 담은 아연 용기는 음(–)의 전극으로 작용하도록 하고 가운데에 있는 탄소막대는 양(+)의 전극으로 아연이 닿을 수 없도록 짧게 한다. 전해질은 염화암모늄과 물의 혼합용액이나 액체가 아니고 포화된 탄소입자와 가루 상태의 이산화망간을 염화암모늄 용액에 섞어 반죽한 형태이다.

아연이 염화암모늄에 의해 분해될 때 질소와 수소를 가지고 있는 암모늄 분자물질은 수소를 방출하게 된다. 그러면 탄소 전극 주위에 수소기포가 모여 방해하는 것을 전지의 분극작용[5]이라 하며 분극작용은 건전지의 기전력을 감소시킨다.

건전지 내에 이산화망간을 넣어 수소를 산화시켜 분극작용을 적게 하여 출력전압을 공급할 수 있게 되고, 만약 아연 전극에 철과 탄소 같은 불순물을 함유하고 있다면 그 불순물이 양극이 되어 아연 전극 사이에 국부 전지를 형성하여 순환 전류가 흐르게 되고 이 때문에 기전력을 감퇴시키는 작용을 국부작용이라고 한다. 국부작용은 아연 전극을 소모하게 되므로, 이것을 감소시키기 위해 음극에 수은도금을 하여 방지하는 데 이것을 아말감[6]이라 한다.

이처럼 우리 주위에는 그림 1-34와 같이 여러 가지 건전지가 사용된다.

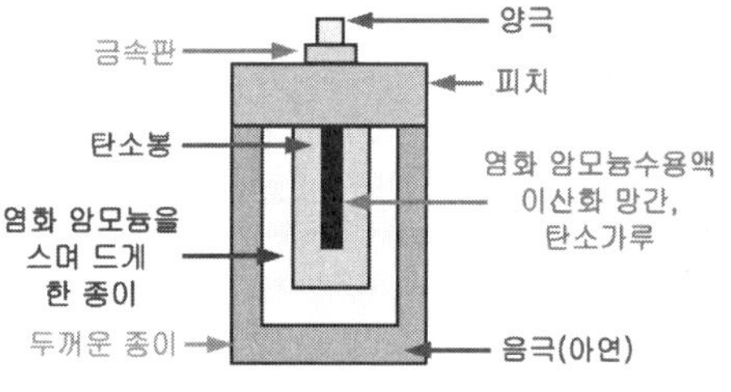

그림 1–33 • 건전지의 구조

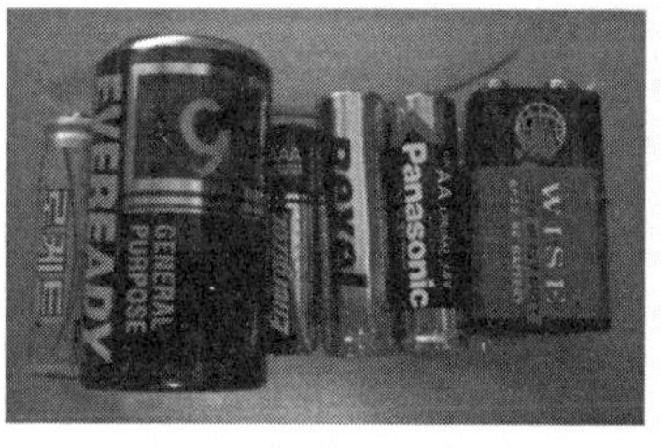

그림 1–34 • 여러 가지 건전지

(4) 수은전지

수은전지는 평편한 것과 원통형의 두 종류가 있다. 수은 건전지의 구조는 그림 1-35와 같고, 전해액으로 산화아연과 수산화칼륨을 사용하기 때문에 철제의 케이스 속에 들어 있다.

수은전지는 건전지에 비하여 자체 방전이 적어 수명이 길고 사용중 전압이 일정하기 때문에 항상

---

5) 분극작용 : 전지에 부하를 걸면 양극 표면에 수소가스가 생겨 전지의 기전력을 저하시키는 현상이다.
   ① 분극현상 : 볼타전지를 이용하여 전구를 켜면 켜진 지 몇 분 되지 않아 전구의 불이 꺼진다(이유–구리판 주위에 수소기체가 생겨 전자의 흐름을 방해 → 분극). 그러나 과산화수소, 이산화망간 등과 같은 산화제를 구리판 주위에 넣어 주면 수소기체가 물로 변하여 분극현상이 사라져 전류가 잘 흐르게 되며, 이와 같은 현상을 감극이라 한다.
   ② 감극제 : 수소기체를 제거하여 전극의 활동을 활발하게 유지시키는 물질이다.

6) 아말감 : 수은과 하나 이상의 다른 금속으로 이루어진 합금이다.

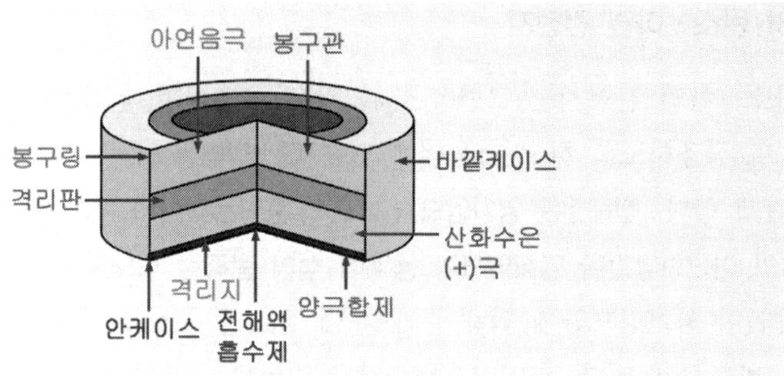

그림 1-35 • 수은전지의 구조

같은 조건으로 사용할 수 있는 장점이 있다. 수은전지의 전압은 1.35[V]로서 충전할 수 없는 전지 중에서 가장 성능이 좋고 초소형으로 만들 수 있다.

(5) 니켈-카드뮴 축전지

충전이 가능한 니켈-카드뮴(Ni-Cd) 축전지는 밀폐형 축전지의 대표적인 것으로 여러 가지 특징을 가진다.

① 전지의 용적이 매우 소형이며, 그 용적에 비해 큰 전류를 얻을 수 있다.
② 충전 및 방전이 가능하며, 반복 충전이 가능하므로 경제성이 높다.
③ 방전중의 전압변동이 적으며 전체 방전시간의 약 90[%]는 공칭전압 1.25[V]를 유지할 수 있다.

그렇지만 충전장치가 필요하기 때문에 사용할 수 있는 공간이 확보되어야 하는 결점을 가지고 있으며 모양은 그림 1-36과 같다.

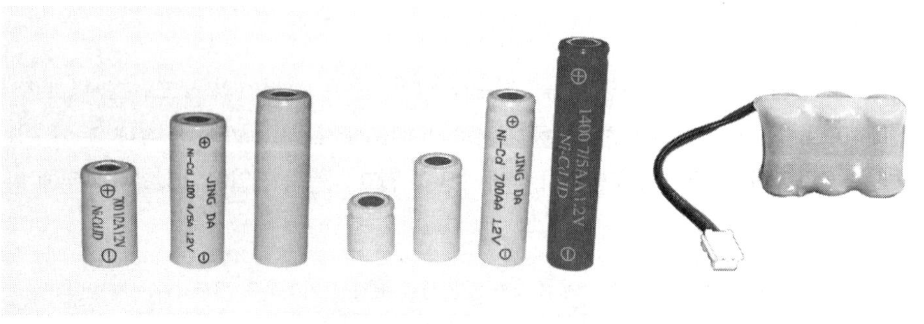

그림 1-36 • 각종 니켈-카드뮴 축전지

(6) 축전지

보편적인 납(Pb) 축전지[7]는 전해액인 묽은 산성 용액 내에 산화염의 정전극과 다공성 혹은 스펀지형 염의 음극으로 이루어져 있다. 축전지의 일반적인 구조는 그림 1-37과 같은데, 포스티드 그리드(Posted grid)로 염과 안티몬 합금이 격자체를 만드는 데 사용된다. 이 격자체는 전기 화학적 형성과정이 끝난 뒤에 페이스트로 채워지게 되며, 산화염을 활성 화학물질로 만들며 일반격자는 포스티드 그리드로서, 화학작용으로 이루어지는 전류를 위한 전지 도체로서 작용하게 된다.

전극판은 묽은 산성 용액 내에서 고무나 에보나이트 박판, 유리판으로 지지하게 된다. 화학적 작용은 아주 복잡하게 일어나고, 축전지가 방전함에 따라서 양극판에서 활성물질들을 유화염으로 변화시키는 원리이다.

변화상태를 그대로 두면 유산염은 시간이 지남에 따라 결정되며 확장되려고 하는 성질이 있으므로, 납축전지는 충전된 상태로 보존되어야 하는데 시간이 지남에 따라 용액이 증발하므로 충분히 물을 보충해 주어야 한다.

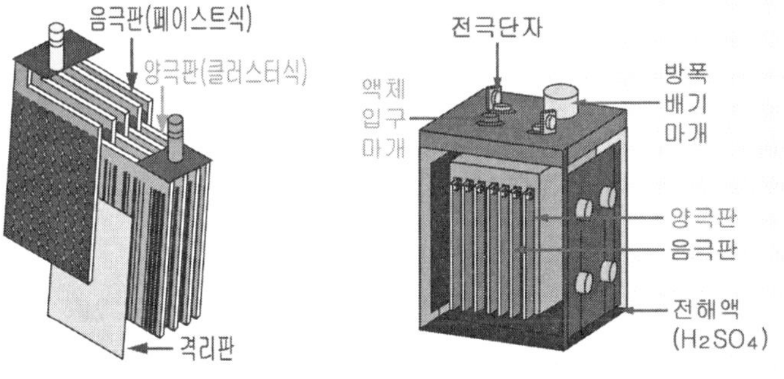

그림 1-37 • 납축전지의 구조

(7) 축전지의 내부저항

건전지나 축전지에서 에너지의 근원은 화학적 반응이며, 화학적 반작용의 결과물은 전극을 절연시키려 하거나 또는 전류가 전지로부터 흘러나올 때 단자전압을 감소시키는 화학적 혹은 이온결합을 생기게 하려는 성질이 있다. 이 작용을 분극(성극)작용이라고 하며 어떤 경우에는 전류의 흐름이 정지된 후에도 얼마간 계속 전류가 흐르는 경우가 있다.

일반적으로 전지의 구조는 이러한 효과를 중화하는 데 약간의 시간이 걸리는데 이를 전지의 내부저항[8]이라고 한다.

7) 축전지 : 화학 에너지를 전기 에너지로 변환하는 장치

8) 축전지의 내부저항 : 전지 자신이 내부에 가지고 있는 저항

분극현상은 축전지보다 건전지에서 현저하며, 전지의 내부저항은 식 (1-34)와 같다.

$$R_i = \frac{V_0 - V_L}{I_L} \tag{1-34}$$

V_0는 분극작용이 일어나기 전에 측정한 단자전압이며, V_L은 부하가 걸려 있을 때 전압이며, I_L은 부하전류이다.

(8) 용량의 단위

전지의 용량 단위는 **암페어 시**(Ampere-hour : 암페어 아워 : Ah)이다. 100[Ah]란 8시간 동안 축전지 또는 건전지를 12.5[A]의 전류를 계속해서 흘릴 수 있으며, 이와 같이 전지가 25[A]로 계속 4시간 흐르고, 전지가 50[A]로 계속 2시간을 흐를 수 있지만 실제로는 암페어 시 용량은 방전율이 증가할수록 감소하게 된다.

(9) 전지의 결선

1) 직렬 결선

2개 이상의 전지를 그림 1-38과 같이 결선할 때 **한 전지의 양(+) 단자와 다른 전지의 음(−) 단자를 결선한 방법을 직렬 결선**이라 하는데, 직렬로 된 두 단자의 끝 부분에 나타나는 전압은 각각 전지전압의 합이 되어 **전체 전압은 증가하나 전류의 크기는 한 개일 때와 같다.**

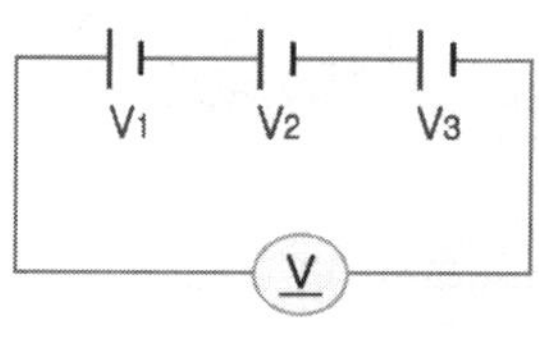

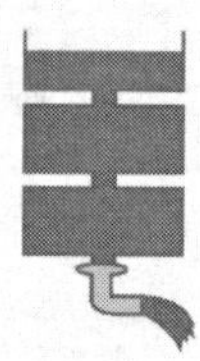

그림 1-38 • 전지와 물통의 직렬 결선 비교

2) 병렬 결선

2개 이상의 전지를 그림 1-39와 같이 결선할 때 한 전지의 **양(+) 단자와 다른 전지의 양(+) 단자를 결선하고 또한 음 (−) 단자는 음 (−) 단자끼리 결선한 방법을 병렬 결선**이라 하는데 결합된 단자전압은 각각 **전지의 단자전압과 같으나, 내부저항은** r/N**이 되어 전력요구가 낮은 전압에 많은 전류가 필요한 회로에 이용된다**(단, N은 병렬결선된 전지의 수를 나타낸 것이다).

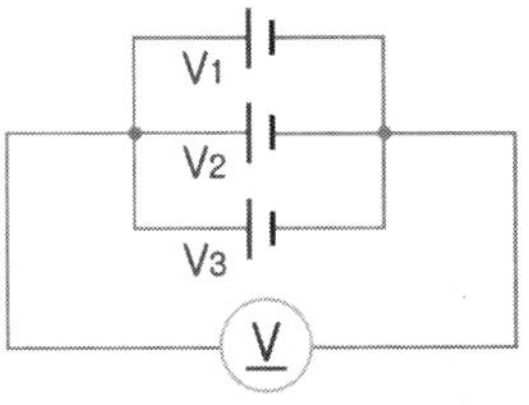

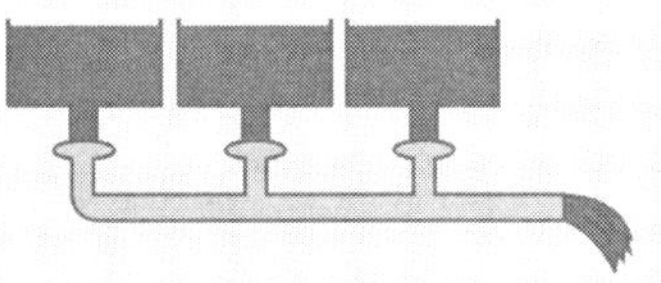

그림 1-39 • 전지와 물통의 병렬 결선 비교

(10) 건전지와 축전지의 취급방법

1차 전지는 전류를 완전히 소모한 후 버리는 일반적인 전지로서, 얼마나 방전되어야 사용할 수 없는 것인가는 그 전지를 사용하는 장비와 회로에 따라 각기 다르다. 조명장치와 같이 큰 전류를 소모하는 전지는 일찍 소모되지만 적은 전류를 이용하는 완구류, 시계 등에는 장시간 사용할 수 있다. 장비를 가동해 보면 전지의 방전상태를 알 수 있으며, 계속해서 전원을 공급하거나, 긴급을 요하는 주요 장비를 제외하고는 전지를 장비에서 분리하여 별도로 냉암소에 보관하는 것이 좋다.

① 전지를 검사하는 방법 : 전지를 정상 부하에 결선하였을 때 전압을 측정하여 확인하는 방법이 있다. 전지가 신품일 때는 1.5[V]의 정격전압이 출력되지만, 장시간 사용한 전지는 전압이 감소하여 마침내는 1[V] 이하로 떨어지는데, 여러 개의 전지가 직렬로 결선된 전원에서는 이와 같은 전압의 차이가 더욱 심하게 나타나게 된다. 또한, 정밀을 요하는 장비는 전압이 1.3[V] 이하로 떨어지기 전에 수시로 점검하여 새로운 전지로 교환하여 주어야 장비의 고장을 예방할 수 있다.

② 축전지의 충전상태를 검사 : 축전지에 사용되는 전해질의 비중을 측정하는 방법을 쓴다.

㉠ 완전히 충전된 축전지의 비중은 1.270~1.300이다.

㉡ 방전된 축전지는 1.150~1.210의 비중을 나타낸다.

㉢ 방전이 다 된 축전지의 비중이 1.175 이하로 떨어지면 전극이 유산화 작용으로 파괴되어 충전이 불가능해지고 비중을 측정하기 위해서는 비중계를 사용한다.

㉣ 전해질의 비중은 온도에 따라서 비중 값이 변화하므로 온도계와 환산표가 없는 비중계는 온도에 따라 비중의 값을 환산해야 한다.

㉤ 모든 축전지는 습기나 기름 먼지 등에 의해서 방전이 일어나기 때문에 그것을 방지하기 위해서는 항상 깨끗하게 닦아 두어야 한다.

4. 자기와 전자유도

(1) 개 요

자철광(Fe_3O_4)이라고 하는 광석은 철가루와 철조각 등을 끌어당기는 성질이 있고 또 이 자철광으로 강철을 문지르게 되면 강철도 역시 철가루와 철조각을 끌어당기는 성질을 가지게 된다. 끌어당기는 성질의 근원을 자기(Magnetism : 마그네티즘)라 하고, 자기를 가지고 있는 물체를 자석(Magnet : 마그넷)이라 하며 자석의 양끝을 자극이라 한다. 자기에 의한 여러 가지 작용을 자기작용이라 하며, 영구자석에 강철을 마찰시키거나, 전자석으로 자석을 만드는 것을 자화한다고 한다.

자철광은 천연적으로 자성을 갖고 있으므로 천연자석이라 하고, 인공적인 방법으로 자화한 자석을 인공자석이라 한다. 인공자석에는 막대자석, 말굽자석, 자침 등이 있다.

자기작용으로 인하여 자화할 수 있는 능력이 있는 자석이 되는 물질에는 철 이외에 니켈, 코발트 및 합금 등을 강자성체 혹은 자성체라고 하며 자기재료로 사용된다. 자성체와 반대로 구리, 알루미늄과 같이 자기능력이 거의 없는 것을 약자성체라 하고 실용적으로는 비자성체로 취급한다.

(2) 자 극

자기력이 집중된 곳이 자극으로 N극과 S극이 있다. 그림 1-40은 자석이 철을 흡입할 때 흡인력은 자석 전체에 존재하는 것이 아니다. 보통의 막대자석, 말굽자석 등으로 쇳가루를 흡입하면 자석의 양단에 가까운 곳에서 쇳가루를 흡입하는데 이와 같이 자석의 가장 센 부분을 자극(Magnetic pole : 마그네틱 폴)이라고 하며, N극과 S극의 선을 자축이라고 한다.

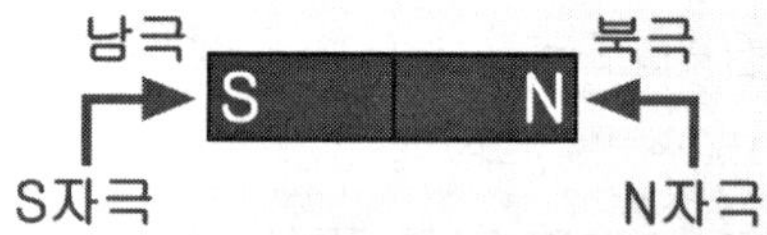

그림 1-40 • 자극

지구 자체는 그림 1-41과 같이 남극과 북극에 자력을 띤 우리 주변에서 가장 큰 자석이다. 쉽게 회전할 수 있는 것에 작은 막대자석을 부착하게 되면 지구의 자극 때문에 항상 한쪽 끝은 남쪽과 북쪽을 가리키게 되는데, 실제의 지구 북극은 자석의 북극과는 약 15[°] 정도 다르게 나타난다. 북쪽을 지시하는 자극을 자석의 N(North : 노스)극, 남쪽을 지시하는 자극을 자석의 S(South : 사우스)극이라고 한다.

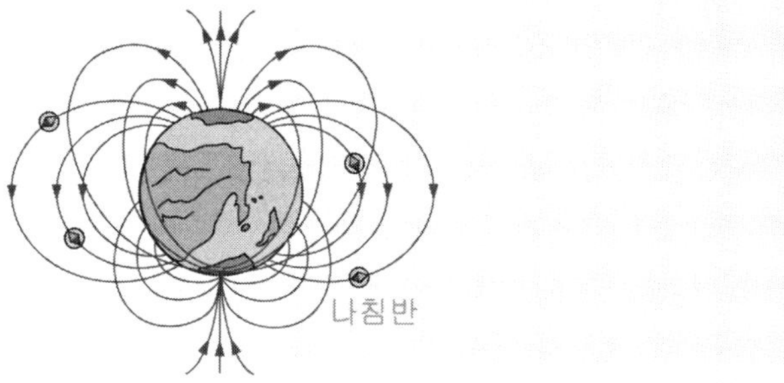

그림 1-41 • 지구자기장

(3) 자극 상호 간의 작용

실로 매단 수평의 두 자침을 가지고 양쪽의 자극을 서로 접근시킬 때 전하 사이의 힘과 마찬가지로 **같은 종류의 자극**(N극과 N극, S극과 S극)은 서로 반발력이 작용하고, **다른 종류의 자극**(N극과 S극, 혹은 S극과 N극)은 서로 흡인력이 작용한다. 그림 1-42는 자극 간의 흡인력과 반발형의 상호작용을 보여주고 있다.

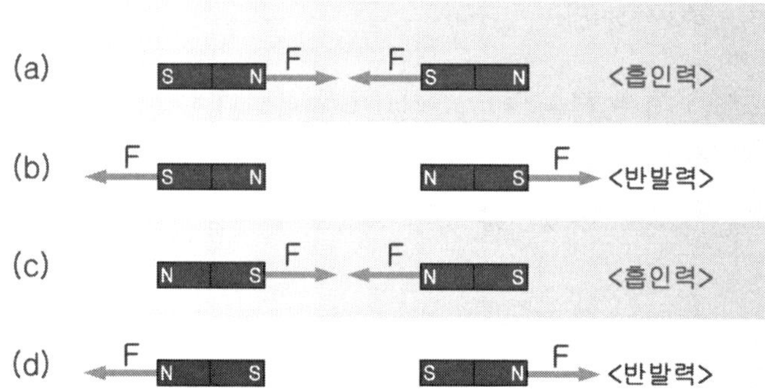

그림 1-42 • 자극 간의 상호작용

(4) 자 속

N극에서 흘러나와 S극으로 흘러 들어가는 것으로 **자력선들의 전체 집합을 자속**(Magnetic flux : 마그네틱 플럭스)이라고 하는데 기호는 **웨버**(Weber : [Wb])이며, 그림 1-43과 같이 강한 자계는 약한 자계보다 많은 양의 자력선과 자속을 가지고 있다.

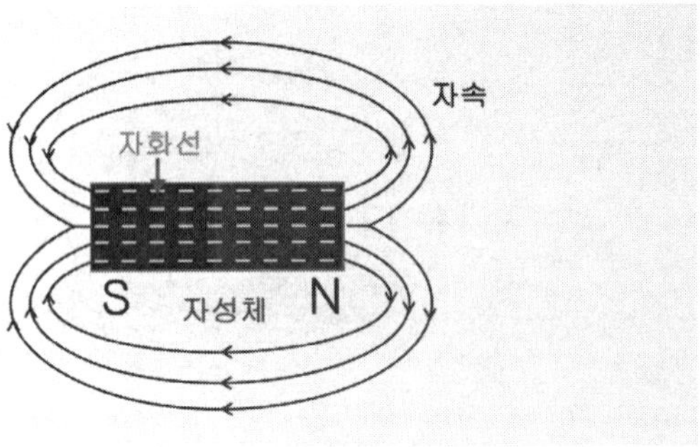

그림 1-43 ● 자화와 자속

(5) 자속밀도

균등 자계에서의 자계의 세기 H는 단위면적당 총 자력선의 수이므로 식 (1-35)와 같다.

$$H = \frac{m}{\mu_o}[\mathrm{A/m}] \tag{1-35}$$

식 (1-35)를 다시 정리하여 자속밀도를 구하면 식 (1-36)과 같다.

$$B = \mu_o H[\mathrm{Wb/m^2}] \tag{1-36}$$

단위는 [Wb/m^2] 혹은 테슬라(T : Tesla)를 사용한다.

일반 매질에서의 자속밀도는 $B = \mu_o \mu_r H = \mu H$[Wb/m^2] 또한 매질의 단면적 S[m^2], 자계를 통과하는 자속이 Φ[Wb]라 하면 자속밀도 B는 식 (1-37)과 같다.

$$B = \frac{\Phi}{S}[\mathrm{T}] \tag{1-37}$$

따라서, 공기 중의 자속은 식 (1-38)과 같다.

$$B = \frac{\mu_o H}{S}[\mathrm{T}] \tag{1-38}$$

일반 매질 중의 자속은 식 (1-39)와 같다.

$$B = \frac{\mu_o \mu_r H}{S}[\mathrm{T}] \tag{1-39}$$

(6) 자기유도

자기유도란 자성체가 외부 자계의 영향에 의해서 자화되는 현상이다. 영구자석에 의해서 철

막대는 자석이 되는데, 이와 같이 영구자석에 의해 생겨난 자기력선은 철 내부의 분자자석을 자화되기 전에 임의의 방향에서 같은 방향으로 재배열시키는 작용을 한다. 이때 **자화된 쇳가루는 양끝에 자극을 가지게 되는 현상이 자기유도**이다. 철에 유도된 극은 자석의 극과는 서로 반대의 극을 가지게 되므로 다른 극끼리는 흡입력이 작용하므로 쇳가루를 끌어당긴다.

(7) 자기유도와 상호 유도

1) 자기유도

권수 N_1회인 코일에 전류 I_1[A]가 흐를 때 생기는 자속을 ψ_{11}[Wb]이라 하면 전류와 자속과의 쇄교수 $N_1\psi_{11}$[WbT]은 **전류에 비례하고** 식 (1-40), (1-41)과 같다.

$$N_1\psi_{11} = LI_1\,[\text{WbT}] \tag{1-40}$$

$$e = -N\frac{d\psi}{dt} \tag{1-41}$$

식 (1-41)에 의하여 이 코일의 유기기전력은 식 (1-42)와 같다.

$$e_{11} = -L\frac{dI_1}{dt}\,[\text{V}] \tag{1-42}$$

2) 상호 유도

권수 N_1, N_2회의 두 코일이 있을 때에는 식 (1-43)과 같다.

$$N_2\psi_{21} = M_{21}I_1\,[\text{WbT}] \tag{1-43}$$

권수 N_2회의 코일에 유기하는 기전력은 식 (1-44)와 같다.

$$e_{21} = -M_{21}\frac{dI_1}{dt}\,[\text{V}] \tag{1-44}$$

여기서 L을 자기 인덕턴스, M을 상호 인덕턴스라 하면 식 (1-45)와 같다.

$$M_{21} = M_{12} = M\,[\text{H}]$$
$$M = K\sqrt{L_1L_2}\,[\text{H}] \tag{1-45}$$

K를 결합계수라 한다.

(8) 자력선

유리판이나 두꺼운 종이 위에 그림 1-44와 같이 쇳가루를 골고루 뿌린 후 막대자석 혹은 말굽자석 위에 두고, 한쪽 방향을 가볍게 두드릴 때는 쇳가루는 N극, S극의 양 자극 간에 이어져 있는 수많은 선상 위에 배열한다. 이 현상은 각각의 쇳가루가 자기유도작용에 의해서 자석의 성질을 가지게 되며, 자석의 성질은 자계의 방향을 향해서 정렬하려고 하는데 이 배열은 연속적으로 선상이 되어서 N극, S극 양극 간을 연결하고 있다.

이와 같이 쇳가루가 선상 위에 나타나는 곡선은 그 접선에 의하여 자계의 방향을 알 수 있고 또 그 쇳가루의 분출된 양에 따라서 자계의 세기의 크고 작음을 나타낼 수 있으므로 대단히 편리한 선이라 하겠다. 여기서 편의상 쇳가루가 놓여 있는 선과 같은 곡선을 가상하여 그리고 이 곡선이 자석의 N극에서 나와 자계 내에 이어져 있는 자계의 방향을 이용하여 S극으로 들어가 양 자극 간에 연속하는 자계방향의 곡선을 자력선이라 한다.

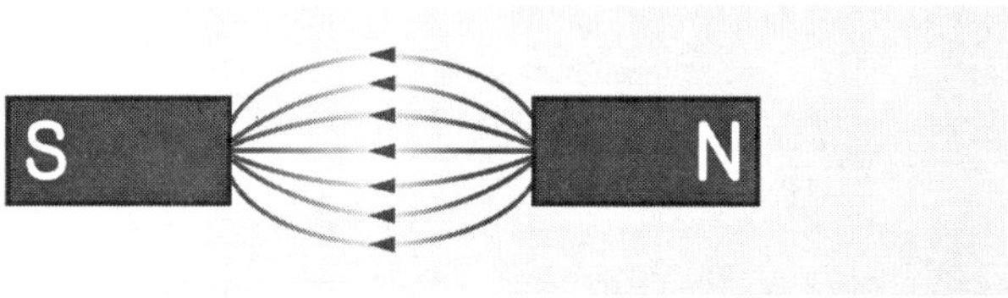

그림 1-44 • 자기력선

자기력선은 다음과 같은 특성이 존재한다.

① 자기력선은 N극에서 나와서 S극으로 향한다.
② 자극 부분에서 자력선 밀도가 가장 크다.
③ 자기력선의 방향은 한 점에서 접선 방향과 일치한다.

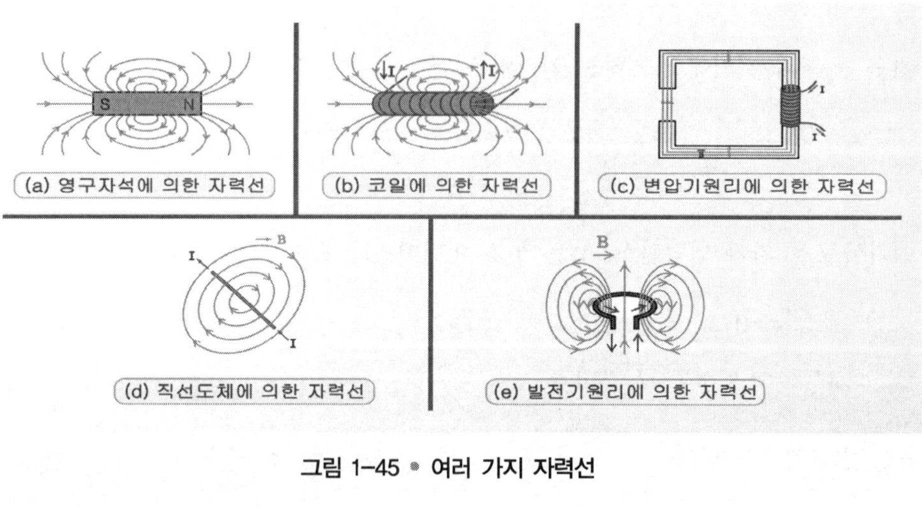

그림 1-45 • 여러 가지 자력선

④ 자기력선은 자극이 없는 곳에서는 발생, 소멸이 없다.
⑤ 자력선은 서로 교차하지 않는다.
⑥ 자력선은 급히 꺾어지거나 비틀어지려고 하지 않는다.

자계의 여러 가지 자력선 상태를 나타낼 때에는 그림 1-45와 같이 항상 자력선을 그려서 그 접선의 밀도와 방향에 의하여 여러 곳의 자계의 방향 및 크기를 알 수 있다.

자력선들은 공기, 진공, 종이, 유리, 나무, 플라스틱 등과 같은 비자성 물질에 의해서는 영향이 없다. 이런 비자성 물질들이 자석의 자계 속에 놓였을 때 자력선은 물질이 없을 때와 마찬가지로 형성된다. 그러나 철과 같은 자성체가 자석의 자계 속에 놓였을 때는 자력선은 집중되어 공기내에서의 자계보다 자력선들은 서로 밀집하게 된다.

(9) 전류의 자기 이론

전류가 흐르는 도선 주위에는 자장이 형성된다. 철이나 기타 자기물질의 분자는 전류의 흐름에 의해서 자석의 자장이 형성된다는 것을 알 수 있다. 쇳가루가 자화되지 않고 있을 때 쇳가루의 자기분자들은 흩어진 상태에 있다가 강한 자석에 접촉하면 배열된 자기분자들은 한동안 그 상태를 유지하며 자성을 갖게 된다.

전기와 자기 사이의 관계는 외르스테드(H. C. Oersted, 1777~1851)에 의해 1814년에 발견되었으며, 외르스테드는 도선에 전류가 흐르면 자석의 힘으로 나침반의 바늘이 움직인다는 것을 발견하였으며 그 후에 이와 반대현상이 발견되었다.

전선에 그림 1-46과 같이 일정한 방향에 전류를 흐르게 하고 여기에 자침을 가까이 접근시키면 자침이 이동하여 일정한 방향을 가리키면서 정지하며, 전류의 방향을 바꾸면 자침이 가리키는 방향도 반대로 나타난다.

이와 같은 현상은 전류가 흐르는 도선 주위에는 자계가 만들어지고 자기작용을 나타내는 것이다.

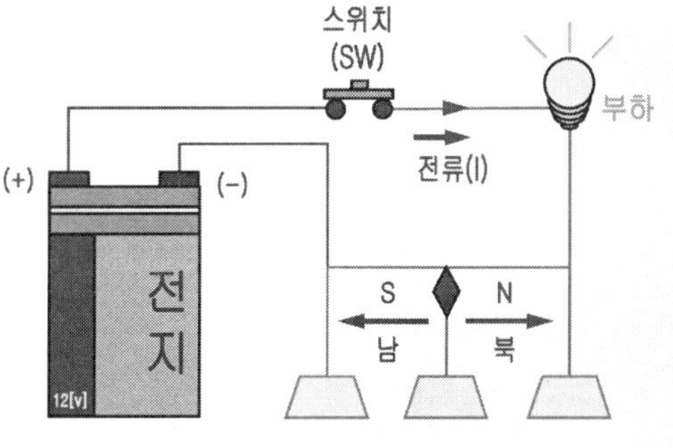

그림 1-46 • 전류의 자기작용

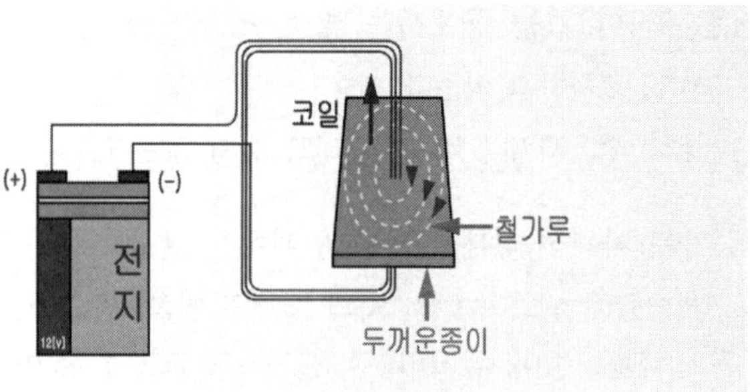

그림 1-47 ● 전류와 자력선의 관계

도체에 전류가 흐를 때 그 도체 주위에는 자기장이 생기는데 이때 자기장은 동심원으로 도체를 둘러싸는 모양이 된다. 그림 1-47에서와 같이 자력선의 방향은 전류가 흐르는 방향에 의해 결정되는데 전류는 왼쪽에서 오른쪽으로 흐를 때 자력은 시계방향으로 나타난다. 도체 주위에 형성되는 자기장의 자기력선의 방향은 암페어의 오른나사 법칙을 적용한다.

암페어의 오른나사의 법칙이란 엄지손가락을 전류가 흐르는 도체의 방향과 일치시키고 나머지 네 손가락으로 도체를 감겨 잡으면 이들 손가락의 방향이 바로 자력선의 방향이 된다. 도체 주위에 발생하는 자력의 강도는 전류에 비례한다.

1) 암페어의 오른나사 법칙

직선전류의 경우에는 그림 1-48과 같이 전류를 따라 오른나사를 진행시키면 오른나사가 회전하는 방향이 자력선이 흐르는 방향이 된다. 또 코일의 경우에는 코일의 축을 따라 코일 내에 오른나사를 놓고 이것을 전류의 방향으로 회전시킬 때에 진행방향이 코일 내에 통하는 자력선의 방향이다.

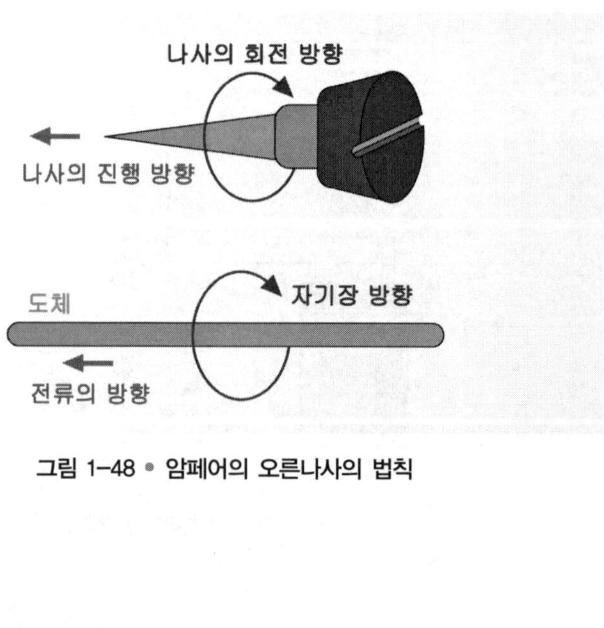

그림 1-48 ● 암페어의 오른나사의 법칙

2) 암페어의 오른손 엄지손가락의 법칙

오른손을 그림 1-49와 같이 사용하며 직선전류인 경우에는 오른손 엄지손가락을 전류의 방향과 일치하게 유지시킨 다음 나머지 손가락으로 전선을 감겨 잡았을 때, 네 손가락이 향하는 방향이 자력선이 통하는 방향이다. 또 코일의 경우는 오른손의 엄지를 세워서 다른 네 손가락을 전류의 방향과 일치하게 유지시키며 코일을 쥐었다고 생각할 때에 엄지손가락이 가리키는 방향이 N극을 나타내는데, 이때 전류의 흐름은 전자의 이동인 것이다.

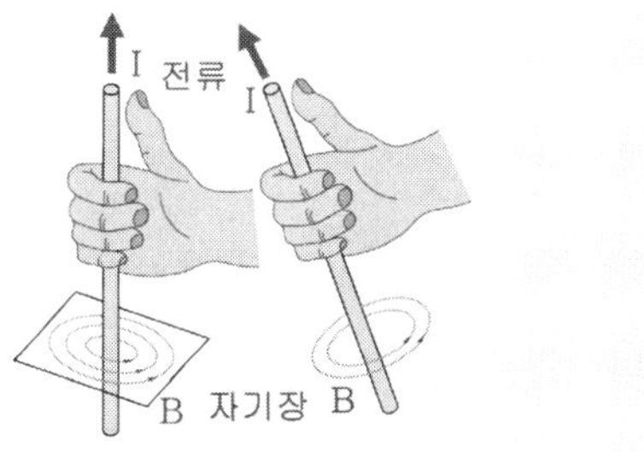

그림 1-49 ◦ 암페어의 오른손 엄지손가락의 법칙

(10) 플레밍의 왼손 법칙

자석의 N극, S극의 양극 사이에 직선의 도선을 놓고 전류를 흘리면 자극 사이에는 자력선이 N극에서 S극으로 흐른다. 전자력의 방향을 알기 위한 법칙으로 전동기에 사용되는 법칙으로 그림 1-50과 같이 왼손의 엄지손가락, 검지손가락, 중지손가락을 서로 직각으로 벌려서 검지손가락은 자기장의 방향, 중지손가락은 전류의 방향으로 향하게 하면 엄지손가락의 방향은 전류가 흐르는 도체에 작용하는 힘이며, 전자력의 방향을 가리키는 것을 플레밍의 왼손 법칙(Fleming's left-hand rule : 플레밍스 레프트 핸드 룰)이라 한다. 도체에 작용하는 힘을 전자력이라 하고 F[N]으로 나타내며, 자속밀도 B[Wb/m^2]의 평등자기장 내에 길이 l[m]인 도선을 자기장의 방향과 θ의 각도로 놓은 다음 I[A]의 전류가 흐를 때 이 도선에 작용하는 전자력 F는 식 (1-46)과 같다.

$$F = BIl\sin\theta[\text{N}] \tag{1-46}$$

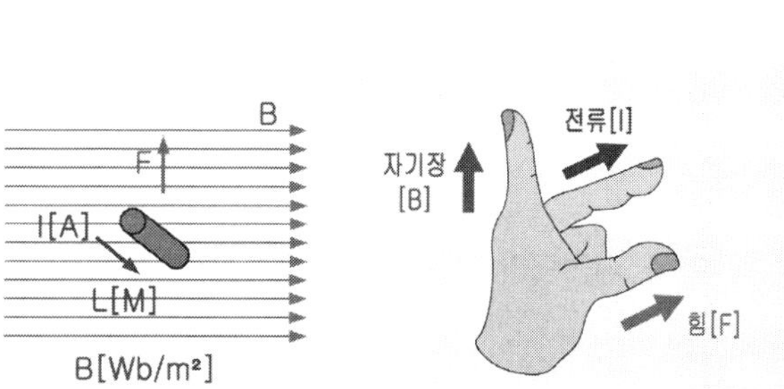

그림 1-50 ◦ 플레밍의 왼손 법칙

(11) 플레밍의 오른손 법칙

플레밍의 오른손 법칙(Fleming's right-hand rule : 플레밍스 라이트 핸드 룰)은 **자기장 안의 도체에 힘을 가하여 도체를 움직일 때 전자유도현상으로 생기는 기전력의 방향을 알기 위한 법칙**이다.

발전기법칙이라고 하며 오른손의 엄지손가락, 검지손가락, 중지손가락을 그림 1-51과 같이 직각으로 벌리면 **검지손가락은 자기장의 방향, 엄지손가락은 도체의 운동방향과 일치시키면 중지손가락의 방향이 기전력의 방향**을 가리킨다.

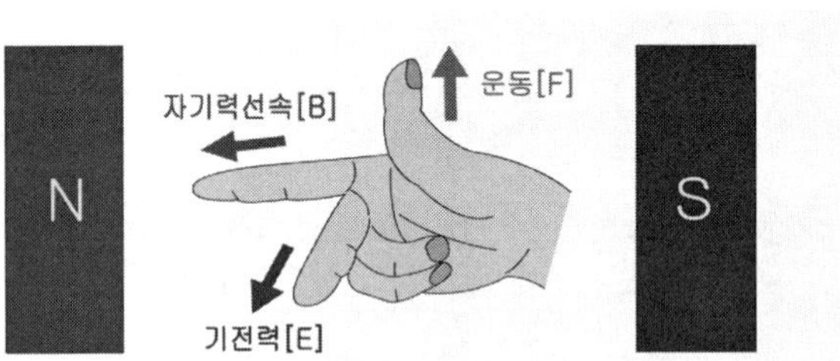

그림 1-51 • 플레밍의 오른손 법칙

(12) 전자유도 법칙

코일의 양 끝에 검류계를 연결한 후 그림 1-52와 같이 통과하는 **자속이 변화하면 코일에 기전력이 발생하여 검류계의 지침이 움직이는데 이것을 전자유도**라고 한다.

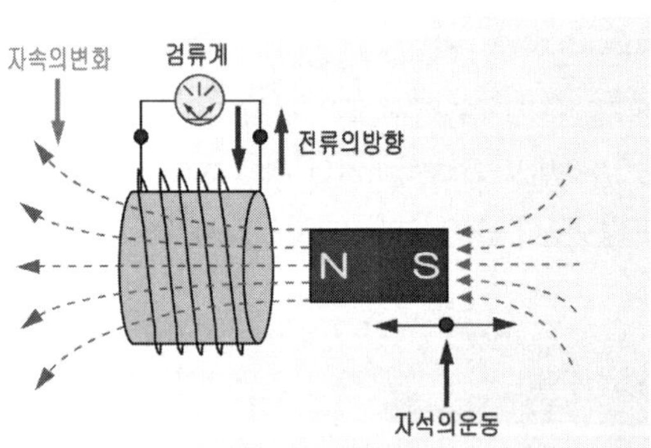

그림 1-52 • 자기유도현상

자석을 좌·우로 움직이면 코일을 지나가는 자속이 변화하여 전자유도에 의해서 기전력이 발생하게 되는데 이때 **기전력의 크기는 자속의 시간적 변화**($\Delta\Phi/\Delta t$)**에 비례한다**. 식 (1-47)과 같다.

$$\nu = K\left(\frac{\Delta\Phi}{\Delta t}\right) \tag{1-47}$$

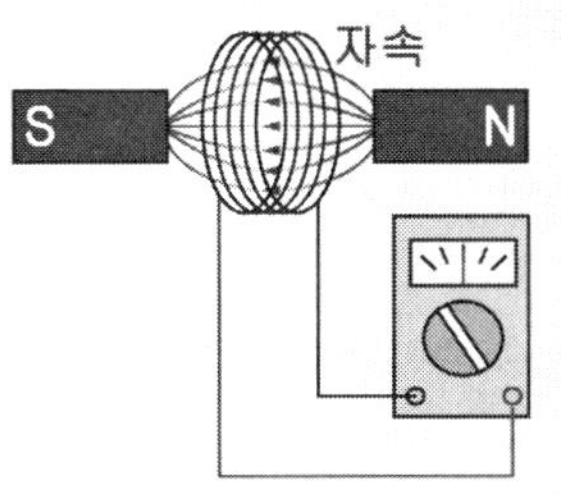

그림 1-53 • 일정한 자계내의 도선

또한, 도체에 자속을 끊었을 때 도체에도 기전력이 발생하는데 이런 현상을 전자유도라고 한다. 즉, 코일을 움직이면 코일이 자속을 끊어서 기전력이 발생한다. 일정한 자계 내의 도선을 그림 1-53에 나타내었다.

1) 패러데이의 법칙

패러데이의 법칙(Faraday's law : 패러데이스 로우)에는 두 가지 법칙이 있다. 첫 번째 법칙은 전기분해에 관하여 1883년에 발견된 법칙이다. 전기분해에 의해서 전극에 추출되는 물질의 양 m[g]은 물질의 종류가 같다면 용액에 흐르는 전기량 Q[C]에 비례하고, 용액에 흐르는 전기량이 $M+N$이 같다면 물질의 화학당량 M[g]에 비례한다. 즉, 식 (1-48)과 같다.

$$m = \frac{MQ}{96,500} \tag{1-48}$$

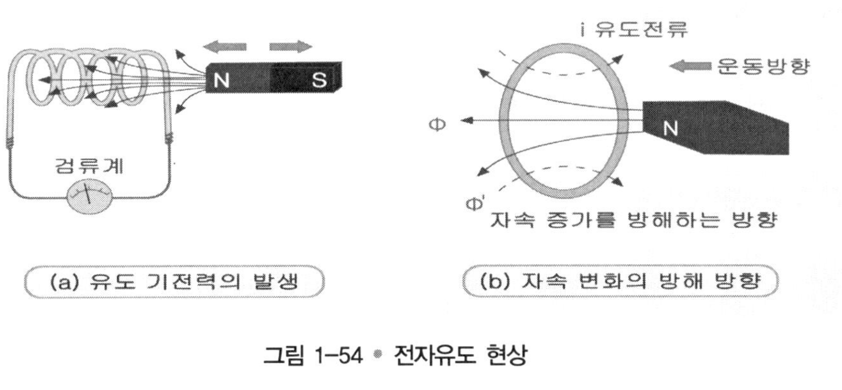

그림 1-54 • 전자유도 현상

두 번째 법칙은 1831년 발견한 전자유도에 관한 법칙으로 회로에 쇄교하는 자속이 시간적으로 변화하면 회로에 기전력이 발생하는 현상을 전자유도 현상이라 한다. 그림 1-54와 같이 자기장 사이에 도선을 놓으면 기전력 e[V]가 발생하게 되는데, 하나의 회로에 전자유도에 의해서 발생되는 기전력 e[V]는 코일의 권수가 N, 자속쇄교수 $N\Phi$[Wb]의 시간 t[s]에 대한 변화율에 비례한다. 식 (1-49)와 같다.

$$e = -\frac{\Delta(N\Phi)}{\Delta t} \tag{1-49}$$

2) 렌츠의 법칙

전자유도로 발생한 전류에 의한 자계의 방향은 자계의 변화를 방해하는 방향으로 발생하는데, 이를 렌츠의 법칙(Lenz's law : 렌츠스 로우)이라 한다.

그림 1-55의 회로에서와 같이 코일 B에 전류를 흘리게 되면 자기장이 생성되고, 코일 A에는 코일 B의 자계 변화를 방해하려는 자계가 발생하게 된다. 자계(Magnetic field : 미그네틱 필드)란 자석에서 나오는 자력선이 영향을 미치는 공간이다.

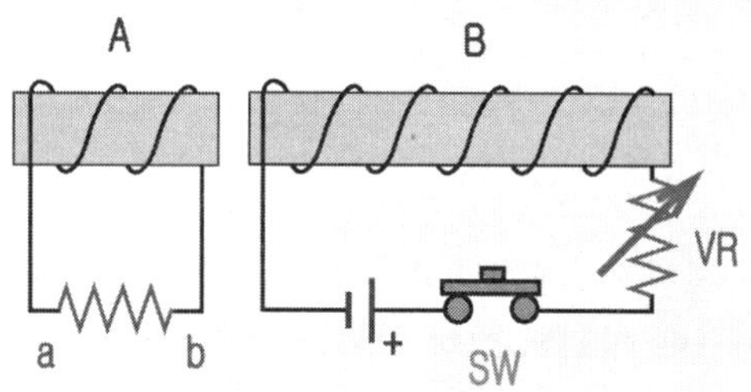

그림 1-55 ● 렌츠의 법칙

3) 자계의 세기

자극 m[Wb]의 자석으로부터 r[m] 떨어진 위치에서의 자계의 세기 H[AT/m]은 식 (1-50)과 같다.

$$H = R\frac{m}{r^2} = \frac{1}{4\pi\mu_0}\frac{m}{r^2} \fallingdotseq 6.33 \times 10^4 \frac{m}{r^2}[\mathrm{AT/m}] \tag{1-50}$$

4) 자계 내에서의 자극의 힘

자장 안에서 임의의 자계 H[AT/m]가 존재할 경우 자극 m'[Wb]가 받는 힘 F는 식 (1-51)과 같다.

$$F = m' H[\mathrm{N}] \tag{1-51}$$

5) 자계의 변위전류

콘덴서 회로에서 절연물질인 유전체가 삽입되면 전극 간에는 전도전류가 흐를 수 없다. 그러나 시간에 따라 전극 간의 전계가 변하면 구속된 전자의 변위에 의해서 전류가 흐를 수 있다는 것을 맥스웰의 변위전류 개념을 도입하여 그림 1-56에서 전류 I는 전하량의 변화로 표현할 수 있고 식 (1-52)와 같다.

$$i = \frac{dQ}{dt}[\mathrm{A}] \tag{1-52}$$

그림 1-56에서 극판 면적을 $S[\mathrm{m}^2]$, 유전체 내에서의 전속밀도를 $D[\mathrm{C/m}^2]$라 하면, $D = \dfrac{Q}{S}$로부터 식 (1-53)이 되며 이를 **변위전류**라 한다.

$$i = \frac{dD \cdot S}{dt} = S\frac{dD}{dt} = \frac{d\Phi}{dt}[\mathrm{A}] \tag{1-53}$$

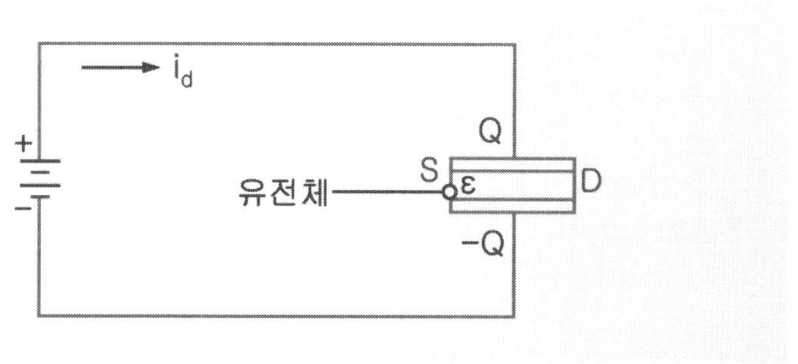

그림 1-56 • 콘덴서의 변위전류 회로

(13) 전자파

1) 전자파의 발생

전계의 시간적 변화(dE/dt)에 의해 주어진 자계의 변화($d\phi/dt$)가 발생한다는 변위전류의 개념에서부터 **전자파의 존재를 나타내는 맥스웰의 전자이론의 근간**이다. 자계와 전계의 발생 모식도는 그림 1-57과 같다.

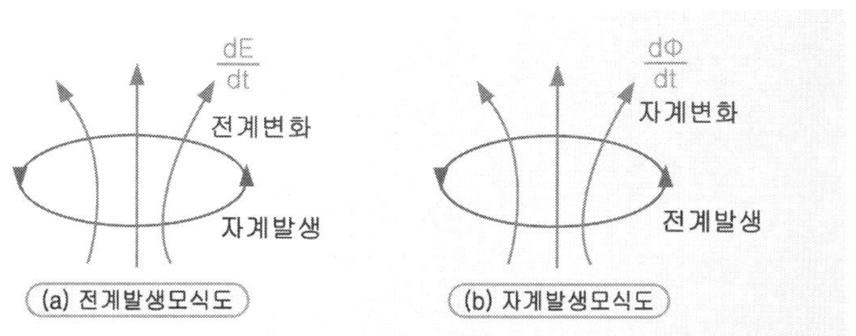

그림 1-57 • 자계와 전계의 발생 모식도

① 자계의 시간적 변화 : 패러데이의 전자유도 법칙에 의한 유도전압이 발생하므로 자계에 의한 전계의 발생한다.

② 전계의 시간적 변화 : 변위전류에 의한 자계의 발생을 의미한다.

③ 이것이 상호 연결 고리처럼 자계와 전계의 반복을 의미 : 전자파의 개념이다.

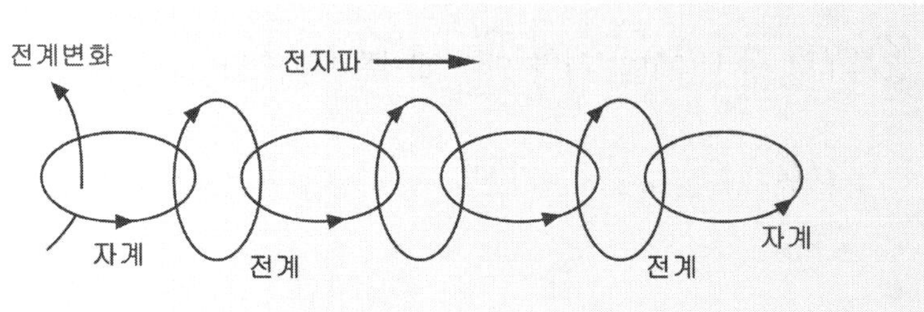

그림 1-58 ● 전자파의 발생 모식도

2) 전파와 빛

빛은 곧 전파지만 그 파장이 전파에 비해 매우 짧으며, 파장과 속도의 관계는 식 (1-54)와 같다.

$$\text{파장}(\lambda) = \frac{\text{광속}(3 \times 10^8)}{\text{주파수}(f)}[\text{m}] \qquad (1\text{-}54)$$

표 1-6은 전자파의 분류를 보여주고 있다.

표 1-6 ● 전파의 분류표

주파수대의 구분	주파수 범위	파장 범위	용도
장파 : VLF(Very Low Frequency)	3~30[kHz]	100~10[km]	해상통신
장파 : LF(Low Frequency)	30~300[kHz]	10~1[km]	선박, 항공기 유도
중파 : MF(Mddium Frequency)	300~3000[kHz]	1000~100[m]	AM 방송
단파 : High Frequency	3~30[MHz]	100~10[m]	선박무선, 항공무선, 아마추어 무선
초단파 : VHF (Very High Frequency)	30~300[MHz]	10~1[m]	FM 방송, VHF 방송, 군사무선
극초단파 : UHF (Ultra High Frequency)	300~3000[MHz]	100~10[cm]	UHF 방송, 자동차전화, 위성
센티미터파 : SHF (Super High Frequency)	3~30[GHz]	10~1[cm]	마이크로파 통신, 레이더, 국제전화
밀리미터파 : EHF (Extremely High Frequency)	30~300[GHz]	10~1[mm]	우주통신
준 밀리파	300~3000[GHz]	1~0.1[mm]	단거리 군통신

3) 전파의 전파

전파의 전파 예를 그림 1-59에 나타내었다.

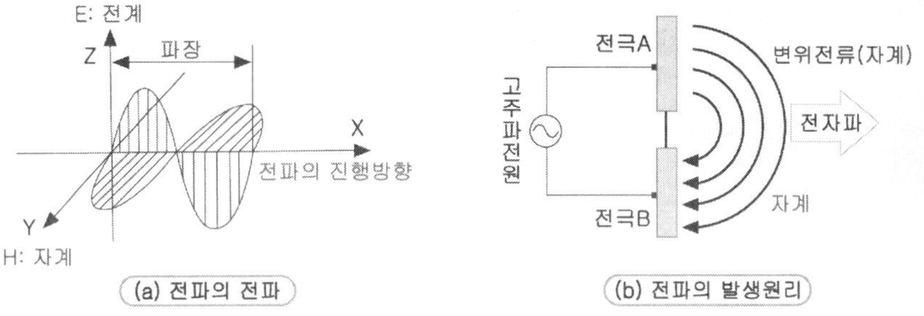

그림 1-59 ◦ 전파의 전파 예

① 전파는 그 파장이 짧을수록, 즉 주파수가 높을수록 빛의 성질에 가깝게 된다.
② 전파의 직진성은 VHF나 UHF보다 SHF 쪽이 강하다.
③ 안테나의 크기와 전파의 파장과는 많은 관계가 있다.
④ 안테나의 효율을 높이려면 안테나 금속의 길이를 파장의 1/2로 해야 한다.

5. 콘덴서와 인덕턴스

(1) 유전체와 전하의 저장

공기나 종이와 같은 유전체는 자유전자가 절연체를 통하여 흐를 수 없기 때문에 전하를 보유할 수 있다. 전하는 반드시 공급전원이 있어야만 한다. 그림 1-60에서 전지는 콘덴서를 충전한다. 공급전원으로부터 전원의 음극과 연결된 콘덴서 쪽에서 축적된다. 그리고 전원의 양극에 연결된 콘덴서에서는 전자를 잃는다.

① 콘덴서의 한쪽 방향은 전자의 과잉으로 인하여 음극을 가지게 되고, 그 반대쪽은 양극을 갖게 된다. 만약 6.25×10^{18}개의 전자가 축적되어 있다면 음의 전하량은 1[C]과 같다. 한쪽 면에 축적되어 있는 전하라는 것은 그 전자 수만큼 다른 쪽에서 이동하여 온 것이다. 공급전원이 하는 역할은 콘덴서의 어느 한쪽 면에서 다른 쪽으로 전자를 재분배하고이 과정을 콘덴서의 충전이라고 하는데, 이 충전은 콘덴서 사이의 전위차가 인가된 전압과 같아질 때까지 계속해서 충전된다. 직렬로 저항이 존재하지 않는다면 충전은 순간적으로 이루어진다. 실제로는 항상 직렬저항이 존재할 수밖에 없다. 이 충전전류는 콘덴서가 인가된 전압으로 충전될 때까지만 일시적으로 흐르지만, 충전이 완료되면 회로 내에 전류가 흐르지 않는 특성이 있다.

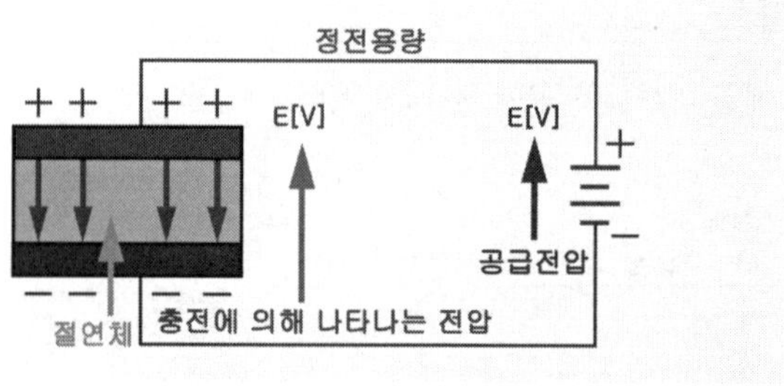

그림 1-60 • 콘덴서의 충전

② 콘덴서는 유전체에 전하를 축적하는 장치이다. 축적이란 것은 공급전원이 없어진 경우에도 전하가 유지되어 있다는 것이다. 얼마의 전하가 축적될 수 있는가 하는 정도가 콘덴서(커패시턴스 : Capacitance, [C]) 또는 정전용량이라 한다. 어느 일정 인가전압에서 더 많이 충전되었다면 콘덴서 용량이 큰 것을 의미한다.

금속판 사이에 유전체를 삽입한 콘덴서를 그림 1-61에 나타내었다. 절연지, 운모, 사기 등 다른 유전체를 사용한 많은 종류의 콘덴서가 있다. 콘덴서의 용량(C)은 도체의 면적(A)에 비례하고, 도체 간의 거리(d)에 반비례하며, 도체 간의 절연체의 종류(K_ε)에 따라 다르다. 식 (1-55)와 같다.

$$C = K_\varepsilon \frac{A}{d} \times 8.85 \times 10^{-12}[\mathrm{F}] \tag{1-55}$$

반대 극성으로 충전된 콘덴서 사이에는 전계가 형성되는데, 이 전계는 전류와 관련된 자계에서의 자력선에 해당한다. 콘덴서가 하는 역할은 도체 사이에 절연체에 전계를 충전시키는 것이다. 이 충전은 자계가 코일 권선내로 충전하는 것과 같은 것이다. 전계는 모든 방향으로 분산되지 않고 콘덴서 내에서 충전된다.

③ 콘덴서는 전계에 의한 정전유도이기 때문에 반대 극성의 전하를 가진 게 된다. 콘덴서의 음극에 전하가 모이게 되면 양극으로부터 전자를 몰아내게 하는 전력선을 생성하므로, 전자가 이동한 판은 양극의 성질을 가지며, 전계에 의한 반대 극성의 충전은 자성물질에서 자계에 의한 반대 극이 유도된다.

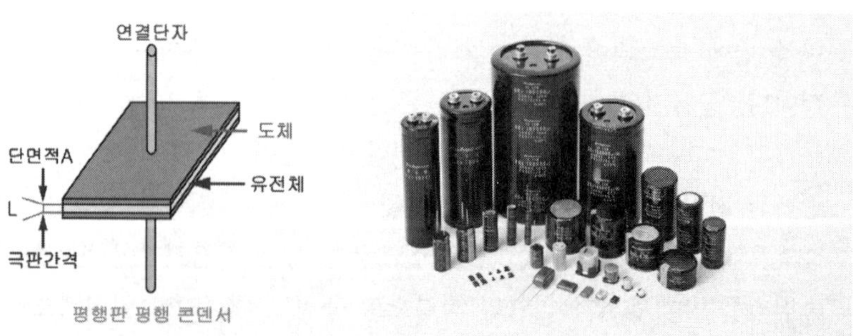

그림 1-61 • 콘덴서의 구조와 종류

(2) 콘덴서의 충전과 방전

1) 전압인가

충전과 방전은 콘덴서의 중요한 성질이다. 공급전원은 콘덴서에 전하를 공급한다. 전하의 축적으로 콘덴서 판 사이에 전위차가 생기게 되는데 이 콘덴서 전압이 인가된 전압과 같을 때 더 이상 충전이 일어나지 않는다. 충전전하는 인가전압을 연결해놓든지 떼어놓든지 상관없이 콘덴서에 존재하고 있다.

콘덴서는 공급전원을 제거하고 판 사이에 도선이 연결되면 방전이 일어난다. 콘덴서 전압이 공급전원보다 크면 방전된다. 그러면 콘덴서는 전압원에 해당하고 방전회로에 방전전류가 흐르게 되는데, 이런 방전은 콘덴서 전압이 0이 되거나 외부 방전회로의 인가전압과 같아질 때까지 계속 이루어진다.

2) 충 전

서로 마주보는 양극판의 양전하와 음전하는 그림 1-62와 같이 절연체를 통해 전계를 형성한다. 이러한 전력선의 방향은 한쪽 판에서는 전자를 몰아내고, 그 판을 양(+)으로 만드는 것처럼 보이는데 그것은 전하를 축적한 절연체를 통한 전력선의 영향이다.

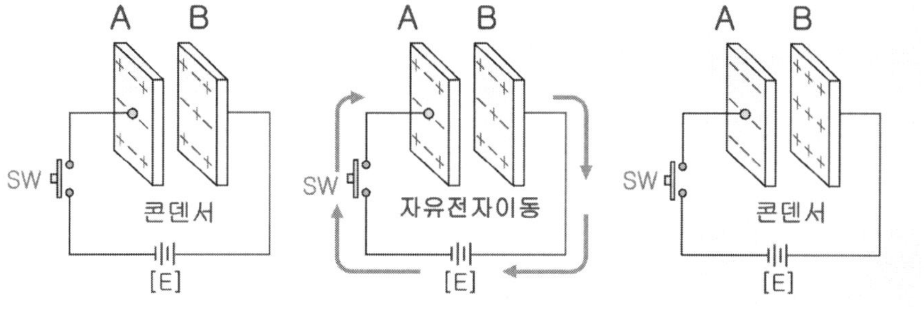

그림 1-62 • 콘덴서의 충전

전계는 분자구조를 변형시켜서 유전체는 더 이상 중성이 아니다. 절연체는 실제로 보이지 않는 전계의 힘으로 인해 영향을 받게 된다. 절연체는 콘덴서 사이의 매우 높은 전압으로 인한 강력한 전계에 의해서 파괴된다.

3) 방 전

유전체 사이에 도선을 그림 1-63과 같이 연결함으로써 전하를 중성화하는 것이 콘덴서의 방전이다. 만일 충전된 콘덴서에 도선을 연결하면, 절연체가 충전된 전하로 생긴 전위차로 인해 방전전류를 흐르게 한다. 음극판에 있던 전자를 몰아내고 도선을 통하여 양극판으로 흡수되게 되는데, 이것은 양전하와 음전하가 중화될 때까지 계속된다.

그래서 콘덴서에는 극판에 전하가 존재하지 않을 때 완전히 방전되고, 콘덴서 사이의 전압은 0이 되며 이때 방전전류도 없어진다. 그러나 공급전원에 의해서 콘덴서는 또 다시 충전된다. 콘덴서는 충전전압과 같은 전위차를 발생시키는 데 필요한 만큼의 전하를 축적할 수 있다. 만일 인가전압이 200[V]라면, 콘덴서는 200[V]까지 충전된다.

콘덴서는 공급전원과 같아질 때까지 충전되는데, 콘덴서 전압이 더 작을 경우에 충전이 이루어진다. 콘덴서 전압이 공급전원과 같아지는 순간 더 이상의 충전전류는 흐르지 않게 된다. 어떠한 충전전류나 방전전류도 절연체 내를 통하여 흐르는 것이 아니라, 도체에 연결된 도선을 통해서 흐른다는 것이다.

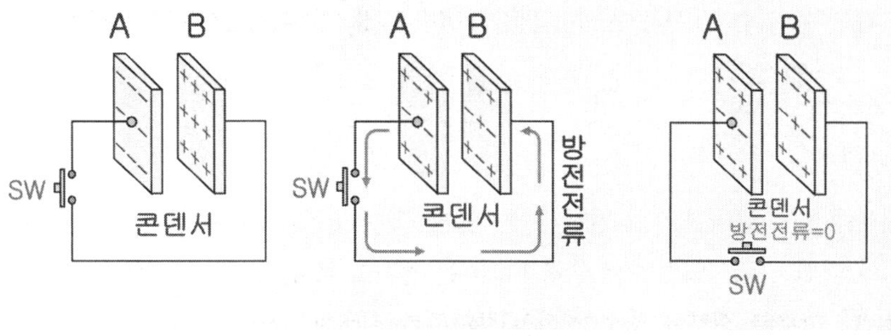

그림 1-63 • 콘덴서의 방전

(3) 정전용량의 단위

충전전압이 크면 전계는 더 강해진다. 그래서 절연체에는 더 많은 전하가 축적되게 된다. 콘덴서에 축적되는 전하량 Q는 전위량에 비례하여 증가한다. 그러므로 콘덴서가 커지면 커질수록 더 많은 전하를 축적할 수 있으며 식 (1-56)과 같다.

$$Q = CV[\mathrm{C}] \tag{1-56}$$

여기에서 Q는 절연체에 축적된 전하이고 V는 콘덴서 판 사이의 전압이다. C는 물리적인 비례상수로서 주어진 충전전압에 전하를 축적할 수 있는 정전용량(Capacitance : 커패시턴스)을 가리킨다. 1[V]의 전압을 가하여 절연체에 1[C]의 전하가 축적될 때 그 정전용량을 1[F] (Farad : 패럿)이라고 한다. 실용상 콘덴서는 100만분의 1[F] 이하로 사용하기 때문에 [μF](마이크로패럿) 또는 [pF](피코패럿) 등의 보조단위가 많이 사용된다. 전하를 축적하는 양으로서 콘덴서에 따라 같은 전압에 대해서 콘덴서 용량이 커지면 커질수록 더 많은 양의 전하를 축적할 수 있다.

(4) 콘덴서의 종류

콘덴서는 전하를 축적하는 장치로서 직류는 차단하고 교류만을 흐르게 하는 성질이 있다. 콘덴서의 종류는 전극 사이의 유전체(절연체)에 따라 분류하며, 공기, 종이, 유리, 폴리에틸렌, 운모, 자기, 전해 콘덴서 등이 있다. 또한 정전용량의 가변성 여부에 따라 고정 콘덴서, 반고정 콘덴서 및 가변 콘덴서로 나눌 수 있다.

1) 고정 콘덴서

① 마이카 콘덴서

마이카 콘덴서(Mica capacitor : 마이카 커패시터)는 운모보다 금속박막이나 운모 위에 은을 발라서 만드는데 5[pF]에서 0.01[μF] 정도이며 내압은 300[V] 이상으로 매우 높다. 또한 온도 변화에 따른 용량변화가 적고 절연저항이 높은 특성을 가지며 마이카 콘덴서의 실물은 그림 1-64와 같다.

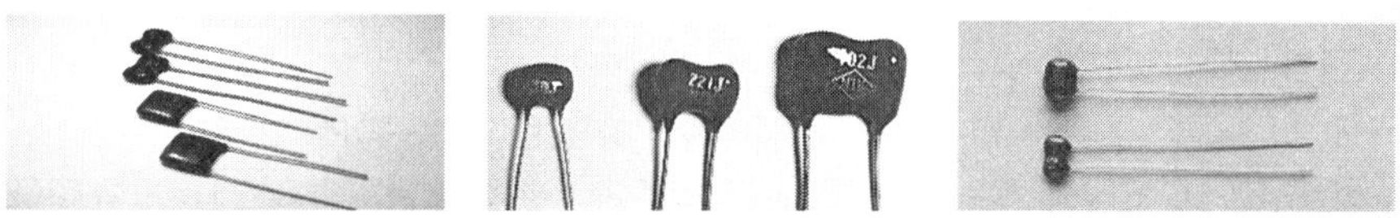

그림 1-64 ◦ 마이카 콘덴서

② 종이 콘덴서

종이 콘덴서(Paper capacitor : 페이퍼 커패시터)는 알루미늄과 같은 금속박 사이에 왁스나 기름을 먹인 종이를 넣어 절연체로 사용한 것으로 통신기용으로는 0.1~0.5[μF] 정도의 원통형이 많이 쓰인다.

③ 필름 콘덴서

필름 콘덴서(Film capacitor : 필름 커패시터)의 실물은 그림 1-65와 같으며, 얇은 폴리스티롤이나 폴리에틸렌 등의 필름을 사용한 것으로 필름을 유전체로 하여 양면에 금속박을 대고 만든 것으로 필름의 두께가 얇고 평탄한 것을 만들 수 있으므로 용량이 정확하다. 특징은 극성이 없으며, 가격은 싸지만 정밀도가 떨어진다.

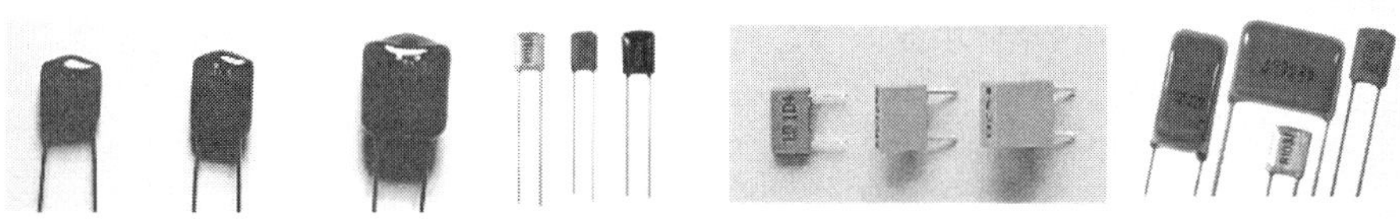

그림 1-65 ◦ 필름 콘덴서

④ 세라믹 콘덴서

세라믹 콘덴서(Ceramic capacitor : 세라믹 커패시터)는 유전체로서 티탄산바륨과 같은 유전율이 큰 재료를 사용한 것으로 그림 1-66과 같으며, 필름 콘덴서는 인덕턴스의 성질이 있어서 높은 주파수의 교류는 통과하기 어렵지만 세라믹 콘덴서는 고주파 특성이 양호하여 바이패스에 흔히 사용된다. 가격에 비해 성능이 우수하여 가장 많이 사용된다.

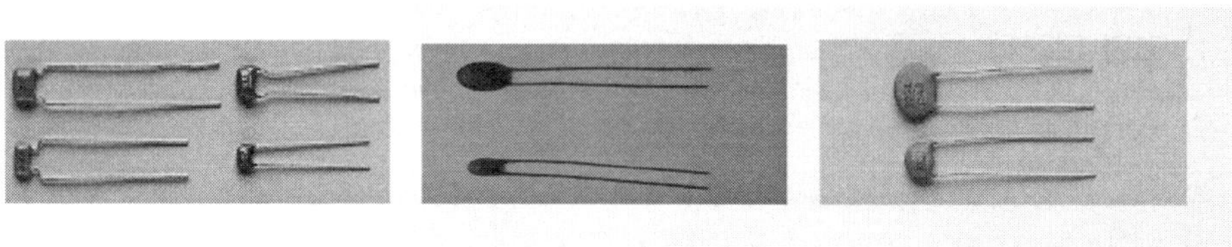

그림 1-66 • 세라믹 콘덴서

⑤ 전해 콘덴서

전해 콘덴서(Electrolytic capacitor : 일렉트롤리틱 커패시터)는 그림 1-67과 같은 알루미늄 전해 콘덴서와 그림 1-68과 같은 탄탈 전해 콘덴서가 있다. 알루미늄 전해 콘덴서는 케미컬(Chemical)이라고도 하는데 알루미늄 박 사이에 전해액을 먹인 종이를 끼운 것으로 전해작용에 의해서 알루미늄 박 표면에 산화막을 만들어서 유전체로 이용한다. 다른 콘덴서와 다른 점은 산화막을 만들 때 걸어준 직류전압의 극성과 같은 방향의 전압을 걸어주지 않으면 큰 전류가 흘러 폭발이 일어나게 된다. 그래서 전해 콘덴서에는 극성이 있는데 일반적으로 콘덴서의 마이너스 쪽에 표시가 되어 있으며, 다리가 긴 쪽은 플러스이다. 이것은 용량이 크므로 전원회로의 평활용이나 저주파 회로에 많이 쓰이며 내압은 6.3[V]에서 600[V] 정도까지가 있다.

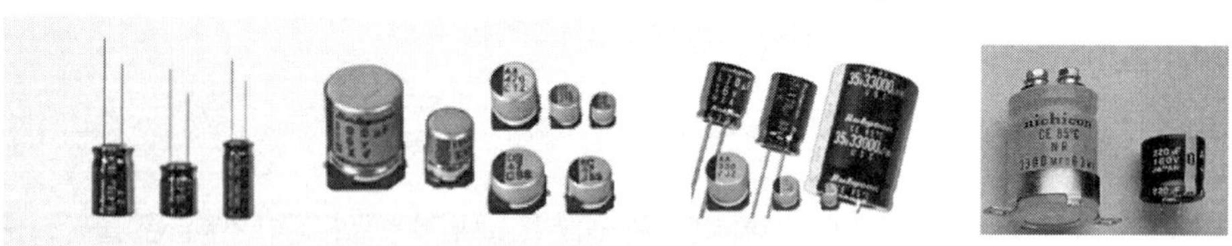

그림 1-67 • 알루미늄 전해 콘덴서

⑥ 탄탈 콘덴서

탄탈 콘덴서 그림 1-68은 탄탈륨이라는 재료를 사용하는데 알루미늄 전해 콘덴서와 마찬가지로 비교적 큰 용량을 얻을 수 있으며 알루미늄 전해 콘덴서보다 누설전류가 작으므로 결합 콘덴서에 적합하다.

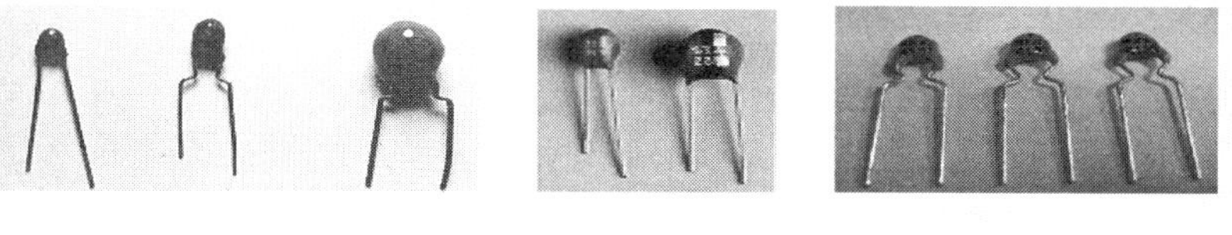

그림 1-68 • 탄탈 콘덴서

2) 반고정 콘덴서

유전체로서 마이카(운모), 폴리스티롤, 세라믹(자기) 등을 사용한 콘덴서로서 트리머와 패터가 있다. 콘덴서의 용량을 조정함으로써 정전용량을 회로에 맞게 조절하는 용량으로 고정적으로 사용할 수 있다. 접점에 의한 저항이 없으며, 높은 주파수까지 사용할 수 있어 통신기기에 고주파 회로나 국부 발진회로의 주파수의 세밀 조정에 사용된다.

3) 가변 콘덴서

공기를 유전체로 하고 서로 마주보고 있는 고정판과 회전판의 2조의 전극판이 마주보는 면적을 바꿈으로써 정전용량을 가감시킬 수 있는 콘덴서로서 바리콘이라고 한다. 용도로는 라디오의 방송을 선택하는 튜너로 사용된다. 표 1-7은 가변 콘덴서의 많은 종류를 보여준다.

표 1-7 • 각종 가변 콘덴서

명칭	극성 유무	실 물	기 호	기 능
에어 바리콘		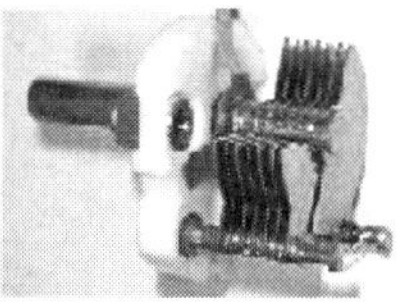		고정 측과 가동 측의 금속층이 공기 중에 마주보고 있는 타입으로 내압이 높으며 송신기 등의 동조에 쓰인다. 수십[pF] 정도에서부터 100[pF] 정도까지의 용량이 있다. 예전에는 430[pF] 등과 같이 큰 것이 AM 라디오용으로 사용되었으나 최근에는 사용되지 않는다.
폴리 바리콘	무	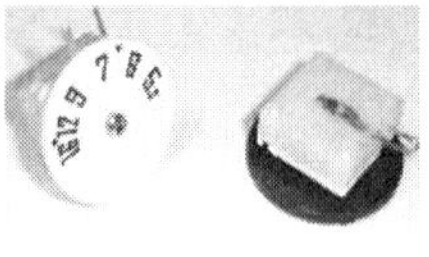	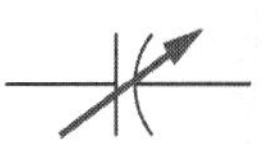	두 종류의 날개 사이에 필름을 끼운 타입으로 필름이 고유전율이기 때문에 소형이면서 고용량의 바리콘이다. 휴대용 라디오의 동조용에 쓰이며, 수십[pF]로부터 수백[pF]의 것이 있다. 또한 내부에 2~4개가 함께 조립된 2열, 4열의 것도 있다.
트리머		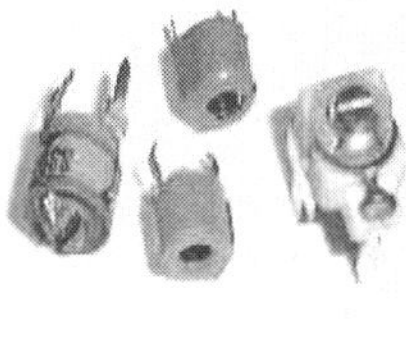		동조의 미세조정 등을 위해 쓰이는 바리콘으로 프린트 기판에 붙여서 사용한다. 트리머를 돌릴 때 보통 드라이버로 사용하면 드라이버의 금속에 의해 용량에 영향을 주기 때문에 조정용의 드라이버로 돌려야 한다. 용량은 수[pF]에서부터 수십[pF] 정도며, 용량을 색으로 구별하는 것도 있다.

(5) 콘덴서의 직렬연결

두 개 이상의 콘덴서를 그림 1-69와 같이 직렬로 연결하면 회로 전체에 일정한 전하량 Q가 흐르게 되는데, 각 콘덴서에 저장되는 전하를 Q_1, Q_2, Q_3라 하면 키르히호프의 법칙에 따라 식 (1-57)과 같다.

$$V = V_1 + V_2 + V_3 \tag{1-57}$$

이것을 $V = Q / C$에 대입하면 식 (1-58)과 같다.

$$V = \frac{Q}{C} = Q\left(\frac{1}{C_1} + \frac{1}{C}{}_2 + \frac{1}{C_3}\right) \tag{1-58}$$

식 (1-58)을 다시 정리하면 식 (1-59)와 같은 관계가 성립한다.

$$\frac{1}{Q} = \frac{1}{C_1} + \frac{1}{C_2} + \frac{1}{C_3} \tag{1-59}$$

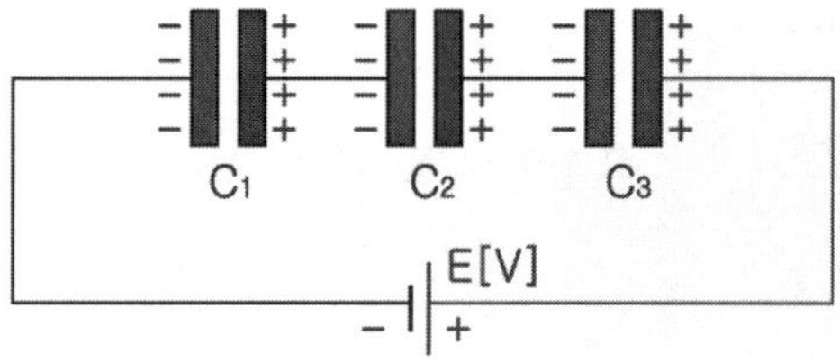

그림 1-69 • 콘덴서의 직렬연결

따라서 콘덴서의 직렬연결 시 합성 정전용량 C[F]는 식 (1-59)와 같다.

(6) 콘덴서의 병렬연결

두 개 이상의 콘덴서를 그림 1-70과 같이 병렬로 연결하면 각 콘덴서에서 소비되는 전압은 공급되는 전압과 같다. 각 콘덴서에 저장되는 전하는 식 (1-60)과 같다.

$$Q = Q_1 + Q_2 + Q_3 \tag{1-60}$$

그러므로, 식 (1-60)을 다시 정리하면 식 (1-61)과 같은 관계가 성립한다.

$$Q = CV = (C_1 + C_2 + C_3)\, V \tag{1-61}$$

$Q = Q_1 + Q_2 + Q_3$와 같은 관계가 성립한다. 따라서 콘덴서의 병렬연결 시 합성 정전용량 C[F]는 식 (1-62)와 같다.

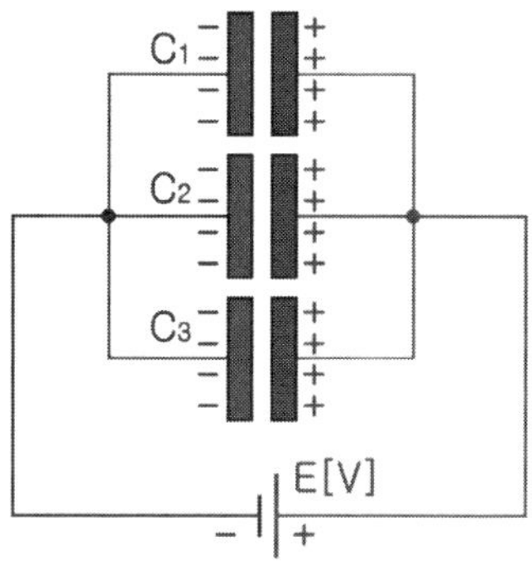

그림 1-70 ◦ 콘덴서의 병렬연결

$$C = C_1 + C_2 + C_3 + \cdots + C_n \tag{1-62}$$

저항의 연결과는 반대로 콘덴서는 병렬연결할 때 전체 콘덴서 용량은 각 콘덴서의 정전용량의 합과 같다.

(7) 자체 인덕턴스

자체 인덕턴스(Self-inductance : 셀프 인덕턴스)란 코일의 고유값으로 유도전압의 비례상수이다. 인덕턴스란 전류가 변화함에 따라 유도전압을 발생시키는 도체의 유도능력이며, 도선을 감아서 코일을 만들고 이 코일에 전류를 흘리면 자기작용이 일어난다. 즉, 전류가 흐르는 곳에는 언제나 자기작용이 함께 일어나게 되는데 그 전류의 크기와 자기작용의 세기와의 관계는 선이나 코일의 인덕턴스라는 현상에 의해서 나타난다. 인덕턴스는 선이나 코일의 전자기적 성질을 나타내는 것으로, 크기는 그 형상, 코일에 감은 횟수 또는 코어에 따라 정해지며 기호는 L, 단위는 헨리(Henry, [H])가 쓰인다. 1헨리[H]라는 것은 1초[t] 동안에 1[A]의 전류를 도선에 흘렸을 때 1[V]의 기전력을 얻을 수 있는 크기인데 실제로 사용되는 단위로는 [mH] 또는 [μH]가 쓰인다.

어떠한 전기회로 내에 인덕턴스가 있으면 전류의 흐름에 따라 자속이 만들어지는데 이것이 자기작용을 나타낸다. 전류가 변화하면 자속도에 따라서 변화하게 되고, 자속이 있는 주위에 도체가 있게 되어 그 도체에는 전압이 유도된다. 이 유도된 전압 때문에 회로에 별도의 전류가 흐르게 되면, 유도전압은 회로에 전류를 흘리기 위하여 외부로부터 전류가 흐르는 것을 방해하는 특성을 갖게 된다.

(8) 상호 인덕턴스

상호 유도작용에서 1차 코일에 흐르는 전류의 시간변동분과 2차 코일에 유도되는 전압의 비례상수 M을 상호 인덕턴스(Mutual inductance : 뮤추얼 인덕턴스)라고 한다. 즉 첫 번째 코일에 교류전류가 흐르게 되면 코일에 자력선이 발생하게 되는데 그 자력선의 일부는 2차 측 코일과 교차하여 그 교차한 자력선이 변화해서 2차 측 코일에 유도기전력이 발생한다. 이때 1차 측 코일(L_1)과 2차 측 코일(L_2) 사이에는 상호 인덕턴스가 있다고 하며, 비례상수 M으로 나타내며 단위는 [H]를 사용한다.

상호 인덕턴스는 두 회로의 관계, 위치, 코일의 형상, 크기, 감는 횟수, 공간의 재질 등에 따라 다르며 식 (1-63)과 같다.

$$M = \sqrt{L_1 L_2} \tag{1-63}$$

(9) 인덕턴스에 저장되는 에너지

인덕턴스는 코일에 전류가 흐르면 형성된 자계 내에 전자 에너지를 저장한다. 저장되는 에너지는 자체 인덕턴스 L[H]와 전류 I[A]의 제곱에 비례하며 식 (1-64)와 같다.

$$W = \frac{1}{2} L I^2 \tag{1-64}$$

(10) 인덕턴스의 직렬 및 병렬연결

두 개 이상의 인덕턴스를 그림 1-71과 같이 직렬 또는 그림 1-72와 같이 병렬로 연결했을 때 그 전체 인덕턴스는 저항의 연결과 같이 직렬연결하면 증가하고, 병렬연결하면 감소하게 된다. 따라서 식 (1-65), (1-66)으로 나타낼 수 있다.

1) 직렬연결

$$L = L_1 + L_2 + L_3 + \cdots + L_n \tag{1-65}$$

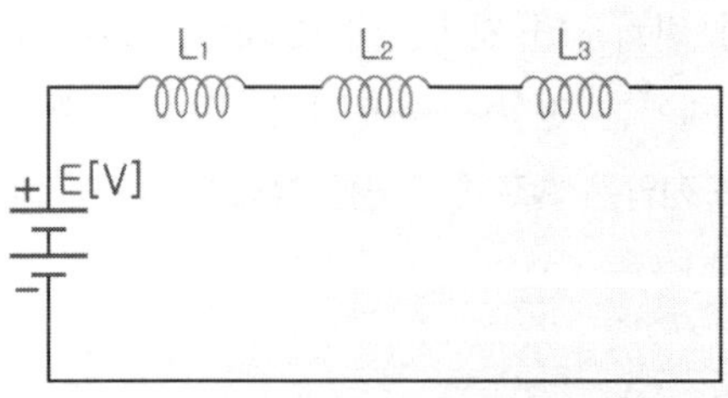

그림 1-71 ● 인덕턴스의 직렬연결

2) 병렬연결

$$\frac{1}{L} = \frac{1}{L_1} + \frac{1}{L_2} + \frac{1}{L_3} + \cdots + \frac{1}{L_n} \tag{1-66}$$

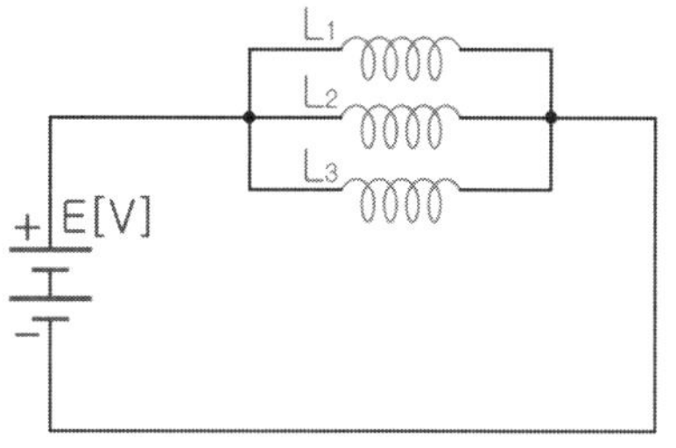

그림 1-72 ∙ 인덕턴스의 병렬연결

6. 교류회로

(1) 교류의 발생

시간에 따라 전류의 크기와 방향이 주기적으로 변화하는 것을 교류전류라 하고, 인가하는 전압을 교류전압이라 하며, 교류전류와 교류전압을 통칭하여 교류라 한다.

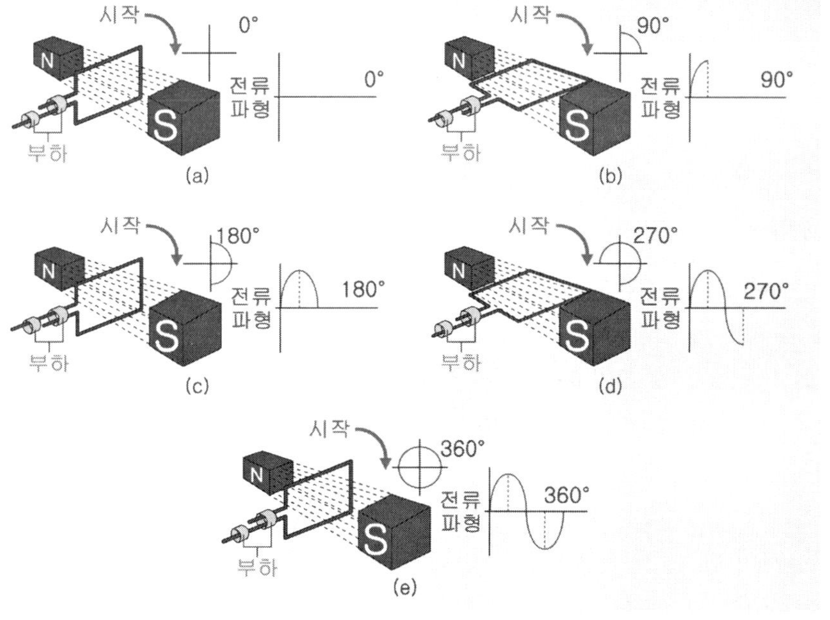

그림 1-73 ∙ 교류의 생성

도체가 그림 1-73과 같이 일정한 각속도 ω[rad/s]로 회전함에 따라 생성되는 최대의 유도기전력을 E_m[V]라 하면, t 초 동안에 θ 만큼 회전하면 각속도는 $\omega = 2\pi f$[rad/s]이므로 회전각 $\theta = \omega t$, 임의의 시간 t[s] 후의 유도기전력 V는 식 (1-67)과 같다.

$$v = V_m \sin\theta = V_m \sin\omega t \tag{1-67}$$

식 (1-67)은 **정현파**(Sine wave : 사인 웨이브) **기전력을 나타내는 일반식이며,** v는 시간에 따라 변하고 있으며 임의의 순간전압을 순시값이라고 하며, V_m은 순시값 중에서 최대의 정현파 기전력인 최대값이라 한다. 이와 마찬가지로 정현파 기전력에 의해서 도체에 흐르는 교류전류의 순시값을 i , 최대값을 I_m 이라 하고, 식 (1-68)로 나타낸다.

$$i = I_m \sin\omega t \tag{1-68}$$

이와 같이 **사인곡선**(Sine curve : 사인 커브)과 **같은 모양으로 변화하는 기전력을 정현파 기전력**이라 하는데 그림 1-74와 같은 모양이다.

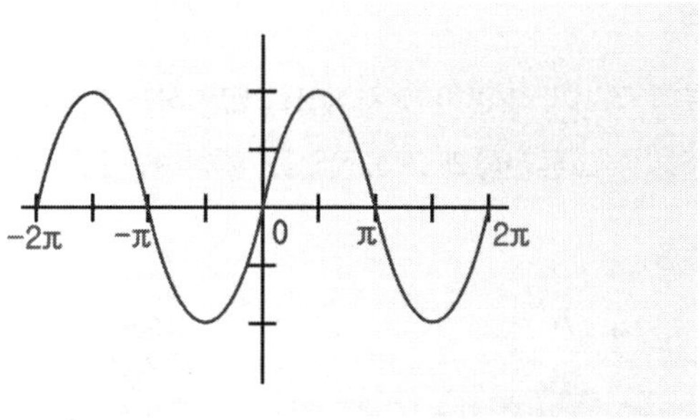

그림 1-74 ● 정현파 기전력의 파형

(2) 주파수

교류가 직류와 다른 점은 시간에 따라 크기와 방향이 주기적으로 변하는 것이다. 교류에는 정현파 외에 **구형파, 톱니파, 삼각파** 등이 있으며 그 파형은 그림 1-75와 같다.

시간에 따라 주기적으로 반복되는 교류파형이 완전히 변화하여 처음 상태로 돌아가는 것을 1사이클이라 하며 **1사이클에 필요한 시간을 주기**(Period : 피리어드)라 하고, T로 표시하며, 단위는 초[s]를 사용한다.

또 **교류의 1초 동안에 반복되는 사이클의 수를 주파수**(Frequency : 프리퀀시)라 하며, 기호로는 f 를 사용하며 단위는 헤르츠(Hertz : Hz)를 사용한다. 주기 T[sec]와 주파수 f [Hz] 사이에는 식 (1-69)와 같은 관계가 성립된다.

$$f = \frac{1}{T} \text{[Hz]} \quad \text{또는} \quad T = \frac{1}{f} \text{[s]} \tag{1-69}$$

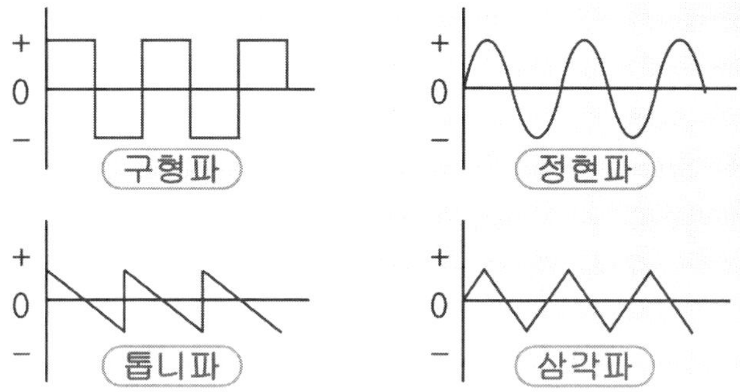

그림 1-75 • 여러 가지 교류 파형들

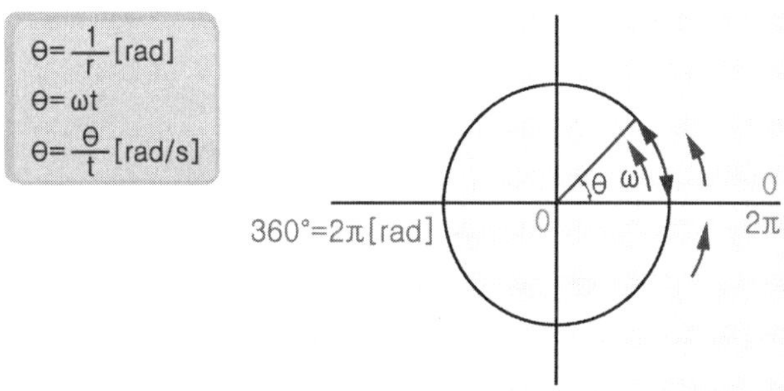

그림 1-76 • 각속도

교류의 파형에서 그림 1-76과 같이 1주기의 각을 2π [rad]로 정하며 전기각이라고 한다. 그리고 교류가 1초 동안에 진행하는 전기각을 ω로 표시하며, 각속도(Angular velocity : 앵귤러 벨로시티) 또는 각주파수(Angular frequency : 앵귤러 프리퀀시)라 하고, 단위는 ω[rad/sec]를 사용한다.

따라서 1주기에 소요되는 시간 T초 동안에 1사이클의 각도는 2π[rad]만큼 증가하므로 1초 동안에는 $2\pi/T$[rad/s]만큼 증가한다. 그러므로 식 (1-70)의 관계가 성립한다.

$$\omega = \frac{2\pi}{T} = 2\pi f\,[\text{rad}] \tag{1-70}$$

또 파형의 주기적인 변화를 거리의 관점에서 생각해볼 때 1주기의 주파수에 해당하는 길이를 파장이라고 하며, 파장은 전송속도와 주파수에 의해 결정된다.

(3) 위상과 위상차

교류파형의 기전력을 나타내면 식 (1-71)과 같다.

$$v = V_m \sin(\omega t + \theta) \tag{1-71}$$

여기서 θ는 교류파형 간의 차이를 나타내는데 이를 위상(Phase : 페이즈) 또는 위상각(Phase angle : 페이즈 앵글)이라 한다.

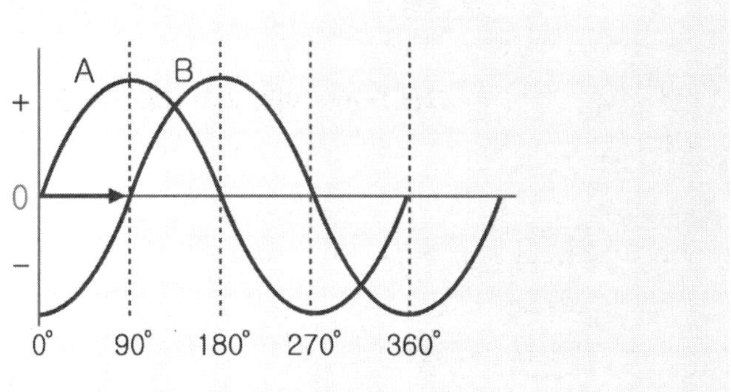

그림 1-77 • 위상차

두 개의 교류파형은 같은 정현파이지만 그림 1-77을 보면 A파형은 0점에서, B파형은 A파형의 최소점에서 시작한다. 그러므로 시간의 관점으로 생각해볼 때 B파형이 A파형보다 전압위상이 먼저 나타나며 이 파형의 시간에 해당하는 양을 각으로 나타내면 $\pi/2$, 즉 90[°]와 같다. 이 각의 차이를 A파형과 B파형의 위상각(Phase difference : 페이즈 디퍼런스)이라 하며, B파형은 A파형보다 위상이 90[°] 뒤진다(Lag : 래그)고 한다. 또는 A파형은 B파형보다 위상이 90[°] 앞선다(Lead : 리드)라고 한다.

두 개의 정현파 교류의 위상이 일치하면 최대값에 상관없이 동상(Inphase : 인페이즈)이라 하고, 두 개의 정현파 교류의 위상이 일치하지 않으면 위상차 또는 상차(Out of phase : 아웃 오브 페이즈)가 있다.

(4) 평균값과 실효값

1) 평균값

교류의 파형이 그림 1-78과 같이 정현파인 경우에는 최대값으로 크기를 표시할 수 있으나, 정현파가 아닌 경우에는 최대값은 서로 같은 교류파형이라 하여도 그 성질이 다르므로 최대값만으로는 교류의 크기를 나타낼 수 없다. 그리고 교류파형은 보통 (+)파와 (−)파가 서로 대칭파이므로 각 주파수마다 1주기에 대하여 평균값(Average value : 애버리지 밸류)을 구하면 0이 된다.

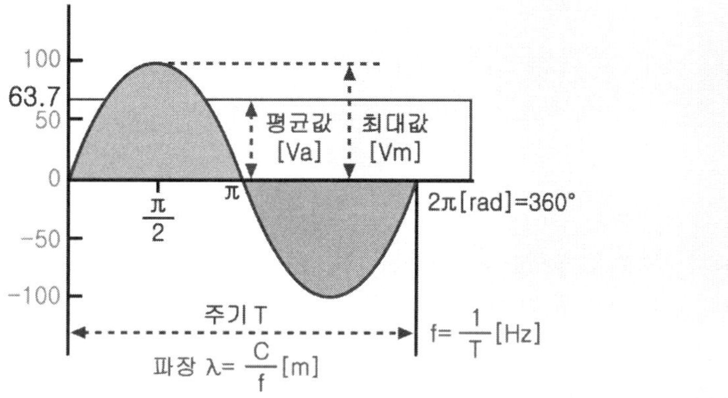

그림 1-78 • 정현파의 최대값과 평균값

따라서 1/2주기 동안(반파)의 평균을 취하여 교류의 평균값으로 크기를 표시한다. 정현파의 교류전압과 전류의 평균값과 최대값의 관계는 식(1-72), (1-73)과 같다.

$$V_a = \frac{2}{\pi} V_m \fallingdotseq 0.637\ V_m[\mathrm{V}] \tag{1-72}$$

$$I_a = \frac{2}{\pi} I_m \fallingdotseq 0.637\, I_m[\mathrm{A}] \tag{1-73}$$

2) 실효값

어떤 저항 R에 순간값 i 인 교류전류가 흐를 때 **교류전류의 평균전력이 같은 저항 R 에 직류전류 I가 흐를 때 소비전력과 동일하면** 실제로 i 와 I는 같은 효과를 낸다. 그러므로 I의 값을 교류 i 의 **실효값**(Effective value : 이펙티브 밸류)이라 한다. 어떤 저항 R에 직류전류 I가 흐른다면 소비전력 P_{DC}는 식 (1-74)가 되고,

$$P_{DC} = I^2 R[\mathrm{W}] \tag{1-74}$$

같은 저항 R에 교류전류 I_m를 흘릴 때 1주기(2π) 동안의 소비전력 P_{AC}는 1주기(2π) 동안 소비된 전력을 적분한 값의 평균은 식 (1-75)가 된다.

$$P_{AC} = \frac{1}{T}\int_0^T i^2\, dt\, R \tag{1-75}$$

여기에서 $P_{DC} = P_{AC}$이면 식 (1-76)이 되므로,

$$I^2 = \frac{1}{T}\int_0^T i^2\,dt \tag{1-76}$$

여기에서 교류전류 i 의 실효값은 식 (1-77)과 같다.

$$I = \sqrt{i^2\text{의 평균}} \tag{1-77}$$

이것이 실용적으로 교류의 실효값을 정의하는 방법이다. 또 식 (1-77)에 따라 교류의 **실효값을 순간값의 제곱평균의 제곱근 값**(Root Mean Square(RMS) : 루트 민 스퀘어)이라고 한다. 따라서 정현파 교류의 전류와 전압의 최대값과 실효값의 관계는 식 (1-78), (1-79)와 같다.

$$V = \frac{V_m}{\sqrt{2}} ≒ 0.707\ V_m\,[\mathrm{V}] \tag{1-78}$$

$$I_a = \frac{I_m}{\sqrt{2}} ≒ 0.707\,I_m\,[\mathrm{A}] \tag{1-79}$$

또한, 파형에서 실효값을 나타낼 때에는 그림 1-79와 같다.

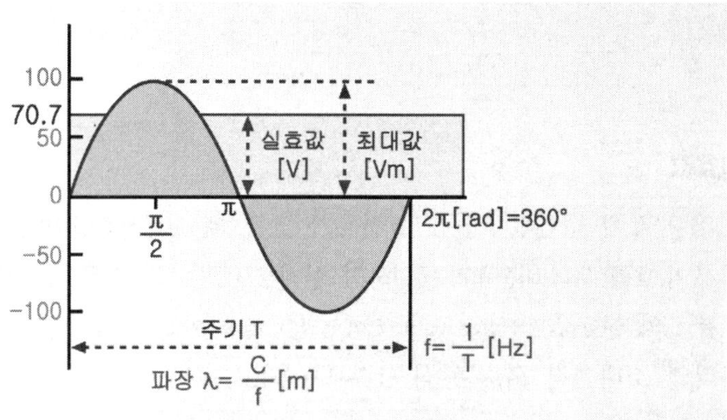

그림 1-79 ● 정현파의 최대값과 실효값

우리가 자주 사용하는 파형의 실효값과 평균값은 표 1-8과 같다.

표 1-8 ◦ 파형의 실효값과 평균값

구분 / 파형의 종류	실효값	파형률	파고율	평균값	파형
정현파	$\frac{A}{\sqrt{2}} = 0.707\,V_m$	$\frac{\pi}{2\sqrt{2}} = 1.11$	$\sqrt{2} = 1.414$	$\frac{2\,V_m}{\pi}$	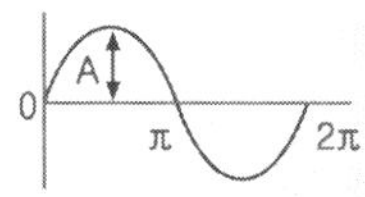
반파정현파	$\frac{A}{2} = 0.5A$	$\frac{\pi}{2} = 1.571$	2	$\frac{V_m}{\pi}$	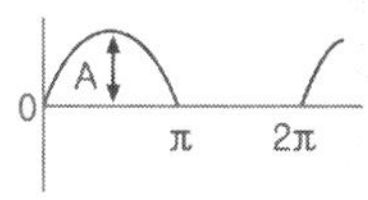
구형파	A	1	1	V_m	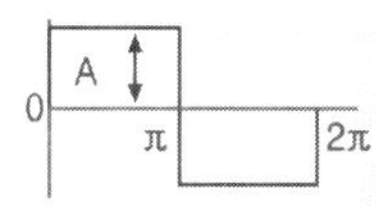
삼각파	$\frac{A}{\sqrt{3}} = 0.577\,V_m$	$\frac{2}{\sqrt{3}} = 1.155$	$\sqrt{3} = 1.732$	$\frac{V_m}{2}$	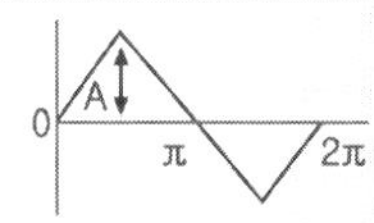
전파	$\frac{A}{\sqrt{2}} = 0.707A$	$\frac{\pi}{2\sqrt{2}} = 1.11$	$\sqrt{2} = 1.414$	$\frac{2\,V_m}{\pi}$	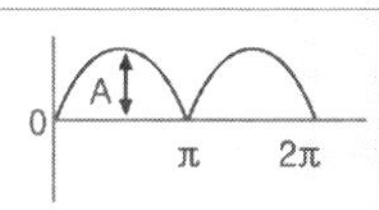

(5) 벡터와 복소수

힘, 속도, 전류, 전압과 같이 방향과 크기를 동시에 가지는 물리량을 벡터라 한다. 벡터의 표시는 그림 1-80과 같이 기준선으로부터 편각은 방향을 나타내고, 크기는 기준선으로부터 편각만큼 벌어진 선분으로 나타낸다.

복소수는 실수와 허수로 이루어진 수이며 허수란 제곱할 경우 음이 되는 수로서, 허수는 i 로 나타내지만 공학에서는 전류를 i 로 나타내기 때문에 j 로 나타낸다. 복소수를 표시할 때는 문자 위에 점을 찍어 표시한다.

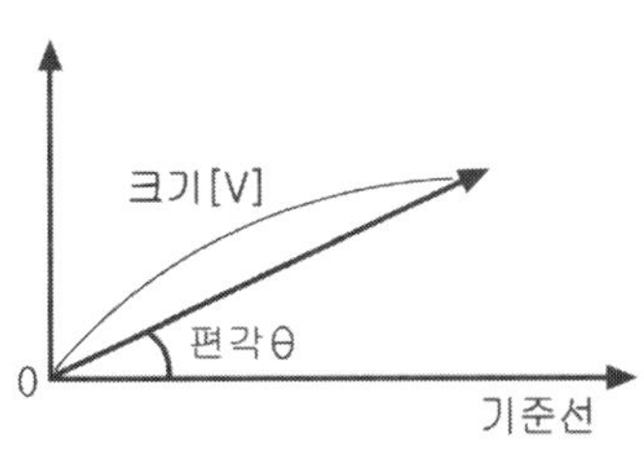

그림 1-80 ◦ 벡터의 표시

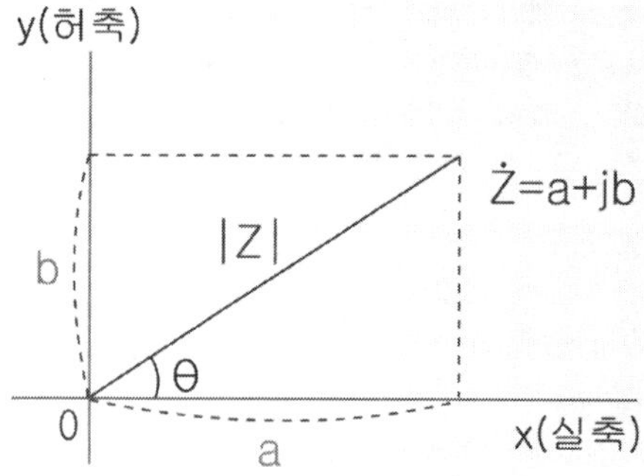

그림 1-81 ● 복소수의 좌표표시

예를 들면 $\dot{Z}$로 나타낼 수 있고 다시 복소수 $\dot{Z}$를 실수부와 허수부 형식으로 나타내면 식 (1-80)과 같다.

$$\dot{Z} = (\text{실수부}) + i(\text{허수부}) \tag{1-80}$$

그림 1-81과 같이 복소수를 직각좌표에 나타낼 때 x축은 **실수축**(Real axis : 리얼 액시스)이며 **실수**(Real number : 리얼 넘버)를 표시하고, y**축은 허수축**(Imaginary axis : 이매저너리 액시스)으로, **허수**(Imaginary number : 이매저너리 넘버)를 표시한다. 이와 같은 **실수와 허수를 나타내는 평면을 복소평면**(Complex plane : 콤플렉스 플레인)이라고 한다.

즉, 벡터 $\dot{Z}$는 원점을 기준으로 하며 Z의 편각 θ를 기준선을 횡축으로 한 직각좌표축을 그려서 Z의 x축 및 y축상의 성분을 각각 실수부 a 및 허수부 b로 놓으면 식 (1-81)과 같다.

$$\dot{Z} = a + jb \tag{1-81}$$

이와 같이 **직각좌표축상의 성분으로 벡터를 표시하는 것을 직각좌표형식**이라 하고 벡터 $\dot{Z}$의 절대값과 편각은 식 (1-82), (1-83)과 같이 된다.

$$\text{절대값 } |Z| = \sqrt{a^2 + b^2} \tag{1-82}$$

$$\text{편각}\,\theta = \tan^{-1}\frac{b}{a} \tag{1-83}$$

또 복소수 $\dot{Z}$의 실수부를 a, 허수부를 b, 편각을 θ 그리고 **복소수의 절대값**을 $\dot{Z}$라고 하면 식 (1-84)가 성립된다.

$$a = \dot{Z}\cos\theta,\ b = \dot{Z}\sin\theta \tag{1-84}$$

가 되므로 벡터 $\dot{Z}$는 식 (1-85)와 같이 된다.

$$\dot{Z} = Z(\cos\theta + j\sin\theta) \tag{1-85}$$

이와 같이 나타내는 것을 **삼각함수형식**이라 한다. 이 **삼각함수형식은 크기와 편각으로 구성**되어 있으므로 식 (1-86)과 같다.

$$\dot{Z} = Ze^{j\theta} = \dot{Z}\angle\theta \tag{1-86}$$

여기서 $\dot{Z} = \dot{Z}\angle\theta$ 와 같이 표시하는 것을 **극좌표형식**이라 하고, $\dot{Z} = \dot{Z}e^{j\theta}$ 와 같이 나타내는 것을 특히 **지수함수형식**이라 한다.

(6) 저항회로

저항의 크기가 그림 1-82와 같이 $R[\Omega]$인 저항만의 회로에 $v = V_m\sin\omega t\,[\mathrm{V}]$인 교류 순간전압을 인가하였을 때 이 회로에 흐르는 전류는 식 (1-87)과 같다.

$$i = \frac{V_m}{R}\sin\omega t = I_m\sin\omega t\,[\mathrm{A}] = \sqrt{2}\,I\sin\omega t\,[\mathrm{A}] \tag{1-87}$$

전압과 전류의 크기를 실효값으로 나타내면 옴의 법칙에 따라 식 (1-88)이 되므로

$$I = \frac{V}{R}\,[\mathrm{A}] \tag{1-88}$$

여기서, 실효값 식 (1-89)~(1-91)이 된다.

$$I = \frac{I_m}{\sqrt{2}},\ V = \frac{V_m}{\sqrt{2}} \tag{1-89}$$

$$V = \sqrt{2}\,V\sin\omega t\ (V: \text{전압의 실효값}) \tag{1-90}$$

$$i = \sqrt{2}\,I\sin\omega t\ (I: \text{전류의 실효값}) \tag{1-91}$$

저항회로에 흐르는 전류는 그림 1-82와 같이 **전압과 최대값은 다르지만 위상이 같으므로 동상**(In-phase : 인 페이즈)이라고 한다.

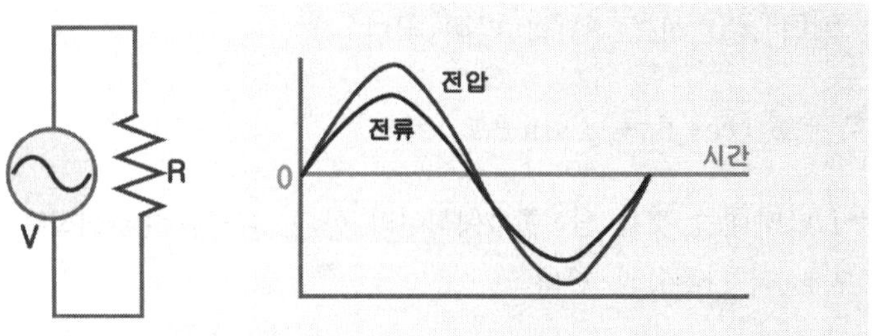

그림 1-82 • 저항성 교류회로

(7) 유도성 회로

인덕턴스(Inductance) L[H]만이 회로에 그림 1-83과 같이 정현파 교류 순간전류 $i = I_m \sin \omega t$[A]가 흐르면, 인덕턴스는 자체유도 작용에 의해 i 에 비례하는 자력선을 만들고 이로 인하여 i보다 $\pi/2$ [rad]만큼 위상이 뒤떨어진 식 (1-92)와 같은 유도기전력 e 가 발생하게 된다.

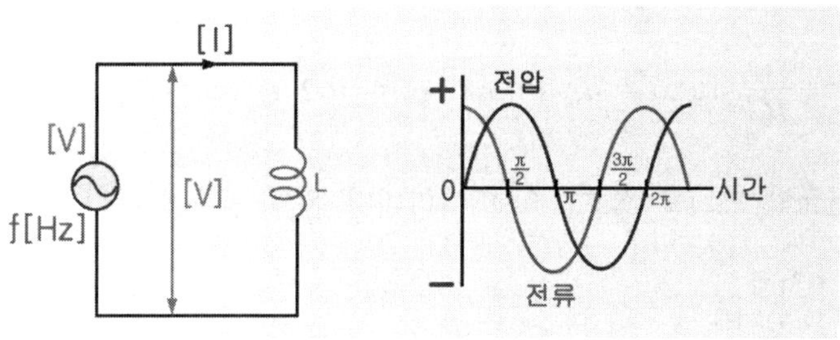

그림 1-83 • 유도성 교류회로

$$e = V_m\left(\sin \omega t - \frac{\pi}{2}\right)[\mathrm{V}] \tag{1-92}$$

전류 i 를 계속 흘리기 위해서는 회로에 유도기전력 e 를 제거할 수 있는 크기가 같고 위상이 반대인 전압 v 를 가해야 한다. 따라서 v , i 를 식 (1-93), (1-94)로 표시된다.

$$v = -e = V_m\left(\sin \omega t + \frac{\pi}{2}\right)[\mathrm{V}] \tag{1-93}$$

$$i = \sqrt{2}\, I \sin\left(\omega t - \frac{\pi}{2}\right) = \sqrt{2}\,\frac{V}{\omega L}\sin\left(\omega t - \frac{\pi}{2}\right)[\mathrm{A}] \tag{1-94}$$

즉, 전압 v는 전류 I보다 π / 2 [rad]만큼 위상이 앞선다. 그림 1-83은 이러한 관계를 보여주는 것이다.

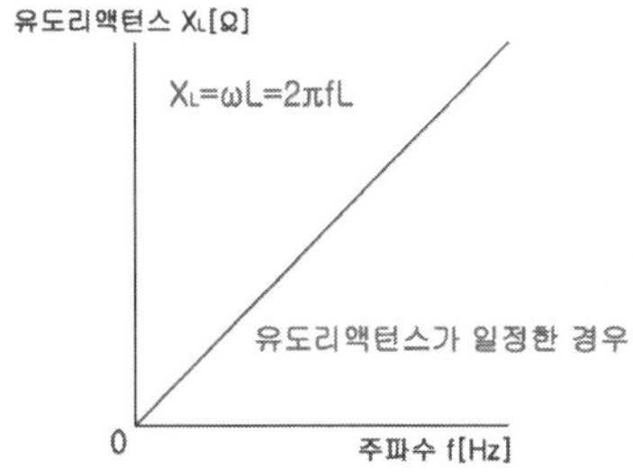

그림 1-84 • 주파수와 유도성 리액턴스의 관계

또 전류 I[A]와 전압 V[V]의 실효값, 즉 크기 사이에는 식 (1-95)와 같다.

$$I = \frac{V}{\omega L}[\mathrm{A}] = \frac{V}{2\pi f L} \tag{1-95}$$

여기서 $\omega L = 2\pi f L$을 **유도성 리액턴스**(Inductive reactance : 인덕티브 리액턴스)라 하며 기호로는 X_L로 표시하고, 단위는 저항과 같은 옴(Ω)을 사용한다. 유도 리액턴스는 그림 1-84와 같이 주파수의 크기에 비례하여 증가한다.

인덕턴스가 교류전원에 연결되면 인덕턴스가 나타내는 저항값은 전원의 주파수에 따라 변화하게 된다. 인덕턴스내에서 교류전류를 방해하는 성질을 가지고 있는데 이것을 유도성 리액턴스라 한다. 이는 주파수(f)와 인덕턴스(L)에 식 (1-96)과 같이 비례한다.

$$X_L = 2\pi f L \tag{1-96}$$

(8) 용량성 회로

정전용량(Capacitance:커패시턴스) C만의 회로에 그림 1-85와 같이 정현파 교류전압 식 (1-97)을 가할 때

$$v = \sqrt{2}\, V\sin\omega t[\mathrm{V}] \tag{1-97}$$

정전용량(Capacitance : 커패시턴스) C에는 가해진 전압의 순간값에 비례하는 전하는 식 (1-98)과 같이 축적되게 된다.

$$q = Cv[\mathrm{C}] \tag{1-98}$$

콘덴서에 축적된 전하 q는 가해진 전압의 순간값에 비례하여 변화되며, 정전용량과 전원과의 사이에 전하의 이동이 생기기 때문에 전류의 흐름은 식 (1-99)와 같다.

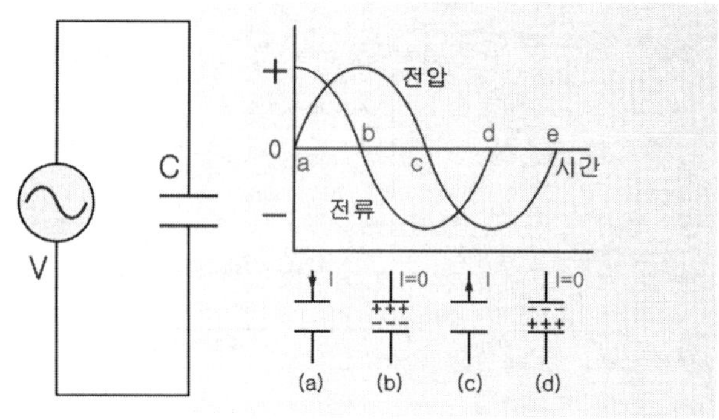

그림 1-85 • 용량성 교류회로

$$i = \frac{dq}{dt} = I_m\left(\sin\omega t + \frac{\pi}{2}\right)\ [\mathrm{A}] \tag{1-99}$$

즉, 전류 i의 위상은 전압 v의 위상보다 $\pi/2\ [\mathrm{rad}]$만큼 앞선다. 그림 1-85는 이러한 관계를 보여주는 것이다.

또 전류 I[A]의 전압 V[V]의 실효값, 즉 크기를 식 (1-100)에 나타내면

$$I = \frac{V}{\dfrac{1}{\omega C}}\ [\mathrm{A}] \tag{1-100}$$

여기서 $\frac{1}{\omega C} = \frac{1}{2\pi f C}$을 용량성 리액턴스(Capacitive reactance : 커패시티브 리액턴스)라 하며 X_C로 표시하고, 단위는 옴(Ω)을 사용한다.

용량성 리액턴스는 그림 1-86과 같이 정전용량 C와 주파수 f에 반비례하여 식 (1-101)에 나타낸다.

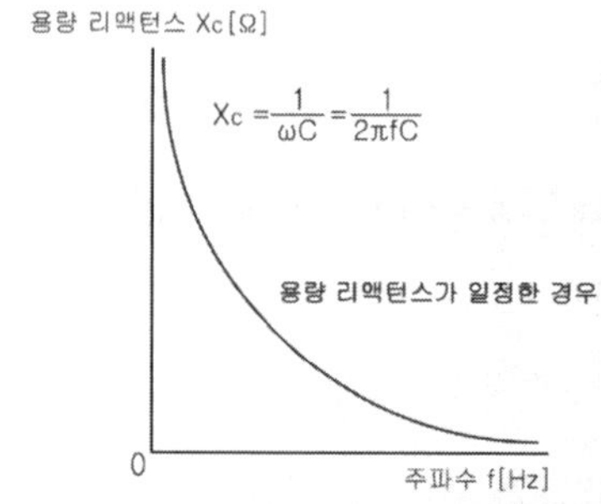

그림 1-86 • 주파수와 용량성 리액턴스의 관계

$$I = \frac{V}{X_c} = 2\pi f C V[\mathrm{A}] \tag{1-101}$$

즉, X_C의 값은 주파수 f [Hz]에 반비례하고 전류는 비례한다. 용량성 리액턴스를 기호 X_C로 표시하며 $\frac{1}{\omega C} = \frac{1}{2\pi f C}$이므로 f =0[Hz], 즉 직류에 대해서는 $X_C = \infty$, f가 매우 큰 고주파에 대하여는 매우 작은 값을 가진다. 즉, X_C는 주파수 f 에 반비례하고 식 (1-102)와 같다.

$$X_C = \frac{1}{\omega C} = \frac{1}{2\pi f C} \tag{1-102}$$

(9) R-L 직렬회로

저항 $R[\Omega]$과 자체 인덕턴스 L[H]의 직렬회로에 그림 1-87과 같이 정현파 교류전류 $i = I_m \sin \omega t\,[\mathrm{A}]$가 흐르고 있으며, 전류 i 에 의하여 저항 R과 자체 인덕턴스 L의 양단에 걸리는 전압을 각각 v_R, v_L이라고 하면 식 (1-103), (1-104)가 된다.

$$v_R = Ri = RI_m \sin \omega t[\mathrm{V}] \tag{1-103}$$

$$v_L = L\frac{di}{dt} = \omega L I_m \cos \omega t = X_L I_m \cos \omega t\,[\mathrm{V}] \tag{1-104}$$

따라서 공급전압 V[V]는 v_R과 v_L의 합이 식 (1-105)와 같이 되므로

$$\begin{aligned} V &= v_R + v_L = I_m(R \sin \omega t + X_L \cos \omega t) \\ &= I_m \sqrt{R^2 + X_L^2}\,\sin(\omega t + \theta) \end{aligned} \tag{1-105}$$

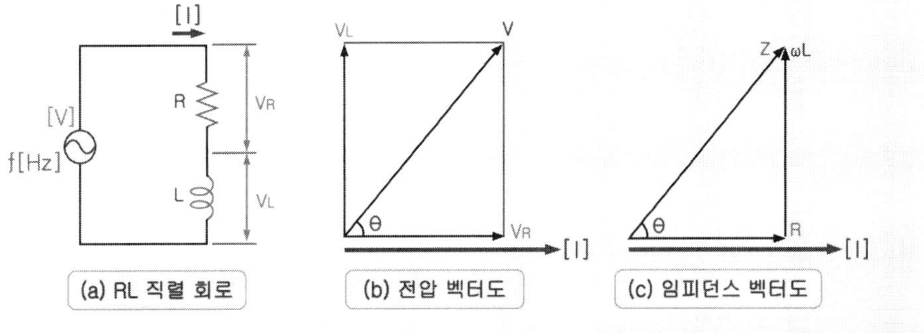

그림 1-87 • R-L 직렬회로와 벡터도

여기서 $\sqrt{R^2 + X_L^2}$ 은 회로에 가한 전압과 전류의 비를 나타내는 값이다. 이것을 임피던스(Impedance)라 하며 $\dot{Z}$ 로 표시하고, 단위는 옴(Ω)을 사용하며 식 (1-106)과 같다.

$$\theta = \tan^{-1}\frac{V_L}{V_R} = \tan^{-1}\frac{X_L}{R} = \tan^{-1}\frac{\omega L}{R}[\text{rad}] \tag{1-106}$$

(10) R-C 직렬회로

저항 R[Ω]과 정전용량 C[F]의 직렬회로에 그림 1-88과 같이 주파수 f [Hz], 전압 V[V]를 가할 때 정현파 교류전류 $i = I_m \sin \omega t$ [A]가 흐르고 있다면, 전류 i 에 의하여 저항 R과 정전용량 C의 양단에 걸리는 전압을 각각 V_R, V_C이라고 하면 식 (1-107), (1-108)의 관계가 성립한다.

$$V_R = Ri = RI_m \sin \omega t\,[\text{V}],\ V_R\text{과 } I\text{는 동상} \tag{1-107}$$

$$V_C = X_C I = \frac{1}{\omega C} \cdot I = \frac{1}{2\pi f C} \cdot I[\text{V}] \tag{1-108}$$

V_C는 I보다 $\frac{\pi}{2}$[rad] 뒤진다.

따라서 공급전압 $\dot{V} = \dot{V}_R + \dot{V}_C$[V]는 식 (1-109)와 같이

$$\begin{aligned}\dot{V} &= \dot{V}_R + \dot{V}_C = RI_m \sin \omega t - X_C I_m \cos \omega t \\ &= I_m \sqrt{R^2 + X_C^2} \sin(\omega t - \theta)\end{aligned} \tag{1-109}$$

여기서 임피던스 $Z = \sqrt{R^2 + X_C^2}$ [Ω]이고 임피던스의 각 θ는 식 (1-110)과 같다.

$$\theta = \tan^{-1}\frac{V_C}{V_R} = \tan^{-1}\frac{X_C}{R} = \tan^{-1}\frac{1}{\omega CR}[\text{rad}] \tag{1-110}$$

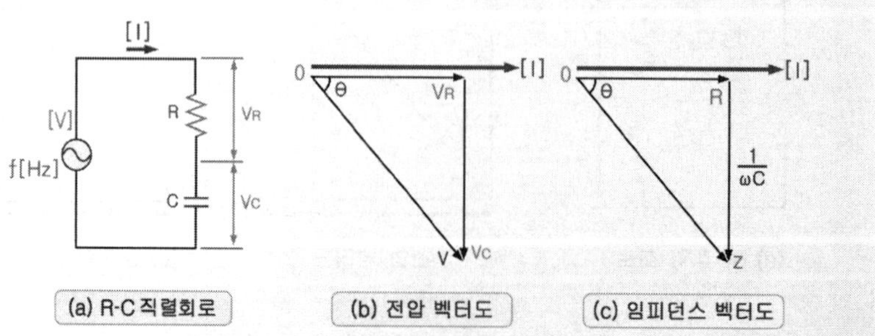

그림 1-88 • R-C 직렬회로와 벡터도

(11) R-L-C 직렬회로

저항 $R[\Omega]$, 인덕턴스 L[H], 콘덴서 C[F]의 직렬회로에 그림 1-89와 같이 정현파 교류전류 $i = I_m \sin \omega t$ [A]가 흐르고 있다면, 각 소자의 양단에 걸리는 전압을 각각 V_R, V_L, V_c라고 하면 식 (1-111)~(1-113)과 같다.

$$V_R = Ri = RI_m \sin \omega t \text{ [V]}, \ V_R\text{과 } I\text{는 동상} \tag{1-111}$$

$$V_L = \omega L I_m \cos \omega t \text{[V]}, \ V_L\text{은 } I\text{보다 } \frac{\pi}{2} \text{ [rad] 앞선다.} \tag{1-112}$$

$$V_C = -\frac{1}{\omega C} I_m \cos \omega t \text{ [V]}, \ V_C\text{는 } I\text{보다 } \frac{\pi}{2}\text{[rad] 뒤진다.} \tag{1-113}$$

따라서 공급전압 V[V]는 식 (1-114)와 같다.

$$V = V_R + V_L + V_C = I_m \left[R\sin \omega t + \left(\omega L - \frac{1}{\omega C} \right) \cos \omega t \right] \text{[V]} \tag{1-114}$$

여기서 식 (1-115)를 리액턴스라 한다.

$$\omega L - \frac{1}{\omega C} = X_L - X_C = X[\Omega] \tag{1-115}$$

전류 I[A]와 전압 V[V]를 실효값, 즉 크기로 나타내면 식 (1-116), (1-117)이 된다.

$$\begin{aligned} V &= \sqrt{V_R^2 + V_X^2} = \sqrt{V_R^2 + (V_L - V_C)^2} = \sqrt{R^2 + X^2} \cdot I \\ &= \sqrt{R^2 + (X_L - X_C)^2} \cdot I = ZI\text{[V]} \end{aligned} \tag{1-116}$$

$$I = \frac{V}{Z} = \frac{V}{\sqrt{R^2 + X^2}} = \frac{V}{\sqrt{R^2 + (X_L - X_C)^2}} \text{[A]} \tag{1-117}$$

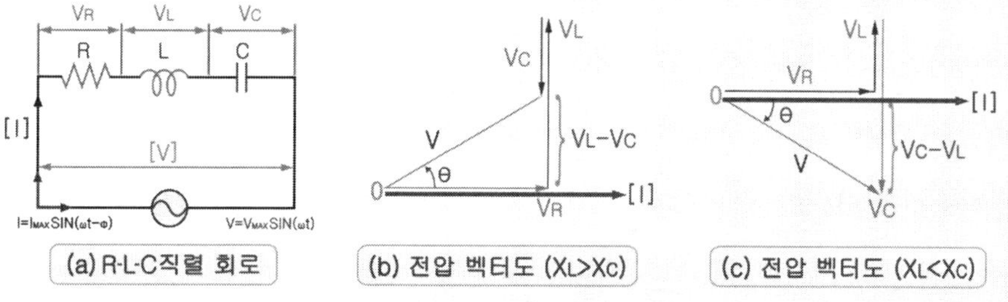

그림 1-89 • R-L-C 직렬회로와 벡터도

여기서, $X = X_L - X_C = \omega L - \dfrac{1}{\omega C}[\Omega]$으로 리액턴스라 한다. 식 (1-118)과 같다.

$$\theta = \tan^{-1}\frac{X}{R} = \tan^{-1}\frac{X_L - X_C}{R} \tag{1-118}$$

즉, 이 회로의 전압과 전류의 비인 임피던스 Z는 식 (1-119)와 같다.

$$\begin{aligned} Z &= \frac{V}{I} = \sqrt{R^2 + X^2} = \sqrt{R^2 + (X_L - X_C)^2} \\ &= \sqrt{R^2 + \left(\omega L - \frac{1}{\omega C}\right)^2}\,[\Omega] \end{aligned} \tag{1-119}$$

① $\omega L > \dfrac{1}{\omega C}$, 즉 $V_L > V_C$이면 V는 I보다 θ만큼 **위상이 앞선다**(유도성 회로).

② $\omega L < \dfrac{1}{\omega C}$, 즉 $V_L < V_C$이면 V는 I보다 θ만큼 **위상이 뒤진다**(용량성 회로).

③ $\omega L = \dfrac{1}{\omega C}$, 즉 $V_L = V_C$이면 V와 I는 **동상이다**(무유도성 회로, 직렬공진회로 또는 전압공진회로).

(12) R－L 병렬회로

저항 $R[\Omega]$과 자체 인덕턴스 L[H]의 병렬회로에 주파수 f [Hz], 정현파 교류전압 $\dot{V}$를 인가하면 회로에 흐르는 전류를 i 라고 한다면, 저항 R과 자체 인덕턴스 L에 흐르는 전류 i_R, i_L은 그림 1-90과 같다. i_R과 V는 동상이므로 그 크기는 식 (1-120)과 같다.

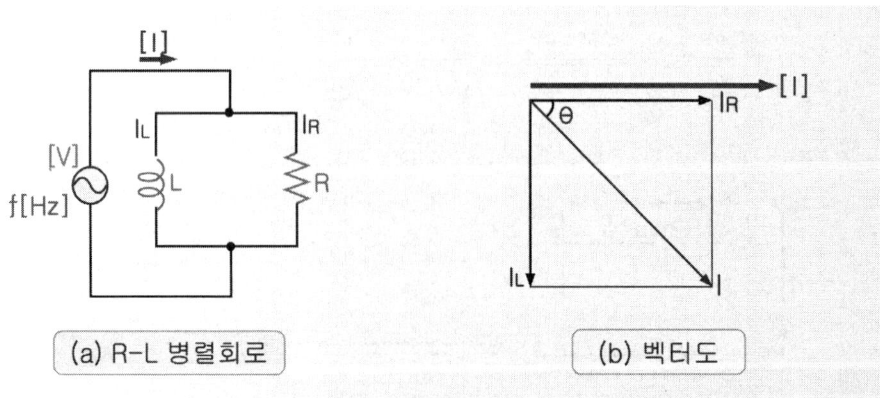

그림 1-90 • R-L 병렬회로와 벡터도

$$i_R = \frac{V}{R}[\mathrm{A}] \tag{1-120}$$

i_L에 흐르는 전류는 전압보다 위상이 90[°] 뒤지고 유도 리액턴스는 식 (1-121)이 되므로,

$$X_L = \omega L = 2\pi f L[\Omega] \tag{1-121}$$

그 크기는 식 (1-122)가 된다.

$$i_L = \frac{V}{X_L} = \frac{V}{\omega L} = \frac{V}{2\pi f L}\ [\mathrm{A}] \tag{1-122}$$

이 회로에서 전류 i는 저항 R과 자체 인덕턴스 L에 흐르는 전류의 합과 같으므로 식 (1-123)~(1-126)과 같다.

$$I = \sqrt{I_R^2 + I_L^2} = \sqrt{\left(\frac{V}{R}\right)^2 + \left(\frac{V}{X_L}\right)^2} = V\sqrt{\left(\frac{1}{R}\right)^2 + \left(\frac{1}{\omega L}\right)^2}[\mathrm{A}]$$
$$= \frac{V}{Z}[\mathrm{A}] = YV = \sqrt{G^2 + B^2} \cdot V[\mathrm{A}] \tag{1-123}$$

$$dZ = \frac{V}{I} = \frac{1}{\sqrt{\left(\frac{1}{R}\right)^2 + \left(\frac{1}{X_L}\right)^2}} = \frac{1}{\sqrt{\left(\frac{1}{R}\right)^2 + \left(\frac{1}{\omega L}\right)^2}}$$
$$= \frac{1}{\sqrt{\left(\frac{1}{R}\right)^2 + \left(\frac{1}{2\pi f L}\right)^2}}\ [\Omega] \tag{1-124}$$

$$V = ZI = \frac{1}{\sqrt{\left(\frac{1}{R}\right)^2 + \left(\frac{1}{X_L}\right)^2}} \cdot I[\mathrm{V}] = \frac{I}{Y} = \frac{I}{\sqrt{G^2 + B^2}}[\mathrm{V}] \tag{1-125}$$

$$\text{어드미턴스 } Y = \frac{1}{Z} = \sqrt{G^2 + B^2}[\mho],\ G = \frac{1}{R}[\mho],\ B = \frac{1}{X_L}[\mho] \tag{1-126}$$

$$\left(G = \frac{1}{R}\ [\mho] : \text{컨덕턴스},\ B = \frac{1}{X_L}[\mho] : \text{서셉턴스}\right)$$

전류와 전압의 위상차는 식 (1-127)과 같다.

$$\theta = \tan^{-1}\frac{I_L}{I_R} = \tan^{-1}\frac{\frac{V}{X_L}}{\frac{V}{R}} = \tan^{-1}\frac{\frac{1}{X_L}}{\frac{1}{R}} = \tan^{-1}\frac{R}{X_L}$$

$$= \tan^{-1}\frac{R}{\omega L}\ [\mathrm{rad}] = \tan^{-1}\frac{B}{G}\ [\mathrm{rad}] \qquad (1\text{-}127)$$

그러므로 R−L 병렬회로는 직렬회로와 마찬가지로 전류의 위상은 전압보다 θ 만큼 뒤지고, 크기는 저항과 유도 리액턴스의 크기에 따라 달라진다.

(13) R−C 병렬회로

저항 R[Ω]과 정전용량 C[F]의 병렬회로에 주파수 f[Hz], 정현파 교류전압 V를 인가하면 회로에 흐르는 전류를 i 라고 한다면, 저항 R과 정전용량 C에 흐르는 전류 i_R, i_C는 그림 1-91과 같다.

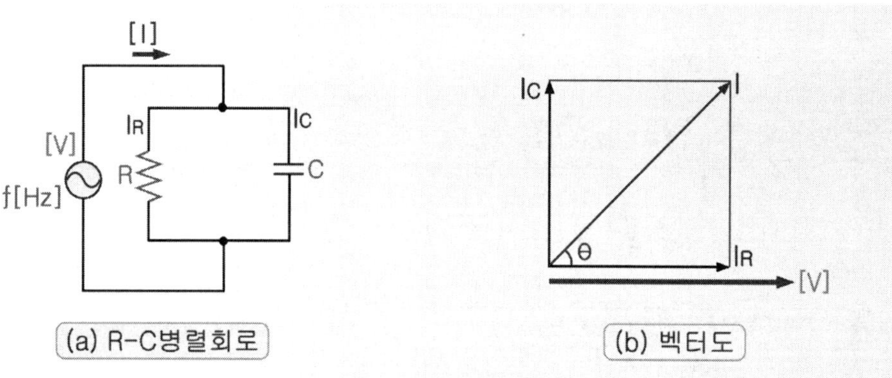

그림 1-91 ● R-C 병렬회로와 벡터도

i_R과 V는 동상이므로 i_R의 크기는 식 (1-128)과 같이

$$i_R = \frac{V}{R}[\mathrm{A}] \qquad (1\text{-}128)$$

i_C에 흐르는 전류는 전압보다 위상이 90[°] 앞서고, 용량 리액턴스는 식 (1-129)가 되므로

$$X_C = \omega C = 2\pi f C \qquad (1\text{-}129)$$

그 크기는 식 (1-130)이 된다.

$$i_C = \frac{V}{X_C} = \omega CV = 2\pi CV[\mathrm{A}] \tag{1-130}$$

이 회로에서 전류 i는 저항 R과 자체 인덕턴스 C에 흐르는 전류의 합과 같으므로 식 (1-131)~(1-134)가 된다.

$$I = \sqrt{I_R^2 + I_L^2} = \sqrt{\left(\frac{V}{R}\right)^2 + \left(\frac{V}{X_C}\right)^2} = V\sqrt{\left(\frac{1}{R}\right)^2 + \left(\frac{1}{\omega C}\right)^2}[\mathrm{A}]$$

$$= \frac{V}{Z}[\mathrm{A}] = YV = \sqrt{G^2 + B^2} \cdot V[\mathrm{A}] \tag{1-131}$$

$$Z = \frac{V}{I} = \frac{1}{\sqrt{\left(\frac{1}{R}\right)^2 + \left(\frac{1}{X_C}\right)^2}} = \frac{1}{\sqrt{\left(\frac{1}{R}\right)^2 + (\omega C)^2}}][\Omega]$$

$$= \frac{1}{\sqrt{\left(\frac{1}{R}\right)^2 + (2\pi f C)^2}} = \frac{1}{\sqrt{G^2 + B^2}}[\Omega] \tag{1-132}$$

$$V = ZI = \frac{1}{\sqrt{\left(\frac{1}{R}\right)^2 + \left(\frac{1}{X_C}\right)^2}} \cdot I = \frac{I}{Y} = \frac{I}{\sqrt{G^2 + B^2}}[\mathrm{V}] \tag{1-133}$$

어드미턴스 $Y = \frac{1}{Z} = \sqrt{G^2 + B^2}\,[\mho]$ (1-134)

($G = \frac{1}{R}[\mho]$: 컨덕턴스, $B = \frac{1}{X_C}[\mho]$: 서셉턴스)

전류와 전압의 위상차는 식 (1-135)와 같다.

$$\theta = \tan^{-1}\frac{I_C}{I_R} = \tan^{-1}\frac{\frac{1}{X_C}}{\frac{1}{R}} = \tan^{-1}\frac{R}{X_C} = \tan^{-1}\omega CR\ [\mathrm{rad}]$$

$$= \tan^{-1}\frac{B}{G}\ [\mathrm{rad}] \tag{1-135}$$

그러므로 R-C 병렬회로는 R-C 직렬회로와 마찬가지로 전류의 위상은 전압보다 θ[rad]만큼 앞서고, 크기는 저항과 용량 리액턴스의 크기에 따라 달라진다.

(14) L−C 병렬회로

그림 1-92(a)에서 회로에 인가한 전압이 $\dot{V}$이면 식 (1-136)~(1-142)가 된다.

$$I_L = \frac{V}{X_L}\,[\mathrm{A}],\ I_L\text{은 } V\text{보다 } \frac{\pi}{2}[\mathrm{rad}]\text{ 뒤진다.} \tag{1-136}$$

$$I_C = \frac{V}{X_C}\,[\mathrm{A}],\ I_C\text{는 } V\text{보다 } \frac{\pi}{2}[\mathrm{rad}]\text{ 앞선다.} \tag{1-137}$$

$$\dot{I} = \dot{I_L} + \dot{I_C} \tag{1-138}$$

$$I = I_L - I_C = V\left(\frac{1}{X_L} - \frac{1}{X_C}\right) = \frac{V}{X}[\mathrm{A}] = \frac{V}{B}[\mathrm{A}] \tag{1-139}$$

$$Z = X = \frac{1}{\dfrac{1}{X_L} - \dfrac{1}{X_C}}[\Omega] = \frac{1}{Y} = \frac{1}{B_L - B_C}[\Omega] \tag{1-140}$$

$$Y = \frac{1}{Z} = B_L - B_C \tag{1-141}$$

$$V = ZI[\mathrm{V}] \tag{1-142}$$

$I_L > I_L\ (X_L < X_C)$의 경우 $I = I_L - I_C$(유도성 회로)

$I_L < I_L\ (X_L > X_C)$의 경우 $I = I_C - I_L$(용량성 회로)

$I_L = I_C\ (X_L = X_C)$의 경우 $I = 0$(무유도성 회로, 병렬공진회로, 전류공진회로)

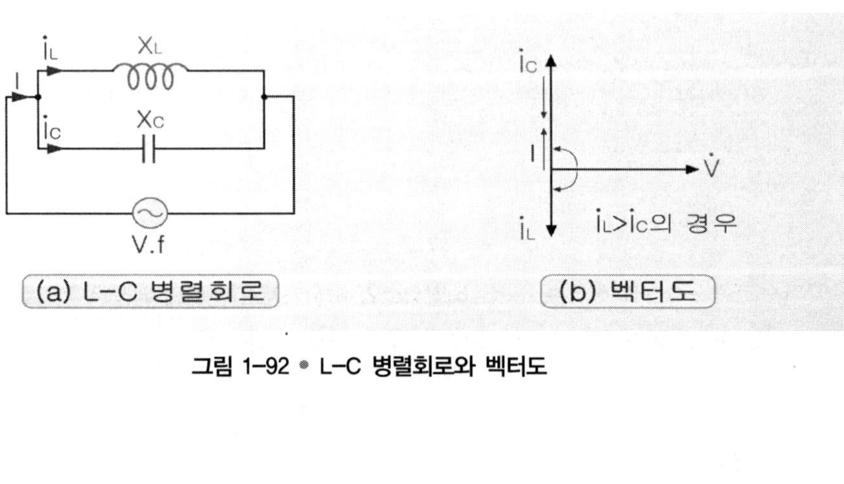

그림 1−92 • L−C 병렬회로와 벡터도

공진시 공진주파수는 식 (1-143)과 같다.

$$f_0 = \frac{1}{2\pi\sqrt{LC}}[\text{Hz}] \tag{1-143}$$

(15) R-L-C 병렬회로

저항 $R[\Omega]$, 자체 인덕턴스 L[H], 정전용량 C[F]의 병렬회로에 주파수 f[Hz], 정현파 교류전압 V를 인가하면 회로에 흐르는 전류를 i 라고 한면 저항 R과 자체 인덕턴스 L, 정전용량 C에 흐르는 전류 i_R, i_L, i_C는 그림 1-93과 같다. i_R과 V는 동상이므로 i_R의 크기는 $i_R = \frac{V}{R}$[A]이고, i_L에 흐르는 전류는 전압보다 위상이 90[°]만큼 뒤지므로 그 크기는 식 (1-144)가 되고,

$$i_L = \frac{V}{X_L} = \frac{V}{\omega L} = \frac{V}{2\pi f L}[\text{A}] \tag{1-144}$$

i_C에 흐르는 전류는 전압보다 위상이 90[°]만큼 앞서므로, 그 크기는 식 (1-145)와 같게 된다.

$$i_C = \frac{V}{X_C} = \omega C V = 2\pi f CV[\text{A}] \tag{1-145}$$

여기에서 $X_L > X_C$인 경우 합성전류의 크기는 식 (1-146)이 되고

$$\begin{aligned} i &= i_R + i_L + i_C = \sqrt{(i_R)^2 + (i_C - i_L)^2} \\ &= V\sqrt{\left(\frac{1}{R}\right)^2 + \left(\frac{1}{X_C} - \frac{1}{X_L}\right)^2}[\text{A}] \end{aligned} \tag{1-146}$$

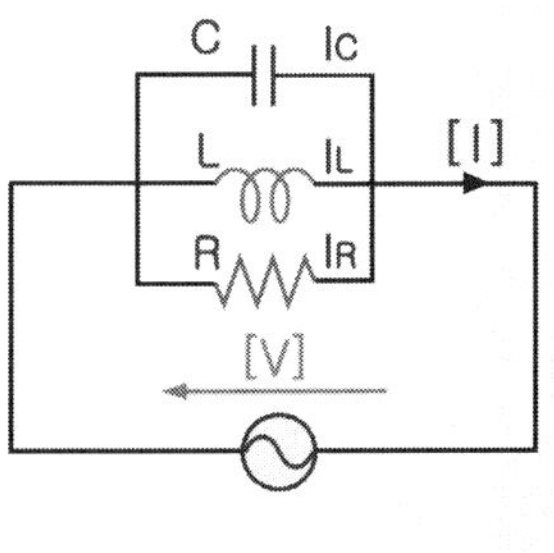

(a) RLC 직렬 회로

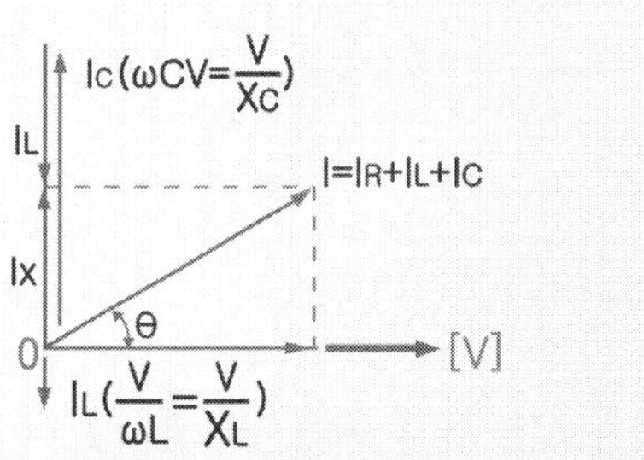

(b) 전압 벡터도 (XL>Xc)

그림 1-93 • R-L-C 병렬회로와 벡터도

여기에서 전압과 전류의 비를 임피던스 Z라 하며 식 (1-147)과 같다.

$$Z = \frac{V}{I} = \frac{1}{\sqrt{\left(\frac{1}{R}\right)^2 + \left(\frac{1}{X_C} - \frac{1}{X_L}\right)^2}}$$

$$= \frac{1}{\sqrt{\left(\frac{1}{R}\right)^2 + \left(\omega C - \frac{1}{\omega L}\right)^2}} [\Omega] \tag{1-147}$$

전류와 전압의 위상차 θ는 식 (1-148), (1-149)와 같다.

$$\tan\theta = \frac{I_C - I_L}{I_R} = \frac{\frac{V}{X_C} - \frac{V}{X_L}}{\frac{V}{R}} = \left(\frac{1}{X_C} - \frac{1}{X_L}\right) \cdot R \tag{1-148}$$

$$\theta = \tan^{-1}\left(\frac{1}{X_C} - \frac{1}{X_L}\right) \cdot R = \tan^{-1}\left(\omega C - \frac{1}{\omega L}\right) \cdot R [\text{rad}] \tag{1-149}$$

그러므로 R-L-C 병렬회로는 R-L-C 직렬회로와 마찬가지로 회로에 가해진 전압과 전류의 위상차는 리액턴스의 성분에 따라 θ[rad]만큼 앞서거나 뒤지게 된다.

(16) 공진회로

교류회로에서 X_L과 X_C가 같을 때 일어나는 형상을 공진현상이라 하며, 라디오나 TV 등에서 원하는 방송 주파수를 선택할 때 무선통신에서 송신기와 수신기가 서로 통화할 수 있도록 주파수 동조에 응용된다. 공진에는 직렬공진과 병렬공진이 있다.

1) 직렬공진회로

저항 R[Ω], 인덕턴스 L[H], 콘덴서 C[F], 직렬회로에 주파수 f[Hz], 전압 V[V]의 교류를 가한 경우, 이 회로의 전류 I와 위상각 θ는 식 (1-150)~(1-156)과 같다.

$$V_R = RI[\text{V}],\ V_R\text{과 } I\text{는 동상} \tag{1-150}$$

$$V_L = X_L I[\text{V}],\ V_L\text{은 } I\text{보다 } \frac{\pi}{2}[\text{rad}]\text{ 앞선다.} \tag{1-151}$$

$$V_C = X_C I[\text{V}],\ V_C\text{는 } I\text{보다 } \frac{\pi}{2}[\text{rad}]\text{ 뒤진다.} \tag{1-152}$$

$$V = \sqrt{V_R^2 + V_X^2} = \sqrt{V_R^2 + (V_L - V_C)^2} = \sqrt{R^2 + X^2} \cdot I$$
$$= \sqrt{R^2 + (X_L - X_C)^2} \cdot I = ZI[\text{V}] \tag{1-153}$$

$$I = \frac{V}{Z} = \frac{V}{\sqrt{R^2 + X^2}} = \frac{V}{\sqrt{R^2 + (X_L - X_C)^2}} [\text{A}]$$
$$= \frac{V}{\sqrt{R^2 + \left(\omega L - \frac{1}{\omega C}\right)^2}} [\text{A}] \tag{1-154}$$

$$Z = \frac{V}{I} = \sqrt{R^2 + X^2} = \sqrt{R^2 + (X_L - X_C)^2}$$
$$= \sqrt{R^2 + \left(\omega L - \frac{1}{\omega C}\right)^2} [\Omega] \tag{1-155}$$

여기서, $X = X_L - X_C = \omega L - \frac{1}{\omega C}$ [Ω]으로 리액턴스라 한다.

$$\theta = \tan^{-1}\frac{X}{R} = \tan^{-1}\frac{X_L - X_C}{R} = \tan^{-1}\frac{\omega L - \frac{1}{\omega C}}{R} [\text{rad}] \tag{1-156}$$

① $\omega L > \frac{1}{\omega C}$, 즉 $V_L > V_C$이면 V는 I보다 θ만큼 위상이 앞선다(유도성 회로).

② $\omega L < \frac{1}{\omega C}$, 즉 $V_L < V_C$이면 V는 I보다 θ만큼 위상이 뒤진다(용량성 회로).

③ $\omega L = \frac{1}{\omega C}$, 즉 $V_L = V_C$이면 V와 I는 동상이다(무유도성 회로, 직렬공진회로 또는 전압공진회로).

그러므로 $\omega L = \frac{1}{\omega C}$, 즉 $\omega L - \frac{1}{\omega C} = 0$인 상태가 되면 식 (1-157), (1-158)과 같다.

$$I = \frac{V}{R} [\text{A}] \tag{1-157}$$

$$\theta = \tan^{-1}\frac{0}{R} = 0 [\text{rad}] \tag{1-158}$$

즉, **전압과 전류는 동상**(In-phase : 인-페이즈)**이 되고, 임피던스는 최소가 되며, 전류는 최대가 된다.**

이것을 일반적인 경우의 직렬공진 (Series resonance : 시리즈 레조넌스)이라고 하며 다음과 같이 나타나는 상태이다.

① 리액턴스 L[H] 성분이 없어져(0이 되어) 전압과 전류가 동상이 되는 상태이다.

② 임피던스가 최소로 되어 회로에 흐르는 전류가 최대로 흐르는 상태이다.

2) 병렬공진회로

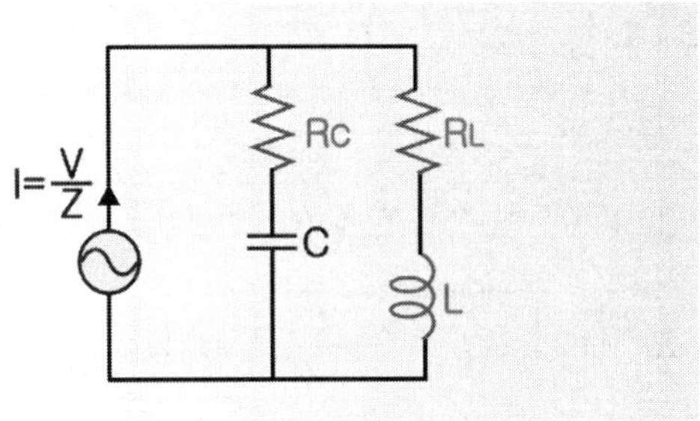

그림 1-94 • R-L-C 병렬회로

인덕턴스 L[H]과 내부저항 R_L이 그림 1-94와 같이 직렬로 연결된 코일과 콘덴서 C[F]를 병렬로 연결한 병렬공진회로에서 주파수 f[H], 전압 V[V]의 교류를 인가할 때 인덕턴스 L에 흐르는 전류 I_L과 커패시턴스 C에 흐르는 전류 I_C가 같을 때, 즉 $I_L = I_C$가 될 경우 X_L과 X_C가 같게 되므로 $I = 0$이 되어 회로의 임피던스는 무한대가 되어 전류가 최소로 흐른다고 생각할 수 있으며 이 상태를 병렬공진(Parallel resonance : 패러럴 레조넌스) 또는 전류공진이라 한다.

이때에 공진 각주파수를 ω_0, 공진주파수를 f_0라 하면 식 (1-159)와 같으며

$$\omega_0 L = \frac{1}{\omega_0 C} \tag{1-159}$$

식 (1-159)를 ω_0에 관해서 정리하면 식 (1-160), (1-161)로 된다.

$$\omega_0 = \frac{1}{\sqrt{LC}} \tag{1-160}$$

$$f_0 = \frac{1}{2\pi\sqrt{LC}} \text{[Hz]} \tag{1-161}$$

직렬 공진회로의 공진주파수와 같은 형태를 이룬다.

3) 공진주파수

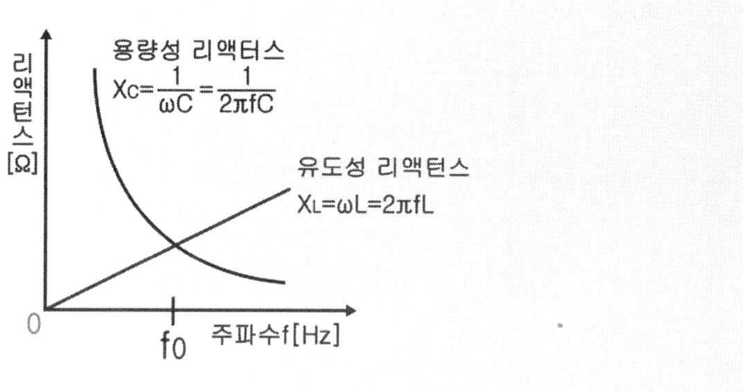

그림 1-95 ● 주파수와 리액턴스의 관계

R－L－C 직렬회로의 전원전압은 일정하게 하고 각 주파수를 변화시킬 경우 회로의 리액턴스 변화를 그림 1-95에 나타내었으며, 낮은 주파수에서는 용량성 리액턴스의 값이 유도성 리액턴스의 값보다 크므로 합성 리액턴스는 0보다 작아지게 되고, 주파수가 0에 근접해짐에 따라 리액턴스의 값은 유도성 리액턴스의 값에 근접한다. 이와 반대로 높은 주파수에서는 유도성 리액턴스의 값이 용량성 리액턴스보다 크므로 리액턴스의 값은 0보다 커지고 주파수가 무한대에 근접해짐에 따라 리액턴스는 용량 리액턴스의 값에 근접하게 된다.

그리고 각주파수의 교차점, 리액턴스의 곡선이 만나는 점, 즉 용량성 리액턴스와 유도성 리액턴스가 같아지는 점에서 단자전압과 전류가 동상이 되게 된다. 실제 사용되는 2단자 회로의 단자전압과 전류가 어떠한 주파수에서 동상이 될 때 이 회로는 그 주파수에서 공진상태가 되었다고 한다. 그리고 그 주파수를 공진주파수(Resonant frequency : 레조넌트 프리퀀시), 고유주파수(Natural frequency : 내추럴 프리퀀시)라고 한다.

R－L－C 직렬회로의 공진시 주파수를 ω_0, 공진주파수를 f_0라 하면 식 (1-162), (1-163)과 같다.

$$\omega_0 L = \frac{1}{\omega_0 C} \qquad \therefore \omega_0 = \frac{1}{\sqrt{LC}} \tag{1-162}$$

$$\therefore f_0 = \frac{1}{2\pi\sqrt{LC}} \text{[Hz]} \tag{1-163}$$

f_0를 공진주파수 또는 고유진동수(Natural frequency : 내추럴 프리퀀시)라 한다. 공진일 때 $V_L = V_C$이므로 식 (1-164), (1-165)가 된다.

$$V_L = \frac{\omega_0 L}{R} V = V_C = \frac{1}{\omega_0 CR} V[\mathrm{V}] \tag{1-164}$$

$$\therefore Q = \frac{V_L}{V} = \frac{V_C}{V} = \frac{\omega_0 L}{R} = \frac{1}{\omega_0 CR} \tag{1-165}$$

Q를 선택도, 첨예도 또는 전압확대율이라 한다. 식 (1-166), (1-167)과 같다.

$$\text{공진 임피던스 } Z_0 = \sqrt{R^2 + \left(\omega_0 L - \frac{1}{\omega_0 C}\right)^2} = R[\Omega] \tag{1-166}$$

$$\text{공진전류 } I_0 = \frac{V}{Z_0} = \frac{V}{R}[\mathrm{A}] \tag{1-167}$$

(17) 교류전력

회로소자가 순 저항이 아닌 경우에는 정현파 교류전압 $v = V_m \sin\omega t$[V]를 인가할 때 일반적으로 회로에 흐르는 전류 $i = I_m \sin(\omega t - \theta)$가 되며, 이때의 순간전력 p는 식 (1-168)~(1-170)과 같다.

$$i = \sqrt{2}\, I \sin(\omega t - \theta)[\mathrm{A}] \tag{1-168}$$

$$\begin{aligned} p &= v\,i = \sqrt{2}\, V\sin(\omega t - \theta) \cdot \sqrt{2}\, I\sin(\omega t - \theta) \\ &= 2VI\sin\omega t \cdot \sin(\omega t - \theta) \end{aligned} \tag{1-169}$$

$$= 2VI \cdot \frac{1}{2}[\cos\theta - \cos(2\omega t - \theta)] = VI\cos\theta - VI\cos(2\omega t - \theta)[\mathrm{W}] \tag{1-170}$$

$$※\ \sin A \cdot \sin B = \frac{1}{2}[\cos(A-B) - \cos(A+B)][\mathrm{W}]$$

이 식에서 제1항은 시간에 관계없는 일정한 성분을 가지고, 제2항은 전원전압의 2배의 각주파수로 변화하는 값을 가지며 **진폭이 VI인 정현파이다.**

그리고 **평균전력 P는 순시전력 한 주기 동안의 값을 적분하여 평균한 값**이므로 위의 식 제2항에서 **1주기의 평균값은 0**이 된다. 따라서 평균전력은 식 (1-171)과 같다.

$$P = VI\cos\theta[\mathrm{W}] \tag{1-171}$$

이 평균전력이 교류회로의 **소비전력**(유효전력)으로서 일반적으로 **교류전력**이라 한다.

1) 역 률

피상전력에 대한 실제로 소비한 유효전력의 비를 역률[9](Power factor : 파워 팩터)이라 하고, 전압과 전류의 위상차 θ를 역률각이라 하며 $Pf = \cos\theta$를 역률로 표시한다. 식 (1-172)와 같다. 역률은 0~1의 수나 백분율로 표시한다.

$$\text{역률 } Pf = \cos\theta = \frac{\text{유효전력}}{\text{피상전력}} = \frac{P}{P_a} = \frac{P}{VI} \tag{1-172}$$

2) 피상전력

겉보기 전력으로 보통 피상전력(Apparent power : 어패런트 파워)이라 하며, 식 (1-173)과 같다.

$$P_a = VI \text{ [VA]} \tag{1-173}$$

3) 유효전력과 무효전력

유효전력과 무효전력은 식 (1-174)~(1-176)과 같다.

$$\text{유효전력} : P = VI\cos\theta = P_a\cos\theta \text{ [W]} \tag{1-174}$$

$$\text{무효전력} : P_r = VI\sin\theta = P_a\sin\theta \text{ [Var]} \tag{1-175}$$

$$\text{피상전력} : P_a = VI = \sqrt{P^2 + P_r^2} \text{ [VA]} \tag{1-176}$$

피상전력에 대한 무효전력의 비를 무효율이라 하고, $\sin\theta$로 표시하며 식 (1-177)과 같다.

$$\sin\theta = \frac{\text{무효전력}}{\text{피상전력}} = \frac{P_r}{VI} = \frac{P_r}{P_a} \tag{1-177}$$

4) 전력량

전력량은 식 (1-178)~(1-180)과 같다.

$$\text{전력량} : W = Pt\text{[kWh]} \tag{1-178}$$

$$\text{무효전력량} : W_r = P_r t\text{[kVarh]} \tag{1-179}$$

$$\text{피상전력량} : W_a = P_a t\text{[kVAh]} \tag{1-180}$$

---

9) 역률 : 직류전력은 $I \cdot V$로 구하나 리액턴스 성분을 포함한 교류전류전력을 구하는 경우에는 실효전압과 실효전류의 곱에 전압과 전류의 위상차 θ의 여현 $\cos\theta$의 곱으로 구성. 이 $\cos\theta$를 역률이라 한다.

5) 3상 교류

우리가 일상생활에서 사용하는 교류는 2선을 이용해서 전류를 흐르게 하는 단상 교류이다. 하지만 그림 1-96과 같이 3개의 선으로 전류를 흐르게 하는 3상 교류를 사용하는 곳도 있다.

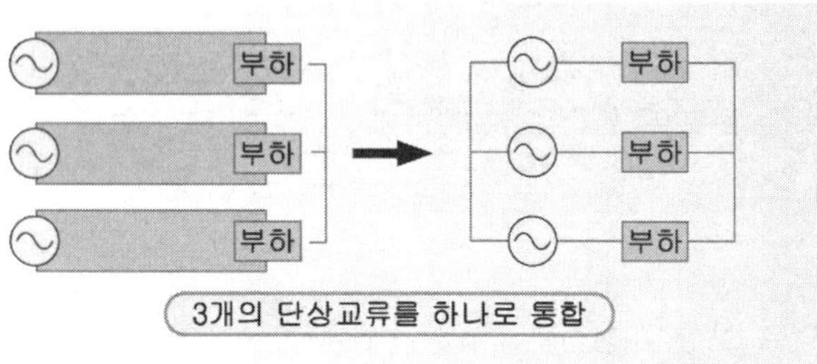

그림 1-96 • 3상 교류의 개념

3상 교류의 장점으로는 회전하는 전동기의 진동이 적어지고 성능이 향상되며, 동일한 전력을 공급하는 데 필요한 도선의 무게와 부품이 단상에 비해 훨씬 경제적이며, 회전하는 전동기의 진동이 적어지고 성능이 향상되므로 배전용, 발전용, 공장 등에서 사용된다. 3상 교류의 발전 원리는 그림 1-97과 같다.

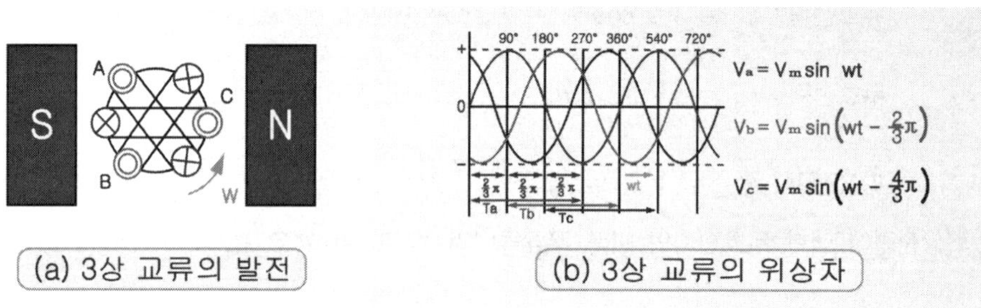

그림 1-97 • 3상 교류의 발전

① 3상 회로에서 그림 1-98과 같은 각 상의 소비전력은 식 (1-181), (1-183)과 같다.

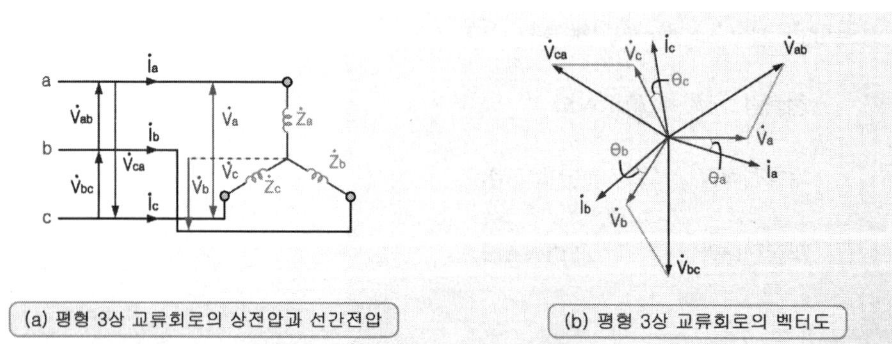

그림 1-98 • 평형 3상 교류회로

$$\left.\begin{aligned} P_a &= V_a\, I_a \cos\theta_a \ [\mathrm{W}] \\ P_b &= V_b\, I_b \cos\theta_b \ [\mathrm{W}] \\ P_c &= V_c\, I_c \cos\theta_c \ [\mathrm{W}] \end{aligned}\right\} \qquad (1\text{-}181)$$

$$P = P_a + P_b + P_c = {}_a I_a \cos\theta_a + V_b I_b \cos\theta_b + V_c I_c \cos\theta_c \ [\mathrm{W}] \qquad (1\text{-}182)$$

평형 3상 회로이면 식 (1-183)과 같다.

$$P = 3\, V_p\, I_p \cos\theta \ [\mathrm{W}] \qquad (1\text{-}183)$$

② 성형 결선 부하의 3상 전력은 식 (1-184), (1-185)와 같다.

$$V_l = \sqrt{3}\, V_p, \quad I_l = I_p \qquad (1\text{-}184)$$

$$P = 3\, V_p I_p \cos\theta = 3 \cdot \frac{V_l}{\sqrt{3}} I_l \cos\theta = \sqrt{3}\, V_l I_l \cos\theta \, [\mathrm{W}] \qquad (1\text{-}185)$$

③ 삼각 결선 부하의 3상 전력은 식 (1-186), (1-187)과 같다.

$$V_l = V_p, \ I_l = \sqrt{3}\, I_p \qquad (1\text{-}186)$$

$$\therefore P = 3\, V_p I_p \cos\theta = 3 \cdot V_l \cdot \frac{I_l}{\sqrt{3}} \cos\theta = \sqrt{3}\, V_l I_l \cos\theta \, [\mathrm{W}] \qquad (1\text{-}187)$$

즉, 3상 전력은 부하의 결선방법에는 관계없으며 식 (1-188)~(1-192)에 나타내었다.

3상 유효전력 : $P = \sqrt{3}\, V_l I_l \cos\theta \, [\mathrm{W}]$ (1-188)

3상 무효전력 : $P_r = \sqrt{3}\, V_l I_l \sin\theta \, [\mathrm{Var}]$ (1-189)

3상 피상전력 : $P_a = \sqrt{3}\, V_l I_l = \sqrt{P^2 + P_r^{\,2}} \, [\mathrm{VA}]$ (1-190)

역 률 : $Pf = \cos\theta = \dfrac{P}{P_a} = \dfrac{R}{Z}$ (1-191)

무효율 : $\sin\theta = \dfrac{P_r}{P_a} = \dfrac{X}{Z}$ (1-192)

제 2 장

전자회로

01 반도체
02 생체증폭신호
03 발진회로
04 디지털 논리회로
05 전기 및 전자계측

01 반도체

제 1 절 반도체 소개

도체란 전압을 인가하면 충분히 많은 양의 전하가 이동할 수 있는 물질이고, 부도체는 전압을 인가하여도 거의 전하가 이동하기 어려운 물질이다. 반도체는 도체와 부도체의 중간 성질을 갖는 물질이며 도체와 부도체의 중간 정도로 전하를 이동할 수 있는 물질이다. 절연체 · 반도체 · 도체를 구분하는 데는 저항률을 사용하고 있다.

절연체는 저항률이 10^7[Ω · m] 이상인 물질이고, 도체는 저항률이 10^{-4} [Ω · m] 이하인 물질이다. 반도체는 도체와 절연체의 중간 정도의 저항률로써 10^{-4}~10^7[Ω · m] 정도이다.

전하의 이동이 전류이고, 고체에서 이동 가능한 전하는 자유전자(혹은 정공)인 것을 고려한다면 자유전자가 존재하는 에너지대에 의해서도 절연체, 반도체, 도체의 구분이 가능하다.

1. 반도체의 에너지대 구조

대표적인 반도체 재료인 실리콘(Si)결정의 에너지대 구조를 그림 2-1에 나타내었다. Si(실리콘)결정은 양자상태가 $(1s)^2$ $(2s)^2$ $(2p)^6$ $(3s)^2$ $(3p)^2$인 원자번호 14의 Si(실리콘)원자들이 공유결합에 의하여 구성된 물질이다. Si원자의 가전자대에는 3s 상태의 2개전자와 3p상태의 2개전자가 존재한다.

그림 2-1(a)는 Si결정의 원자들이 상대적인 위치를 유지하면서 원자의 간격을 좁혀간다고 설정한 경우 3s준위와 3p준위가 갈라지는 모양을 나타낸 것이다. 절대영도(0°K)에서 원자의 간격이 R_1인 경우 3s상태의 전자와 3p상태의 전자는 각각의 에너지대를 형성하고 있지만, 원자의 간격이 R_1보다 작을 경우 3s준위의 2개전자와 3p준위에 존재하는 6개의 에너지 준위들 중에서 2개의 전자가 존재하는 에너지 준위는 서로 겹쳐지면서 하나의 에너지대를 형성하고, 나머지 4개의 에너지 준위는 3d 이상의 에너지 준위와 겹쳐지면서 또 다른 에너지대(전도대)를 형성하게 된다. 0[°K]에서 전자는 가능한 낮은 에너지준위를 가지려고 하므로 전자들은 낮은 에너지 준위부터 차례로 자리잡게 된다. 따라서 가전자대에는 그림 2-1과 같이 4개의 전자들로 완전히 채워진 상태로 되며, X개의 Si원자들로 구성된 Si결정인 경우 4×X개의 전자들로 가전자대는 완전히 채워지고 그 위에 1.21[eV]의 금지대를 두고 형성된 전도대에는 전자가 없는 빈 상태로 된다. 즉 Si결정은 0[°K]에서 절연체이다.

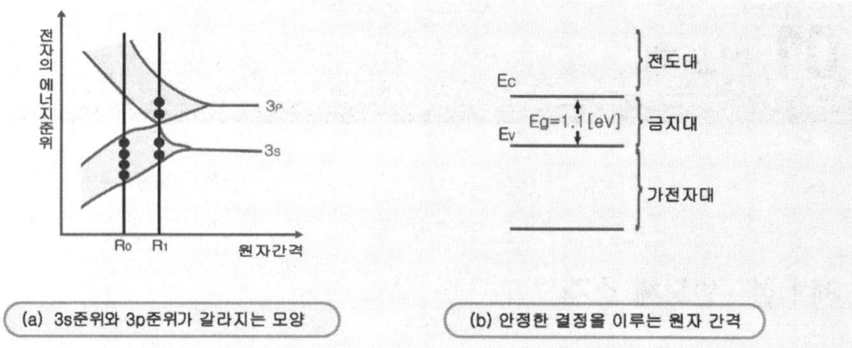

그림 2-1 • 실리콘(Si)결정의 에너지대 구조

그림 2-1(b)에서 원자간격 R_0는 상온(300[°K])에서 안정한 결정을 이루는 원자간격을 나타낸 것이다. 상온에서 안정한 결정을 이루는 원자간격 R_0에서는 가전자대보다 1.1[eV]정도의 에너지 갭을 두고 그 위에 전도대가 형성된다. Si결정에서 금지대폭은 원자의 간격과 온도와의 관계되는 양으로 식 (2-1)과 같다.

$$E_g = 1.205 - 2.8 \times 10^{-4}\, T[\text{eV}] \quad (2\text{-}1)$$

식 (2-1)에서 에너지 갭은 온도에 따라 2.8×10^{-4} [eV/°K]의 비율로 감소한다. 반도체의 또 다른 재료인 게르마늄(Ge)의 에너지대 구조는 Si의 경우와 동일한 모양으로 되지만 게르마늄 원자의 에너지 상태는 $(1s)^2\ (2s)^2\ (2p)^6\ (3s)^2\ (3p)^6\ (3d)^{10}\ (4s)^2\ (4p)^2$으로 Si와 같지 않으며 가전자들은 4s상태에 있는 2개의전자와 4p상태에 있는 2개의 전자들에 의하여 구성되기 때문에 금지대 폭은 실리콘과 다르다. Ge결정에서의 경우는 식 (2-2)와 같다.

$$E_g = 0.782 - 3.9 \times 10^{-4}\, T[\text{eV}] \quad (2\text{-}2)$$

식 (2-2)에서 상온에서 Ge결정의 에너지 갭은 약 0.7[eV]가 된다.

① 반도체는 **진성반도체**(Intrinsic semiconductor : 인트린시크 세미컨덕터)와 **외인성 반도체**(Extrinsic semiconductor : 엑스트린시크 세미컨덕터), 그리고 **화합물 반도체**(Compound semiconducto : 컴파운드 세미컨덕터)로 구별된다. 진성 반도체는 순도가 높은 반도체로 순수반도체라고도 하며, 외인성 반도체는 진성반도체에 불순물을 첨가한 반도체로 불순물 반도체라고도 한다. 화합물 반도체는 2종류 이상의 원소로 만들어진 반도체이다.

② 진성반도체는 순도가 높은 반도체로 Ge반도체인 경우 10^{10}개의 반도체 원자에 대하여 불순물원자가 1개 이하이며, Si반도체인 경우 10^{12}개의 반도체 원자에 대하여 불순물 원자가 1개 이하인 반도체를 의미한다. 여기서 진성반도체는 실제 전자소자에는 사용되지 않지만, 전자소자의 제작에 사용되는 외인성 반도체의 기본재료이다.

2. Si과 Ge 원자

Si(Silicon : 실리콘)과 Ge(Germanium : 게르마늄)은 대표적인 반도체 물질이다. 물론 반도체 물질은 Si(실리콘)과 Ge(게르마늄) 이외에도 많은 물질이 존재한다. 하지만 실리콘과 게르마늄이 대표적으로 사용되는 가장 큰 이유는 결정을 매우 높은 순도로 만들 수 있기 때문이다. 또한 Si(실리콘)과 Ge(게르마늄)은 표 2-1과 같이 4가 원소이며, 4가 원소는 최외각에 4개의 전자가 있어 작은 에너지로도 전자를 옮길 수 있어 반도체 소재로 폭 넓게 이용된다.

표 2-1 ● 반도체를 만드는 원소 주기율표에서의 위치(일반적인 반도체 재료)

Ⅲ	Ⅳ	Ⅴ
B(붕소)	C(탄소)	
Al(알루미늄)	Si(실리콘)	P(인)
Ga(갈륨)	Ge(게르마늄)	As(비소)
In(인듐)		Sb(안티몬)

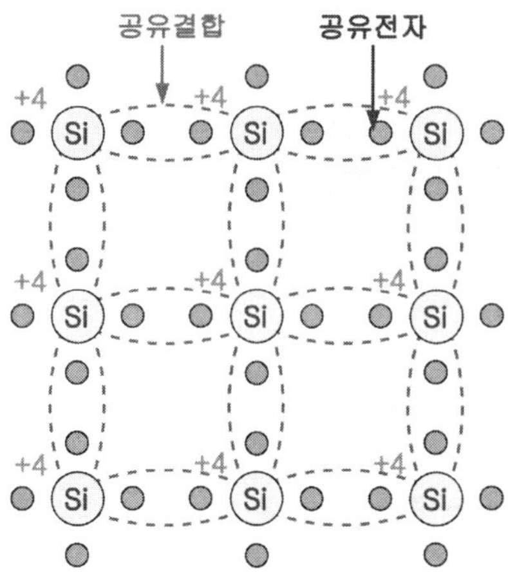

그림 2-2 ● 진성 실리콘의 결정구조

Si(실리콘) 원자가 주변의 8개의 원자와 결합하여 진성 실리콘 결정을 나타낸 것이 그림 2-2이다. 4개의 최외각전자를 갖는 실리콘 원자는 주위에 있는 다른 4개의 실리콘 원자와 서로 한 개씩의 전자를 공유한 것이다.

Ge(게르마늄)은 Si(실리콘)과 마찬가지로 대표적인 반도체 소자로 4개의 최외각전자를 가지고 있지만 이 두 반도체의 차이점은 표 2-2와 같이 Si는 14개, Ge는 32개의 양성자로 원자핵이 구성되어 있다.

표 2-2 • 실리콘과 게르마늄 원자의 비교

물리적 성질	Si(실리콘)	Ge(게르마늄)
원자번호	14	32
원자량	28.1	72.6
격자정수([A], 실내온도)	5.43	5.65
인접원자간격([A], 실내온도)	2.35	2.44
원자수/[cm^3]	5.0×10^{22}	4.4×10^{22}
밀도(20[℃, [g/cm^3])	5.32	2.33
녹는점([℃])	1420	936
비유전율	12	16
금지대폭([eV], 0[°K])	1.21	0.78
금지대폭([eV], 300[°K])	1.10	0.72

원자가 화학적으로 안정되기 위해서는 최외각전자가 8개로 구성되어야 한다.

그림 2-3(a)와 같이 탄소원자가 8개의 최외각전자를 갖기 위해 주변의 다른 원자들과 전자를 공유하여 결합하는 것을 공유결합(Covalent bond : 코밸런트 본드)이라고 한다. 공유결합에 의한 물질의 일반적인 특징은 방향성을 가지고 있고, 대단히 단단하며, 녹는점이 높다. 하지만 단단하기 때문에 부스러지기 쉽다.

탄소의 공유결합을 입체적으로 나타낸 그림 2-3(b)는 공유되는 각각의 전자들은 이웃하는 원자들에 의해 똑같은 구심력을 가지게 된다. 진성이란 결정체에 불순물이 없다는 것으로 순도가 높다는 것이며 진성 실리콘 결정도 공유결합을 한 것이다.

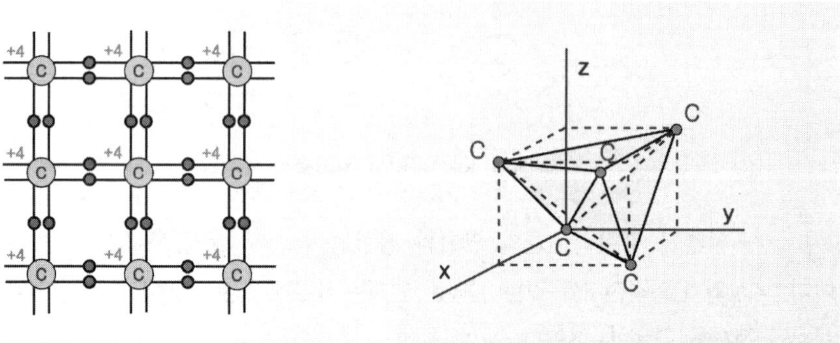

(a) 평면적으로 나타낸 탄소원자의 공유결합 (b) 입체적으로 나타낸 탄소원자의 공유결합

그림 2-3 • 공유결합

모든 원소는 원자번호를 가지고 있는데 각 원자의 화학적 성질은 전자수의 배열에 의해서 결정되므로, **원자번호는 원자의 화학적 성질**을 나타내는 것이다. 즉, 각 원소를 원자번호 순으로 나열하면, 가장 바깥껍질에 있는 전자수의 배열이 반복해서 나타나 같은 화학적 성질을 지닌 원소가 주기적으로 출현하여 원소의 주기율표가 이루어진다.

이와 같이 **원자번호는 원자의 기본적 성질을 나타내는 한 가지 양**으로 화학에서 가장 중요한 것이다. 최외각전자의 수에 따라 3족, 4족, 5족의 대표적인 **붕소, 탄소, 질소의 구조**를 그림 2-4에 나타내었다.

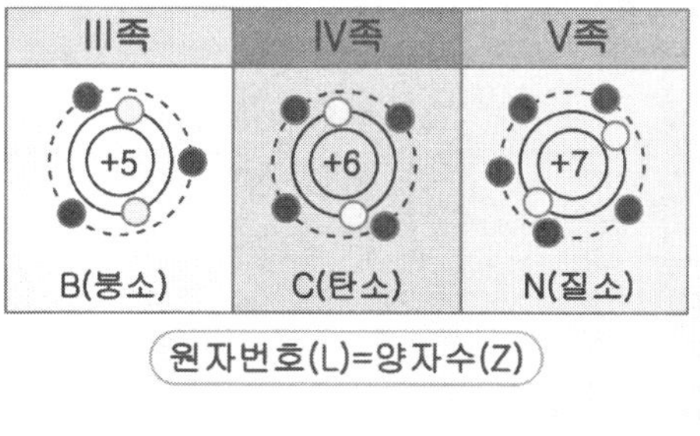

그림 2-4 • 원자번호와 질량수

양성자와 전자가 외부로부터의 어떠한 에너지의 흡수가 없이 그 상태를 유지하는 것을 전자가 **금지대**에 있다고 하고, 약간의 에너지를 받아서 불안전한 상태에 있을 때 **가전자대**에 전자가 존재한다. 가전자 상태에서 전자가 에너지를 더욱 흡수하면 원자 내에서 탈출하여 **자유전자**의 상태를 전도대에 있다. 이 자유전자가 원자로부터 탈출하는 데 필요한 에너지의 양은 원자가 갖는 고유한 값의 크기에 따라 달라지는데, 그림 2-5는 같은 4족인 원소들도 원소에 따라 금지대의 크기가 다르다는 것을 보여주는 것이다.

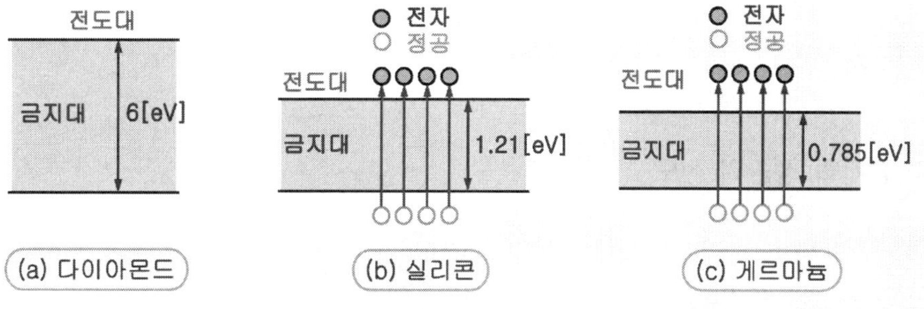

그림 2-5 • 4족 원소 결정체의 에너지 차이

(1) 에너지 준위

전자의 궤도가 클수록 원자핵에 대한 에너지 준위(Energy level : 에너지 레벨)와 위치 에너지도 높아진다. 또한 전자의 궤도에 따라 에너지 준위를 나타낼 수 있으며 에너지 준위가 높을수록 전자의 궤도는 커진다. 원자핵에 열, 빛 또는 복사와 같은 외부 에너지가 원자에 가해지면 전자는 에너지가 증가하게 되어 더 높은 에너지 준위(더 큰 궤도)를 갖게 된다.

그러나 전자는 곧 원래의 에너지 준위로 떨어지며 이 경우 전자가 얻었던 에너지를 열, 빛 또는 기타, 다른 복사형태로 방출하게 된다. 물질의 전기적 성질에 따른 에너지 준위를 그림 2-6에 나타내었다.

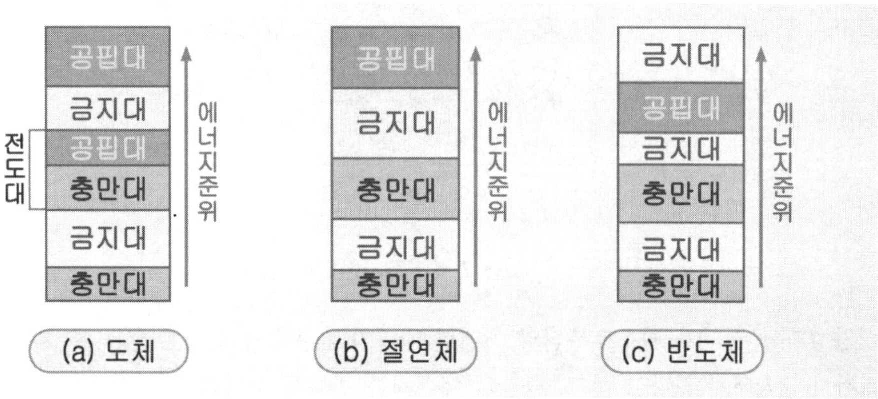

그림 2-6 • 도체, 절연체, 반도체의 에너지 준위

(2) 에너지대

원자들의 결합 시 첫 번째 궤도에서 움직이는 모든 전자는 서로 같은 에너지 준위에 존재하는 것같이 보이지만 미세하게 다른 에너지 준위에 존재하여 첫 번째 궤도상의 에너지대(Energy bands : 에너지 밴드)를 형성한다. 또한 두 번째 궤도 전자와 세 번째 궤도 전자도 이와 마찬가지로 에너지대를 형성하게 된다.

3. 전자와 정공의 전도

상온에서 반도체내의 전자들은 원자 중심에서 끌어당기는 힘이 비교적 약하기 때문에 주위로부터 충분한 열에너지를 얻으면 그림 2-7과 같이 N형 반도체는 가전자대로부터 전자가 존재할 수 없는 금지대역을 지나 자유전자가 되는 전도대로 이동하게 되고, P형 반도체는 이와 반대의 현상이 일어난다. 전자 1개가 전도대로 이동하게 되면 가전자대에는 전자의 빈자리가 생기게 되는데 이러한 공백을 정공(Hole : 홀)이라 하며, 정공은 양(+)의 전기적 성질을 띤다.

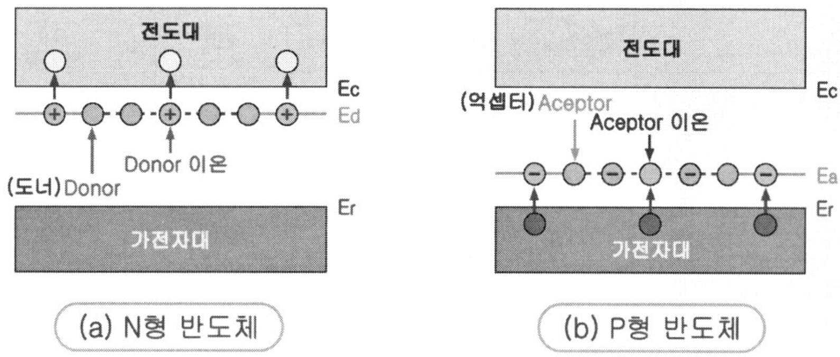

그림 2-7 • 불순물 반도체의 에너지 준위

실리콘에 그림 2-8처럼 열에너지를 인가할 경우 전도대로 자리변환을 한 모든 가전자대의 전자의 자리에는 빈자리가 생기게 된다. 이러한 경우 **전자의 빈자리에는 정공이 생기게 되므로 전자와 정공은 쌍**을 이루게 된다.

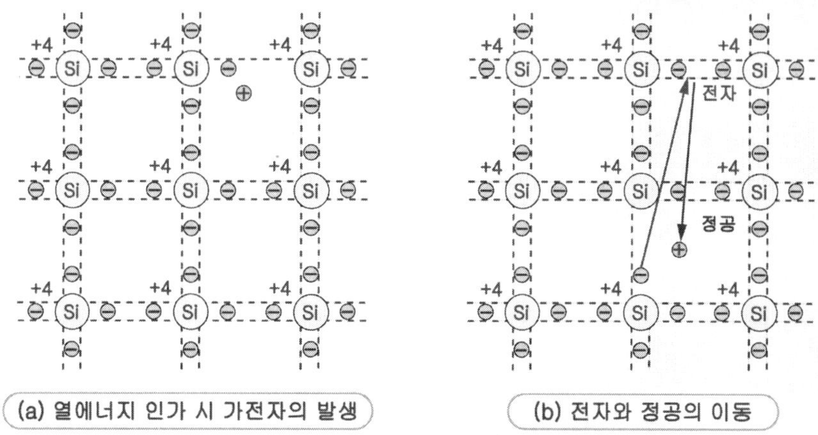

그림 2-8 • 전자와 정공

4. 도 핑

실리콘과 게르마늄 같은 진성 반도체는 실온에서는 거의 전류가 흐르지 못한다. 이러한 진성 반도체는 약간의 불순물을 첨가하면 도전율을 크게 증가시킬 수 있으므로 이처럼 **불순물을 첨가하는 과정을 도핑**(Doping)이라 하며, 이 과정을 거치면 **전류를 흐르게 하는 캐리어**(Carrier : 전자나 정공)의 수가 증가하게 된다.

도핑과정을 거친 반도체는 **외인성 반도체**라고 하고, 불순물의 종류에 따라 N형 반도체와 P형 반도체로 나눌 수 있으며, 이러한 반도체들의 특성은 표 2-3과 같다.

표 2-3 • 반도체 원료와 불순물 원자의 이온화 에너지

원소	가전자수	결정에서의 지름[A]	이온화 에너지[eV]		불순물	전도형
			Ge(게르마늄)	Si(실리콘)		
B(붕소)	3	0.81	0.0104	0.045	억셉터 (Acceptor)	P형
Al(알루미늄)	3	1.26	0.0102	0.057		
Ga(갈륨)	3	1.26	0.0108	0.065		
In(인듐)	3	1.44	0.0112	0.161		
P(인)	5	1.13	0.0120	0.044	도너 (Donor)	N형
As(비소)	5	1.13	0.0127	0.049		
Sb(안티몬)	5	1.36	0.0096	0.039		
Si(실리콘)	4	1.17	786.5[kj/mol]		없음	진성
Ge(게르마늄)	4	1.22	762[kJ/mol]			

5. N형 반도체와 P형 반도체

(1) 반도체 특성

① 부(負)의 온도계수를 갖는다. 온도가 상승하면 저항이 감소하여 도전율이 증가한다.
② 정류작용을 하며 자기효과가 있다.
③ 열전효과가 있으며, 불순물 첨가에 의해 저항이 변한다.

(2) N형 반도체

N형 반도체(N-type Semiconductor : n타입 세미컨덕터)는 진성 반도체(실리콘, 게르마늄)의 전도대에 있는 전자의 수를 증가시키기 위하여 5가 원자인 불순물을 첨가하여 만든다. 첨가하는 불순물원자들로는 비소(As), 인(P), 안티몬(Sb) 등이 있다. N형 반도체에서 불순물에 의해 여분의 전자가 만들어지기 때문에 불순물로 첨가된 5가 원자를 도너(Donor) 원자라고 한다.

5가의 원자는 그림 2-9와 같이 [안티몬(Sb)의 경우] 이웃하는 4개의 실리콘 원자들과 공유결합을 형성하는데, 5개의 최외각전자 중에 4개의 최외각전자만이 이용되고, 나머지 한 개의 전자가 남게 된다. 남는 전자를 과잉전자라고 한다. 이 여분의 전자는 어느 원자와도 결합하지 못하여 남게 되고 비교적 자유롭게 움직일 수 있기 때문에 전기전도 역할을 한다. 이러한 전자의 수는 불순물의 양에 비례하여 증가한다.

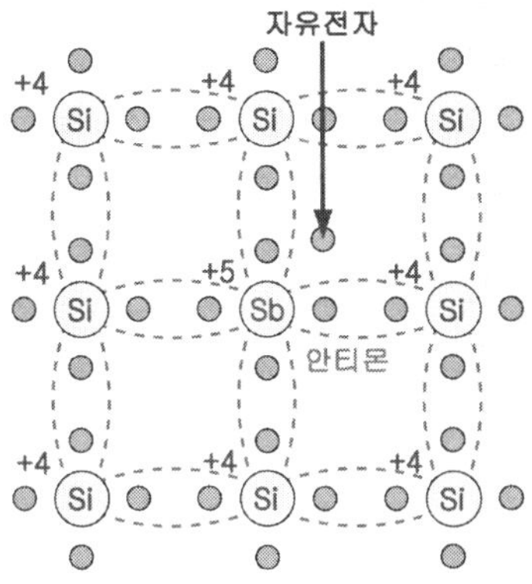

그림 2-9 • N형 반도체의 결정구조

(3) P형 반도체

P형 반도체(P-type Semiconductor : P타입 세미컨덕터)는 진성 반도체에서 정공수를 증가시키기 위해서 3가의 불순물 원자를 첨가하여 만든다. 불순물로 첨가하는 원자로는 3개의 최외각전자를 갖은 알루미늄(Al), 붕소(B)와 갈륨(Ga) 등이 있다.

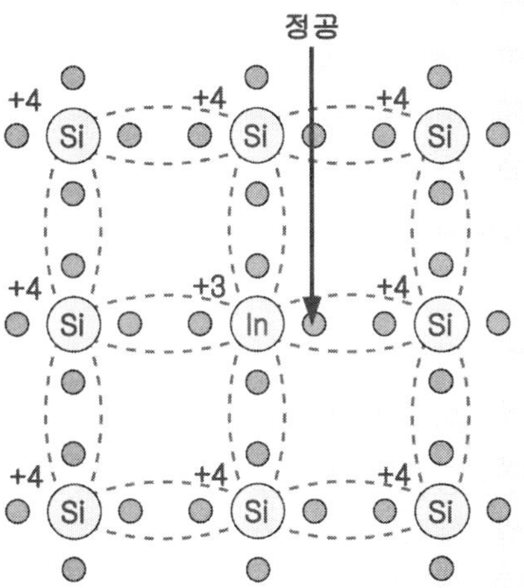

그림 2-10 • P형 반도체의 결정구조

P형 반도체에서는 불순물에 의해 정공이 만들어져 전자가 쉽게 이동할 수 있도록 하기 때문에 불순물로 첨가하는 3가 원자들을 억셉터(Acceptor) 원자라고 한다.

그림 2-10과 같이 3가의 원자는 [인듐(In)인 경우] 이웃하는 4개의 실리콘 원자들과 공유결합을 형성하는데, 공유결합을 하기 위해서는 4개의 전자가 필요하지만 1개가 부족하게 되어 정공을 형성한다. 이러한 정공의 수는 불순물의 양에 비례하여 증가한다.

6. 다수 캐리어와 소수 캐리어

전류를 형성하는 대부분의 입자(다수 캐리어)가 전자인 경우 N형 반도체라고 하는데, N형은 Negative(네거티브)란 의미로 음전하를 가진 입자의 전기적 성질을 의미한다.

① N형 반도체 : 전류를 형성하는 전자들을 다수 캐리어라 한다. 비록 N형에서 다수의 전류입자가 전자라 하여도 약간의 정공도 가지게 되는데, 이런 정공들을 N형 반도체의 소수 캐리어라고 한다.

② P형 반도체 : 전류를 형성하는 대부분의 캐리어는 정공이다. P형은 Positive(포지티브)란 의미로 양전하를 가진 입자의 전기적 성질을 의미한다. P형 반도체에서 다수 캐리어는 전자가 쉽게 이동하도록 도와주는 정공이 된다. 비록 P형에서 다수의 전류입자가 정공이라 해도 약간의 전자가 존재하게 되는데, 이러한 전자들을 P형 반도체의 소수 캐리어라고 한다.

③ 반도체에서 다수 캐리어를 증가시키는 경우 소수 캐리어가 감소하게 되는데 이 현상을 소수 캐리어의 억제(Minority carrier suppression : 미노레티 캐리어 서프레션)라 한다.

④ 화합물 반도체 : 2종류 이상의 원소가 혼합된 화합물을 이용하여 제작한 반도체를 화합물 반도체(Compound semiconductor : 컴파운드 세미컨덕터)라고 하며 주로 광통신에 사용되는 레이저 소자 또는 표시기의 발광소자(LED) 등의 소자에 주로 사용된다. 즉 3가 원소와 5가 원소를 화합한 Ⅲ-Ⅴ족 화합물 반도체는 LED의 재료로 사용되는 GaP, GaAs, Inp, InSb 등이 있으며, 2가 원소와 6가 원소를 화합한 Ⅱ-Ⅵ족 화합물 반도체에는 ZnS 등이 있다.

7. PN 접합의 바이어스

반도체에서 불순물의 종류나 혼합비율을 적당히 조절하면 P형과 N형의 양쪽 결정을 가진 반도체를 만들 수 있다. 하나의 결정 내에서 P영역과 N영역이 서로 접촉하였을 때 이것을 PN 접합(PN junction : PN 정션)이라 하며 다른 이름으로 다이오드(Diode)라 한다. PN 접합이 형성되는 순간 N영역의 전자는 P영역으로 접합면을 넘어 확산되어 접합 근처의 정공과 결합하여 전자가 접합을 넘어 움직일 때 P영역은 전자정공이 결합함으로써 정공을 잃게 된다. 이러한 현상은 접합 부근에 쌍극자를 생성하게 되고 쌍극자가 많아질수록 접합 근처의 영역에는 이온이 점점 소멸된다. 이와 같은 전하의 공백영역을 공핍층(Depletion layer)이라 한다. 공핍영역 양단의 전계의 전위차는 전자들이 움직이는 데 필요한 에너지의 양으로 이 전위차를 장벽전위(Barrier potential)라 한다. 반도체 다이오드는 하나의 PN 접합을 이용한 반도체 소자이고, 트랜지스터(Transistor)나 실리콘 제어 정류기(SCR) 등은 2개 이상의 PN 접합을 이용한 반도체 소자이다. 소자들의 동작은 PN 접합의 물리적 현상과 밀접한 관련이 있기 때문에 PN 접합에서 나타나는 물리적 현상을 이해하여야 한다.

① 열평형상태[1)]에서는 그림 2-11과 같이 **전기적으로 중성**[2)]이므로 PN 접합을 지나는 전류가 없다.

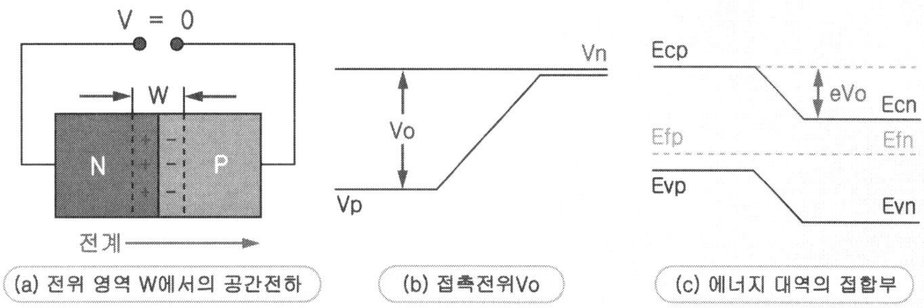

그림 2-11 ● PN 접합의 평형상태

PN 접합은 양단에 걸리는 **바이어스**[3)]에 의해 **전류가 흐르기도 하고 흐르지 않기도 하기 때문에 전자회로에서 중요한 역할**을 한다. 두 전극에 직류전압을 인가하면, PN 접합 다이오드를 형성하고 있는 반도체는 열평형상태가 깨어지기 때문에 전류가 흐르게 된다. 이 때 **p형 중성영역과 n형 중성영역은 작은 저항을 가지므로 전압강하가 발생될** 수 있지만, 그 크기는 바이어스 전압에 비하여 무시될 수 있는 것으로 가정하기로 한다. **PN 접합 다이오드에는 순방향과 역방향의 두 가지 바이어스가 존재하며, 양단에 걸어주는 외부전압의 극성과 크기에 의해 결정된다.**

② 역방향 바이어스의 접합면 근처의 N영역에 있는 자유전자는 (+)전원 단자 쪽으로 끌리게 되고, 접합면 근처에 있는 P영역의 정공은 더욱더 넓어지게 된다. 공핍층의 전위차가 전원전압과 같을 때 그 공핍층 폭의 증가가 중지된다. 즉, **공핍층의 전위차가 전원전압과 다를 경우 공핍층의 폭은 계속해서 넓어지고, 전위차가 전원전압과 같을 경우 자유전자와 정공의 이동이 중지된다.**

③ PN 접합을 하는 **합금 접합법의 제조공정**을 그림 2-12에 나타내었다.

㉠ N-Type 결정 시료 위에 In 덩어리를 놓고 높은 열(약 500[℃])로 가열한다(그림 2-12(a)).

㉡ In과 Ge이 융화되어 N-Type의 Ge과 In이 합금을 형성한다(그림 2-12(b)).

1) **열평형상태** : 모든 부분이 균일한 온도로 되어 있으며 외부로부터 빛, 열 또는 바이어스(Bias) 전원 등에 의한 교란작용이 없는 경우이다.

2) **중성** : 전자전류와 정공전류는 모두 0이다.

3) **바이어스** : 전자소자를 원하는 조건에서 동작시키기 위하여 소자 양단에 전압을 인가하는 것이라고 할 수 있다.

㉢ 냉각 후에 융해되지 않는 N형 Ge 결정과 융해되어 생긴 P형 Ge 결정이 형성된다. Ge에 확산되지 않은 In의 나머지 윗부분은 전극으로 활용된다(그림 2-12(C)).

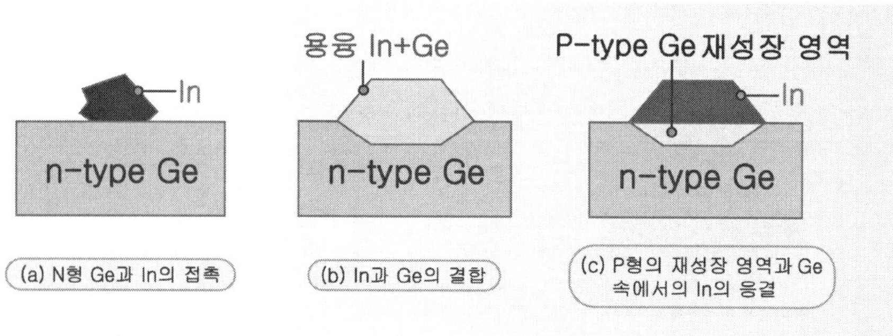

그림 2-12 • PN 접합 합금 접합법 제조공정

(1) 순방향 바이어스

PN 접합 전원에 (−)단자는 N영역에 연결하고 (+)단자는 P영역에 연결하면 순방향 바이어스(Forward bias : 포워드 바이어스)라 하고 V 〉 0으로 표현한다. 순방향 바이어스가 걸리면 PN 접합을 지나는 전류가 흐르게 된다.

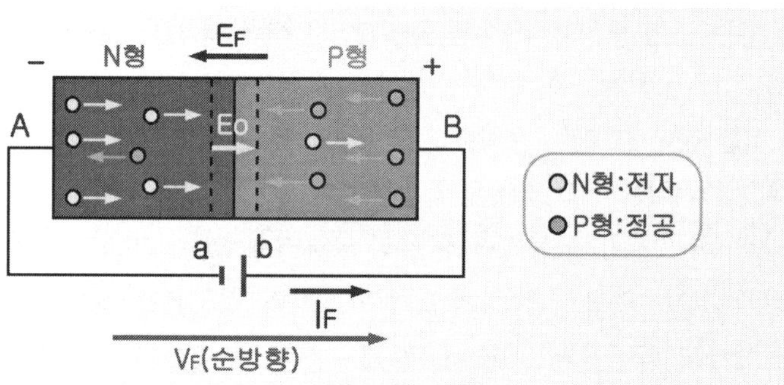

그림 2-13 • 순방향 바이어스

① PN 접합에 순방향 바이어스가 걸렸을 때 그림 2-13은 전자와 정공의 이동경로이며, 순방향 바이어스의 기본동작 원리는 같은 극성은 서로 밀어내고 다른 극은 서로 끌어당기는 현상을 이용하여 전원의 (−)단자는 N영역에 있는 전도대의 전자를 접합면 쪽으로 밀어내고 정공을 끌어당기며, 이와는 반대로 (+)단자는 P영역에 있는 전자를 끌어당기게 되고 정공은 접합면 쪽으로 밀어낸다.

이러한 힘이 전위장벽 이상으로 강해지면 외부전압은 N영역의 자유전자들을 공핍층과 접합경계를 지나 P영역에 흘러들어 정공과 재결합할 수 있게 된다.

② 자유전자들이 N영역으로 들어가면 더 많은 전자들이 전원의 (−)단자를 통해 N영역

으로 흘러 들어온다. 따라서 접합부로 향하는 자유전자(다수 캐리어)들의 움직임에 의하여 N영역을 통하여 전류가 흐르게 된다.

③ P영역으로 들어온 전자들은 정공과 결합하게 되어 가전자가 된다. 이후에 가전자들은 (+)단자에서 당기는 힘에 의해 한 정공에서 다른 정공으로 옮겨가면서 (+)단자 쪽으로 이동하게 된다. 이러한 가전자들의 이동방향과 정공의 이동방향은 서로 반대가 된다. 따라서 P영역의 전류는 접합부로 향하는 정공(다수 캐리어)들의 움직임에 의하여 형성된다. 순방향 바이어스에서 공핍층과 전위의 변화를 그림 2-14에서는 나타낸 것이다.

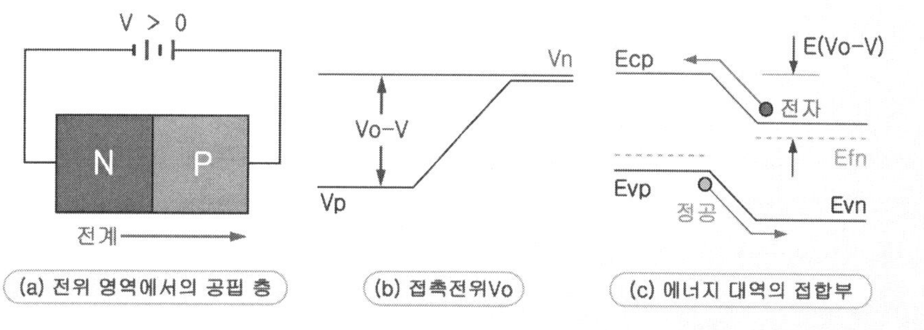

그림 2-14 • 순방향 바이어스의 영향

(2) 순방향 바이어스에서의 전위장벽 효과

접합면에서 전위장벽은 순방향 바이어스와 반대방향이다. 이와 같이 P영역과 N영역의 접합 근처에 있는 이온들이 접합을 지나 PN 접합을 지나서 들어오는 전자들의 흐름을 방해하기 때문이다. PN 접합에 전류가 흐르기 위해서는 외부 순방향 바이어스 전압이 전위장벽의 크기보다 커야 한다. 이 전위장벽은 실리콘(Si)의 경우 0.7[V], 게르마늄의 경우 0.2~0.3[V]이다.

(3) 역방향 바이어스

전압원의 (−)단자가 P영역 쪽에, (+)단자가 N영역 쪽에 연결되어 있는 경우를 역방향 바이어스(Reverse bias : 리버스 바이어스)라 하며, V 〈 0으로 표현한다. 이때 PN 접합 쪽으로 전류가 흐르지 못하도록 하는 성질이 있다.

그림 2-15는 PN 접합에 역방향 바이어스가 걸렸을 때 전자와 정공의 이동경로이며, 역방향 바이어스의 기본동작 원리는 순방향 바이어스와 마찬가지로 같은 극성은 서로 밀어내고 다른 극성은 서로 끌어당기는 현상을 이용하여 전원의 (−)단자는 P영역에 있는 정공을 끌어당기고 전자를 N형 쪽으로 밀어내며, 이와는 반대로 (+)단자는 N영역에 있는 전자를 끌어당기게 되고 정공은 P형 쪽으로 밀어낸다. 이와 같이 PN 접합으로부터 전자와 정공들이 더욱 멀어지게 만든다. 이렇게 전자와 정공들이 접합면으로부터 멀어짐에 따라 공핍층

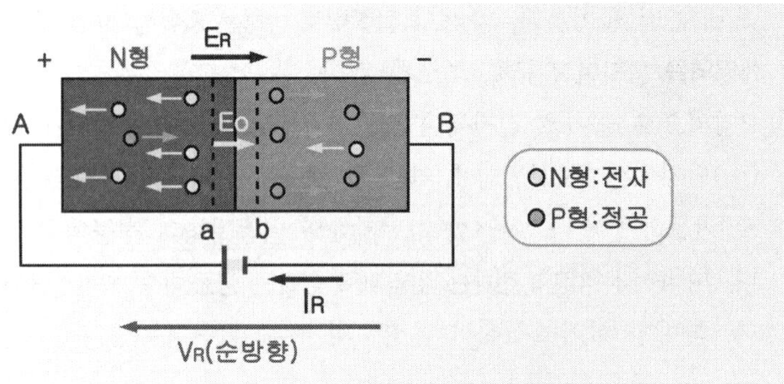

그림 2-15 • 역방향 바이어스

의 폭은 더욱 넓어지게 되고, 더 많은 양이온과 음이온들이 각각 N과 P영역에 발생하게 된다. 역방향 바이어스의 경우 공핍층은 마치 절연체와 같은 역할을 하는데, 이 공핍층은 콘덴서와 같은 효과를 나타낸다.

그림 2-16에서는 역방향 바이어스에서 공핍층과 전위의 변화를 나타낸 것이다.

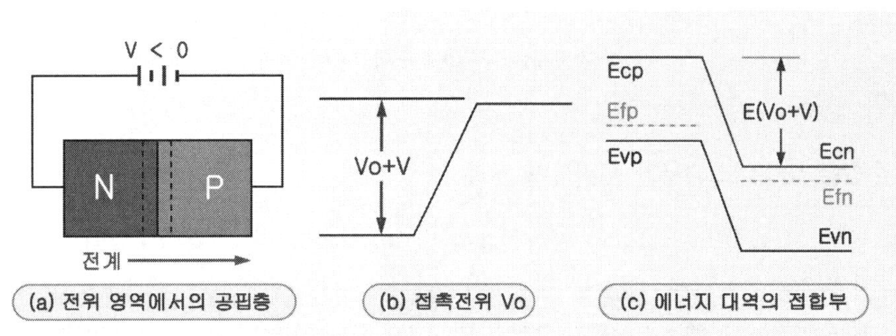

그림 2-16 • PN 접합에서의 역방향 바이어스 영향

PN 접합에서 바이어스에 따른 공핍층의 영역의 변화와 그에 따른 특성은 그림 2-17과 같다.

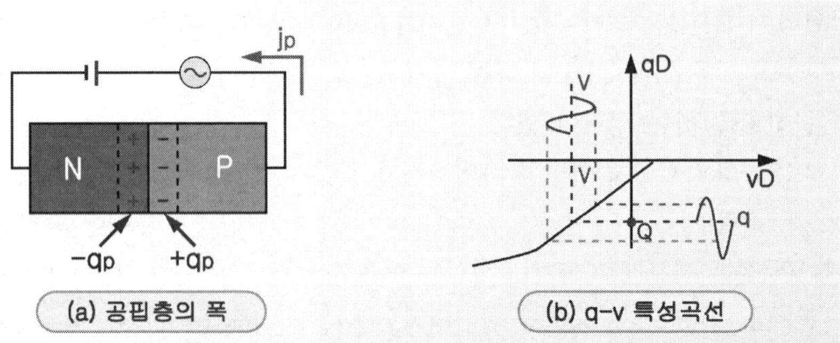

그림 2-17 • PN 접합에서의 공핍층의 특성

제 2 절 다이오드

다이오드(Diode)는 PN 접합으로 구성된 반도체 소자이다. 순방향 바이어스의 크기가 전위장벽보다 클 경우에 다이오드에 전류가 흐른다. 역방향 바이어스 전압이 파괴전압보다 작을 때에는 다이오드에서 전류흐름을 막는다.

1. 다이오드 기호

기본적인 다이오드 기호를 그림 2-18에 나타내었다. 화살표 방향은 전류가 흐르는 방향이다. 다이오드의 두 단자는 각각 양극(Anode : 애노드)과 음극(Cathode 또는 Kathode : 캐소드)이라 하며, 각각 A 및 K로 표시한다.

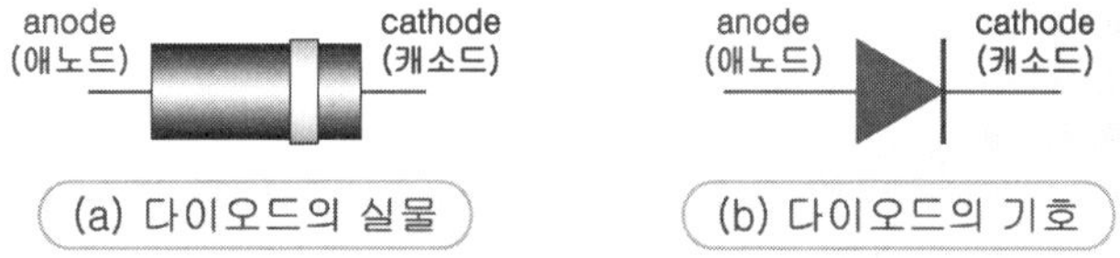

그림 2-18 • 다이오드의 실물과 기호

2. 다이오드 특성곡선

일반적인 다이오드의 전류와 전압의 관계를 그림 2-19는 나타내고 있다.

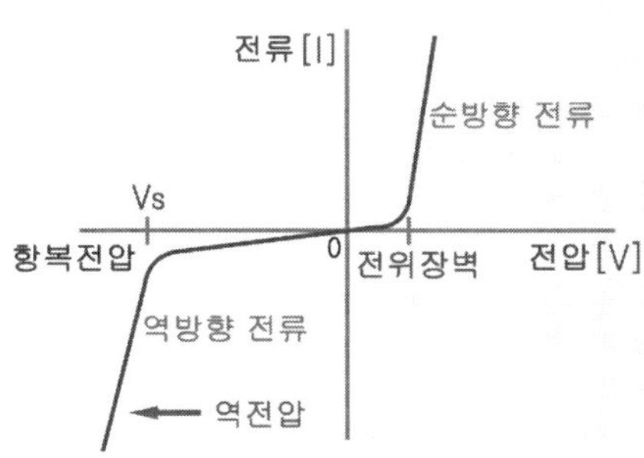

그림 2-19 • 다이오드의 특성곡선

① 역방향 바이어스의 경우는 삼사분면에 해당한다. 역바이어스 전압이 어떤 임계값(V_s)에 도달하기까지 전류는 거의 0에 머문다. 여기서 역바이어스 전압이 계속 증가하게 되면 전류가 갑자기 증가하게 되는데 이러한 현상을 접합의 항복(Breakdown : 브레이크다운)

이라고 하며, 이때의 역바이어스 전압 V_s를 **항복전압 또는 파괴전압**(Breakdown voltage : 브레이크다운 볼티지)이라고 한다. 이때의 다이오드는 파괴되어 버리게 된다.

② 순방향 바이어스 전압이 그림 2-20과 같이 전위장벽보다 작을 경우 매우 적은 양의 순방향 전류가 흐른다. 이 순방향 바이어스 전압이 전위장벽 값과 거의 같을 경우 전류는 증가하기 시작한다.

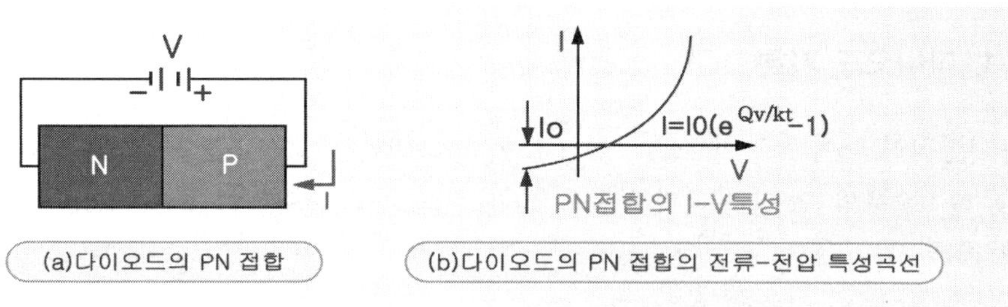

그림 2-20 • PN 접합의 전류-전압 특성곡선

③ 다이오드의 이상적인 모델을 그림 2-21에 나타내었다.

㉠ 이상적 다이오드는 $V > 0$일 경우 on이 되는 것을 보여준다(그림 2-21(a)).

$V = 0$, $I_{re} = 0$(V : 다이오드 전압, I_{re} : 역방향 전류)

㉡ 오프셋 전압을 갖는 이상적 다이오드의 그림으로 오프셋 전압이 실리콘인 경우 0.7[V], 게르마늄일 경우에는 0.2~0.3[V]가 된다(그림 2-21(b)).

$V = 0.7[V]$ (si 다이오드인 경우), I_{re} : 0

㉢ 저항성분을 포함하고 있는 것으로 실제 다이오드 특성과 유사하다. 그림 2-21 (c) $V = 0.7[V] + IR$(si 다이오드인 경우), (R : 다이오드 내부저항, I : 순방향 전류)

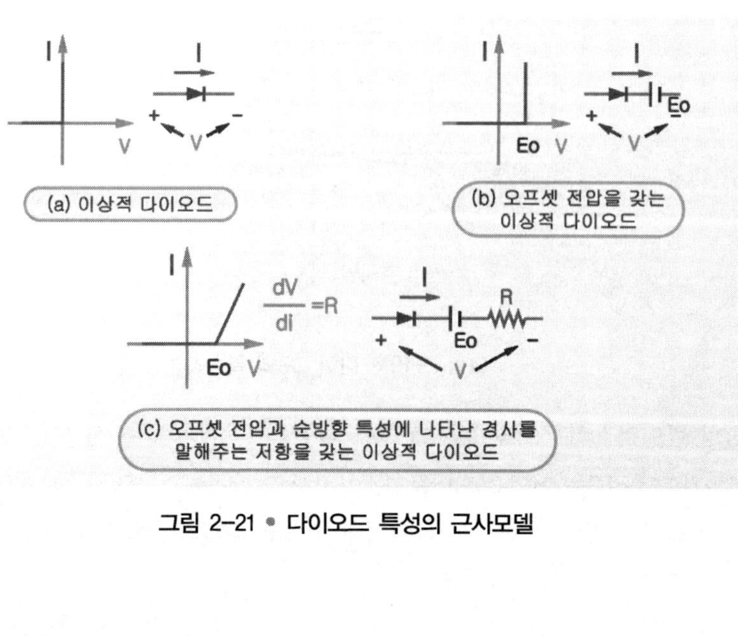

그림 2-21 • 다이오드 특성의 근사모델

3. 특수 다이오드

다이오드는 PN 접합으로만 되어 있다. 따라서 전류가 한 방향으로만 흐르므로 주된 역할은 **정류작용**이다. 그 밖에도 PN 접합은 또 다른 유용한 성질들을 지니고 있는데, **역방향 바이어스일 때 접합은 외부전압에 의해 조절될 수 있는 용량성 임피던스**를 가지고 있다. 또한 PN 접합은 감광성이 있으며, **역항복 전압은 제너 다이오드**(Zener diode)에 사용될 수 있다.

(1) 터널 다이오드

반도체내에 **불순물의 첨가 농도가 증가하면 전하밀도가 증가하고 공간전하 영역의 폭과 전위장벽이 감소된다**. 또 불순물 첨가 농도를 점점 증가시켜 공간전하 영역이 10[nm]보다 작아지면 새로운 메커니즘이 발생하며, 소자의 특성이 급격하게 변화하여 **공핍층을 통해 전하 캐리어가 터널 효과**(Tunneling effect : 터널링 이펙트)를 일으킬 수 있는 특성을 이용한 소자가 **터널 다이오드**(Tunnel diode)이다. 또 이 현상을 발견한 에사키의 이름을 따서 **에사키 다이오드**(Esaki diode)라고도 하며 기호는 그림 2-22와 같다.

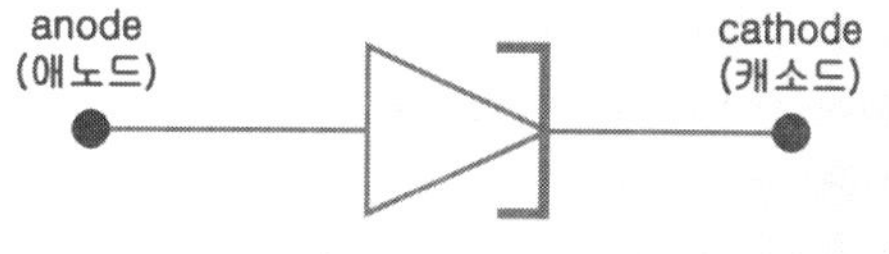

그림 2-22 • 터널 다이오드의 기호

터널 다이오드의 중요한 성질은 그림 2-23처럼 순방향 전압이 가해질 때 특정한 영역에서 부(−)저항을 가지고 있다. **부저항이 있는 경우 공급전압이 증가함에 따라 전류는 감소**하게 되므로, 터널 다이오드는 **증폭기 또는 발진기**(Oscillator : 오실레이터) 등에 사용할 수 있다.

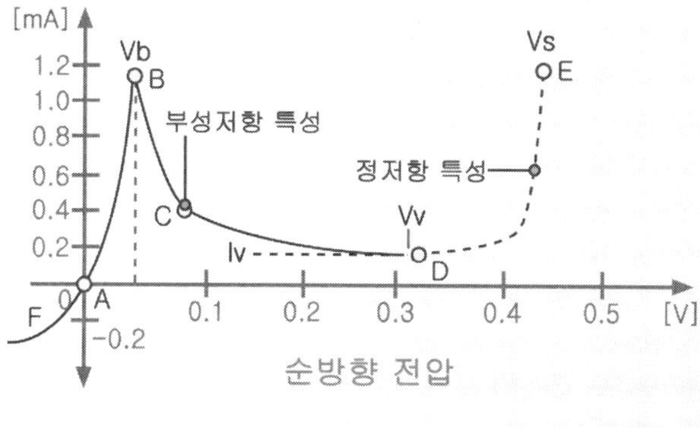

그림 2-23 • 터널 다이오드의 특성곡선

(2) 제너 다이오드

일반적으로 다이오드는 항복영역 이상에서 사용하면 파괴되어 사용할 수 없게 된다. 그러나 불순물 농도를 일반 다이오드보다 높게 하면 공핍층의 폭이 일반적인 다이오드보다 좁게 형성되기 때문에 낮은 역바이어스에서도 공핍층의 전계는 대단히 크게 된다. 이 전계의 세기가 19^8[V/m]를 넘게 되면, 전계에 의하여 원자결합이 파괴되어 전자와 정공이 쌍으로 발생되는 항복현상이 나타나게 되어 반도체에는 많은 전류가 흐르게 된다. 이러한 항복현상을 제너 항복이라고 하며, 제너 항복이 발생되는 전압을 항복전압이라고 한다. 제너 항복이 발생되는 항복전압의 크기는 반도체의 불순물 농도에 의하여 결정된다.

① 다이오드의 항복현상이 발생되는 또 다른 장치로는 다이오드에 높은 역방향 전압이 인가되는 경우이다. 즉 다이오드에 높은 역방향 전압이 인가되면 공핍층의 전계는 대단히 커지게 되므로 공핍층에서 열생성된 캐리어들은 전계에 의하여 가속된다. 이러한 가속운동을 하는 전자가 결정격자를 이온화시킴으로써 전자와 정공이 쌍으로 생성되어 많은 전류가 흐르게 된다. 이러한 현상을 전자사태 또는 애벌런치 항복(Avalanche breakdown : 애벌런치 브레이크다운)이라고 한다.

② 제너 항복 또는 애벌런치 항복을 이용하여 역방향에서 동작할 수 있도록 Si반도체를 이용하여 만든 PN 접합 소자를 제너 다이오드라고 한다. 일반적으로 5[V]이하에서 동작하는 제너 다이오드는 제너항복을 이용한 것이고, 5[V] 이상에서 동작하는 제너 다이오드는 애벌런치 항복을 이용한 것으로 정전압회로에 사용된다.

③ 제너 다이오드(Zener diode)의 기호 및 특성곡선을 그림 2-24에 나타내었다. 항복현상이 일어나는 부분에서는 다이오드에 흐르는 전류가 급격히 증가하여도 단자전압은 거의 일정하다.

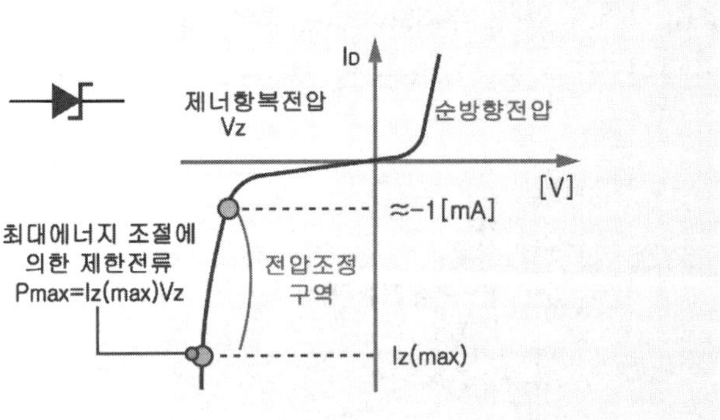

그림 2-24 • 제너 다이오드의 기호 및 특성곡선

④ 제너 다이오드는 그림 2-25와 같이 인가되는 전압이 동작영역내의 전류의 증감에 관계없이 거의 일정하기 때문에 정전압 다이오드라고 한다. 항복전압은 PN 접합의 불순물의 농도에 의하여 자유로이 조정할 수 있지만, 항복전압이 6~8[V] 정도의 것이 가장 특성이 좋다.

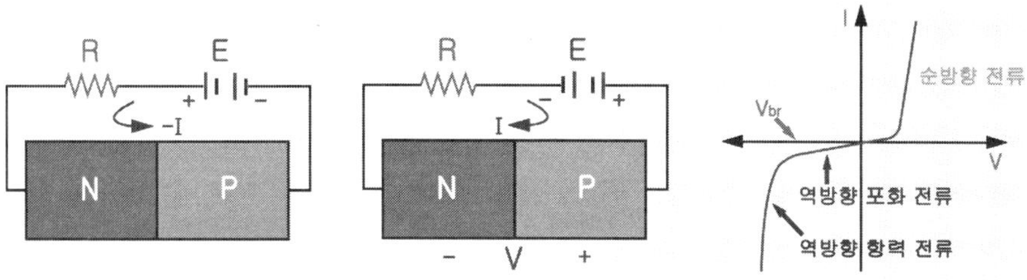

그림 2-25 • 다이오드의 역방향 항복

⑤ 제너 다이오드 항복전압의 온도변화에 따른 특성을 그림 2-26에 나타내었는데, 온도에 따라 항복전압은 크게 변하지 않는다.

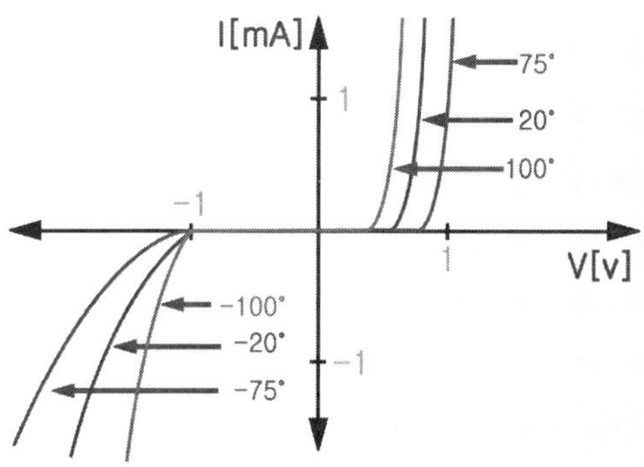

그림 2-26 • 제너 다이오드 항복전압의 온도 특성

⑥ 제너 다이오드는 그림 2-27과 같이 파괴전압 영역에 영구히 접합시킴으로써 안정된 전압 조정기(Voltage regulator : 볼티지 레귤레이터)의 역할을 할 수 있다. 이러한 이유 때문에 전압제어 소자로 널리 사용되고 있다.

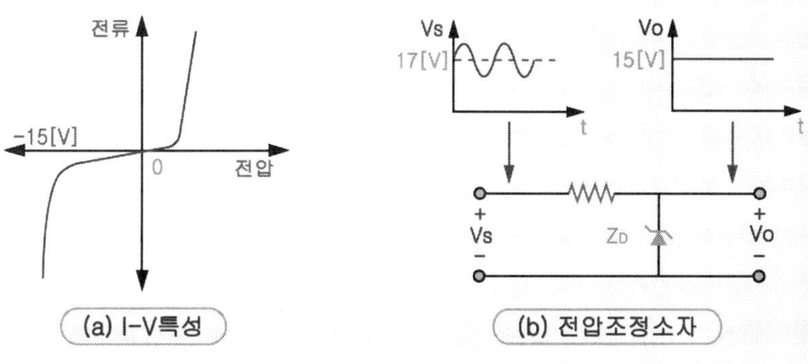

그림 2-27 • 전압조정기 회로

(3) 버랙터 다이오드

PN 접합 다이오드에 역방향 전압을 가하면 접합부의 전위장벽이 높아지게 되어 공핍층의 폭이 넓어지므로 전류가 거의 흐르지 않고 정전용량만이 증가하게 되며, PN 접합 용량은 가해지는 역방향 전압의 크기에 따라 변화하게 된다.

즉, 순방향 전압이 걸렸을 때 전하량이 증가하고 전류가 흐르게 되는 것으로 버랙터 다이오드(Varactor diode) 또는 가변용량 다이오드(Variable capacitance diode : 베어리어블 커패시턴스 다이오드)라고 한다.

버랙터 다이오드는 그림 2-28과 같은 특성곡선을 가지고 있으며, 자동주파수제어(AFC)회로, FM변조회로, TV의 전자튜너회로 등 기계적으로 정전용량을 조절함으로써 정상상태 변조를 얻기 위한 곳에 사용된다.

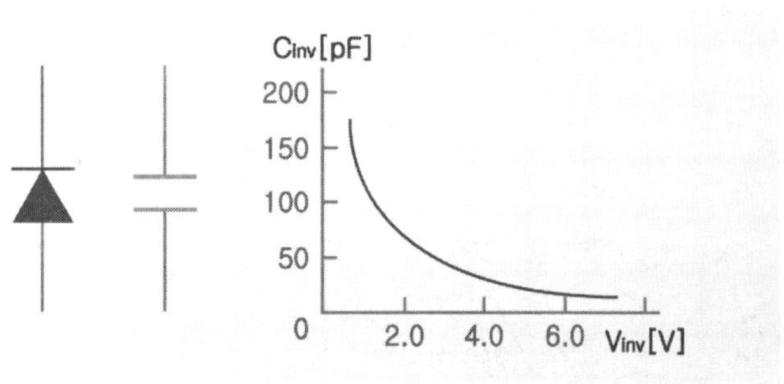

그림 2-28 • 버랙터 다이오드의 기호 및 특성곡선의 예

(4) 배리스터

배리스터(Varistor)는 양 끝에 가해지는 전압에 의해서 저항값이 변하는 비선형 반도체 소자로서 베어리어블 레지스터(Variable resistor)의 약칭이다. 가해지는 전압의 극성과 관계없이 전압의 크기만으로 저항이 정해지는 대칭형 배리스터와 가해지는 전압의 극성에 의해서 달라지는 비대칭형 배리스터가 있다.

① 비대칭형 배리스터 : 셀렌 · 게르마늄 · 실리콘 등의 반도체 다이오드가 사용된다.
② 대칭형 배리스터 : 실리콘카바이드나 비대칭형을 2개 조합해서 사용하며, 전기접점의 불꽃을 소거하거나 반도체 정류기 · 트랜지스터 등의 서지전압(Surge voltage : 서지 볼티지)으로부터의 보호의 목적으로 사용된다.

(5) 발광 다이오드

3가, 5가 화합물 반도체인 인화갈륨(GaP), 비소화갈륨(GaAs) 등 발광하기 쉬운 성질을 가진 재료에 의해 만들어진 PN 접합 다이오드를 발광 다이오드(Light Emitting Diode(LED) : 라이트 이미팅 다이오드)라고 한다. 인화갈륨의 단결정에 2가 원소인 Zn(아연)을 불순물로 주입하면 P형을 만들 수 있고, 6가 원소인 Se(셀렌)을 불순물로 주입하면 N형을 만들 수 있다.

순방향 전압으로서 1.6~2.0[V] 정도의 전압을 가하여 수 [mA]~수십 [mA]의 전류를 흘리면 PN 접합부를 지나서 N형에서 흘러나와 P형에 흘러들어간 전자가 정공과 재결합하고, 또한 P형의 정공도 N형의 전자와 재결합한다. 이와 같이 전자가 정공과 재결합할 때 여분의 에너지를 빛으로 방출하는데 이 현상을 전계 루미네선스(Electro Luminescence : 일렉트로 루미네선스, EL)라 한다.

① 발광 다이오드의 특징 : 소비전력이 적고, 저전압에서 동작하며, 발열이 적고, 수명은 대단히 길고 효율성이 좋다. 또한 동작이 고속이고, 고주파 점멸이 가능하므로 신호표시용, 디지털 계측기의 숫자, 문자표시용에 많이 이용되고 있다.

② 일반적인 발광 다이오드를 그림 2-29에 나타내었고, 그림 2-30은 숫자표시를 할 수 있는 7-세그먼트 발광 다이오드를 나타낸 것이다.

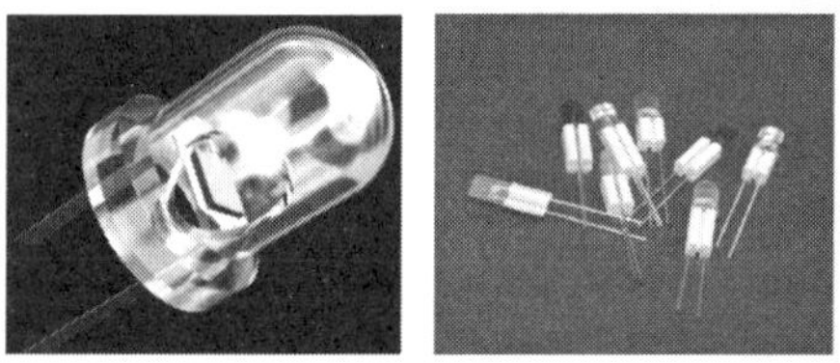

그림 2-29 • LED

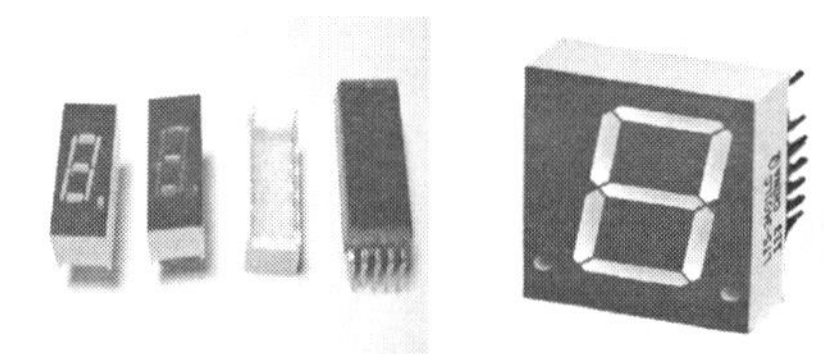

그림 2-30 • 7-세그먼트

③ 발광 다이오드와 트랜지스터를 조합하여 빛을 이용한 전기적 제어에 많이 사용하고 있는데 이러한 회로를 포토커플러(Photo coupler)라 하며, 포토커플러의 구조와 동작원리 및 구성은 그림 2-31과 같다. 우리가 자주 접하는 의료기기에서는 환자와 기기를 분리할 필요가 있을 경우에 사용한다.

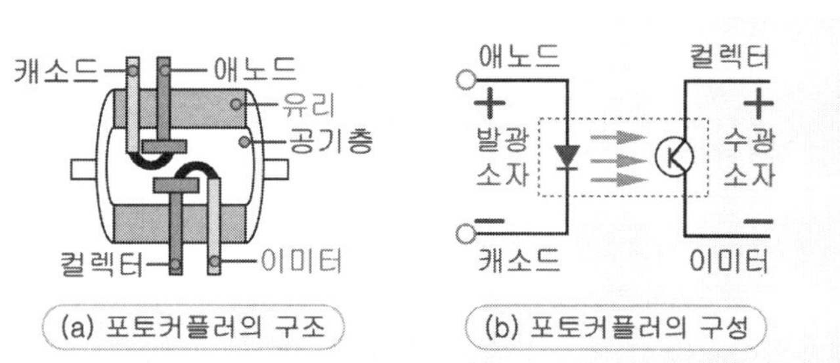

그림 2-31 • 포토커플러의 구조 및 구성

(6) 포토다이오드

포토다이오드는 발광 다이오드의 역현상을 이용한 것이다(그림 2-32). 즉, P형 영역에 (−), N형 영역에 (+)의 역방향 전압을 가하여 접합부에 빛을 받게 되면 빛 에너지에 의하여 전자-정공쌍이 발생하여 역방향 전류가 흐른다. 이 전류의 크기는 접합부에 가한 빛 에너지의 양에 비례한다.

포토다이오드(Photo diode) **특징은** 빛에 대하여 감도가 좋고 응답속도가 매우 좋아 광 통신의 수광소자로 사용되며, 또한 광신호를 전기신호로 바꾸는 광검출기 등에 사용된다.

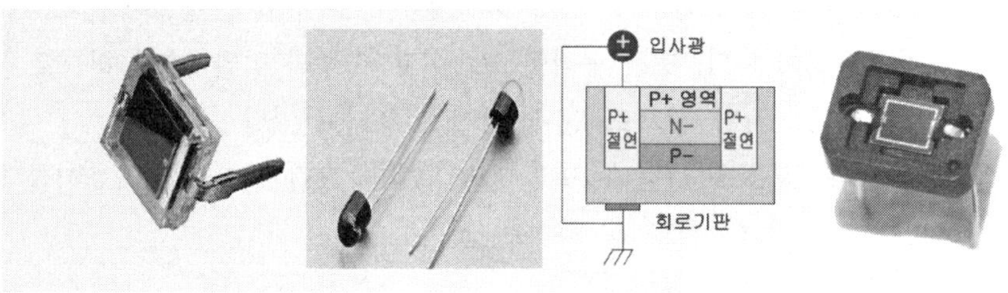

그림 2-32 • 포토다이오드의 원리와 포토다이오드

(7) 쇼트키 다이오드

일반적으로 다이오드는 낮은 주파수에 있을 때 순방향 바이어스에서 역방향 바이어스로 변하며 차단이 된다. 하지만 주파수가 증가하면 역방향의 반주기 동안 흐르는 큰 전류를 신속하게 차단하지 못하는 단점이 있다. 이것은 **순방향 전류의 증가로 인한 축적현상과 다이오드 off 시의 역회복시간** 때문인데 이러한 **역방향 회복시간의 해결책으로 쇼트키 다이오드**가 사용된다.

① **쇼트키 다이오드** : 그림 2-33(a)와 같이 한쪽 면은 **금속**[금(Gold : 골드), 은(Silver : 실버), 백금(Platinum : 플래티늄)]으로 되어 있고, 다른 쪽은 **N형 실리콘으로 만들어진 특수목적용 다이오드**이다.

② **쇼트키 장벽** : 바이어스가 되지 않았을 때 **N형 측에 있는 자유전자는 금속면에 자유전자보다 더 작은 궤도에 들어 있어 전위의 차이**가 생기게 되는데 이것을 **쇼트키 장벽**이라 한다.

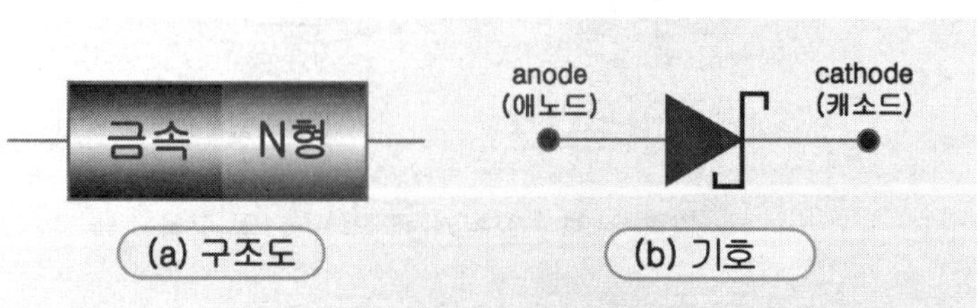

그림 2-33 • 쇼트키 다이오드

③ **쇼트키 다이오드의 동작원리** : 다이오드가 순방향으로 바이어스되면 N형 측 자유전자가 더 큰 궤도로 이동할 수 있는 에너지를 얻게 되어 접합면을 지나 금속으로 이동하게 되며, 이때 더 큰 전류를 흐르게 한다. 하지만 **금속은 정공을 가지고 있지 않기 때문에 전하축적과 역방향 회복시간이 존재하지** 않는다. 즉 **전하의 축적이 없기 때문에 일반적인 다이오드보다 스위칭 시간이 짧은 것이다.**

④ **순방향에서 쇼트키 다이오드** : 약 0.25[V]의 **턴 온 전압**을 가진다. 일반적인 실리콘 다이오드가 0.7[V]의 턴 온 전압을 갖는데 비해서 **작은 값이므로 전력손실을 최소화할 수 있어 저전압 정류기에** 쓰인다. 쇼트키 다이오드를 이용한 정류회로를 그림 2-34에 나타내었다.

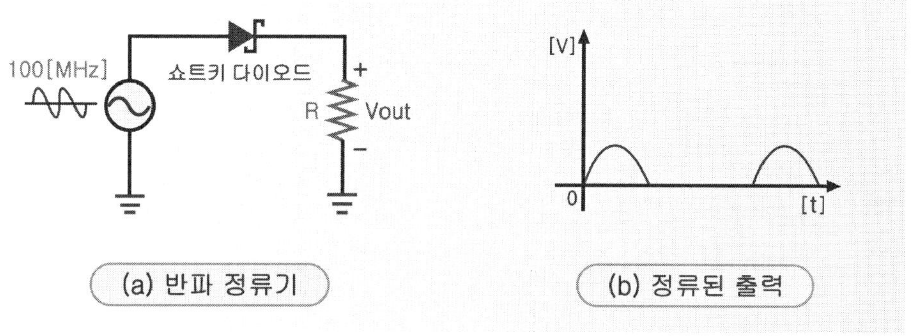

그림 2-34 • 쇼트키 다이오드 정류회로

(8) 전력 다이오드

전력 다이오드는 **교류입력 신호를 평균값 또는 직류값으로 변화**시키는 정류과정에서 사용한다. 이런 용도의 다이오드를 **정류기**(Rectifier : 렉터파이어)라고 한다.

① **전력 다이오드** : 고전류, 고온, PIV 정격의 특성 때문에 대부분 **실리콘을 사용하여 제작**한다.

② **전력용 다이오드의 전류용량** : 여러 개의 다이오드를 병렬로 연결함으로써 증가시킬 수 있다.

4. 다이오드의 정류회로

반도체 다이오드가 전류에 대하여 단일방향성을 갖는 특성을 이용하여 양방향성 교류를 단일방향의 직류로 바꿀수 있다. 정류기는 바로 이러한 **다이오드의 단방향 특성을 이용하여 교류를 직류로 만드는 회로**이다. 정류회로에는 **반파정류회로, 전파정류회로, 배전압 정류회로**가 있다. 전압변동률, 맥동률, 정류회로는 식 (2-3)~(2-5)와 같다.

① 전압변동률 : $\alpha = \dfrac{v - v_0}{v_0} \times 100\,[\%]$ (2-3)

② 맥동률 : $r = \dfrac{\text{출력파형에 포함된 교류분의 실효값}}{\text{출력파형의 평균값(직류성분)}}$ (2-4)

③ 정류회로 : $\eta = \dfrac{\text{직류출력전력}}{\text{교류입력전력}} \times 100[\%]$ (2-5)

(1) 반파 정류기

다이오드는 인가하는 전압의 방향에 따라 한쪽 방향으로만 전류를 흘릴 수 있는 특성 때문에 교류를 직류로 바꾸어주는 정류기 회로에서 교류전압을 직류전압으로 바꿔주는 역할을 한다.

반파 정류회로 및 입력전압 대 출력전압의 관계를 그림 2-35에 나타내었다.

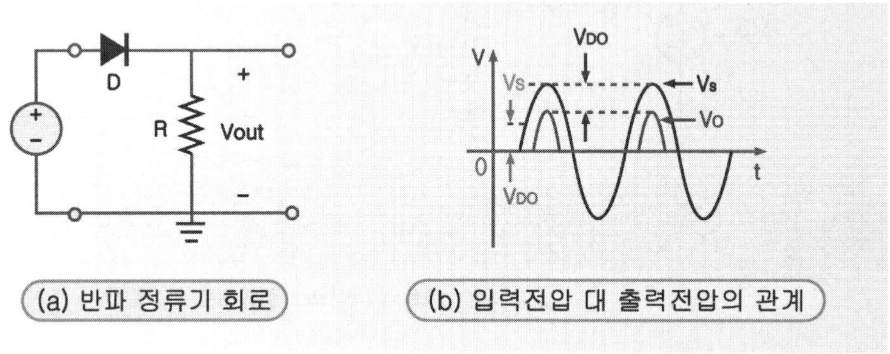

그림 2-35 • 반파 정류기 회로 및 입력전압 대 출력전압의 관계

입력전압의 한 주기 동안의 동작을 살펴보면 입력전압이 (+)일 때 다이오드는 순방향 바이어스가 되어 전류가 부하로 흐르게 되고, 반대로 입력전압이 (−)일 때 다이오드는 역방향 바이어스가 되어 전류가 부하로 흐르지 않게 된다. 따라서 부하에는 항상 (+)전압만이 흐르는 것이다.

반파 정류기에 다이오드가 순방향 바이어스되면 입력주기의 180[°] 동안만 도통된다. 반파정류기의 출력주파수는 입력주파수와 같고, 최대역전압(PIV : Peak Inverse Voltage)은 다이오드 양단에 역방향 바이어스로 걸리는 최대 전압이다.

반파 정류기의 평균전압 또는 직류값은 다이오드의 전압강하를 무시하면 식 (2-6)과 같이 된다. 평균값, 정류효율, 첨두값, 맥동률은 식 (2-6)~(2-10)과 같다.

$$V_{DC} = 0.318[V_{p-p}] \tag{2-6}$$

① 반파 정류파형의 평균값은 식 (2-7)과 같다. V_p는 전압의 첨두값이다.

$$V_{\mathrm{AVG}} = \frac{V_p}{\pi} = 0.318\,V_{\mathrm{peak}} = V_{\mathrm{dc}} \tag{2-7}$$

② 반파 정류효율은 식 (2-8)과 같다.

$$\eta = \frac{0.406}{1 + \dfrac{rf}{R_L}} \tag{2-8}$$

* rf = 다이오드 순방향 저항값, 무부하일 경우 $R_L = \infty$일 때 $\eta = 40.6[\%]$이다.

③ 반파 정류회로의 첨두값은 식 (2-9)와 같다.

$$V_{P_{\mathrm{out}}} = V_{P_{\mathrm{in}}} - 0.7[\mathrm{V}] \tag{2-9}$$

④ 반파 정류회로의 맥동률은 식 (2-10)과 같다.

$$r = \sqrt{\left(\frac{I_s}{I_{\mathrm{dc}}}\right)^2 - 1} = \sqrt{\left(\frac{I_m/2}{I_m/\pi}\right)^2 - 1} = \sqrt{\left(\frac{\pi}{2}\right)^2 - 1} \tag{2-10}$$

변압기를 사용한 반파 정류기는 전원전압을 필요한 만큼 올리거나 낮출 수 있으며, 교류 전원을 정류기 회로와 분리시킬 수 있어 전기적 충격으로부터 보호할 수 있다.

변압기의 2차 전압은 1차 전압과 권선비($N_{\mathrm{sec}}/N_{\mathrm{pri}}$)의 곱인 식 (2-11)과 같다. 그림 2-36 변압기를 사용한 반파 정류회로를 나타내었다.

$$V_{\mathrm{sec}} = \left(\frac{N_{\mathrm{sec}}}{N_{\mathrm{pri}}}\right) V_{\mathrm{pri}} \tag{2-11}$$

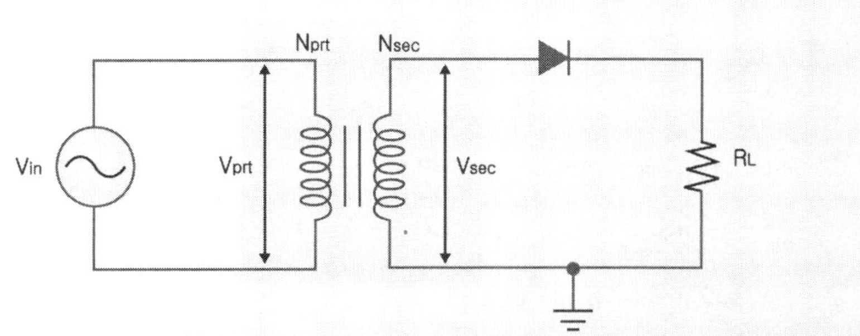

그림 2-36 • 변압기를 사용한 반파 정류

(2) 중간 탭 전파 정류기

중간 탭(Center tap : 센터 탭) 전파 정류기는 그림 2-37(a)와 같이 2개의 다이오드를 연결하여 구성한다. 중간 탭을 중심으로 2개의 반파 정류기가 연결된 것과 같으며, 입력신호는 변압기를 통해 2차 권선에서 얻고 중간 탭에서 보면 양쪽 단자들의 전압은 같아야 한다. 입력전압의 양의 반주기 동안 위쪽의 다이오드 D1은 순방향 바이어스 되고, 아래의 다이오드 D2는 역방향 바이어스가 되어 부하저항에 다이오드 D1을 통해 전류가 흐르게 되는 것이다. 반대로 음의 반주기 동안 2차 전압의 극성은 반대가 되어 다이오드 D1은 역방향 바이어스가 되고, 다이오드 D2는 순방향 바이어스가 되어 다이오드 D2를 통해 부하에 전류가 흐르게 되는 것이다. 이러한 전파 정류회로는 그림 2-37(b)와 같은 입 · 출력파형을 나타내며, 반파 정류보다 주파수가 2배가 된다. 다만, 1차 전압과 같은 크기의 전압을 얻기 위해서는 변압기의 권선비가 1 : 2가 되어야 하며, 전파 정류기의 피크값은 식 (2-12)와 같다.

$$V_{\text{out (peak)}} = 0.5\,[V_{\text{p - p}}] \tag{2-12}$$

평균값이나 직류값은 동일한 2차 전압에서 반파 정류 출력값의 2배가 된다. 이것을 식 (2-13)과 같다.

$$V_{\text{DC}} = 0.636[V_{\text{out(peak)}}] \tag{2-13}$$

전파 정류파형의 평균값은 식 (2-14)로 나타낸다.

$$V_{\text{AVG}} = \frac{2[V_{\text{peak}}]}{\pi} = 0.64[V_{\text{peak}}] = V_{\text{dc}} \tag{2-14}$$

그리고, 전파 정류회로의 첨두값은 식 (2-15)로 나타낸다.

$$V_p = \frac{[V_{\text{peak}}]}{2} - V_D \approx \frac{[V_{\text{peak}}]}{2} - 0.7[\text{V}] \tag{2-15}$$

전파 정류효율 : $\eta = 81.2[\%]$, 전파 정류회로의 맥동률 : 0.482이다.

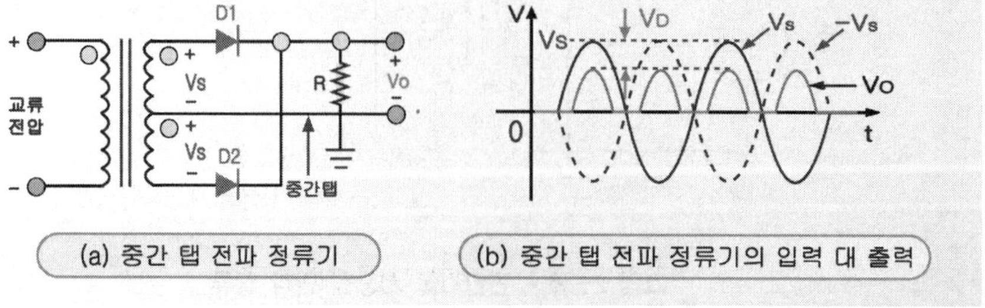

(a) 중간 탭 전파 정류기 (b) 중간 탭 전파 정류기의 입력 대 출력

그림 2-37 • 중간 탭 전파 정류기와 입력 대 출력

(3) 브리지 전파 정류회로

4개의 다이오드를 이용한 브리지 전파 정류회로는 그림 2-38(a)이다. 4개의 다이오드를 이용하여 정의 반주기와 부의 반주기의 교류전류의 흐름을 한 방향으로만 흐르게 유도함으로써 단일방향의 전파 정류된 파형을 얻어내며, 중간 탭 전파 정류기에 비해 2차측 입력 전압파형이 1/2로 감소되지 않는 출력파형을 볼 수 있다. 입력전압의 양(+)의 반주기 동안은 다이오드 D1과 D2가 순방향 바이어스가 되어 부하로 전류가 흐르게 된다.

이와는 반대로 입력 전압의 음(−)의 반주기 동안은 다이오드 D3과 D4가 순방향 바이어스가 되어 부하로 전류가 흐르게 된다. 이러한 브리지 전파 정류회로의 입력과 출력의 파형은 그림 2-38(b)와 같다. 외부의 자극이 없는 이상 다이오드라고 가정하면 부하전압의 피크값은 식 (2-16)과 같다.

$$V_{\mathrm{out}} = V_{2(\mathrm{peak})} \quad (2\text{-}16)$$

OFF상태의 다이오드 PIV는 V_m(최대값)이고, 전파정류의 평균전압은 $V_{\mathrm{dc}} = 0.636\,V_m$이다. 그러므로 식 (2-17)과 같이 된다.

$$V_{\mathrm{DC}} = \frac{2}{\pi} V_m = 0.636\,V_m = (0.636\,[V_{\mathrm{peak}}]) \quad (2\text{-}17)$$

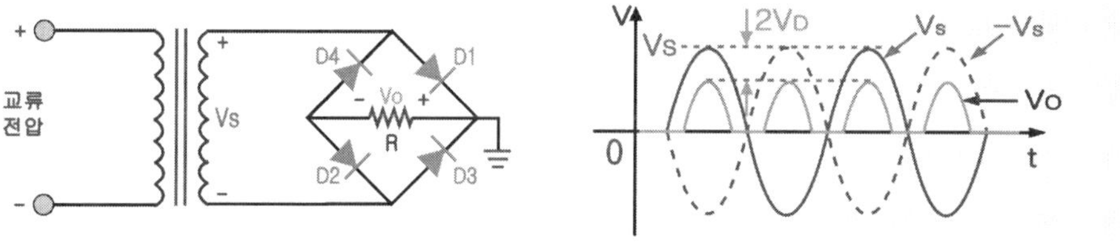

(a) 브리지 전파 정류회로

(b) 브리지 전파 정류회로의 입력 대 출력

그림 2-38 ◦ 브리지 전파 정류회로와 입력 대 출력

(4) 배전압 정류회로

배전압 정류회로는 변압기의 2차 측의 최대(Peak : 피크) 전압의 2배를 부하에 공급할 수 있는 정류회로이다. 배전압 정류회로는 입력전압에 대하여 비교적 높은 전압을 얻고자 할 경우나 소형의 변압기를 사용하여 그 이상의 전압을 취하고자 할 경우에 이용된다. 배전압 정류회로는 콘덴서의 충·방전 작용과 다이오드의 ON, OFF 기능을 이용한 것으로 그림 2-39(a)와 같은 전파 배전압 정류회로와 그림 2-39(b)와 같은 반파 배전압 정류회로가 있다.

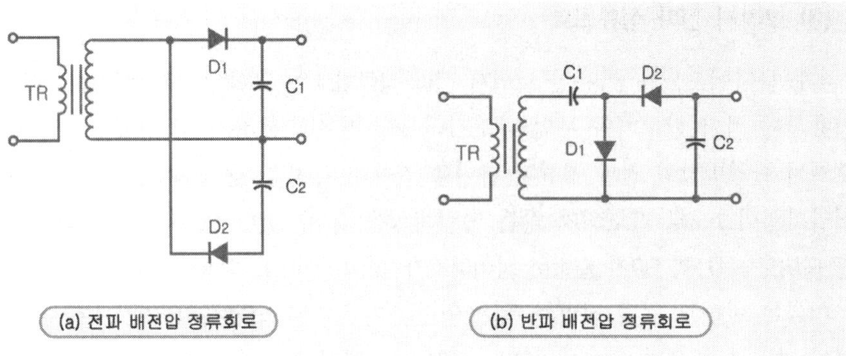

그림 2-39 ● 전파 · 반파 배전압 정류회로

1) 반파 배전압 정류회로의 구성과 동작원리

반파 배전압 정류회로의 동작원리는 그림 2-40(a)와 같이 변압기 2차측 전압이 양(+)의 반주기 동안은 다이오드 D1이 on되어 콘덴서 C1에 최대값 V_p까지 충전되고 이때 다이오드 D2는 off되어 콘덴서 C2는 동작하지 않게 된다.

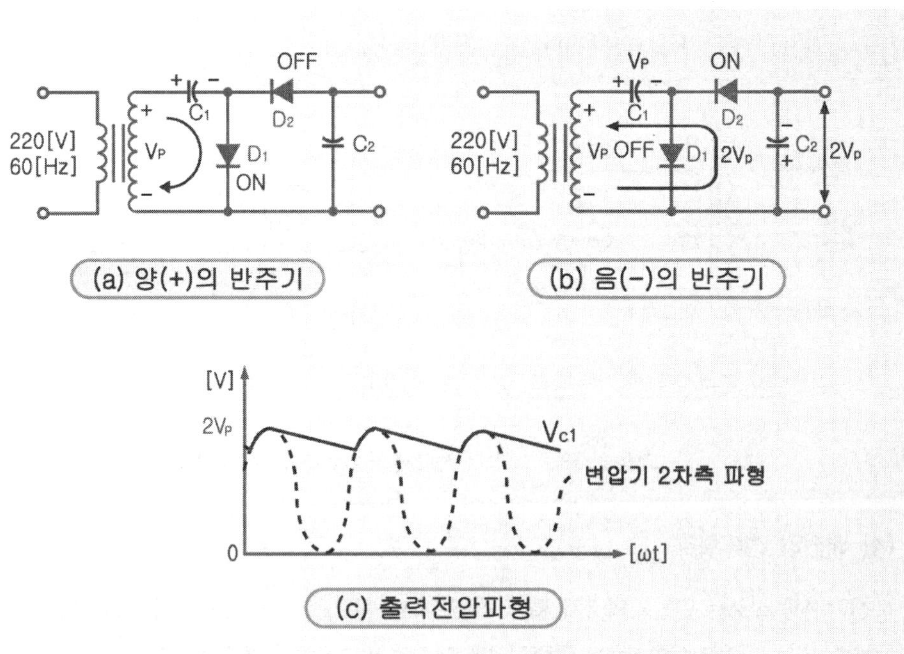

그림 2-40 ● 반파 배전압 정류회로의 동작원리와 출력파형

또한 그림 2-40(b)와 같이 변압기 2차측 전압이 음(−)의 반주기 동안은 다이오드 D2가 on되어 콘덴서 C2에는 콘덴서 C1의 최대값 V_p와 전원의 V_p충전되기 때문에 콘덴서 C2의 충전전압은 $2V_p$로 된다. 이때 다이오드 D1은 off되어 동작하지 않게 된다. 음(−)반주기 동안에 다이오드 D1은 off되고, D2는 on되므로 변압기의 2차측과 콘덴서 C1, 다이오드 D2, 콘덴서 C2는 하나의 폐루프를 구성하게 된다. 따라서 이 폐루프에 키르히호프의 제2법칙(KVL)을 적용하면 식 (2-18)과 같다.

$$-V_{c2} + V_{c1} + V_p = 0 \tag{2-18}$$

여기서 V_{c1}은 콘덴서, C1의 충전전압이므로 $V_{c1} = V_p$가 된다. 따라서 C2의 충전전압 $V_{c2} = 2V_p$가 된다.

2) 전파 배전압 정류회로의 구성과 동작원리

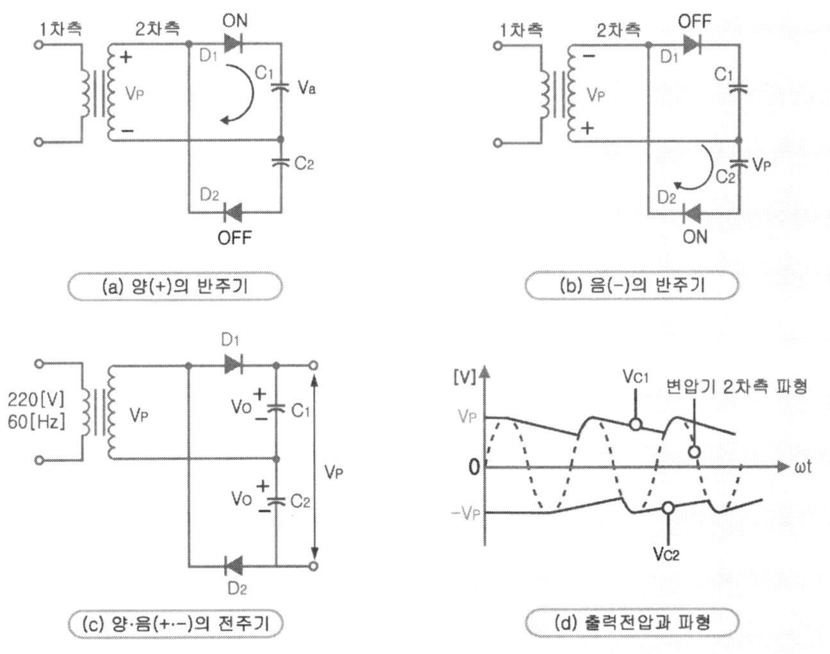

그림 2-41 ◉ 전파 배전압 정류회로의 동작원리와 출력파형

전파 배전압 전파 정류회로의 동작원리는 그림 2-41(a)와 같이 변압기의 2차측 전압이 양(+)의 반주기동안은 다이오드 D1이 on되어 콘덴서 C1에 최대값(V_p)까지 충전된다. 이때 다이오드 D2는 off되어 콘덴서 C2는 동작하지 않게 된다.

또한 그림 2-41(b)와 같이 변압기 2차측 전압이 음(−)의 반주기 동안은 다이오드 D2가

on되어 C2에 최대값 V_p까지 충전된다. 이때 다이오드 D1은 off 되어 콘덴서 C1은 동작하지 않게 된다. 이 과정에 의하여 전주기 동안의 동작에 의한 출력전압은 그림 2-41(c)와 같이 $2V_p$가 되고, 출력전압파형은 그림 2-41(d)와 같이 된다.

5. 평활회로

정류회로를 통해 정류된 출력은 교류의 (+)전압만 존재하는 맥류이며, 맥류는 전압이 안정되지 않아 아직 완전한 직류가 아닌 전류이다. 이런 맥류를 다시 완전한 직류로 바뀌는 과정을 거치는데, 이때 사용되는 회로가 평활회로이다. 평활회로는 전압이 불안정한 맥류를 일정한 전압으로 바꾸어 주는 역할을 하게 된다.

즉, 높은 전압은 낮추어 주고, 낮은 전압은 높여서 일정한 전압을 유지할 수 있도록 하며, 주로 콘덴서와 코일로 이루어져 있고, 전압을 유지시켜주는 역할은 콘덴서가 맡는다. 반파와 전파의 리플 전압비교를 그림 2-42에 나타내었다.

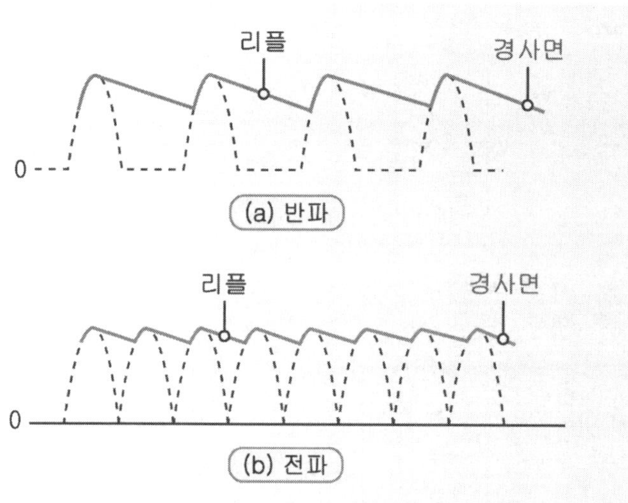

그림 2-42 • 반파와 전파의 리플 전압비교

(1) 평활회로를 갖는 브리지 정류기

평활회로를 갖는 브리지 전파 정류기회로를 그림 2-43에 나타내었다.

① 커패시터 필터는 정류된 입력전압의 첨두치(Peak)와 같은 직류 출력전압을 만든다.

② 필터 출력파형에서 물결모양의 작은 접압의 변화를 리플이라 하며 이 리플 전압이 적을수록 좋은 평활회로이다.

③ 리플 전압은 필터 커패시드의 충전·방전에 의해 발생된다.

④ 리플 계수는 부하저항을 증가시키거나 커패시터의 값을 크게 하면 적어진다.

⑤ 리플 계수는 평활회로의 효율을 나타내며 식 (2-19)와 같다.

$$리플\ 계수(r) = \frac{리플전압(V_r)}{직류전압(V_{dc})} \tag{2-19}$$

⑥ 리플 전압은 부하저항과 콘덴서의 크기에 반비례하고 식 (2-20)과 같다.

$$V_r = \left(\frac{1}{fR_LC}\right)V_p(\text{in}) \tag{2-20}$$

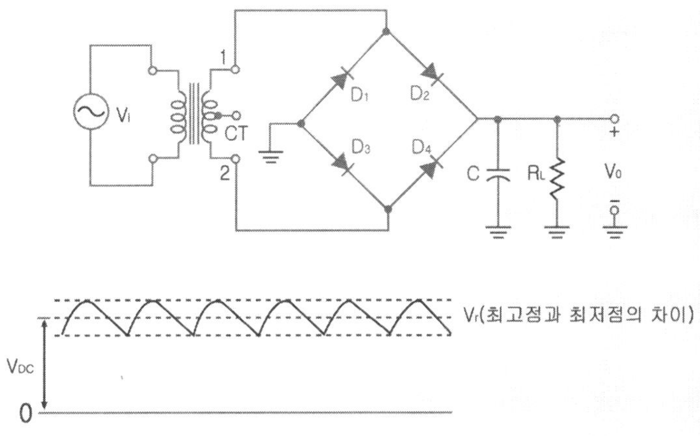

그림 2-43 ◦ 평활회로를 갖는 브리지 전파 정류기

6. 콘덴서 입력 필터

콘덴서 필터를 갖는 반파 정류기와 그 출력전압을 그림 2-44에 나타내었다. 처음 입력의 양(+)의 반주기 동안 다이오드는 순방향 바이어스가 되고, 입력전압이 콘덴서 양단의 전압 이상이 되면 콘덴서는 충전이 되며, 입력전압이 콘덴서 양단의 전압보다 높을 경우 충전값을 유지한다. 이와는 반대로 입력의 음(−)의 반주기 동안 다이오드는 역방향 바이어스가 되어 입력전압이 콘덴서 양단의 전압보다 낮아지기 시작하면서 콘덴서는 방전을 시작한다. 콘덴서는 부하저항을 통해 일정한 비율로 방전하게 된다.

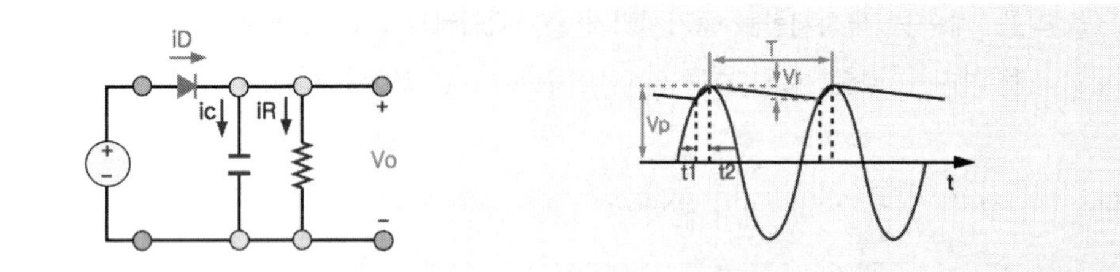

(a) 콘덴서 필터를 갖는 반파 정류회로 (b) 콘덴서 필터를 갖는 반파 정류회로의 출력

그림 2-44 ● 콘덴서 필터를 갖는 반파 정류회로의 출력

전파정류의 경우에는 그림 2-45와 같이 콘덴서에서 방전되는 시간이 짧으므로 반파 정류회로보다 맥동전압의 크기가 작아지고 직류에 가까운 전압이 된다. 그러므로 콘덴서의 크기가 클수록 방전시간이 짧아 직류전압에 더욱 가까워지게 된다.

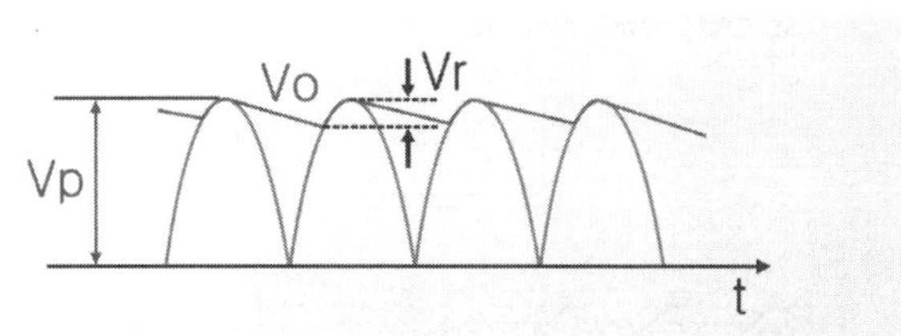

그림 2-45 ● 콘덴서 필터를 갖는 전파 정류회로의 출력

7. 클리퍼 · 리미터 · 클램퍼

파형 정형회로는 신호를 전송하거나 수신할 때 어떠한 기준 값보다 높은 부분만 전송 · 수신하거나 기준값보다 낮은 부분만 전송 · 수신하여야 하는 경우가 있다. 이처럼 특정 부분만 필요로 하는 경우 신호의 기본적인 형태를 변형시키기 위하여 사용하는 회로를 통칭하여 파형정형회로라고 한다.

일반적인 파형정형회로에는 클리퍼(Clipper), 리미터(Limiter), 클램퍼(Clamper) 등이 있다.

(1) 클리퍼

입력신호의 파형을 일정한 레벨로 잘라버린 파형을 나타내는 회로를 클리퍼(Clipper)라고 한다. 클리퍼에는 일정한 레벨 이상의 부분을 잘라버린 출력파형을 나타내는 피크 클리퍼(peak clipper)와 일정 레벨 이하의 부분을 잘라버린 출력파형을 나타내는 베이스 클리퍼(Base clipper)가 있다. 또한 회로구성에 따라서 직렬 · 병렬 클리퍼로 구분하기도 한다.

1) 베이스 클리퍼

베이스 클리퍼(Base clipper) 회로이며 출력파형에서 나타나는 것과 같이 기준전압 V_R 이하의 파형은 출력하지 않고, 그 이상의 파형을 그림 2-46에 나타내었다.

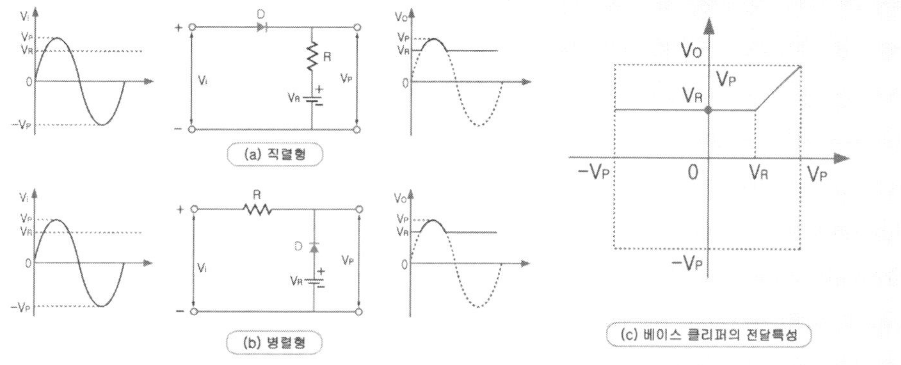

그림 2-46 • 베이스 클리퍼

2) 피크 클리퍼

입력신호 파형의 일정한 레벨 이상의 부분을 잘라버린 출력파형을 얻는 클리퍼를 피크 클리퍼(Peak clipper)라고 하며, 동작특성은 베이스 클리퍼와 정반대이다. 그림 2-47의 출력파형에서 보는 바와 같이 피크 클리퍼는 기준전압 V_R 이상의 파형은 출력하지 않고, 기준전압 V_R 이하의 파형만 출력한다.

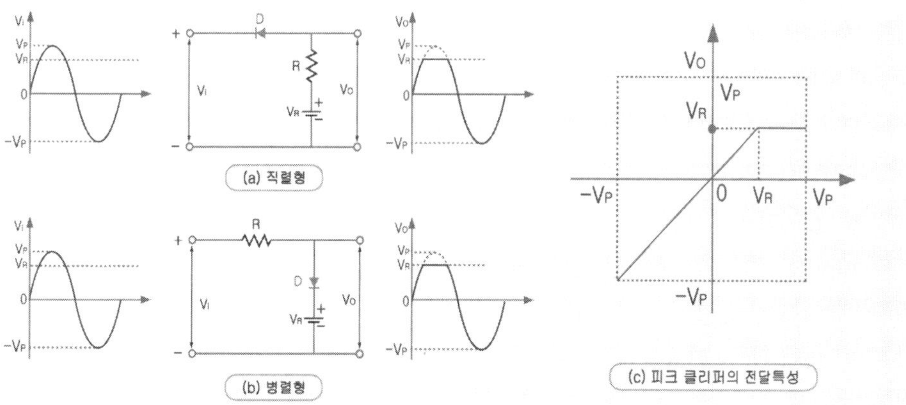

그림 2-47 • 피크 클리퍼

(2) 리미터

신호 파형의 진폭을 일정한 레벨로 제한하는 회로를 리미터(Limiter)라고 한다. 그림 2-48은 리미터의 회로구성과 출력파형이다. 리미터는 베이스 클리퍼와 피크 클리퍼의 합성회로라고 할 수 있다.

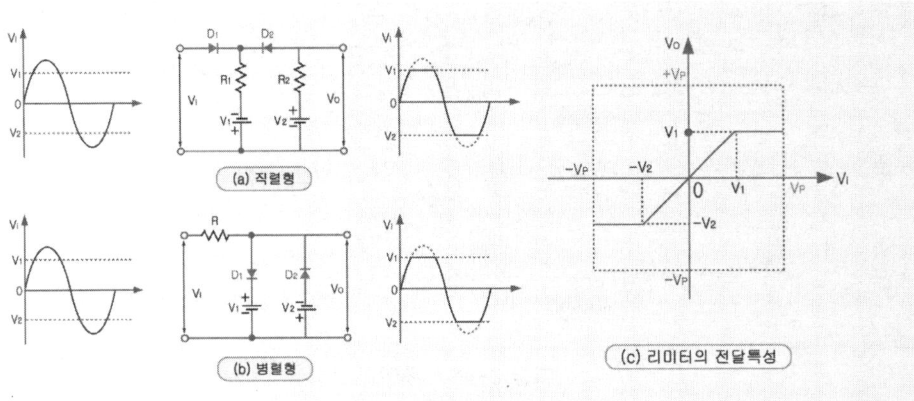

그림 2-48 • 리미터

(3) 클램퍼

입력파형의 형태는 변형시키지 않고 입력파형을 특정한 직류값에 고정시키는 회로를 클램퍼(Clamper)라고 한다. 클램퍼를 구성하기 위해서는 다이오드, 콘덴서, 저항은 꼭 필요한 소자이며 직류레벨 조정용 직류전원도 자주 사용된다.

① 클램퍼(Clamper)의 목적은 교류신호에 직류전압값을 더하는 데 있다. 입력이 처음 음의 반주기 동안 다이오드는 순방향 바이어스가 되고 콘덴서는 입력의 첨두값인 $V_{p(\mathrm{in})} - 0.7[\mathrm{V}]$까지 충전하게 된다. 그런 다음 바로 음의 첨두값에서 다이오드는 역방향으로 바이어스 된다. 이것은 콘덴서의 충전에 의해 캐소드가 거의 $V_{p(\mathrm{in})} - 0.7[\mathrm{V}]$를 유지하고 있기 때문이다.

콘덴서는 단지 높은 부하저항 R을 통해서만 방전할 수 있으므로 음의 반주기의 첨두값에서 다음 주기의 첨두값까지 콘덴서는 적은 방전을 하며 방전하는 양은 값에 의해 좌우된다. 좋은 클램퍼가 되기 위해서는 RC 시정수는 적어도 입력 주파수의 10배 이상되어야 한다. 콘덴서의 전압은 그림 2-49와 같이 중첩의 원리에 의해 입력전압에 더해지며 다이오드의 방향이 바뀌면 음의 직류전압이 입력신호에 더해진다.

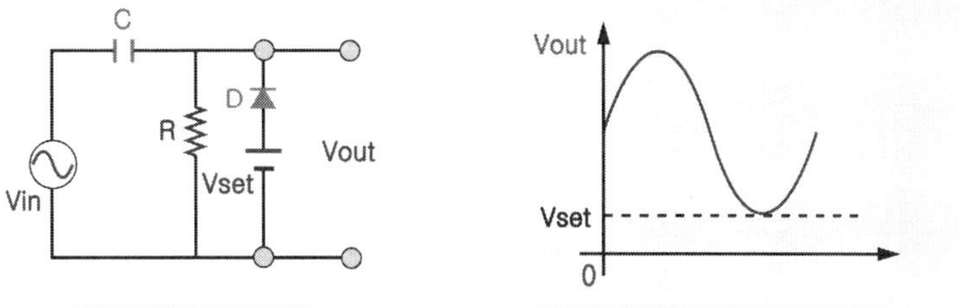

(a) 클램퍼 회로 (b) 클램퍼 회로의 파형

그림 2-49 ● 클램퍼 회로

② 입력신호의 한 주기 동안에 콘덴서 양단전압이 최대값으로 일정하게 유지할 수 있도록 시정수 $\tau = RC$ 가 충분히 커야 한다. 즉 저항 R 값과 콘덴서 C 값은 출력파형에 영향을 줄 수 있으므로, 시정수 $\tau = RC$ 가 입력 주파수 보다 훨씬 크게 되도록(약 10배 이상) 저항 R 값과 콘덴서 C 값이 정해져야 한다.

③ 클램퍼는 그림 2-50과 같은 정 클램퍼와 부 클램퍼가 있다.

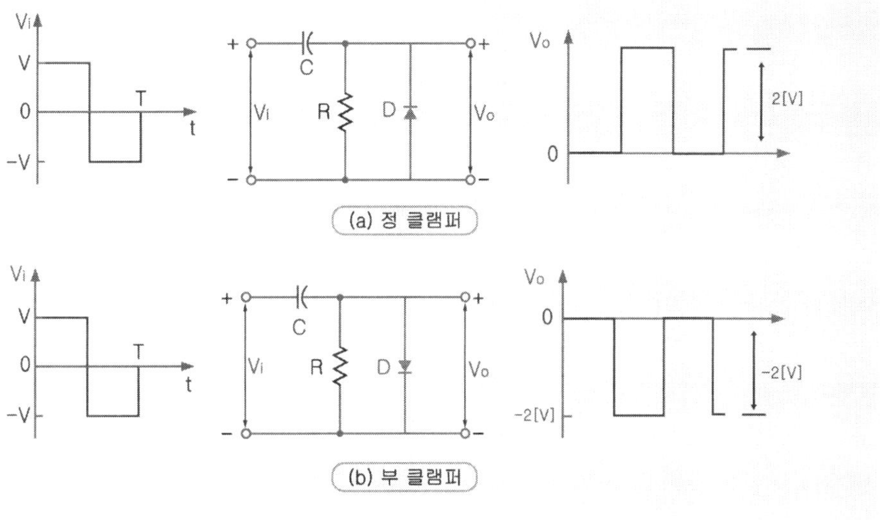

(a) 정 클램퍼 (b) 부 클램퍼

그림 2-50 ● 정 클램퍼와 부 클램퍼

㉮ **정 클램퍼**(Positive clamper : 포지티브 클램퍼) : **입력신호의 파형을 양(+)의 방향으로 이동시킨다.**

㉯ **부 클램퍼**(Negative clamper : 네거티브 클램퍼) : **입력신호의 파형을 음(−)의 방향으로 이동시킨다.**

제3절 트랜지스터

1. 쌍극 접합 트랜지스터

쌍극 접합 트랜지스터(Bipolar Junction Transistor : 바이폴러 정션 트랜지스터 : BJT)는 **두 PN 접합으로 구분된 세 개의 도핑된 반도체 영역으로 구성된다.** 이 영역은 **이미터**(Emitter), **베이스**(Base), **컬렉터**(Collector)라고 한다. 트랜지스터가 증폭기로 동작하기 위해서는 BE 접합은 순방향 바이어스, BC 접합은 역방향 바이어스가 필요하다. **BJT는 베이스에 인가되는 전류에 의해 컬렉터 회로에 흐르는 전류를 제어하는 전류제어소자**이다.

BJT의 두 가지 형태는 그림 2-51과 같다.

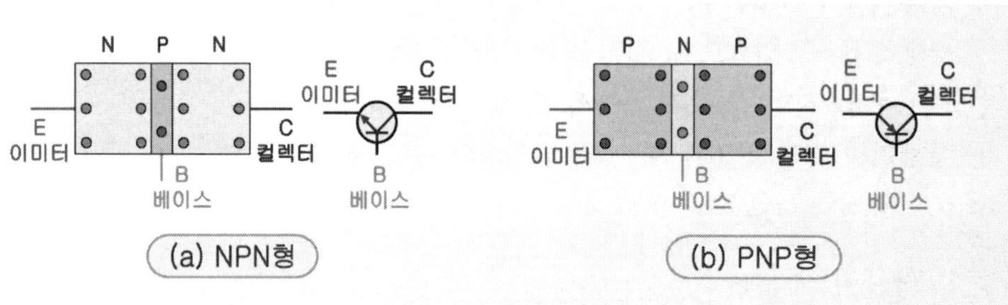

그림 2-51 • NPN형과 PNP형 트랜지스터

(1) α_{DC}와 β_{DC}

α_{DC}는 **컬렉터 전류와 이미터 전류의 비**로 0.95에서 0.99 이상으로 항상 1보다 작다. 트랜지스터의 **직류 전류이득**(β_{DC})은 컬렉터 전류와 베이스 전류의 비로 20에서 200 이상의 값을 가지며 식 (2-21)과 같다.

$$\alpha_{dc} = \frac{I_C(\text{출력전류})}{I_E(\text{입력전류})}, \quad \beta_{dc}(\text{전류이득}) = \frac{I_C(\text{컬렉터 전류})}{I_B(\text{베이스 전류})}$$

$$\alpha_{DC} = \frac{\beta_{DC}}{1+\beta_{DC}}, \quad \beta_{DC} = \frac{\alpha_{DC}}{1-\alpha_{DC}} \tag{2-21}$$

(2) 트랜지스터의 전류와 전압

트랜지스터의 전류와 전압을 그림 2-52에 나타내었고, 식 (2-22)와 같이 된다.

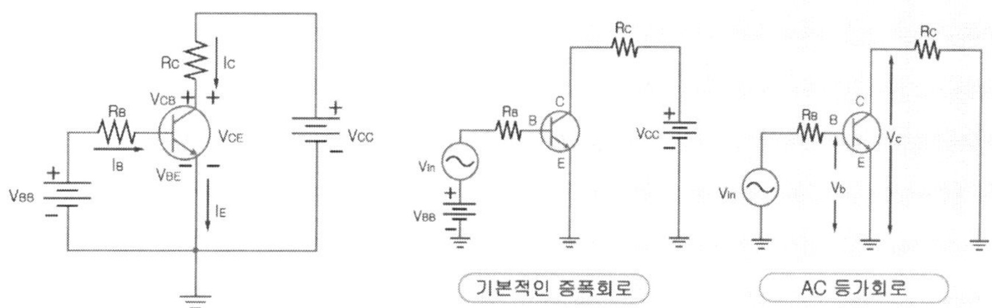

그림 2-52 ◦ 트랜지스터의 전류와 전압 및 증폭 회로

$$\left.\begin{aligned} &V_{BE} \cong 0.7\,[\mathrm{V}] \\ &I_B = \frac{V_{BB} - V_{BE}}{R_B} \\ &V_{CE} = V_{CC} - I_C R_C \\ &V_{CB} = V_{CE} - V_{BE} \end{aligned}\right\} \qquad (2\text{-}22)$$

$I_B = 0$인 경우에 트랜지스터는 열에 의해 만들어진 매우 적은 양의 누설전류만 흐르게 되어 차단상태에 있으며, 누설전류를 무시하면 모든 전류는 0이 된다. 베이스 전류가 증가하면 컬렉터 전류는 증가하고 V_{CE}는 감소한다. V_{CE}가 포화값 $V_{CE(\mathrm{sat})}$에 도달하면 BC 접합은 순방향이 되고 포화점에서는 $I_C = \beta_{\mathrm{dc}} I_B$의 등식이 성립하지 않는다. 식 (2-23)과 같다.

$$\left.\begin{aligned} &I_e = \frac{V_b}{r'_e} \text{ (단, } r'_e \text{ : 내부 교류 이미터 저항)} \\ &V_c = I_c R_c \\ &A_v = \frac{V_c}{V_b} = \frac{I_e R_c}{I_e r'_e} \cong \frac{R_c}{r'_e} \end{aligned}\right\} \qquad (2\text{-}23)$$

2. 트랜지스터 바이어스 회로

(1) 이미터 바이어스

정(+)과 부(−)의 양 전원이 요구되는 바이어스로 I_E가 온도와 전류에 따라 변하는 V_{BE}와 β_{DC}의 영향을 받게 되나 만약 $R_E \gg \dfrac{R_B}{\beta_{\mathrm{DC}}}$이고, $V_{EE} \gg V_{BE}$라면 I_E가 V_{BE}와 β_{DC}의

영향을 받지 않아 안정한 DC 동작점(Q점)을 만들 수 있다. 이미터 바이어스는 그림 2-53과 같고, 식 (2-24)와 같다.

$$
\left.\begin{aligned}
& I_C \cong I_E = \frac{V_{EE} - V_{BE}}{R_E + \dfrac{R_B}{\beta_{DC}}} \\
& I_E = \frac{V_{EE} - V_{BE}}{R_E} \qquad (\text{단, } R_E \gg \frac{R_B}{\beta_{DC}}) \\
& I_E = \frac{V_{EE}}{R_E} \qquad (\text{단, } V_{EE} \gg V_{BE}) \\
& V_{CE} \cong V_{CC} + V_{EE} - I_C(R_C + R_E)
\end{aligned}\right\} \tag{2-24}
$$

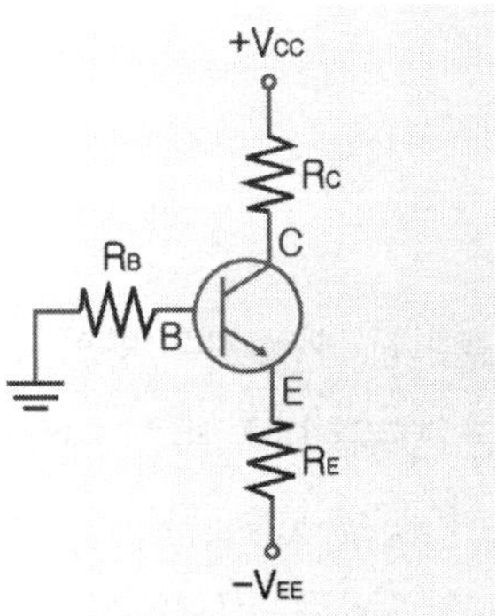

그림 2-53 • 이미터 바이어스

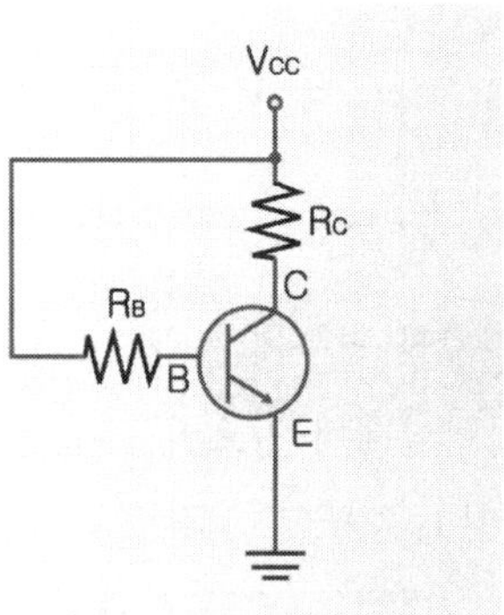

그림 2-54 • 베이스 바이어스

(2) 베이스 바이어스

베이스 바이어스 그림 2-54는 **한 개의 전원만을 사용**하지만 온도와 전류에 따라 변하고 제조상 차이가 생길 수 있는 β_{DC}의 영향에 따라 트랜지스터를 다른 것으로 대치할 경우 왜곡된 출력을 만들게 되는 단점을 가지고 있고 식 (2-25)와 같다.

$$
I_C = \beta_{DC}\left(\frac{V_{CC} - V_{BE}}{R_B}\right), \quad V_{CE} = V_{CC} - I_C R_C \tag{2-25}
$$

1) 전압분배 바이어스

단일전압으로 I_E가 β_{DC}와 무관한 좋은 안정도를 얻을 수 있기 때문에 가장 널리 사용되는 바이어스 방식이다. 전압분배 바이어스는 그림 2-55와 같다.

전압분배 바이어스 베이스의 직류입력저항은 식 (2-26)과 같다.

$$R_{IN(base)} \cong \beta_{DC} R_E, \quad V_B = \left(\frac{R_2 \parallel \beta_{DC} R_E}{R_1 + (R_2 \parallel \beta_{DC} R_E)} \right) V_{CC}$$

$$V_B \cong \left(\frac{R_2}{R_1 + R_2} \right) V_{CC} (\text{단}, \ \beta_{DC} R_E \gg R_2), \ I \cong \frac{V_B - V_{BE}}{R_E}$$

$$V_{CE} \cong V_{CC} - I_C(R_C + R_E) \tag{2-26}$$

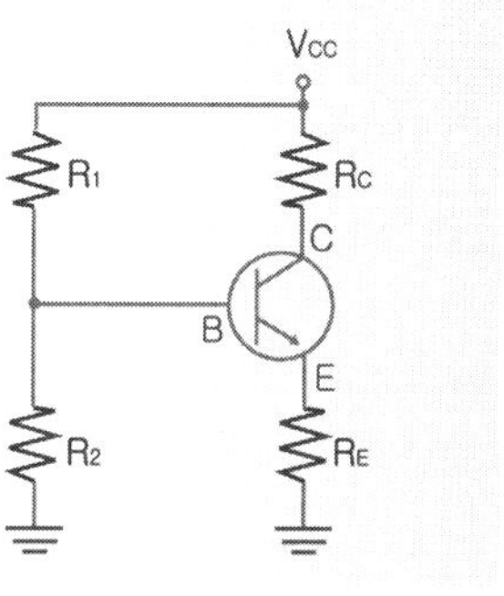

그림 2-55 • 전압분배 바이어스

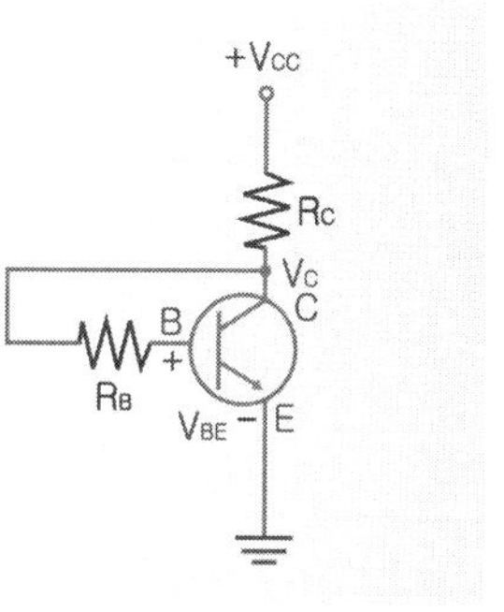

그림 2-56 • 컬렉터 궤환 바이어스

2) 컬렉터 궤환 바이어스

온도가 상승하면 β_{DC}는 증가하고 V_{BE}는 감소한다. β_{DC}의 증가는 I_C를 증가시키고, V_{BE}의 감소는 I_B를 증가시키고 I_C를 증가시킨다. 그러나 I_C가 증가한 만큼 R_C 양단의 전압강하도 증가하여 V_C를 감소시킨다. 결국 R_B 양단의 전압은 I_B를 줄여 I_C와 V_{CE}의 변화를 막아 안정한 Q점을 유지하게 만드는 부궤환 회로이다. 그림 2-56과 같이 식 (2-27)~(2-29)와 같다.

$$I_B = \frac{V_C - V_{BE}}{R_B} \tag{2-27}$$

$$I_C = \frac{V_{CC} - V_{BE}}{R_C + \dfrac{R_B}{\beta_{DC}}} \tag{2-28}$$

$$V_{CE} = V_{CC} - I_C R_C \tag{2-29}$$

컬렉터, 이미터, 베이스 단자에 흐르는 전류를 나타내는 식 (2-30)과 같다.

$$I_C = \alpha I_E + I_{CBO},\ I_E = I_B + I_C \tag{2-30}$$

으로부터 식 (2-31)을 구할 수 있다.

$$I_C = \left(\frac{\alpha}{1-\alpha}\right)(I_B + I_{CBO}) \tag{2-31}$$

만약 $\beta = \left(\frac{\alpha}{1-\alpha}\right)$이고 I_{CBO}를 무시하면 식 (2-32)와 같다.

$$I_C = \beta I_B \tag{2-32}$$

가 되며 $\alpha \fallingdotseq 1$이기 때문에 $I_C \fallingdotseq I_E$이다.

트랜지스터는 크게 3개의 동작영역을 갖는다. 트랜지스터는 가해주는 전압과 입력신호에 따라 **포화영역, 활성영역, 차단영역으로 구분**된다.

① **포화영역** : 트랜지스터가 on 상태일 때 베이스 전류(I_B)가 증가해도 컬렉터 전류가 변하지 않는 영역으로 이미터－베이스 접합과 컬렉터－베이스 접합이 모두 순방향 바이어스이다.

② **활성영역** : 베이스 전류에 의해 컬렉터 전류를 많이 흐를 수 있게 하는 영역으로 이미터-베이스 접합은 순방향 바이어스, 컬렉터－베이스 접합은 역방향 바이어스이다.

③ **차단영역** : 베이스 전류가 0[μA] 이하로 되어 컬렉터 전류가 흐르지 못하는 영역으로 이미터－베이스 접합과 컬렉터－베이스 접합은 모두 역방향 바이어스이다.

트랜지스터가 증폭기로 동작시에는 동작점이 활성영역에 존재하며, 디지털 회로에서 사용하는 논리 모드로 동작 시에는 차단영역과 포화영역을 이용한다. **활성영역에서 동작할 때 증폭기**로 사용되며, **차단영역과 포화영역에서 동작할 때 스위치 기능**을 한다.

다이오드와 유사하게 PNP형과 NPN형 트랜지스터는 번갈아 도핑된 3개의 영역이 결합하여 3개의 층을 구성하지는 않는다. 이런 3개의 층은 먼저 컬렉터 영역 속으로 베이스 영역을 녹이고 다시 이미터 영역을 베이스 영역 속으로 녹이는 확산기술에 의해서 만들어진다.

트랜지스터는 그림 2-57과 같이 여러 가지의 패키지가 있다. 내구성이 강한 구조의 포장은 고전력 소자를 사용하고, 플라스틱이나 작은 캔의 몸체를 가진 것은 저전력 또는 중간 전력 소자를 사용한다.

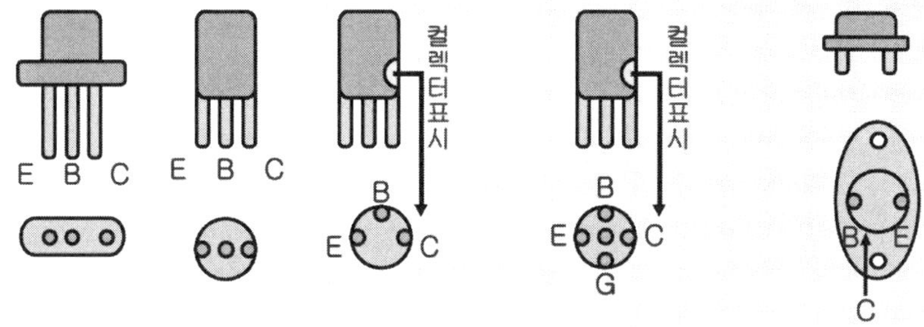

그림 2-57 • 트랜지스터 패키지의 종류

트랜지스터에 표시되어 있는 명칭에 따른 각각의 용도와 상기 타입에 따른 사양을 그림 2-58에 나타내었다..

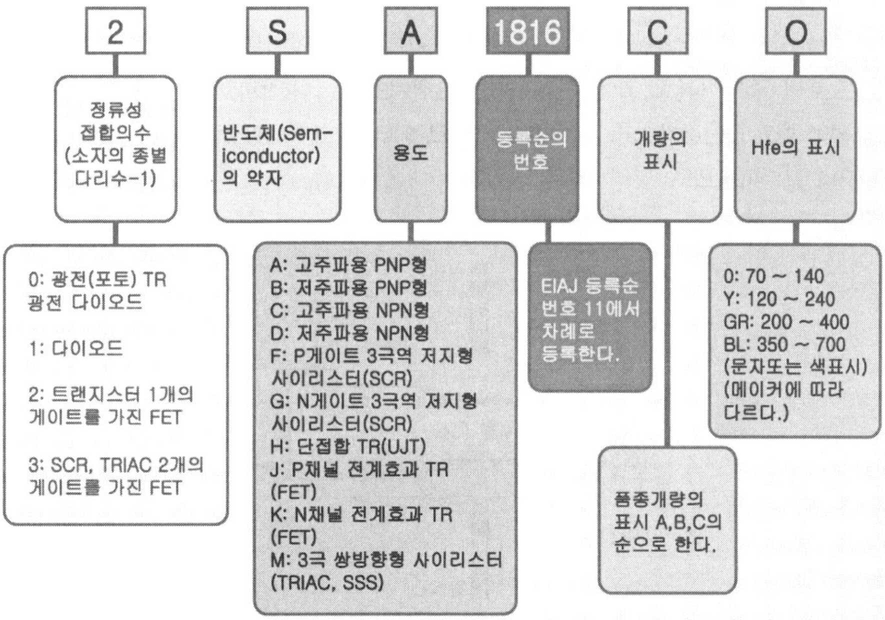

그림 2-58 • 트랜지스터의 용도와 상기 타입에 따른 명칭

① 합금형 트랜지스터의 제작과정

N형 물질을 베이스 사이에 두고 그림 2-59의 기판 위아래에 이미터와 컬렉터를 형성하게 될 P형 물질의 결정을 얹고, 온도를 녹는점 가까이 높이게 되면 P형 물질이 녹아 N형 물질의 기판과 합금이 되면서 PNP의 반도체 접합을 형성하는 것이다. 오래 전부터 사용되었지만, 요즘은 고주파대의 특성에 한계가 있기 때문에 음성주파수의 증폭 등에만 사용한다.

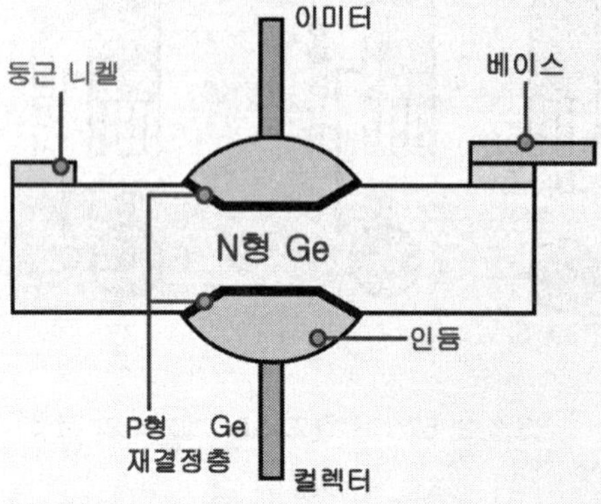

그림 2-59 • 합금형 트랜지스터의 구조

② 드리프트형 트랜지스터

합금 접합형 트랜지스터 베이스내의 불순물 농도를 이미터 쪽은 진하게, 컬렉터 쪽은 연하게 확산시켜 베이스 안에 생기는 전위 차이에 따라 이미터에서 들어오는 캐리어를 가속시킴으로써 주행시간을 짧게 하여 만든 트랜지스터이다(그림 2-60). 이 트랜지스터는 고주파 특성이 좋고 차단주파수가 100~200[MHz]로 매우 높으며 대량 생산에도 알맞기 때문에 단파 정도까지의 고주파용으로 널리 쓰이고 있다.

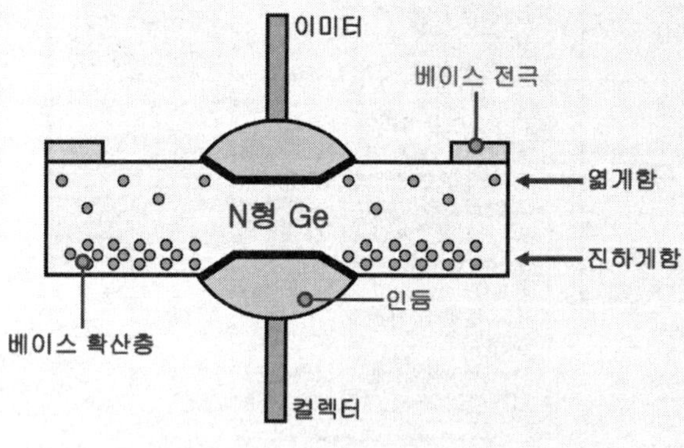

그림 2-60 • 드리프트형 트랜지스터 구조

③ 확산형 트랜지스터

PNP 트랜지스터의 경우 베이스 영역을 형성하기 위해 P형 웨이퍼에 N형을 확산시킨다(그림 2-61). 그리고 P형의 이미터를 확산 또는 합금의 방법을 사용하여 N형의 베이스 위에 형성한다. 그런 다음 마지막으로 컬렉터 접합의 콘덴서를 줄이기 위해 에칭을 하여 제작한다. 이 트랜지스터는 기하학적인 형태 때문에 메사(Mesa) 트랜지스터라고도 한다.

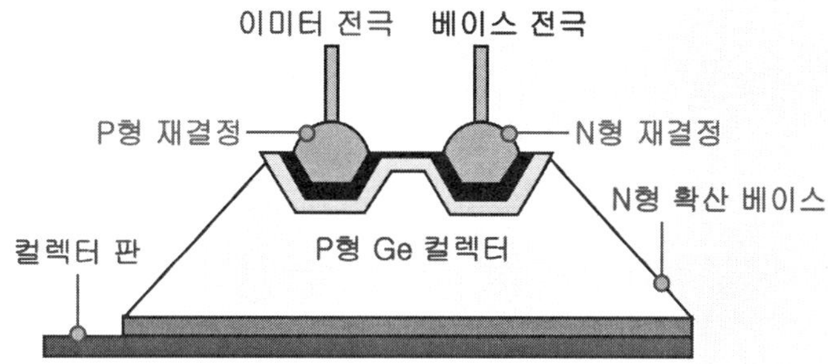

그림 2-61 • 확산형 트랜지스터의 구조

④ 에피텍시얼 플레이너형 트랜지스터

베이스와 이미터 영역을 형성하기 위해 두 번의 확산 공정을 하여 제작한다(그림 2-62). 플레이너란 말처럼 평평한 표면을 가지고 있으며 노출된 접합을 제거하기 위해 산화층 SiO_2(산화규소)를 첨가하여 표면 누설 손실을 줄인다.

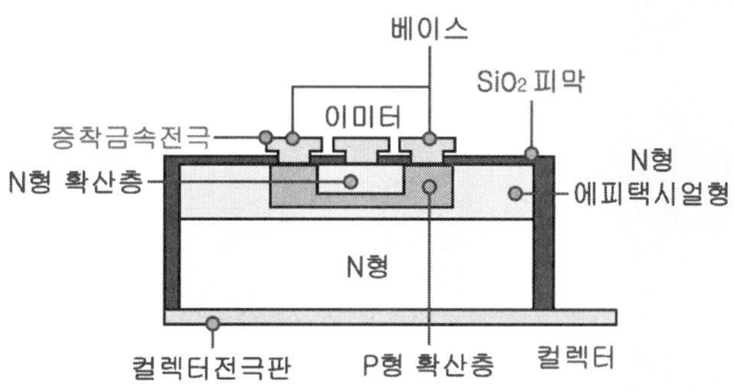

그림 2-62 • 에피텍시얼 플레이너형 트랜지스터 구조

(3) 트랜지스터 바이어스

트랜지스터를 증폭기로 동작시키기 위해서는 두 PN 접합이 외부 직류전압에 의해서 정확하게 바이어스되어야 한다. NPN형과 PNP형의 동작은 전자와 정공의 역할, 바이어스 전압의 극성, 전류 방향이 모두 반대라는 것을 제외하고는 같다.

PNP형 트랜지스터의 적절한 바이어스를 그림 2-63에 나타내었다. 베이스-이미터(BE) 접합은 순방향 바이어스이고, 베이스-컬렉터(BC) 접합은 역방향 바이어스이다. 이러한 바이어스를 순방향-역방향 바이어스라 한다.

순방향-역방향 바이어스일 때 트랜지스터의 내부에서는 그림 2-64와 같이 베이스에서 이미터로의 순방향 바이어스는 베이스-이미터 공핍층을 좁게 하고, 베이스에서 컬렉터로의 역방향 바이어스는 베이스－컬렉터 공핍층을 넓게 한다. 높은 밀도로 도핑된 N형 이미터 영역은 전도대의 자유전자로 충만한데, 이 전자들은 순방향 바이어스가 된 다이오드에서처럼 베이스-이미터 접합을 통하여 P형 베이스 영역으로 쉽게 확산되어 소수 캐리어가 된다.

베이스 영역은 매우 얇고 도핑의 밀도가 매우 낮아 정공의 수가 매우 제한되어 있다. 따라서 베이스－이미터 접합을 지나 이동해 온 전자의 일부분만이 베이스에서 정공과 재결합하는데 재결합된 상대적으로 적은 전자들이 가전자로 베이스 도선을 통하여 흘러나가고, 작은 베이스 전류가 된다.

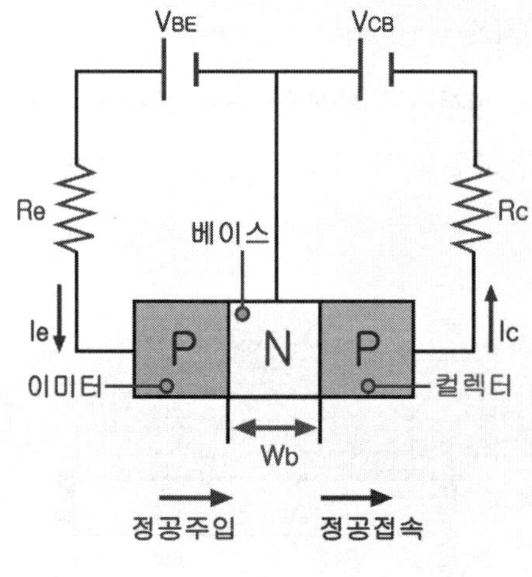

그림 2-63 • PNP 트랜지스터의 바이어스

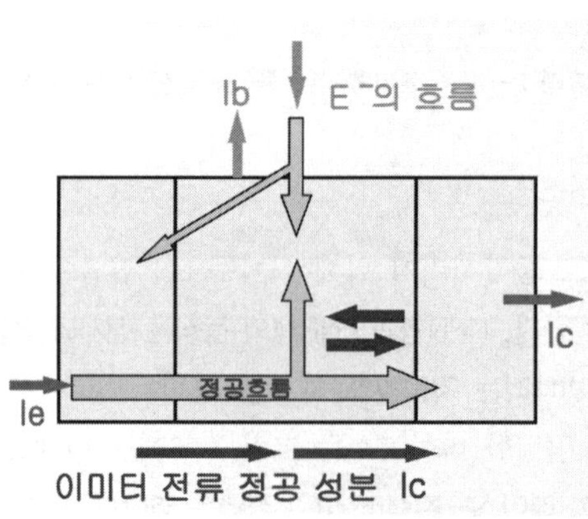

그림 2-64 • 전류의 흐름

이미터로부터 베이스 영역으로 흐르는 대부분의 전자는 베이스층이 얇기 때문에 베이스-컬렉터 공핍층으로 확산된다. 양이온과 음이온 사이에 형성된 인력에 의해 형성되는 전계에 의하여 전자는 베이스－컬렉터 접합을 통하여 당겨진다. 실제로는 그림 2-65(a)와 같이 컬렉터 쪽에 공급된 외부전원에 의해서 역방향 바이어스가 된 베이스-컬렉터 접합을 통하여 전자를 끌어당기며, 전자는 컬렉터 영역을 통하여 이동하고 컬렉터 도선을 통하여 흘러 나가서 외부 직류 전원의 양극으로 흘러 들어간다. 그리고 외부의 전압과 전류의 관계는 그림 2-65(b)와 같다.

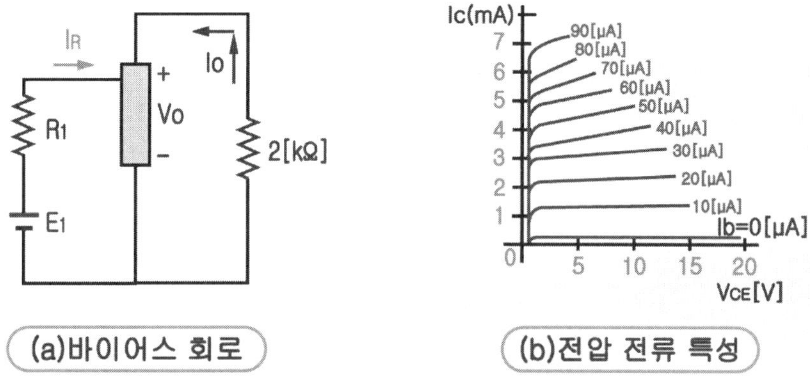

그림 2-65 • 트랜지스터의 증폭원리

(4) 트랜지스터 전류

공통 이미터 회로의 바이어스를 그림 2-66(a)에 나타내었다.
트랜지스터에서 이미터 전류는 컬렉터 전류와 베이스 전류의 합으로 식 (2-33)과 같다.

$$I_E = I_C + I_B \tag{2-33}$$

이 직류전류들은 트랜지스터의 직류전류이득인 β와도 관계가 있으며, 컬렉터 전류는 베이스 전류에 β를 곱한 값, 식 (2-34)와 같다.

$$I_C = \beta I_B \tag{2-34}$$

여기에서 전류이득 β는 일반적으로 20에서 200 사이의 값이다. 이것을 정리하여 공통 이미터 회로의 컬렉터 특성곡선과 부하선을 나타내면 그림 2-66(b)와 같다.

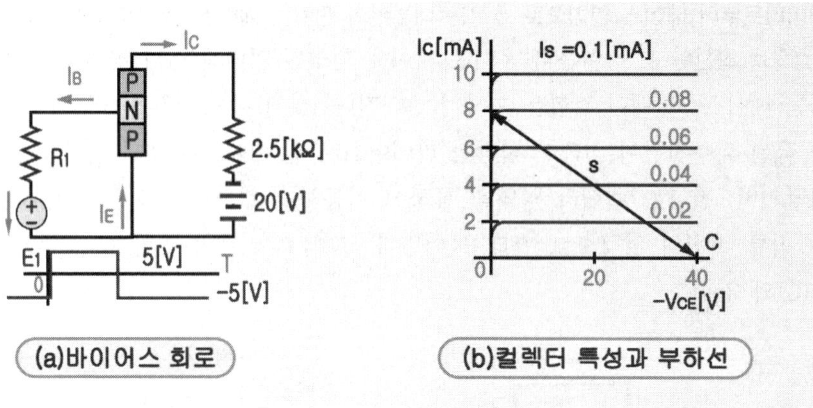

그림 2-66 • 트랜지스터 출력특성

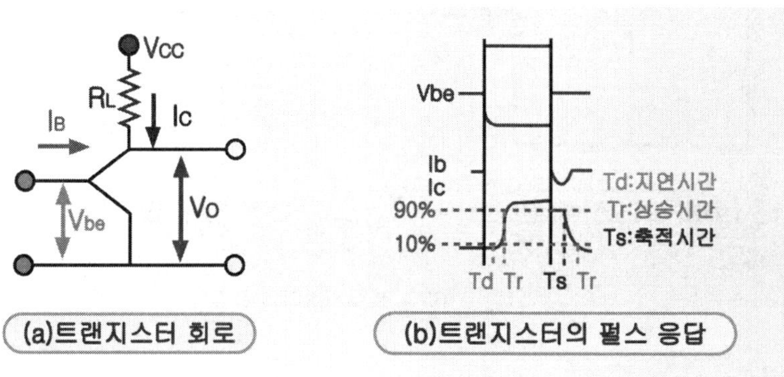

그림 2-67 • 트랜지스터의 펄스 응답

트랜지스터의 펄스 응답을 그림 2-67에 나타내었다. I_b가 인가된 후 트랜지스터의 동작 시작만큼 지연시간이 지난 다음 I_c가 흐르게 된다. 이와 같이 지연시간이 존재하므로 회로설계시 트랜지스터의 펄스 응답특성을 고려하여 제작하여야 원하는 신호를 얻을 수 있다.

(5) 트랜지스터 전압

바이어스된 세 가지 직류전압은(그림 2-68) 이미터 전압(V_E), 컬렉터 전압(V_C) 그리고 베이스 전압(V_B)이다. 컬렉터 전압은 직류 전원전압 V_{CC}에서 R_C에 걸리는 전압을 뺀 값, 식 (2-35)와 같다.

$$V_C = V_{CC} - I_C R_C \tag{2-35}$$

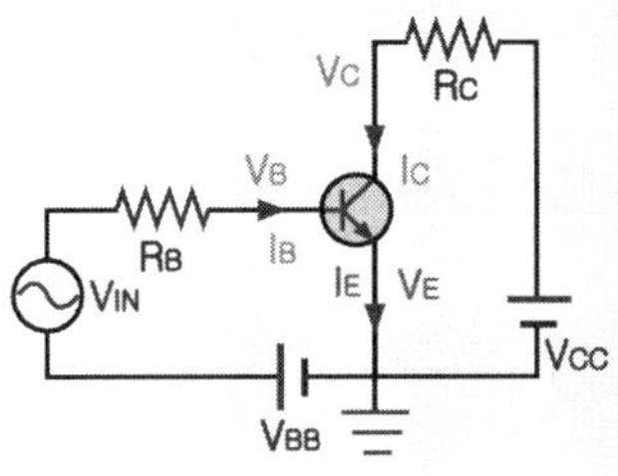

그림 2-68 • 트랜지스터 전압

베이스 전압(V_B)은 이미터 전압(V_E)에 **실리콘 트랜지스터에서는 약 0.7[V]인 베이스-이미터** 전압(V_{BE})을 더한 값과 같다.

(6) 이미터 접지 증폭기

이미터 접지 증폭기는 그림 2-69와 같이 이미터를 접지시키고 입력신호를 베이스에 인가하여 출력신호를 컬렉터에서 얻는 방식이다. 이미터를 공통 접지로 사용하기 때문에 **공통 이미터 증폭기**(Common-emitter amplifier : 커먼-이미터 앰플리파이어)라 한다. **공통 이미터 증폭기는 전압분배 바이어스로 이루어져** 있으며, 커플링 콘덴서와 바이패스 콘덴서를 연결하여 직류 바이어스에 의한 직류성분을 제거하고, 신호증폭에 대한 입력저항을 작게 하여 증폭 감소의 영향을 제거한다. 식 (2-36)~(2-40)과 같다.

① 증폭도(무부하일 경우)

$$A_v = \frac{-R_C}{r_e'}$$

* r_e' = 교류 이미터 저항 (2-36)

② 증폭도(유부하일 경우)

$$A_V = \frac{-R_C \parallel R_L}{r_e'} \quad (2\text{-}37)$$

③ 바이패스 콘덴서가 없는 경우의 증폭도

$$A_V = \frac{-R_C}{r_e' + R_E} \cong \frac{-R_C}{R_E} \quad (2\text{-}38)$$

④ 입력 임피던스

$$Z_{\text{in}} = R_1 \parallel R_2 \parallel \beta r_e' \quad (2\text{-}39)$$

⑤ 출력 임피던스

$$Z_{\text{out}} = R_C \tag{2-40}$$

이미터 접지 증폭기는 가장 많이 사용하는 회로로서 그림 2-69와 같이 베이스의 작은 전류를 통해 높은 컬렉터 전류를 사용할 수 있어 증폭도가 가장 크며, 입출력의 위상은 반전되어 출력된다. 이러한 특성 때문에 전압증폭에 많이 사용된다.

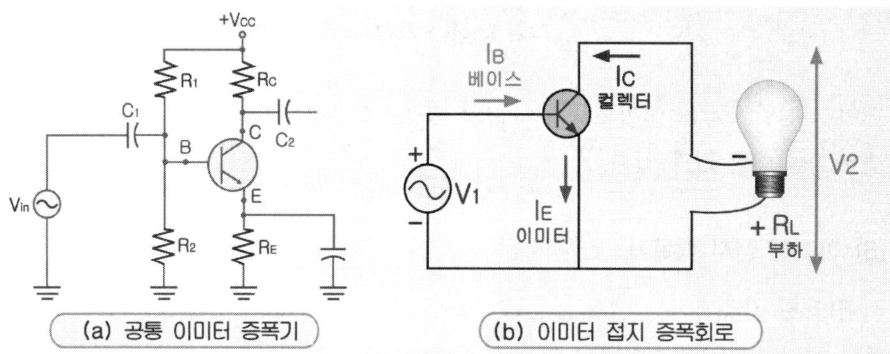

그림 2-69 ◦ 공통 이미터 증폭기와 이미터 접지 증폭회로

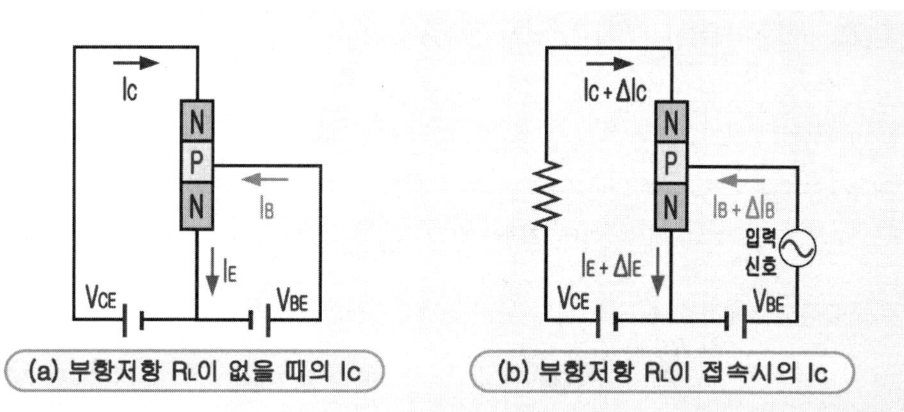

그림 2-70 ◦ 이미터 접지의 전류증폭률

이 증폭기는 전류증폭률(β)은 매우 크고 전압이득과 출력이득 또한 크다. 하지만 그림 2-70과 같이 입력 임피던스의 값에 따라 출력 임피던스의 값이 변하기 때문에 그림 2-71과 같이 이미터 접지 증폭회로를 사용할 경우 입력전류와 출력전류의 값을 잘 조정하여 사용하여야 한다.

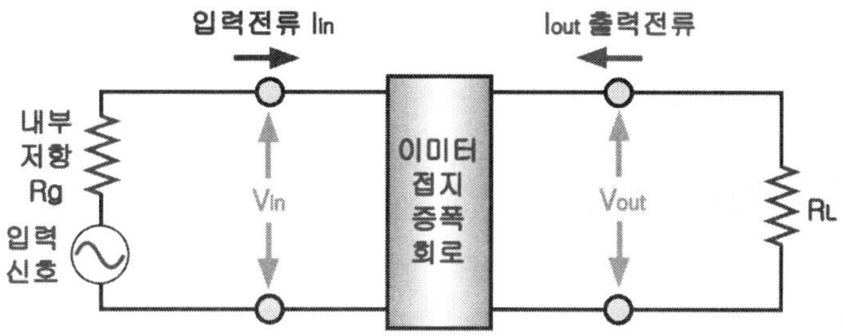

그림 2-71 • 이미터 접지의 증폭률

이미터 접지의 컬렉터 차단회로를 그림 2-72에 나타내었다. 선형 증폭을 위해서는 공통 이미터 회로의 차단영역은 V_{CE}전압이 특정값일 때 이상적으로 $I_C = 0[\text{mA}]$가 되어야 한다. 실리콘 반도체에서의 차단 조건은 $I_B = 0[\mu\text{A}]$ 또는 $I_C = I_{CEO}$가 되어야 하며, 게르마늄 반도체에서는 $I_C = I_{CBO}$가 되어야 한다.

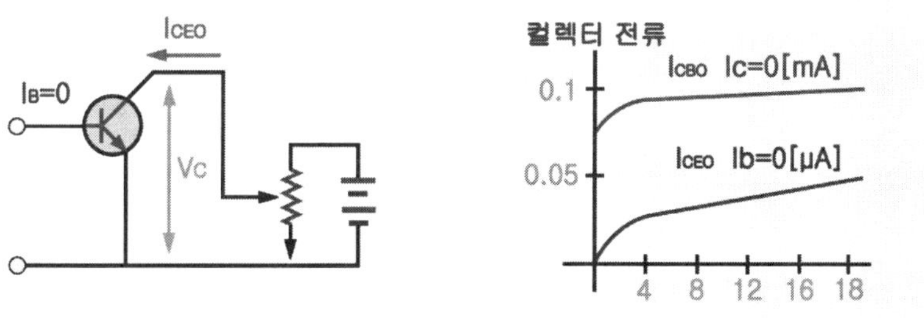

(a) 측정회로 (b) ICBO와 ICEO의 특성

그림 2-72 • 이미터 접지의 컬렉터 차단전류

(7) 컬렉터 접지 증폭기

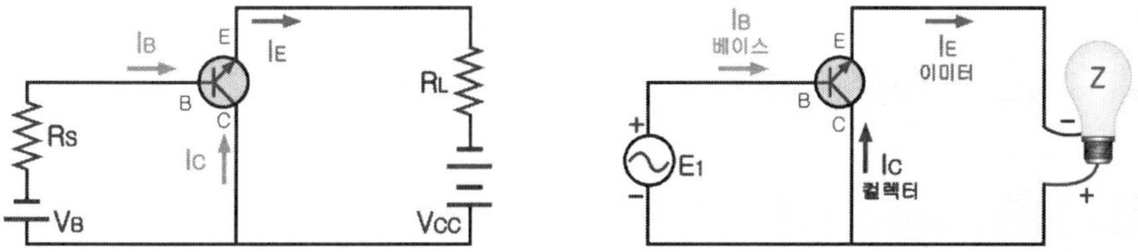

(a) CC증폭 (b) 컬렉터 접지회로

그림 2-73 • CC증폭기와 컬렉터 접지회로

컬렉터 접지 증폭기는 그림 2-73(a)과 같이 컬렉터를 접지시키고 입력신호를 베이스에 인가하여 출력신호를 이미터에서 얻는 방식이다. 컬렉터 단자를 공통 접지로 사용하기 때문에 공통 컬렉터 증폭기(Common-collector amplifier : 커먼-컬렉터 앰플리파이어)라 한다.

공통 컬렉터 증폭기는 가장 높은 입력 임피던스와 가장 작은 출력 임피던스를 갖고 있기 때문에 신호의 입력과 전달의 기능적 측면에서 손실의 발생정도가 작다. 증폭도가 1인 특성과 함께 버퍼(Buffer)로서 회로설계에 이용된다. 공통 컬렉터 증폭기는 컬렉터 저항이 없어 교류신호적으로 컬렉터 접지를 유도하고 있으며, 출력은 이미터에서 베이스 신호전압을 이미터가 그대로 추종하므로 이미터 폴로어(Emitter-Follower)라고도 한다. 이 증폭기는 높은 입력저항과 전류이득을 얻을 수 있다.

CC증폭기의 교류 등가회로를 그림 2-74와 같다. CC증폭기 특징은 다음과 같다.

① 최대 전압이득은 1이며, 입 · 출력신호의 위상차는 동상이다.
② 입력 임피던스는 높고 출력 임피던스는 낮으며, 버퍼로서 많이 이용된다.
③ 바이패스 콘덴서가 없고 출력은 이미터가 낮다.
④ 컬렉터 저항이 없으므로 교류신호에 대해 컬렉터가 접지되어 있는 증폭기이다.

CC증폭기의 교류해석을 식 (2-41)~(2-43)과 같이 나타내었다.

$$\text{교류 이미터 저항} : r_e{}' = \frac{25[\text{mV}]}{I_E} \tag{2-41}$$

$$\text{증폭도} : A_V = \frac{R_E}{r_e{}' + R_E}(\text{무부하}) \tag{2-42}$$

$$\text{증폭도} : A_V = \frac{R_E \parallel R_L}{r_e{}' + R_E \parallel R_L}(\text{유부하}) \tag{2-43}$$

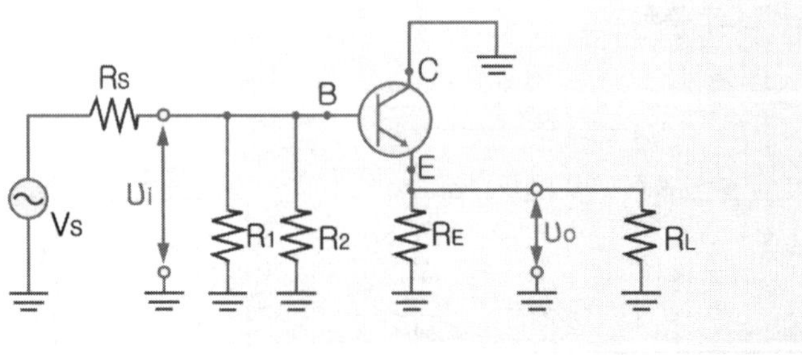

그림 2-74 • CC증폭기의 교류 등가회로

컬렉터 접지회로에서는 부하저항으로서 단지 이미터 저항 R_L만 설치된다. 따라서 교류 전류의 동작전원에 그림 2-73(b)와 같이 큰 저항이 작용하지 않는다는 전제 조건하에 컬렉터는 입출력 신호의 기준단자가 된다. 이 회로는 고임피던스의 신호원을 저임피던스의 증폭입력에 적응시킬 수 있으므로 주로 임피던스 변환기에 사용된다.

(8) 베이스 접지 증폭기

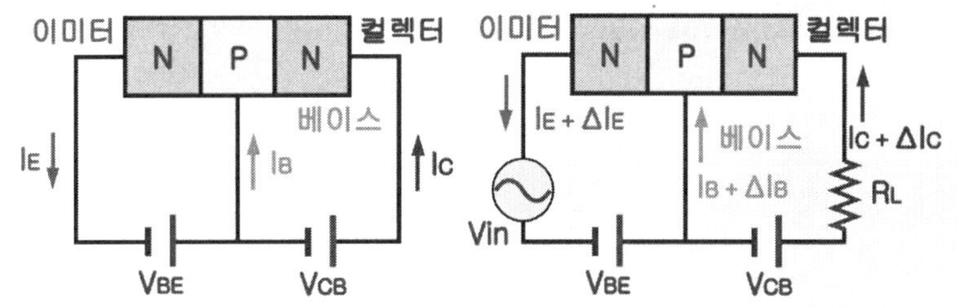

그림 2-75 • 베이스 접지의 전류증폭률

베이스 접지 증폭기는 베이스를 접지시키고 입력신호를 이미터에 인가하여 출력신호를 컬렉터에서 얻어낸다. 또한 그림 2-75와 같이 베이스를 공통 접지로 사용하기 때문에 공통 베이스 증폭기(Common-base amplifier : 코먼-베이스 앰플리파이어)라 하며, 이미터와 베이스 사이는 순방향으로 하여 증폭회로로 사용할 수 있다.

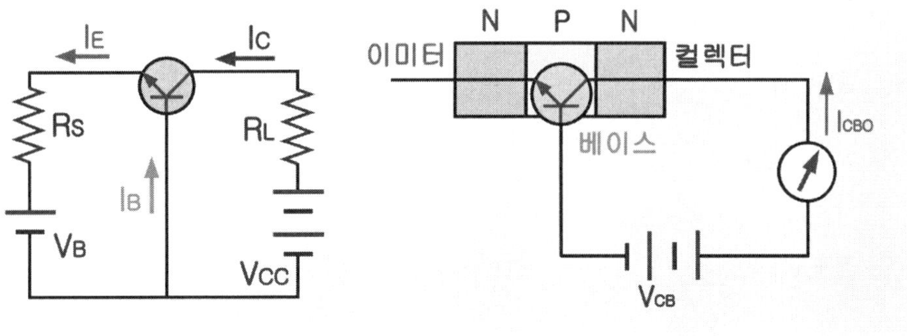

그림 2-76 • 공통 베이스 증폭기와 베이스 접지의 컬렉터 차단전류

또한, 베이스 접지 증폭회로는 입력용량이 작기 때문에 주로 고주파 증폭에 사용된다. 큰 이미터 전류가 신호원에 부하를 가하므로 전류증폭은 1보다 작다. 이미터-베이스 사이의 입력은 순방향이므로 입력저항은 작으며, 그림 2-76과 같이 컬렉터 전류를 차단할 수 있다.

CB증폭기의 교류 등가회로를 그림 2-77에 나타내었다.

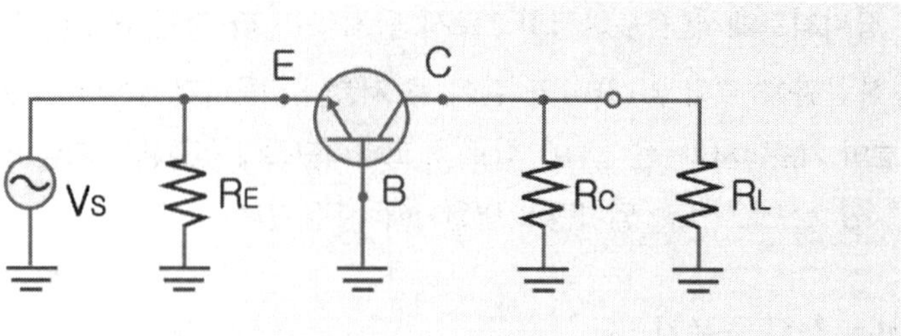

그림 2-77 ● CB증폭기의 교류 등가회로

① CE, CC증폭기에 비해 입력저항이 낮다.
② 신호에 대해 베이스가 접지되어 있는 증폭기이다.
③ 전압이득은 CE증폭기와 같고 입력과 출력신호의 위상은 동상관계이다.
④ 저주파대에서 사용하지 않고 고주파 대역(10[MHz] 이상)에서 사용된다.
⑤ 차동증폭기에 사용된다.

CB증폭기의 교류 해석은 식 (2-44)~(2-48)과 같다.

① 교류 이미터 저항 : $r_e{}' = \dfrac{25[\mathrm{mV}]}{I_E}$ (2-44)

② 증폭도 : $A_V = \dfrac{R_C}{r_e{}'}$ (무부하) (2-45)

③ 증폭도 : $A_V = \dfrac{R_C \parallel R_L}{r_e{}'}$ (유부하) (2-46)

④ 입력 임피던스 : $Z_{\text{in}} = R_E \parallel \beta r_e{}' \cong r_e{}'$ (2-47)

⑤ 출력 임피던스 : $Z_{\text{out}} = R_c$ (2-48)

1) 궤환 증폭회로

① 궤환(Feedback) : 증폭회로 출력단의 일부를 입력단으로 되돌리는 것이다.
② 정궤환(+)(Positive Feedback) : 입력신호 V_i와 궤환성분 V_f가 서로 동위상(0[°])이다.
③ 부궤환(−)(Negative Feedback) : 입력신호 V_i와 궤환성분 V_f가 서로 역위상(180[°])이다.

2) 부궤환 증폭회로

전압 V_f는 출력 V_0에 비례하는 전압이며, 입력 V_i와 V_f는 서로 역위상(180[°]) 관계(부궤환)이다. 따라서 저항 R_E에 의해 출력단의 일부가 입력단으로 궤환한다.

이미터 저항 R_E 의 양단간 전압 V_f로, $V_f = R_E i_e \fallingdotseq R_E i_c$이다. 부궤환 증폭회로와 AC 등가회로를 그림 2-78에 나타내었다. 식 (2-49)~(2-51)과 같다.

① 증폭도(R_E가 없을 때, 부궤환이 없는 경우)

$$A_0 = \frac{V_0}{V_i} = h_{fe}\frac{R_L{}'}{h_{ie}}(R_L{}' : R_2\text{와 } R_L\text{의 병렬합성 저항값}) \tag{2-49}$$

② 궤환율

$$\beta = \frac{V_i}{V_0} = \frac{R_E(I_b + I_c)}{R_L{}'\,I_c} = \frac{(1+h_{fe})R_E}{R_L{}'\,h_{fe}} = \frac{R_E}{R_L{}'} \tag{2-50}$$

③ 증폭도(부궤환시)

$$A = \frac{A_0}{1+\beta A_0} = \frac{1}{\frac{1}{A}+\beta} \tag{2-51}$$

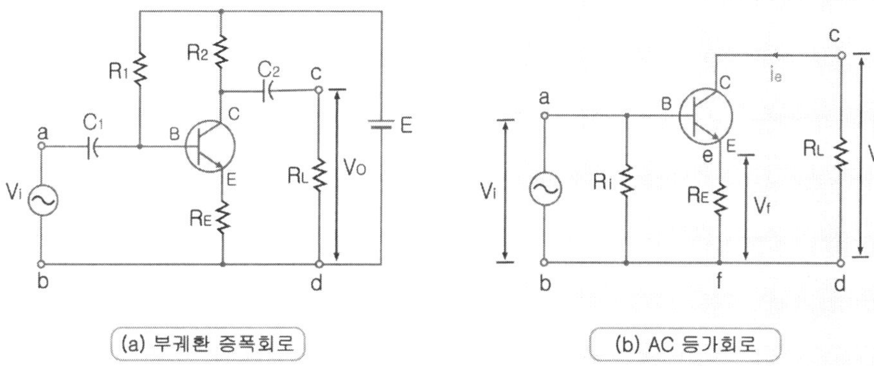

그림 2-78 • 부궤환 증폭회로와 AC 등가회로

3) 부궤환 증폭기의 특징

부궤환 증폭회로의 블록도는 그림 2-79와 같다.

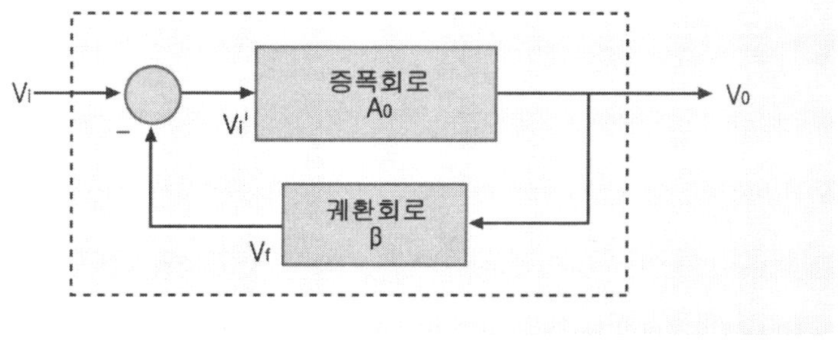

그림 2-79 • 부궤환 증폭회로의 블록도

① 주파수 특성이 개선된다.
② 입·출력 임피던스(입력 임피던스는 높게, 출력 임피던스는 작게)의 조절이 가능하다.
③ 진폭 및 위상 일그러짐이 감소한다.
④ 증폭도가 트랜지스터 상수나 전원전압 등의 변화에 큰 영향을 받지 않는다.
⑤ 내부잡음(S/N비)이 감소한다.
⑥ 특정한 주파수에서 증폭도가 급격히 상승하든지 또는 발진의 가능성이 있다.

3. 이미터 폴로어와 그 특성

대표적인 부궤환 증폭기이며, 이미터 저항 양단에서 부하저항 R_L을 통해 출력한다. 이미터 폴로어(Emitter follower)회로는 그림 2-80과 같다.

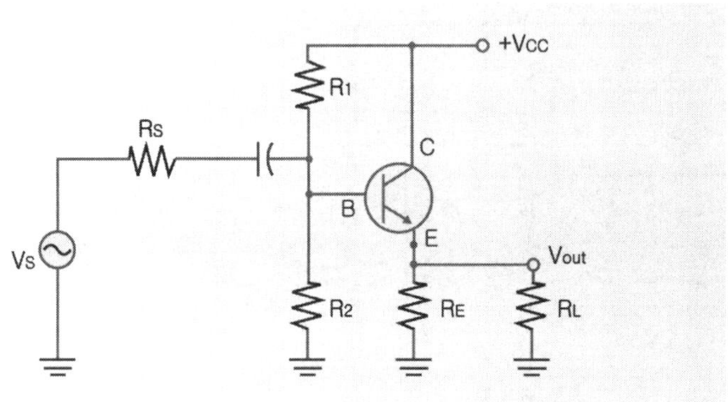

그림 2-80 ● 이미터 폴로어 회로

(1) 입력 임피던스

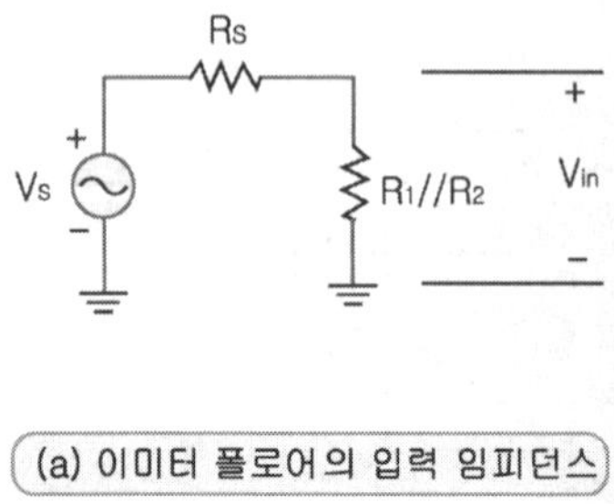

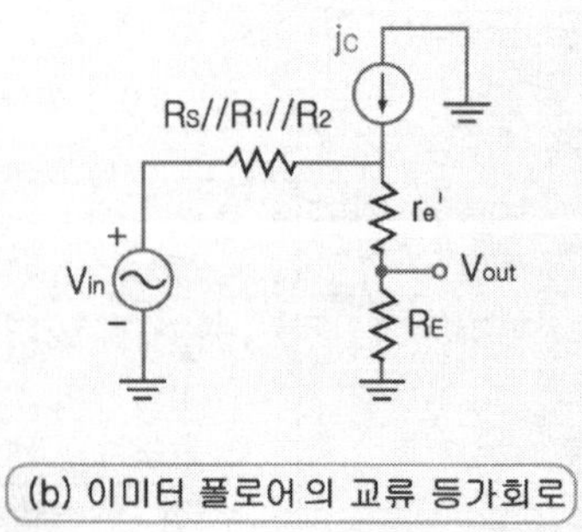

그림 2-81 ● 이미터 폴로어의 입력 임피던스와 이미터 폴로어의 교류 등가회로

일반적으로 교류전원 V_S는 저항 R_S를 통해 이미터 폴로어를 구동시킨다. 입력신호는 저항 R_S의 양단에서 전압강하가 발생되고, 트랜지스터의 베이스 구동 입력전압은 전원전압보다 작아지게 된다. 따라서 입력 임피던스는 트랜지스터의 바이어스 저항인 R_1, R_2의 병렬 합성저항이 된다. 이미터 폴로어의 입력 임피던스와 이미터 폴로어의 교류등가회로를 그림 2-81과 같다. 식 (2-52)와 같다.

$$\text{입력 임피던스 } Z_{in} = R_1 \parallel R_2 \tag{2-52}$$

(2) 출력 임피던스

출력 등가회로는 그림 2-82와 같으며, 식 (2-53)과 같다.

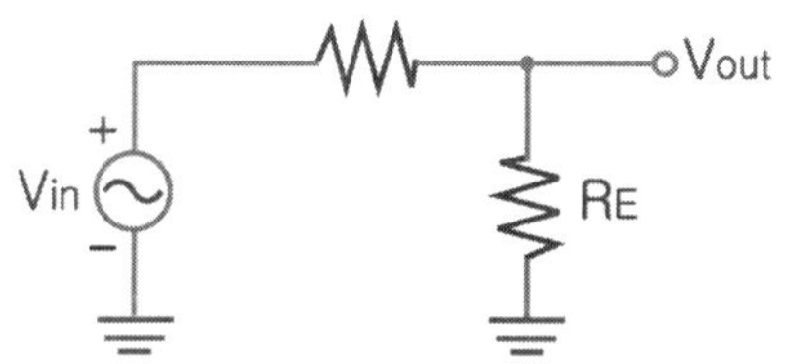

그림 2-82 • 출력등가회로

$$\text{출력 임피던스 } Z_{\text{out}} = r_e' + \frac{R_s \parallel R_1 \parallel R_2}{\beta} \tag{2-53}$$

4. 전계효과 트랜지스터

쌍극 접합 트랜지스터(BJT)는 베이스 전류가 컬렉터 전류의 양을 제어하는 **전류제어소자**이다. 하지만 **전계효과 트랜지스터**(Field-Effect Transistor : 필드 이펙트 트랜지스터, FET)의 경우에는 게이트 단자의 전압이 소자를 통해 흐르는 전류의 양을 제어하는 **전압제어소자**이다. BJT와 FET를 그림 2-83과 같이 비교하면, FET는 매우 높은 입력 임피던스를 갖는 특성을 알 수 있다.

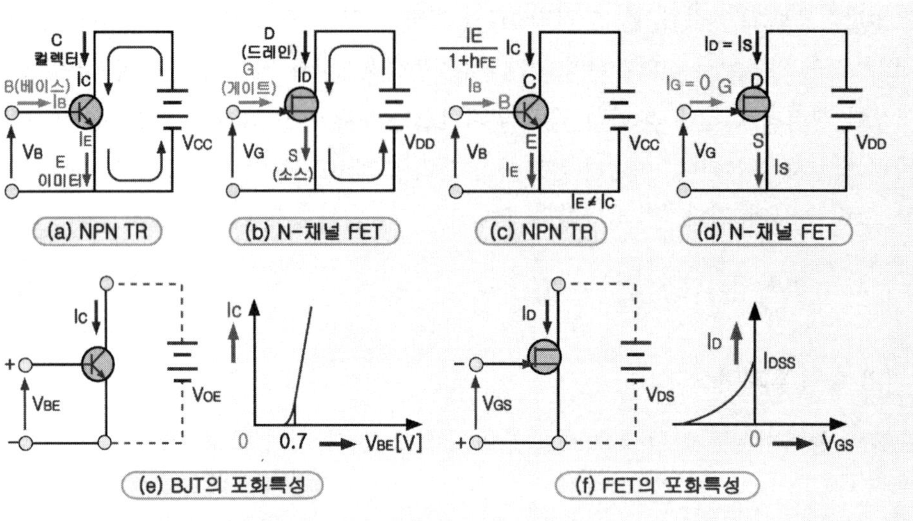

그림 2-83 • BJT와 FET 동작의 비교

(1) JFET의 구조

접합형 전계효과 트랜지스터(Junction Field-Effect Transistor : 정션 필드-이펙트 트랜지스터, JFET)는 전계효과 트랜지스터(FET)의 한 형태로, 게이트 전류를 흐르지 못하게 하기 위해서 접합을 역방향 바이어스로 하여 동작시킨다.

N-채널과 P-채널 JFET의 구조를 그림 2-84에 나타내었다.

N-채널을 기준으로 할 때 도선은 N-채널의 양쪽 끝에 각각 연결되는데, 아래쪽의 단자는 자유전자가 단자로부터 빠져나가기 때문에 드레인(Drain)이라 하고, 위쪽 끝의 단자는 자유전자가 단자로부터 들어오기 때문에 소스(Source)라고 한다. 또한 두 개의 P-채널 영역은 채널을 형성하기 위하여 N형 반도체 속으로 확산되며, 양쪽 P형 영역은 게이트(Gate) 도선으로 연결된다.

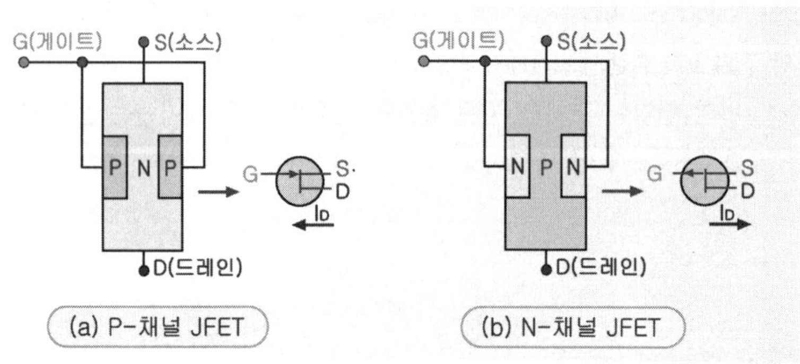

그림 2-84 • N-채널과 P-채널 JFET

(2) JFET의 기본동작

JFET의 동작을 설명하기 위하여 그림 2-85는 바이어스 전압이 N-채널 소자에 인가된 것을 보여주는 것이다. V_{DS}는 드레인-소스 사이에 전압을 공급하며, 드레인에서 소스로 전류가 흐르도록 한다. V_{GS}는 게이트와 소스 사이의 역방향 바이어스 전압이다.

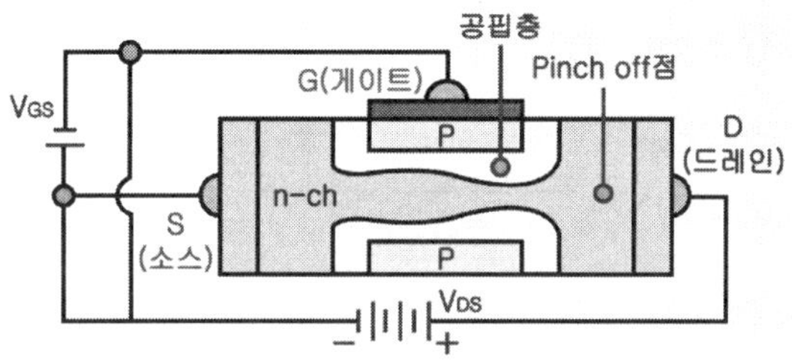

그림 2-85 • JFET의 동작

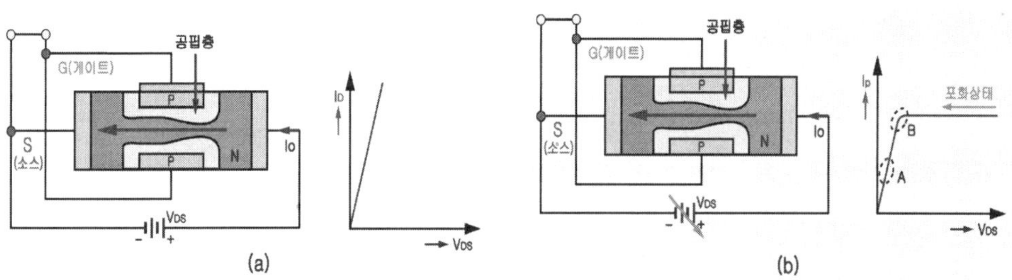

그림 2-86 • $V_{DS}-I_D$ 특성

게이트의 P 물질 주위의 분홍색 영역은 역방향 바이어스에 의해 생긴 공핍층을 나타낸 것으로 게이트와 드레인 사이의 역방향 바이어스 전압은 그림 2-86과 같이 게이트와 소스 사이의 역방향 바이어스 전압보다 크므로 공핍층은 채널의 드레인 끝 쪽으로 넓어진다.

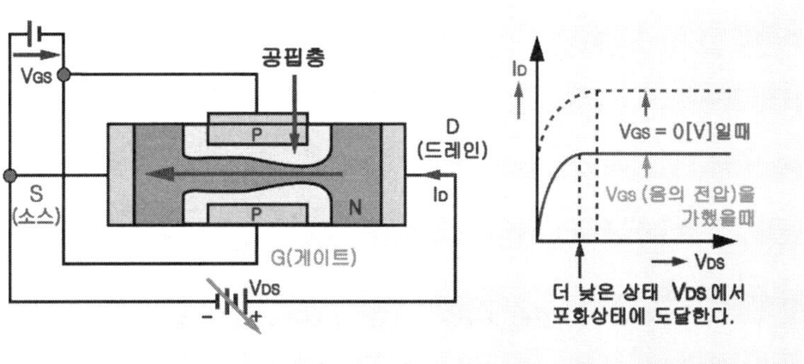

그림 2-87 • $V_{GS}-I_D$ 특성

JFET는 게이트-소스 간의 PN 접합이 항상 역방향으로 바이어스되어 동작된다. 게이트 전압이 그림 2-87과 같이 음(−)인 상태에서 게이트-소스 접합이 역방향으로 바이어스되면 N-채널에 공핍층이 증가하며 그 저항은 증가하게 된다.

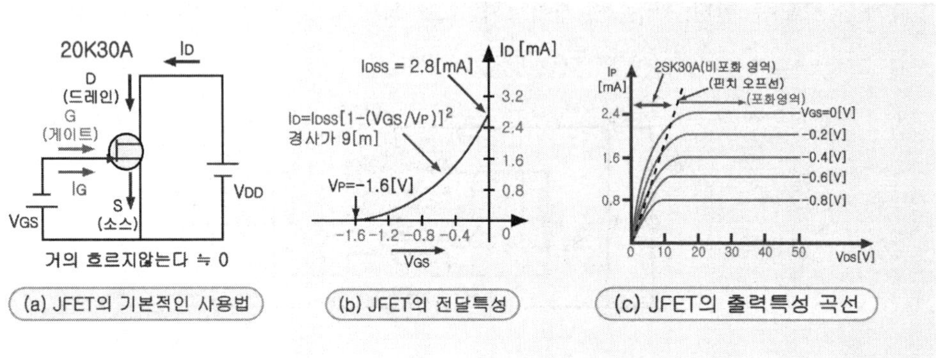

그림 2-88 • JFET의 기본적인 사용법 JFET의 출력특성 곡선

따라서 채널의 폭은 게이트 전압을 그림 2-88과 같이 변화시킴으로써 제어할 수 있기 때문에, 결과적으로 드레인 전류 I_D의 양을 그림 2-88(c)와 같이 제어할 수 있는 것이다.

5. 금속산화 반도체 전계효과 트랜지스터

금속산화 반도체 전계효과 트랜지스터(Metal Oxide Semiconductor Field-Effect Transistor : 메탈 옥사이드 세미컨덕터 필드-이펙트 트랜지스터, MOSFET)는 전계효과 트랜지스터의 또 다른 한 종류이다. MOSFET는 그림 2-89와 같이 JFET와 달리 PN 접합구조를 가지고 있지 않다. 그 대신, MOSFET의 게이트가 기본적으로 실리콘 이산화물층에 의해 채널과 절연되어 있기 때문에 게이트 전류가 매우 작다.

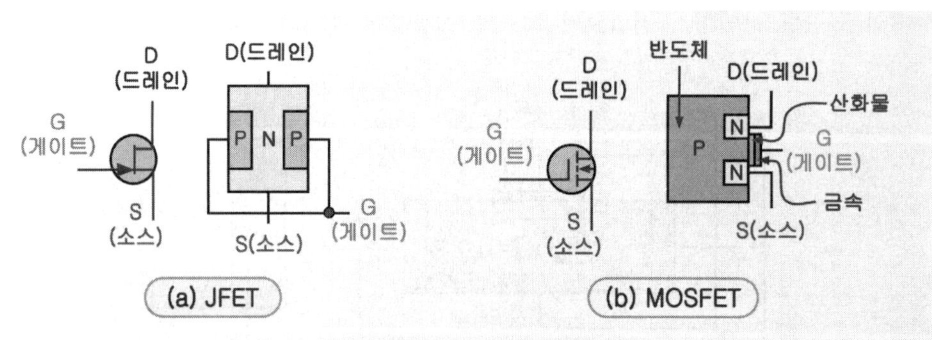

그림 2-89 • JFET와 MOSFET의 비교

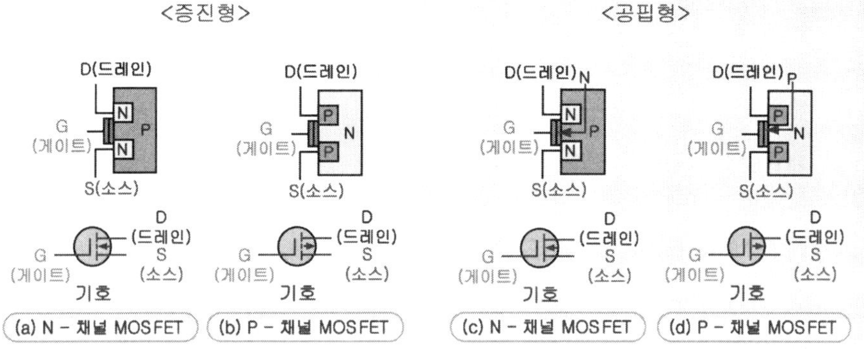

그림 2-90 • MOSFET의 종류 및 기호

MOSFET는 그림 2-90과 같이 증진형(Enhancement(E) : 인헨스먼트) MOSFET와 공핍형(Depletion(D) : 디플레션) MOSFET의 두 가지로 나눌 수 있다.

(1) 공핍형 MOSFET(D-MOSFET)

공핍형 N-채널 MOSFET(Metal Oxide Semiconductor Field-Effect Transistor : 메탈 옥사이드 세미컨덕터 필드 이펙트 트랜지스터)의 구조를 그림 2-91(a)에 나타내었다. P형 영역은 기판이라고 하며 드레인과 소스는 기저층 반도체 속으로 확산되어 절연된 게이트에 인접한 좁은 채널에 의해 연결된다. 자유전자는 소스로부터 드레인 영역까지 흘러간다. 그리고 물리적으로 채널 폭은 감소시켜 전자의 이동통로를 줄여서 흐르는 전류의 양을 조절한다.

D-MOSFET는 공핍모드와 증진모드를 가지고 있는데 공핍모드와 증진모드 중 하나로 동작하므로 이를 공핍/증진 MOSFET이라고 한다. 게이트가 채널에서 그림 2-91(b)와 같이 절연되어 있으므로 양(+) 혹은 음(−)의 어느 게이트 전압도 인가할 수 있다.

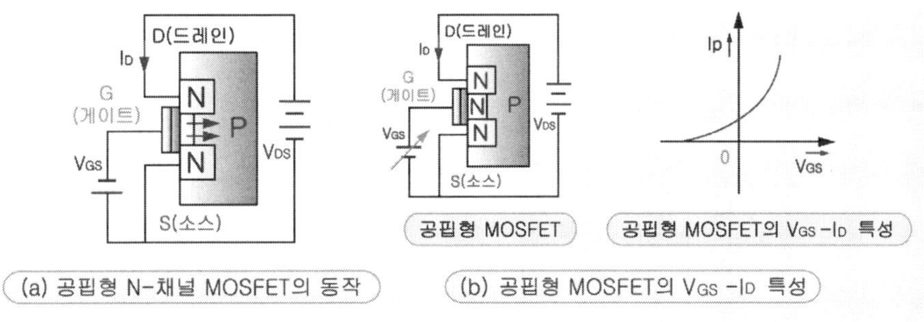

그림 2-91 • 공핍형 N-채널 MOSFET의 동작과 공핍형 MOSFET의 $V_{GS}-I_D$ 특성

① 음의 게이트-소스 전압이 인가되면 MOSFET(Metal Oxide Semiconductor Field-Effect Transistor : 메탈 옥사이드 세미컨덕터 필드 이펙트 트랜스터)는 공핍모드에서 동작하고, 채널의 폭을 줄여 드레인 전류를 작게 만든다.

② 양의 게이트-소스 전압이 인가되면 증진모드에서 동작한다. 채널을 통해서 흐르는 자유전자의 개수를 증가시키고 드레인 전류가 많아진다.

(2) 증진형 MOSFET(E-MOSFET)

증진형의 MOSFET는 그림 2-92(a)에서 볼 수 있듯이 기저층이 실리콘 이산화물층까지 완전히 확장되어 있어 증진모드에서만 동작하고, 공핍모드 동작은 없다.

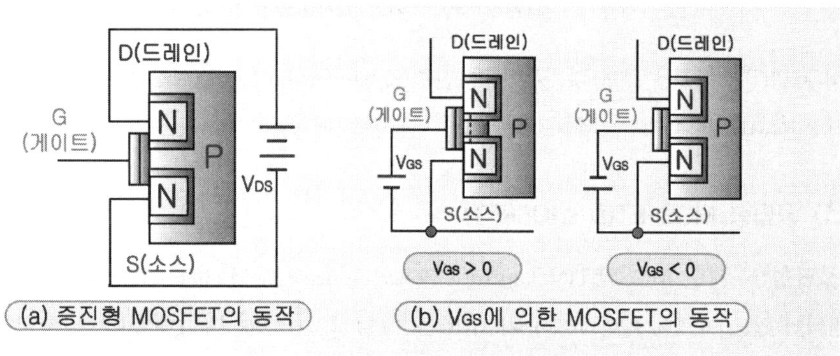

그림 2-92 • 증진형 MOSFET의 동작과 V_{GS}에 의한 MOSFET의 동작

또한 D-MOSFET(D-Metal Oxide Semiconductor Field-Effect Transistor : 디-메탈 옥사이드 세미컨덕터 필드 이펙트 트랜지스터)와는 그림 2-92(b)와 같이 그 구조가 다르며 E-MOSFET는 물리적인 채널을 가지고 있지 않고 V_{GS}의 제어를 통해 동작을 제한한다. 또한, N-채널 소자에 대해서 임계값을 넘는 양의 게이트 전압은 실리콘 이산화물층 근처의 기저영역에 반전층이라는 자유전자의 얇은 층을 형성하여 채널을 만든다.

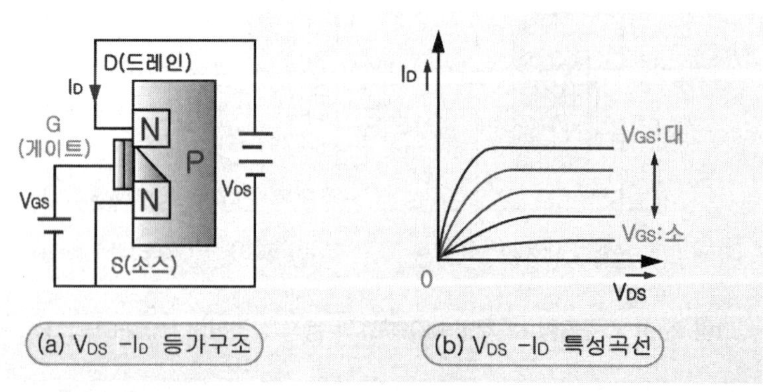

그림 2-93 • $V_{DS}-I_D$ 특성곡선

채널의 도전율은 그림 2-93과 같이 게이트-소스 전압을 증가시킴으로써 증진되며, 좀 더 많은 채널로 끌어들인다. 그리고 임계전압 이하에서는 채널이 형성되지 않는다.

6. 사이리스터

사이리스터(Thyristor)는 4층 구조를 갖는 반도체 소자로 래치 동작을 발생시키고 내부궤환에 사용되고, SCR, SSS, TRIAC, SBS, GTO 등의 스위칭 소자를 총칭하는 것으로 표 2-4와 같이 많은 종류와 특징을 가지고 있으며 그 중에서 SCR은 사이리스터의 대명사로 불릴 정도로 대표적인 것이다. 또한 사이리스터는 BJT나 FET와 달리 오직 스위치 소자로만 사용된다.

표 2-4 • 사이리스터의 종류

방향성	단자수	명칭(상품명)	기 호	트리거 방법	전력용	트리거용	용 도
단일방향성	3	실리콘 제어 정류소자 : SCR	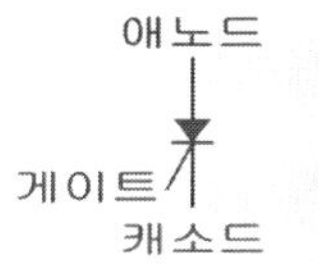	게이트 신호	○		위상제어 정지 스위치 인버터, 초퍼
	3	실리콘 단일 방향소자 : SUS, PUT	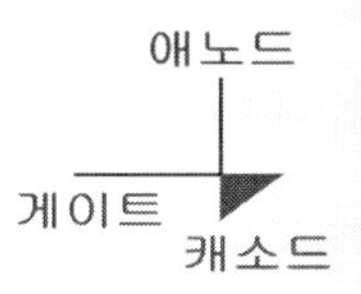	게이트 신호 또는 브레이크 오버전압 초과		○	타이머 회로 트리거 회로
	4	실리콘 제어 스위치 : SCS	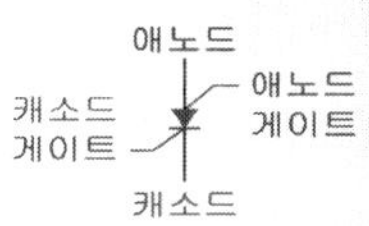	어느 한쪽의 게이트 신호	○	○	조광기, 트리거회로, 카운터 제어 회로
쌍방향성	2	BISWITCH (비스위치) 트리거 다이오드, DIAC(다이액), SSS, SIDAC(SI다이액), BIAC(바이액)	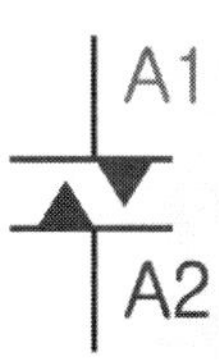	브레이크 오버 초과 전압	○	○	AC위상제어 트리거 회로 과전압 보호
	3	TRIAC FLS (트라이액 FLS)	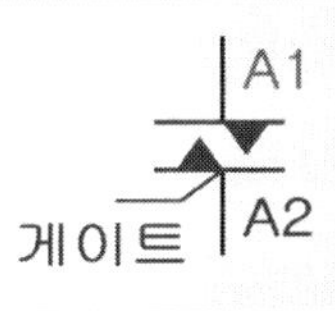	게이트 신호 또는 브레이크 오버전압 초과	○		교류 스위치 위상제어
	3	실리콘 쌍방향 스위치 : SBS	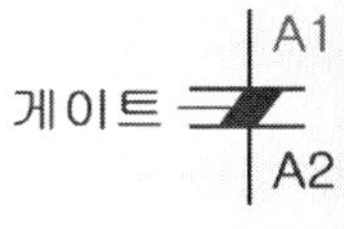	위와 같음		○	트리거 회로 과전압 보호

(1) PNPN 소자

SCR의 동작원리를 알기 위해서는 먼저 PNPN 소자에 대해서 알아야 한다. PNPN 소자는 그림 2-94(a)와 같이 4개의 층을 가진 실리콘 소자에서는 전지의 극성을 어떻게 접속해도 3개의 접합 중 하나 또는 둘이 역방향 바이어스되므로 전류가 흐르지 않는 특성이 있으며 그 기호는 그림 2-94(b)와 같다. PNPN 소자의 동작을 이해하기 위해서는 그림 2-94(c)의 왼쪽 반은 PNP, 오른쪽 반은 NPN 트랜지스터인 등가구조를 알아야 하며, 다시 이 구조를 등가회로로 나타내면 그림 2-94(d)와 같은 래치 회로가 된다.

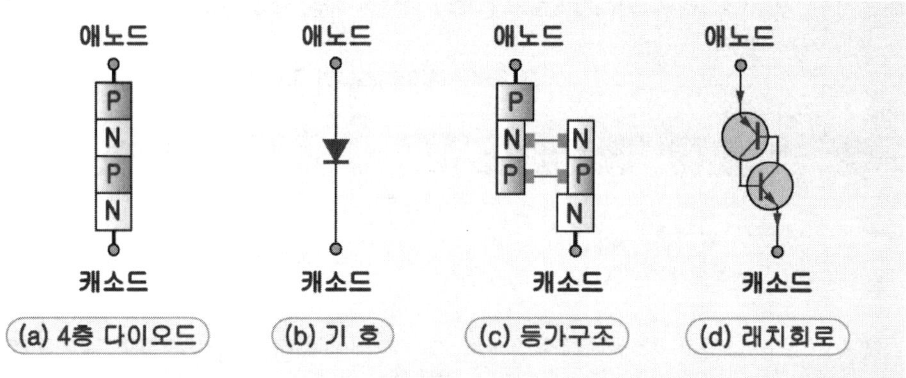

그림 2-94 • PNPN 소자

1) 래치 회로

어떤 베이스든지 간에 순방향 바이어스를 적용하는 것이다. 트리거 링 방법과 래치를 항복시킬 수 있는 V_{CC}를 인가하여 단락시키기 위해 사용되는 것이다. PNPN 소자는 트리거 입력이 없기 때문에 단락을 시키기 위해서는 항복효과를 이용하는데 이것은 래치 회로를 개방시키기 위해 사용되는 것으로 래치 전류를 낮은 크기로 감소시켜 래치 회로를 개방하는 저 전류중단 방법과 역바이어스 트리거 링 방법이 있다.

2) PNPN 소자의 특징

전지를 순방향으로 접속했을 때는 중앙의 접합만이 역방향 바이어스되는데, 이때 하나의 순방향으로 바이어스된 접합을 통해 약간의 전류를 흘려주게 되면 전류의 대부분이 역방향 바이어스되며 두 번째의 접합을 통하여 흐르게 되고, 다시 옆쪽에 있는 순방향으로 바이어스 접합을 통해서 흐르게 된다. 이때 순방향 바이어스된 두 번째의 접합을 통해서 흐르는 전류는 역방향 바이어스된 접합에 의해 많은 전류를 발생시키는데, 이 전류는 외부회로에 의해서 제한되는 값까지 급속히 증대된다.

SCR을 트리거(SCR을 off에서 on으로 하는 것)하려면 순방향 파괴전압 V_{BR}을 가해서 작은 전류 I_{BR}을 흘려주면 되고, 이것을 다시 도통(on)상태로 유지하려면 최소 유지전류 I_H를 흘려주면 된다. 일단 순방향 전류가 흐르기 시작하면 외부회로에 의해서 전류를 I_H 이하로 낮게 하지 않는다면 전류는 계속 흐르게 된다.

전지의 극성을 반대로 하여 접속하면 2개의 접합에 역바이어스가 걸려 최대 역전압 (P_{RV})이 걸릴 때까지는 역전류가 거의 흐르지 않다가 최대 역전압을 넘게 되면 소자가 파괴될 가능성이 있다. 이와 같이 PNPN 소자를 4층 다이오드 또는 4층 스위치라고도 하며 역방향 특성은 다이오드의 경우와 거의 같지만 순방향 특성은 스위치가 직렬로 들어간 것처럼 동작한다.

(2) SCR

SCR(Silicon Controlled Rectifier : 실리콘 컨트롤드 렉터파이어)은 그림 2-95(a)와 같이 PNPN 구조에 캐소드 옆의 P층에 제어용 전극인 게이트를 추가한 것으로 게이트에 작은 전류를 흘리면 도통(on)하고 순방향 전류가 I_H 이상이면 도통(on)상태를 계속 유지한다.

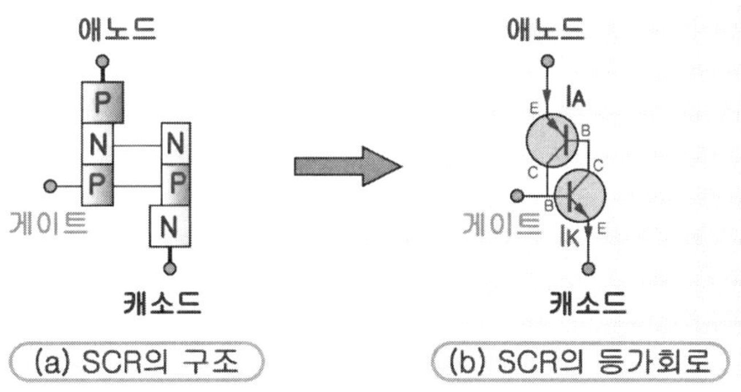

그림 2-95 ◦ SCR의 구조와 등가회로

SCR(Silicon Controlled Rectifier : 실리콘 컨트롤드 렉터파이어)의 주요한 특성은 그림 2-95(b)의 등가회로에서 알 수 있듯 게이트에서 캐소드로 작은 전류를 흘림으로써 off 상태에서 on 상태로 하여 정류기로서 동작시키는 것이다. 이것을 다시 off 상태로 하려면 게이트에서 캐소드로 흐르는 전류를 최대 유지전류 I_H 이하로 하여야 한다. 하지만 이때 게이트 전류를 차단하면 SCR은 off 상태로 되지 않는다. 이와 같이 게이트 전류는 애노드 전류를 증가시키는 데 충분한 시간(저항 부하회로에서는 5[μs])이 필요하다.

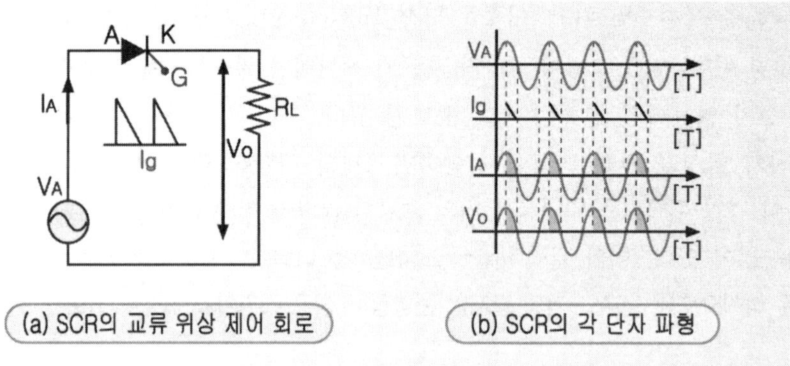

그림 2-96 • SCR 교류 위상제어 회로

위상제어의 원리를 그림 2-96에 나타내었다. V_A는 교류전원이므로 부하에는 SCR을 통해 반파 정류된 전류가 흐르게 된다, 즉 교류이므로 1사이클마다 트리거해 주어야 한다. 하지만 같은 전원에서 위상제어를 통해 V_A보다 $\theta_1, \theta_2, \cdots$로 임의의 지연을 가진 위상의 전압을 보내주고 펄스화하여 트리거해 주면 θ_1, θ_2의 지연각 이하의 부분만이 도통하게 된다. 위상제어를 통해 각 θ를 0에서 180[°]까지 변화시키면 부하전류는 최대에서 0까지 변화시킬 수 있다.

SCR을 턴 온시키는 방법은 표 2-5와 같으며, 턴 온시키는 방법에서 ⓑ~ⓔ는 강제적인 방법으로 소자를 파괴할 수 있으므로 되도록이면 사용하지 않는 것이 좋다.

표 2-5 • SCR을 턴 온 및 턴 오프시키는 방법

SCR을 턴 온시키는 방법	SCR을 턴 오프시키는 방법
ⓐ (+)의 게이트 전류 펄스를 인가한다.	ⓐ 전류를 바이패스한다.
ⓑ 브레이크 오버 전압보다 큰 애노드 전압을 인가한다.	ⓑ 순방향 애노드 전류를 유지전류 이하가 되게 한다.
ⓒ 애노드와 캐소드 간의 전압상승률$\left(\frac{dv}{dt}\right)$이 규격 이상이 되게 한다(충전전류의 증가).	ⓒ 애노드와 캐소드 간의 전압상승률$\left(\frac{dv}{dt}\right)$이 규격 이하가 되게 한다(충전전류의 감소).
ⓓ 접합면에 허용온도 이상을 인가한다.	ⓓ 역전압을 인가한다.
ⓔ 접합면 내부에 빛을 조사한다.	ⓔ 전류를 끊는다.

(3) LA SCR

LA SCR(Light Actived SCR : 라이트 액티브 SCR : 광활성 SCR)은 포토 SCR 또는 광여기 SCR이라고도 하며 포토트랜지스터와 마찬가지로 SCR의 펠릿에 빛이 들어가도록 케이스에 창을 뚫었다.

그림 2-97과 같이 게이트 전극도 있으므로 보통의 SCR과 마찬가지로 게이트에 전류를 흘려 트리거할 수도 있고 빛으로 트리거할 수도 있다.

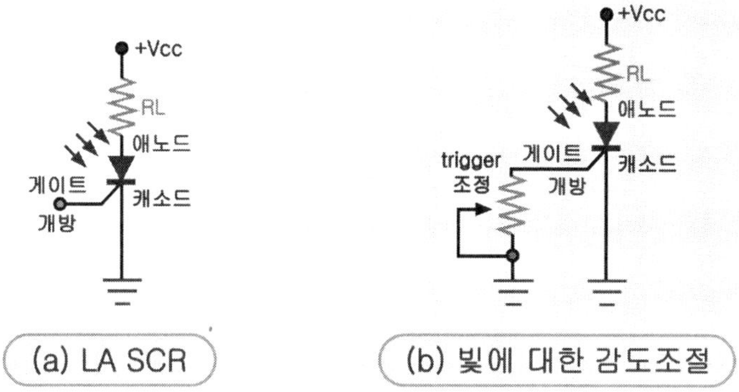

그림 2-97 ● LA SCR의 회로

(4) GTO

SCR은 일단 on하면 애노드 전압을 0 또는 0에 가깝게 하여 유지전류 이하로 하지 않으면 off되지 않는다. 만일 게이트에 (−)의 전압을 가했을 때 on한 SCR이 off로 된다고 하면 매우 편리한데 이러한 SCR을 GTO(Gate Turn-Off : 게이트 턴 오프) SCR 또는 GTO라고 하며 구조 및 등가회로는 그림 2-98과 같다.

SCR에 비해 개선된 스위칭 특성을 가지고 있는데, 턴 온 시간은 SCR과 비슷하지만 턴 오프 시간은 SCR의 일반적인 턴 오프 시간에 비해 매우 짧기 때문에 고속 스위칭 회로에 사용된다.

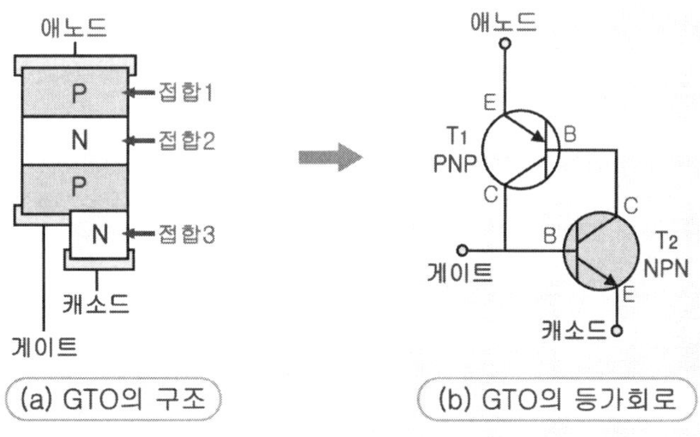

그림 2-98 ● GTO의 구조 및 등가회로

(5) PUT

PUT의 구조 및 기호를 그림 2-99에 나타내었다. PUT(Programmable Unijunction Transistor : 프로그래머블 유니정션 트랜지스터)는 UJT와 비교하여 동일 평면상의 플레이너형 N게이트 SCR 소자로서 R_{BB}, η , I_P, I_V를 광범위하게 조정할 수 있는 트리거 소자이다.

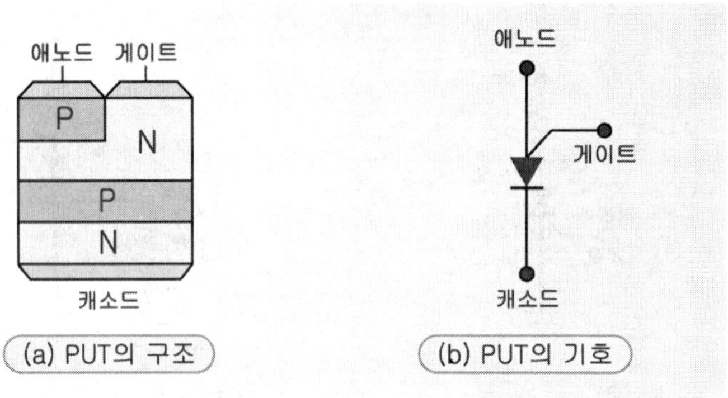

그림 2-99 • PUT의 구조 및 기호

누설전류가 적고 게이트 감도가 높고 미소 전력의 동작이 가능하고 출력 펄스의 상승이 빠르고 값이 싸다는 등의 이점이 있다.

(6) SBS

SBS(Silicon Bilateral Switch : 실리콘 바일래터럴 스위치)는 다이액과 마찬가지로 쌍방향성 게이트 트리거 소자로서 교류회로에 전용으로 사용된다. SCR과 제너 다이오드 2중 구조로 그림 2-100(a), (b)와 같이 구성되며, Anode1(애노드1)과 Anode2(애노드2) 간에 가해진 전압이 (c)와 같이 제너 다이오드의 제너 전압 이상이 되면 한쪽 SCR이 on되며, 또 Anode1과 Anode2 간의 전압이 제너 다이오드의 제너 전압 이하가 되면 다른 쪽 SCR이 on된다.

SBS와 같은 원리로 동작하는 SUS(Silicon Unilateral Switch : 실리콘 유니래터럴 스위치)는 이 SBS의 한쪽 조합만을 가진 것으로 SBS가 쌍방향성인 데 대해서 SUS는 단일 방향성이다.

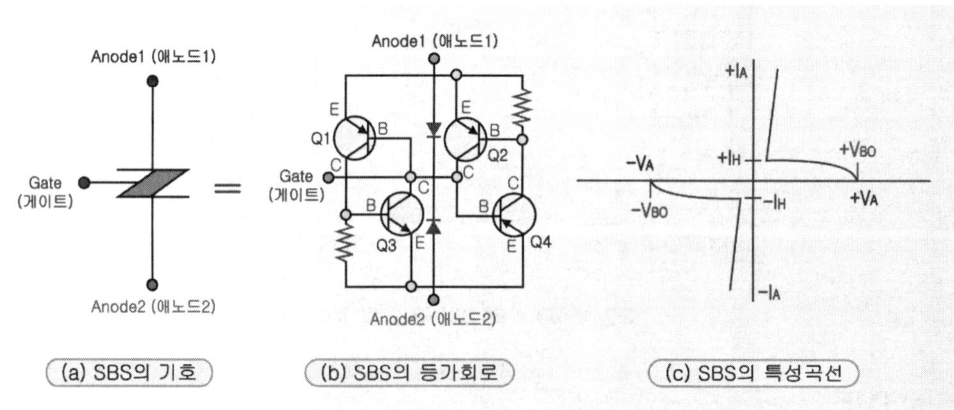

그림 2-100 • SBS의 기호와 등가회로

(7) 트라이액

SCR은 한쪽 방향으로만 도통하므로 교류의 반파에서만 동작하지만 트라이액(TRIAC)은 양방향성 소자로써 교류의 전파 제어가 가능하다. 그림 2-101에서 애노드 1과 2 사이의 영역에는 2개의 PNPN 스위치가 서로 반대방향으로 평행으로 배치되어 있다. 그러므로 게이트와 애노드 사이에서 어느 방향으로 작은 전류를 흘려도 트리거시킬 수 있다.

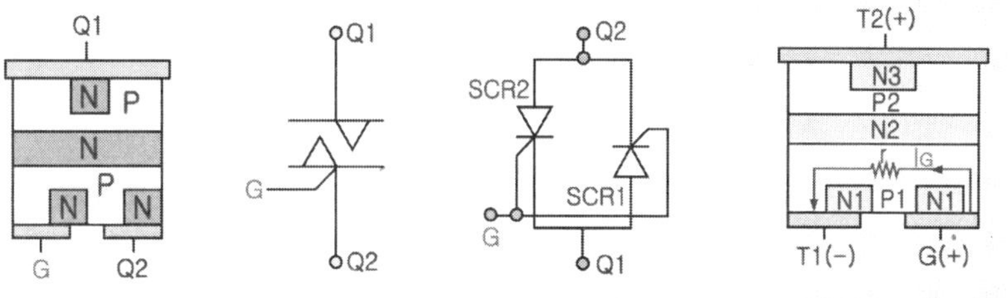

(a) TRIAC의 구조 (b) 기호 (c) TRIAC의 등가회로 (d) 이상적인 전원공급법

그림 2-101 • TRIAC의 구조, 기호 및 등가회로 및 이상적인 전원공급법

이러한 원리를 이용하면 그림 2-101(d)와 같은 이상적인 트라이액을 만들 수 있지만 실제로 사용할 경우 약간의 오차가 있다. 하지만 제어회로가 간단하고 교류전력의 제어에 적합하여 널리 이용되고 있다.

(8) 다이액

다이액(DIAC)을 SSS라고도 하며, 그림 2-102와 같이 두 개의 PNPN 다이오드를 역방향으로 병렬 결합시킨 것으로 DIAC는 2극(Diode)의 교류 스위치라는 의미에서 붙여진 명칭이다.

쌍방향성 2단자 사이리스터로 교류전원으로부터 직접 트리거 펄스를 얻는 회로에 사용된다.

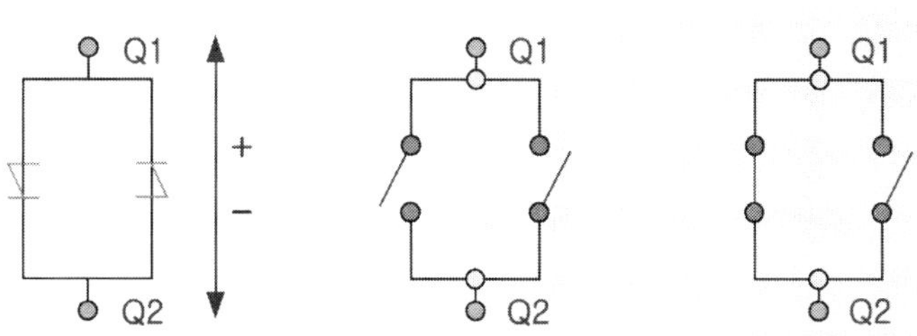

(a) 병렬 역접속 4층 (b) 등가회로 (c) 좌측 래치의 단락

그림 2-102 • 다이액(DIAC)의 등가회로

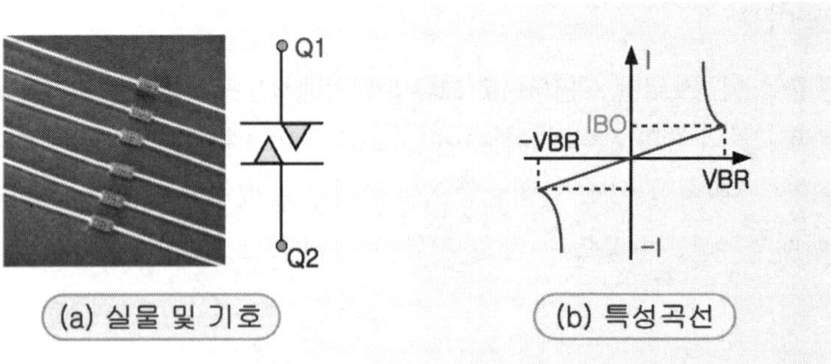

그림 2-103 • 다이액(DIAC)의 실물과 기호 및 특성곡선

이러한 다이액의 실제 모습과 기호는 그림 2-103(a)와 같으며 특성은 그림 2-103(b)에 나타나 있듯 TRIAC 제어소자로서 적당하며 일정한 브레이크 오버 전압은 일반적으로 20~40[V]이며 브레이크 오버 전압 V_{BR} 이상의 전압을 인가하면 애노드 1과 애노드 2 사이는 도통하게 된다. 다이액은 용도에 따라 파워용과 트리거용이 있다.

제 1 절 연산증폭기

1. 연산증폭기의 사용범위

연산증폭기(Operational Amplifier or OP-AMP : 오퍼레이션 앰플리파이어 또는 오피 앰프)는 하나의 패키지 안에 여러 개의 트랜지스터와 저항으로 구성된 하나의 기능을 가진 회로이다. 연산증폭기는 매우 큰 증폭도를 갖는 차동증폭기(Differential amplifier : 디퍼렌셜 앰플리파이어)로서 신호의 증폭 필터, 파형변환 등과 같은 아날로그(Analog) 전자회로 구성에서 기본소자로 널리 사용된다.

표준적인 연산증폭기의 기호는 그림 2-104와 같이 2개의 입력단자와 1개의 출력단자가 있으며, 일반적인 연산증폭기는 2개의 (+)전압과 (−)전압인 직류전원을 필요로 하며, 입력단자는 반전 입력(−)과 비반전 입력(+)으로 구분된다. 이러한 연산증폭기는 덧셈, 뺄셈, 적분, 미분과 같은 산술연산에 주로 사용할 수 있으며, 최근에는 미분기, 적분기, 비교기, 신호변환기, 서브제어, 통신기기, 함수발생기 등과 같이 매우 광범위한 분야에 사용된다.

2. 연산증폭기의 동작

일반적인 증폭기인 경우 입력 핀이 한 줄로 되어 있는 경우가 많지만 연산증폭기는 대부분이 두 줄의 입력 핀을 갖는 차동증폭기로 되어 있다.

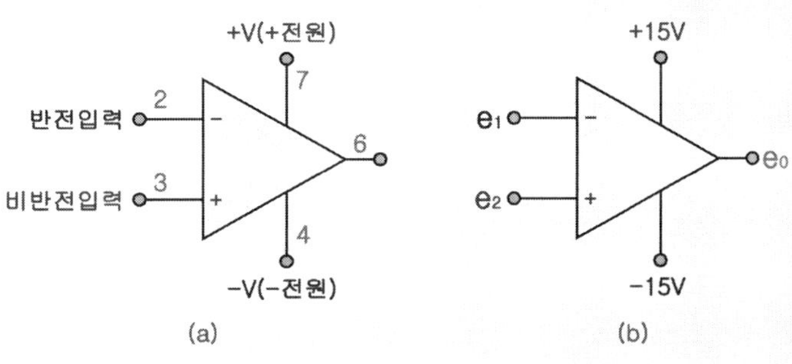

그림 2-104 • 연산증폭기의 기호

연산증폭기는 그림 2-104(a)와 같이 5개의 핀이 필요하다. 하지만 그 외에 외부 부가부품용, 동작상태의 조절용 등의 핀을 추가하면 6~8개의 핀을 필요로 하는 경우도 있다. 그림 2-104(b)에서 볼 수 있듯이 각 단자의 전압을 e_0, e_1, e_2라고 할 경우 식 (2-54)와 같다.

$$e_0 = A(e_2 - e_1) = -A(e_1 - e_2) \tag{2-54}$$

먼저 A는 양(+)의 수로서 연산증폭기의 전압이득 또는 차동이득이라고 하며, 이 값은 직류신호나 10[Hz] 정도의 낮은 주파수의 교류신호에 대해 10~1000만 배 정도로 매우 크다. A는 주파수가 높아지면 작아지는데 보통 1[MHz]에서 10[MHz] 사이 정도에서 1이 된다. 연산증폭기의 출력전압인 e_0는 직류신호 또는 교류신호와는 상관없이 2개의 입력단자 사이에 가해진 e_1, e_2 전압의 차이만 증폭하는 동작을 하는 특징을 가지는 증폭기를 차동 증폭기라 하며, 접지 0[V]를 기준으로 반전 또는 비반전 입력에 대한 각각의 출력을 측정할 때 사용한다.

반전 입력에 가해진 전압은 극성이 반대로 되어 출력에 나타나지만 비반전 입력에 가해진 전압은 동일한 극성으로 출력에 나타난다. 그러나 같은 전압의 신호를 2개의 입력단자에 가하면 출력에 아무것도 나타나지 않는다. 즉, 2개의 입력단자에 공통으로 가해지는 신호는 증폭하지 않고, 차이값에 대해서만 증폭을 한다. 하지만 실제 연산증폭기에서는 두 입력단자에 동일한 신호를 가할 경우 출력이 나타나는데 이때 동상신호에 대한 증폭도를 동상이득(Common mode gain : 커먼 모드 게인)이라고 한다. 일반적인 연산증폭기의 해석에서는 동상이득이 0인 이상적인 경우로 가정한다.

3. 이상적인 연산증폭기

연산증폭기를 설명하기 위해서 먼저 연산증폭기의 이상적인 특성을 설명한다. 실제의 연산증폭기는 이러한 이상적인 특성을 갖고 있지 못하지만, 이상적인 관점에서 소자를 이해하고 해석하는 것이 훨씬 쉽고 효율적이기 때문이다.

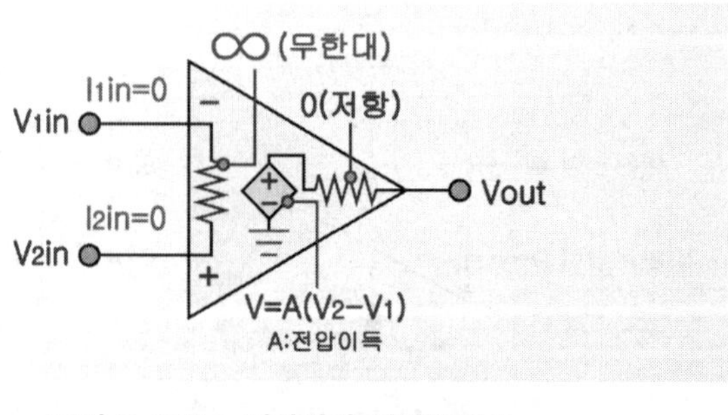

그림 2-105 ∙ 이상적인 연산증폭기

이상적인 연산증폭기의 특성은 두 입력 단자 사이의 입력전압은 V_{in}으로, 출력전압은 내부 전압원의 기호로 표시하며 무한대의 입력 임피던스를 가진다는 개념을 사용하여 여러 가지 연산증폭기 결선을 해석하는 데 많이 사용된다(그림 2-105).

4. 이상적인 연산증폭기의 특징

표 2-6 ● 이상적인 연산증폭기의 특징

연산증폭기의 특징	특징에 대한 설명
입력 임피던스가 무한대이다.	반전과 비반전 입력에 의한 각각의 입력단자로의 전류의 유입은 0이다.
출력 임피던스는 0이다.	출력단자에 최대 전압이 걸리는 것이다.
개방전압 이득이 무한대이다.	출력이 입력에 아무런 영향을 미치지 않을 때의 전압 이득이다.
온도에 따라 특성이 변하지 않는다.	온도 변화에 의한 전압, 전류 드리프트와 성능변화가 없어야 한다. 동작온도가 안정되어야 한다.
주파수 대역폭이 무한대이다.	모든 주파수 영역의 입력신호에 지연 없이 반응한다.
회로의 완전 평형을 유지한다.	두 입력전압이 같으면 출력전압이 0[V]이어야 한다. 출력 오프셋 전압을 0[V]로 보정시키기 위해 요구되는 입력전압을 입력 오프셋 전압이라고 한다.

5. 연산증폭기의 역사 및 실제 연산증폭기

최초의 연산증폭기는 진공관을 이용하여 구성하였으나, 1940년대 후반의 트랜지스터가 발명되면서 반도체를 이용하여 제작하는 연구가 이루어졌다. Fairchild(페어차일드)에서 발표한 **최초의 모노리딕 IC인 uA702를 시작**으로, uA702를 개량한 **uA709는 IC화한 최초의 연산증폭기**였다. 1970년대 이후 반도체 회로 설계기술과 IC 제조기술의 발달에 의해 다양한 종류의 연산증폭기가 각 반도체 제조회사에서 개발되었다.

최근의 IC 연산증폭기는 이상적인 연산증폭기가 갖는 여러 파라미터 값들에 가까운 값들을 갖도록 만들어지지만 실제로 이상적인 소자는 만들 수 없다. 모든 IC 소자가 그 파라미터 값에서 특정 범위의 제한을 받는 것처럼 IC 연산증폭기 역시 제한을 받게 된다. 여기서 **IC 연산증폭기는 전압과 전류에 제한**을 갖는데, 최대 출력값은 전원보다는 작게 제한된다. 즉, 일반적인 연산증폭기의 출력전압은 공급전원보다 2[V] 정도 작게 출력되고 출력전류도 전력소모 및 소자의 정격과 같은 내부사양에 의해서 제한된다. **연산증폭기는 높은 전압이득, 높은 입력 임피던스, 낮은 출력 임피던스, 그리고 넓은 대역폭을 갖는 특징**을 갖고 있으며 의료분야인 계측장비와 같이 생체신호의 미약한 신호(수[mV])를 증폭할 때 사용되는 연산증폭기는 이 특징을 충분히 만족하는 고성능의 증폭기가 사용된다.

6. 연산증폭기의 정격 및 성능 용어

(1) 입력 바이어스 전류

연산증폭기의 내부인 입력회로를 구성하는 바이폴라 트랜지스터(Bipolar Junction Transistor (BJT) : 바이폴라 정션 트랜지스터)의 베이스바이어스 전류 또는 소신호 증폭기(Field-Effect Transistor(FET) : 필드 이펙트 트랜지스터)의 게이트 누설전류를 말하며, 소자에 따라 입력단자로 흘러들어갈 수도 있고, 입력단자로부터 흘러나올 수도 있다. 이때 두 입력단자를 통해 흘러들어가거나 나오는 전류의 합의 평균값을 입력 바이어스 전류라고 하는데 입력 단자전압에 대한 정확한 증폭을 방해하기도 한다.

(2) 전압이득

$\frac{\text{출력전압}}{\text{입력전압}}$을 말하는 것으로 직류 또는 저주파 교류의 차동이득을 나타낸다. 전압이득은 증폭도를 그대로 표기하거나 [dB]로 환산하여 표기하기도 하며, 일반적으로 10^5(100[dB])에서 10^7(140[dB])의 범위값을 갖고 있다.

(3) 입력 오프셋 전압

연산증폭기의 입력을 접지에 접속하여 0[V]로 하였을 경우 출력도 0[V]를 유지해야 하지만 실제의 연산증폭기에서 차동 입력단의 베이스와 이미터 사이의 전압차 때문에 차동출력 0[V]로 하기 위해서는 입력단자 사이에 규격표에 명시된 입력 오프셋 전압의 공급이 필요하다. 따라서 실제 연산증폭기는 0[V]가 아닌 출력전압이 나타난다. 이때 나타나는 출력전압을 회로의 증폭도로 나누면 입력 오프셋(Offset)전압을 구할 수 있다. 전압의 반대방향으로 같은 크기의 전압을 입력단자에 인가하게 되면 출력전압이 0[V]가 되어 회로는 평형상태를 유지할 수 있게 된다.

(4) 온도에 따른 입력 오프셋 전압 드리프트

온도가 1[℃] 변함에 따라 변화하는 오프셋 전압의 값이다. 일반적으로 연산증폭기의 입력 오프셋 전압이 높으면 드리프트(Input dffset voltage drift : 인풋 디팩트 볼테이지 드리프트)값도 높아진다.

(5) 입력 바이어스 전류

입력 바이어스 전류(Input bias current : 인풋 바이어스 커렌트)는 증폭기의 첫째 단을 동작시키기 위한 증폭기의 입력에 필요한 직류전류이며, 두 입력전류의 평균값이다.

(6) 입력 오프셋 전류

반전 입력단자와 비반전 입력단자에 흐르는 바이어스 전류에는 차이가 있다. 입력단자에 저항을 접속하면 바이어스 전류에 의한 전압강하가 입력단자에 생기게 된다. 이때 입력 오프셋 전류는 출력단자로 오프셋 전압을 발생시키는 역할을 하며 입력 오프셋 전류는 사용 온도에 따라 변한다.

(7) 개방 루프 전압이득

출력에서 입력까지 외부적인 궤환이 없는 연산증폭기의 이득이다. 연산증폭기는 보통 50,000 ~200,000 정도의 매우 높은 개방 루프 전압이득(Open-loop voltage gain : 오픈-루프 볼테이지 게인)을 갖는다.

(8) 동상신호(공통모드) 제거비

$20\log\dfrac{\text{차동이득}}{\text{동상이득}}$ 으로써 [dB]로 나타낸다. 주파수에 따라 변하며, 전압이득에 근접한 값을 가지므로 동상이득은 1에서 10 정도로 매우 작다. 연산증폭기의 (+)입력단자에 동상신호를 가해도, 실제로는 내부회로의 평형이 이루어지지 않기 때문에 출력신호가 나타나게 되며 오차의 원인이 된다. 동상신호의 입력전압을 V_{cm}, 출력전압을 V_o라고 하면, 동상신호 이득 A_{cm}은 식 (2-55)와 같다.

$$A_{cm} = V_o / V_{cm} \tag{2-55}$$

동상신호 제거비(Commom Mode Rejection Ratio(CMRR) : 커몬 모드 리젝션 레이티오)는 동상신호이득(A_{cm})에 대한 개루프이득의 비(Ratio : 라티오)를 나타낸다.

(9) 이득 대역폭 곱

연산증폭기의 이득이 3[dB] 정도(약 0.707배) 감소하는 주파수인 차단주파수와 직류이득의 곱이다.

(10) 데시벨[dB]의 크기

$G=$벨의 수$=\log_{10}\dfrac{P_2}{P_1}$ (P_1 : 입력전력, P_2 : 출력전력)으로 나타낼 수 있으며 벨은 두 전력값의 비 또는 G(전력이득)를 측정하는 데 사용된다. 데시벨이란 식 (2-56)과 같고, 벨 단위의 $\dfrac{1}{10}$ 크기로서

$$G_{\mathrm{dB}} = 10\log_{10}\frac{P_2}{P_1} \tag{2-56}$$

이며 이 데시벨을 전압이득에 이용하면 식 (2-57)과 같다.

$$P_2 = \frac{V_2^2}{R_2}, \quad P_1 = \frac{V_1^2}{R_1}, \quad R_1 = R_2 \tag{2-57}$$

식 (2-57)을 다시 정리하면 식 (2-58)과 같다.

$$G_{\mathrm{dB}} = 20\log_{10}\frac{V_2}{V_1}[\mathrm{dB}] \tag{2-58}$$

(11) 정궤환, 부궤환

입력이 상승할 때 출력도 상승하는 회로에서 출력의 일부를 입력으로 되돌림(피드백)시킬 경우 출력을 더욱더 상승시켜 발진하게 된다. 이를 **정궤환**이라 하며, 반대로 입력이 상승할 때 출력이 하강하는 회로에서 되돌림(피드백)시킬 경우 출력을 감소시키는 것을 **부궤환**이라 한다.

(12) 입력 임피던스

입력 임피던스(Z_i)는 직류신호에 대한 값으로, 입력단이 FET인 경우 $10^6 \sim 10^{14}[\Omega]$ 정도이고, BJT(Bipolar Junction Transister : 바이폴라 정션 트랜지스터)인 경우에 500[kΩ]~1[MΩ] 정도이다.

(13) 출력 임피던스

출력 임피던스는 50[Ω]~10[kΩ] 정도이다.

(14) 드리프트

드리프트(Drift)는 온도 변화에 따른 전압(혹은 전류)의 미소한 변동이다.

7. 대표적인 연산증폭기의 종류

(1) 범용 연산증폭기

값이 저렴하여 쉽게 구입할 수 있으며 매우 다양한 종류의 범용 연산증폭기가 있으며 1[MHz] 내외의 이득 대역폭 곱과 1~10[V/μs] 정도의 슬루율[4] 및 10[mV] 정도의 입력 오프셋 전압을 갖는다.

(2) 광대역 연산증폭기

단위이득 주파수가 10[MHz] 이상, 슬루율이 10[V/μs] 이상으로 높은 주파수의 신호를 증폭하는 곳에 사용한다.

(3) 계측용 연산증폭기

저주파 또는 직류특성이 뛰어난 연산증폭기로서 입력 바이어스 전류와 입력 오프셋 전압이 작고, 차동이득도 크며 온도변화에 따른 특성변화가 매우 적다. 일반적으로 차동이득과 동상신호 제거비가 매우 크지만 이득 대역폭 곱은 작다. 따라서 직류 또는 낮은 주파수의 신호를 증폭 및 측정하는 장치에 주로 사용된다.

(4) 저잡음 연산증폭기

등가입력 잡음이 작은 연산증폭기로서 대부분의 입력회로가 BJT로 되어 있기 때문에 입력 바이어스 전류가 큰 편이다. 주로 고성능 음향 기기나 미소신호의 증폭에 사용된다.

(5) 저입력 전류 연산증폭기

전하량을 측정하는 경우 연산증폭기의 입력 바이어스 전류가 오차의 원인이 되며, 측정대상이 높은 임피던스 저 전류 출력일 경우에도 바이어스 전류가 신호전류보다 충분히 작아야 하는데, 증폭기내의 전계효과 트랜지스터(FET)의 바이어스 전류가 적은 증폭기가 이때 사용된다.

(6) 대출력 연산증폭기

출력의 전류 구동능력이 수[A]까지 가능하다.

---

4) 슬루율 : 입력신호에 대한 출력의 응답속도를 말하는 것으로 단위는 [V/μs]로서 출력전압이 신호의 변화를 따라갈 수 있는 능력이다.

(7) 고전압 연산증폭기

수100[V]의 고전압까지 증폭 가능한 증폭기이다.

(8) 저전압 연산증폭기

전지 2개의 전압 3[V]만으로도 동작하는 증폭기이다.

(9) 저전력 연산증폭기

10[μA] 정도의 작은 전류에도 동작하는 증폭기이다.

(10) 단일전원 연산증폭기

단일전원 작동이 가능하다.

8. 동상신호 제거비

연산증폭기는 양(+) 입력에 같은 극성일 경우 원하지 않는 신호(잡음)가 발생하지만 차동증폭기에 의해서 제거되어 출력에 나타나지 않게 된다. 이러한 **동상신호를 제거하는 증폭기의 능력을 동상신호**(공통 모드) **제거비**(Common-mode rejection ratio : 커먼-모드 리젝션 레이쇼)라 하는 **파라미터로** 나타낸다. 이상적인 차동증폭기에서는 원하는 신호에 대해서는 매우 높은 이득을 가지지만 **공통 모드 신호에 대해서는 그 이득이 0이어야** 한다. 그러나 실제의 차동증폭기는 매우 작은 공통 모드 이득과 큰 차동 전압이득을 갖는데 공통 모드 이득에 비해서 차동이득이 크면 클수록 공통 모드 신호를 제거한다는 관점에서 차동증폭기는 더 높은 성능을 가지고 있다고 평가 받는다. **연산증폭기와 동상신호 제거비의 관계 및 동상신호의** 특성은 다음과 같다.

(1) 연산증폭기

연산증폭기는 차동증폭기라고도 하며, **차동이란 차이라는 의미**이며, 이상적인 연산증폭기의 경우 **두 입력단자에 인가된 전압의 차이만을 증폭**한다. 만약 두 입력단자의 차가 0[V]라면 출력 역시 0[V]가 된다. 그러나 실제적인 연산증폭기인 경우 증폭기 입력단자에 인가된 전압이 동상신호처럼 그 신호의 차가 0[V]인 경우에도 출력이 0[V]가 아닌 출력값이 나오게 되는데 이 정도를 **동상신호 제거비를 이용해 연산증폭기의 성능**을 구분할 수 있다.

(2) 동상신호

차동증폭기의 두 입력단자에 동시에 같은 크기로 입력되는 전원 리플 및 전자기파 등 기타 불필요한 신호이다.

(3) 동상신호 제거비

입력된 동상신호에 대해 차동이득을 동상이득으로 나눈 비 이며 두 입력단자에 동일하게 가해진 동상신호에 영향을 받지 않는 정도를 나타낸다. 동상신호 제거비는 값이 커서 단위를 데시벨(dB)로 표시하며 동상신호 제거비가 크면 클수록 연산증폭기의 성능이 좋다. 동상신호 제거비 회로도는 그림 2-106과 같다.

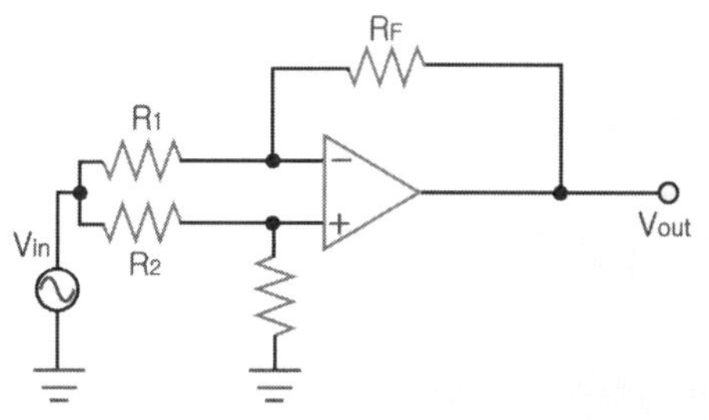

그림 2-106 • 동상신호 제거비 관련 연산증폭기

A_{cm} 은 동상이득이고, A_{dm} 은 차동이득이라고 할 때 $A_{dm} = \frac{R_f}{R_1}$, $A_{cm} = \frac{V_{out}}{V_{in}}$ 이므로 동상신호 제거비는 식 (2-59)와 같다.

$$\mathrm{CMRR} = 20\log\frac{A_{dm}}{A_{cm}}[\mathrm{dB}] \tag{2-59}$$

제 2 절 연산증폭기 응용

1. 비교기

연산증폭기를 비교기(Comparator : 콤퍼레이터)로 사용하는 기본목적은 입력전압이 어떤 전압보다 큰가를 검출하기 위한 것이다. 영전위 검출기, 출력제한 비교기, 슈미트 트리거, 윈도우 비교기, 과열 검출회로 등이 포함된다.

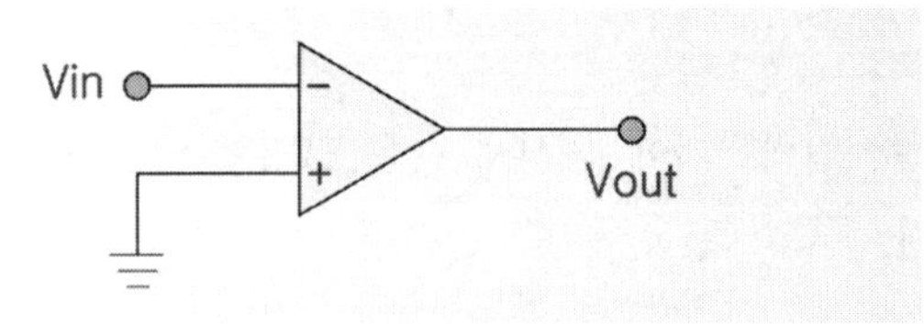

그림 2-107 ● 0[V] 전위 검출기의 논리회로

그림 2-107의 회로는 비교기 중 가장 기본이 되는 0[V] 전위 검출기이다. 비반전 입력(+)은 접지되어 있고, 입력신호는 반전 입력(−)에 인가된다. 개방 루프 전압이득이 매우 크기 때문에 두 입력 사이에 전위 차이가 매우 작더라도 증폭기를 포화상태[5]로 만들어 출력전압이 제한값에 이르게 된다. 이러한 원리를 이용한다면 0[V] 전위 검출기에서 비반전 단자를 0이 아닌 임의의 다른 전압으로 바꾸면 그 전압을 기준으로 비교 기능을 수행할 수 있게 된다.

2. 반전증폭기

연산증폭기를 이해하기 위해 이상적인 연산증폭기의 특성을 알면 회로해석을 단순화하는 데 매우 유용하다. 실제로 무한대의 입력 임피던스 개념은 크게 사용된다. 입력 임피던스가 무한대라는 것은 반전 입력단자로 흘러 들어가는 전류가 0[A]이라는 것을 의미한다. 입력 임피던스를 통한 전류가 0[A]이라는 것은 반전 입력과 비반전 입력 사이에 전압강하가 없다는 것이며 비반전 입력이 접지되어 있으므로 반전 입력의 전압은 0[V]이다. 즉, 반전 입력단자의 전압이 0[V]이면 가상접지이고 여기서 가상접지란 두 입력단자 사이의 전압이 0[V]라는 가정하에 하나의 입력단자를 접지시키면 다른 입력단자도 가상적으로 접지된 효과를 얻을 수 있다.

반전증폭기(Inverting amplifier : 인버팅 앰플리파이어)는 전압을 증폭하지만 출력전압은 입력전압과 반대의 극성을 갖는다. 그림 2-108에서 입력신호는 반전 입력(−)에 인가되며 출력의 일부분은 궤환회로를 통하여 반전 입력(−)로 되돌아가 인가된다. 이것을 부궤환(Negative feedback : 네거티브 피드백)이라 하며 궤환비율은 R_1, R_2에 의해 결정된다. 이러한 궤환회로는 출력을 전압분배하여 작게 함으로써 이 작아진 전압을 반전 입력으로 되돌려 증폭기의 이득을 보여준다.

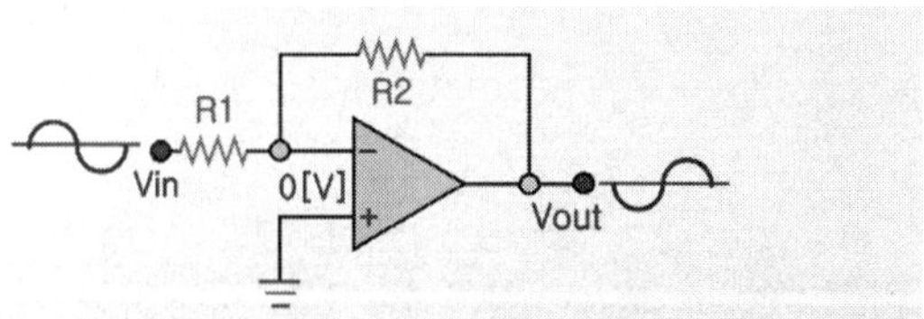

그림 2-108 ● 반전증폭기의 논리회로

5) 포화상태 : 더 이상 증폭도에 비례하여 증폭하지 못하고 왜곡되는 상태이다.

반전증폭기의 폐루프 이득은 개방 루프 이득과 관계없이 저항 R_1에 대한 궤환저항 R_2의 비율이 되고 전류의 방향을 고려하면 입력전압에 대해 출력전압의 위상이 반전되므로 반전증폭기의 입력전압 대 출력전압의 비는 식 (2-60)과 같다.

$$\frac{V_{\text{out}}}{V_{\text{in}}} = -\frac{R_2}{R_1} \tag{2-60}$$

여기서 이득(입력전압 대 출력전압의 비)이 (−)인 것은 입력신호에 대해 출력신호의 위상이 180[°]반전됨을 뜻한다. 즉, 반전증폭기는 전압이득 조절이 가능한 반전증폭기로서 결선된 연산증폭기 회로라고 한다. 또한 입력신호는 직렬저항 R_1을 통해서 반전 입력에 인가되며 출력은 R_2를 통하여 반전 입력으로 피드백되고, 비반전 입력은 접지가 된다.

3. 비반전증폭기

비반전증폭기(Non-inverting amplifier : 넌 인버팅 앰플리파이어)는 전압을 역전시키지는 않고 설정한 증폭도에 따라 증폭해 준다. 입력신호는 비반전 입력단자에 인가되며 출력은 R_1과 R_2로 구성된 전압분배 회로를 통하여 반전 입력단자로 궤환한다. 따라서 V_{out}이 감소되며 V_f 전압을 반전 입력단자에 연결하여 부궤환을 구성한다. 부궤환은 출력의 일부를 입력신호의 반대 위상으로 입력에 공급하여 이득이 감소하게 만든다. $B = \frac{R_1}{R_1 + R_2}$은 궤환율로 정의한다. 식 (2-61)~(2-63)과 같다.

$$\text{궤환전압 : } V_f = \left(\frac{R_1}{R_1 + R_2}\right) V_{\text{out}} \tag{2-61}$$

$$\text{입력 임피던스 : } Z_{\text{in (NI)}} = (1 + A_{ol}B)Z_{\text{in}} \tag{2-62}$$

$$\text{출력 임피던스 : } Z_{\text{out(NI)}} = \frac{Z_{\text{out}}}{1 + A_{ol}B} \tag{2-63}$$

비반전증폭기도 반전증폭기처럼 저항의 비를 통해 증폭도를 설정할 수 있지만 정궤환에 의해 1 이상의 증폭도만 설정할 수 있다. 반전증폭기에서는 $R_1 > R_2$시에는 증폭도가 1보다 작기 때문에 증폭기가 아닌 감쇠기로 동작하지만, 비반전증폭기에서는 그러한 사용을 전혀 할 수 없다.

비반전증폭기의 입력 임피던스는 연산증폭기의 (+)입력 단자의 입력 임피던스가 되는데 이것은 최악의 상태라 해도 100[kΩ] 이상 되며 더 상위 것으로 1[TΩ](테라, 10^{12}) 이상의 매우 높은 입력 임피던스를 갖게 된다. 그러므로 미약한 신호의 검출에도 많이 사용된다.

비반전증폭기에서 그림 2-109와 같은 입력전압 대 출력전압의 비는 식 (2-64)와 같다.

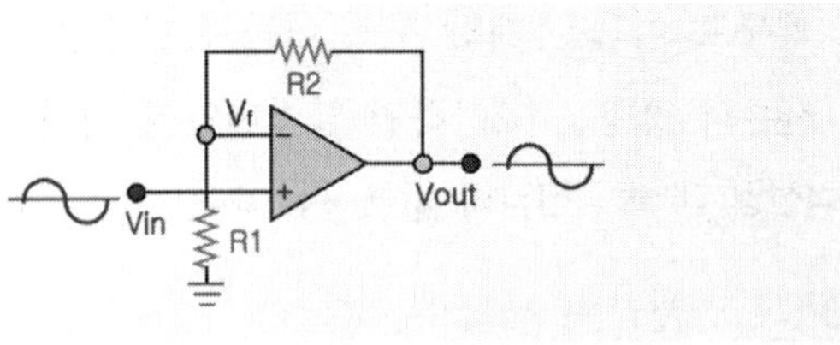

그림 2-109 • 비반전증폭기의 논리회로

$$A_V = \frac{V_{out}}{V_{in}} = 1 + \frac{R_2}{R_1} \tag{2-64}$$

식 (2-64)와 같이 비반전증폭기의 폐루프 이득은 항상 1보다 크며 개방 루프 이득과 관계없이 R_1, R_2 두 개의 값에 의해서 결정된다. 즉, **출력전압의 위상은 입력전압의 위상과 동일하다.** 비반전증폭기는 반전증폭기에 비하여 훨씬 더 큰 입력 임피던스를 갖는다. 그러나, 비반전증폭기의 입력 임피던스를 너무 높게 하면 개방상태에서 외부 노이즈나 누설전류의 영향을 쉽게 받으므로 좋지 않다. 하지만 적당한 **입력저항을 그라운드와 병렬로 넣어 입력 임피던스를 설정한다.**

4. 반전증폭기와 비반전증폭기의 비교

반전증폭기와 비반전증폭기는 표 2-7과 같이 서로 다른 특성을 가지고 있기 때문에 서로의 단점을 보완하며 여러 분야에 응용되어 사용되고 있다.

표 2-7 • 반전증폭기와 비반전증폭기의 비교

반전증폭기	비반전증폭기
위상차 180[°]이다.	위상 동일하다.
임피던스가 비반전증폭기에 비해 낮다.	임피던스가 매우 높다.
일반적인 증폭회로에서 사용 안한다.	일반적인 증폭회로에서 많이 사용한다.
저항의 비로 설정한다.	저항의 비로 증폭도 설정한다. (1 이상의 증폭도만 설정 가능하다.)

5. 전압 폴로어

전압 폴로어(Voltage follower : 볼티지 폴로어)는 **증폭도가 1인 증폭회로이다**(그림 2-110). 즉, 전압 폴로어 결선은 비반전증폭기의 특수한 경우인데, **모든 출력전압이 반전 입력으로 직접연결을 통하여 피드백되며 그 전압이득은 1**(이득이 1이기 때문에 단위이득 폴로어라고도 한다.)

이 식 (2-65)~(2-67)과 같다.

$$\frac{V_{\text{out}}}{V_{\text{in}}} = 1 \tag{2-65}$$

$$\text{입력 임피던스} \ : Z_{\text{in}(I)} \cong R_i \tag{2-66}$$

$$\text{출력 임피던스} \ : Z_{\text{out}(I)} = Z_{\text{out}} \tag{2-67}$$

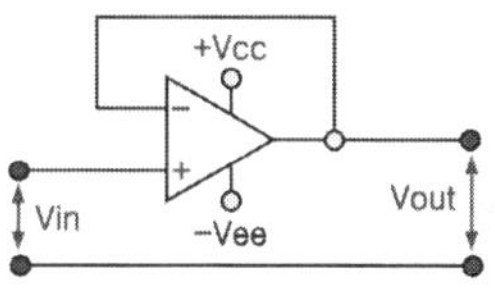

그림 2-110 ◦ 전압 폴로어의 논리회로

전압 폴로어 결선의 가장 중요한 특성은 매우 높은 입력 임피던스와 매우 낮은 출력 임피던스를 갖는다. 그러므로 내부저항이 매우 높은 신호전압이 있을 때 이것을 다른 계측장비 등으로 측정 또는 전압전송 시 신호원의 내부저항을 통과하면서 신호전압이 떨어져 쓸모없게 된다. 따라서 내부저항이 증폭기의 이득만큼 작아지므로 아날로그 신호전송 시 신호원의 임피던스를 낮추어 신호 대 잡음비가 높게 사용되도록 한다. 이러한 성질 때문에 전압 폴로어는 높은 임피던스의 전원과 낮은 임피던스의 부하를 연결해 주는 거의 이상적인 완충(Buffer : 버퍼) 증폭기로 사용된다.

6. 합 증폭기

합 증폭기(Summing amplifier : 서밍 앰플리파이어)는 반전증폭기의 변형된 형태로 볼 수 있는데 합 증폭기의 입력단자 수는 2개 이상이며, 출력전압은 모든 입력전압의 대수적 합에 대한 음의 값에 비례한다.

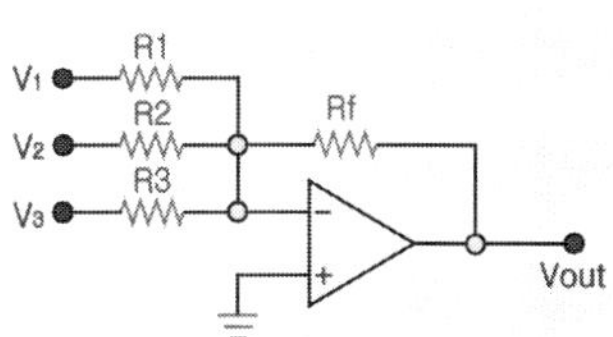

그림 2-111 ◦ 합 증폭기의 논리회로

3개의 입력을 가진 합증폭기는 그림 2-111과 같다. 각 입력전압 V_1, V_2, V_3에 의해 생성된 전류를 각각 I_1, I_2, I_3라 하면, 궤환저항 R_f로 $I_1 + I_2 + I_3$의 전류가 흘러 들어

간다. 이것은 식 (2-68)과 같다.

$$V_{out}(\text{출력전압}) = -R_f(I_1 + I_2 + I_3) \tag{2-68}$$

이때 $I_1 = \dfrac{V_1}{R_1}$, $I_2 = \dfrac{V_2}{R_2}$, $I_3 = \dfrac{V_3}{R_3}$이면 식 (2-69)와 같다.

$$V_{out} = -R_f\left(\frac{V_1}{R_1} + \frac{V_2}{R_2} + \frac{V_3}{R_3}\right) \tag{2-69}$$

여기서 $R_f = R_1 = R_2 = R_3$라고 하면 식 (2-70)과 같다.

$$V_{out} = -(V_1 + V_2 + V_3) \tag{2-70}$$

결국 저항 R_f를 통하여 **직류 부궤환**(Negative feedback : 네거티브 피드백)이 형성되므로 **가상접지**(Virtual ground : 버추얼 그라운드)가 만들어진다. 이 때문에 입력전압인 V_1, V_2, V_3은 서로 독립적이 되고 가상접지 때문에 입력신호 간에 상호작용이 없으므로 출력전압은 이들을 단순히 더하여 주면 된다. 그리고 정밀성이 필요한 경우 입력 바이어스 전류 및 오프셋 전류가 작은 연산증폭기를 사용하는데 이러한 특성을 이용하면 이득이 1보다 큰 합증폭기, 평균 증폭기, 배율 가산기 등을 구성할 수 있다.

7. 차동증폭기

차동증폭기는 일종의 직접결합증폭기로서 역할을 하며, 일반적으로 OP-Amp의 입력단에 사용된다. 차동증폭기의 기본적인 형태는 2개의 동일형의 트랜지스터가 대칭적인 쌍으로 구성된다. 차동증폭기의 주요 특성 파라미터로서 입력 오프셋 전류, 입력 바이어스 전류, 입력 오프셋 전압 및 동상신호 제거비가 있다.

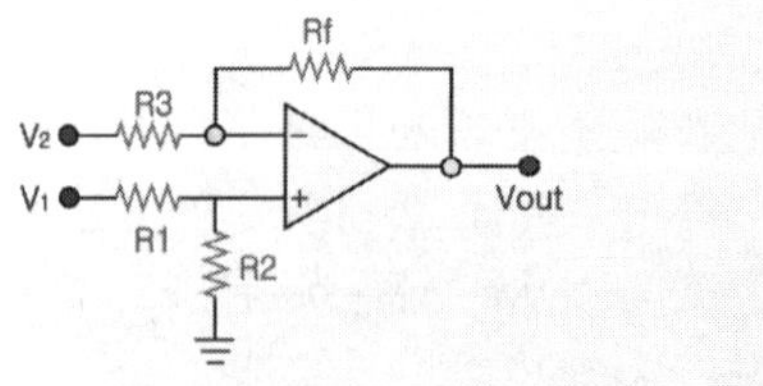

그림 2-112 • 차동증폭기 논리회로

차동증폭기는 두 입력전압의 차이를 증폭해 준다. 그래서 연산증폭기 자체가 차동증폭기이지만 여기서는 차동증폭기는 증폭도를 자유롭게 설정할 수 있으며 연산증폭기 1개로 회로를 구성할 수 있기 때문에 간단한 차동증폭작용이 필요할 때 적당한 회로이다.

증폭률을 조절할 수 있는 차동증폭기는 그림 2-112와 같다. 두 입력은 각각 저항 R_1과 R_3을 통해 입력에 인가되고, 출력은 R_f를 통해 부궤환 된다. 이상적인 연산증폭기의 특성을 이용하면 쉽게 해석할 수 있는데 **반전 입력과 비반전 입력의 전압은 같아야** 하므로 식 (2-71)과 같다.

$$V_2 \frac{R_3}{R_3 + R_f} + V_{out} \frac{R_3}{R_f + R_3} = V_1 \frac{R_2}{R_1 + R_2} \tag{2-71}$$

R_1과 R_3가 같고, R_2와 R_f가 같다고 할 때 식 (2-71)에 대입하여 출력(V_{out})에 대해 정리하면 식 (2-72)가 된다.

$$V_{out} = \frac{R_2}{R_1}(V_1 - V_2) \tag{2-72}$$

즉, 비반전 입력에서 반전 입력을 뺀 값을 R_2와 R_1의 비율만큼 증폭한다.

(1) 차동증폭기의 특징

R_B를 갖는 차동증폭기의 DC 등가회로는 그림 2-113과 같다.

① 차동증폭기는 보통 연산증폭기의 입력단으로 사용된다.
② 동상 모드의 입력은 차동증폭기의 양 입력단자에 동일 위상의 전압이 인가된 경우이다.
③ 차동 모드의 입력은 차동증폭기의 양 입력단자에 동일 위상의 전압이 인가된 경우이다.
④ 차동증폭기의 입력과 출력구동방식
　㉠ 차동증폭기의 입력
　　ⓐ **단측입력**(Single-ended input : 씽글-엔디드 인풋)
　　ⓑ **쌍측입력**(Double-ended input : 더블-엔디드 인풋)

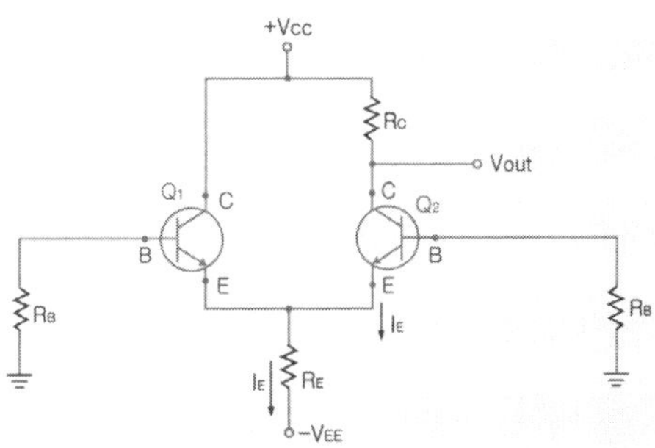

그림 2-113 ◦ R_B를 갖는 차동증폭기의 DC 등가회로

㉡ 차동증폭기의 출력

ⓐ **단측출력**(SIngle-output : 싱글-아웃풋) : Single-ended load(싱글-엔디드 로드)

ⓑ **쌍측출력** : Double-ended output(더블-엔디드 아웃풋) : Floating load(플로팅 로드)

(2) 차동증폭기의 DC해석

직류단자 전압과 전류는 식 (2-73)과 같다.

$$V_B = 0[\mathrm{V}], \quad V_E = -0.7[\mathrm{V}], \quad V_c = V_{cc} - I_c R_c, \quad I_c \fallingdotseq I_E$$

$$I_E = \frac{V_{EE} - V_{BE}}{2R_E + R_B | \beta} \tag{2-73}$$

여기서, $2R_E \gg R_B | \beta$이면 식 (2-74)가 되며

$$I_E \fallingdotseq \frac{V_{EE} - V_{BE}}{2R_E} \tag{2-74}$$

R_E에 흐르는 전류는 식 (2-75)가 된다.

$$I_T \fallingdotseq 2I_E = \frac{V_{EE} - V_{BE}}{R_E} \tag{2-75}$$

(3) 차동증폭기의 AC 해석

AC 해석을 위한 차동증폭기는 그림 2-114와 같다.

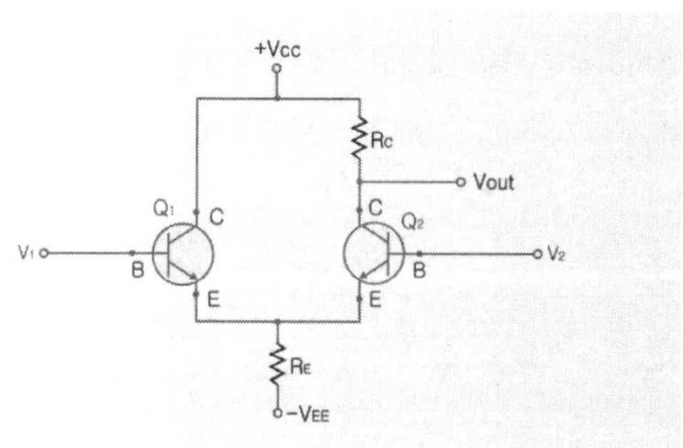

그림 2-114 • AC 해석을 위한 차동증폭기

① 차동모드 동작(Differential mode)

㉠ 비반전 입력에 신호전압 V_1을 인가한 경우는 식 (2-76)과 같다.

$$\frac{V_{\text{out}1}}{V_1} = \frac{R_c}{2r_e'} \tag{2-76}$$

㉡ 반전 입력에 신호전압 V_2를 인가한 경우는 식 (2-77)과 같다.

$$\frac{V_{\text{out}2}}{V_2} = \frac{R_c}{2r_e'} \tag{2-77}$$

㉢ 두 입력을 동시에 V_1, V_2의 두 신호 전압을 인가한 경우는 식 (2-78)과 같다.

$$V_0 = V_{\text{out}1} + V_{\text{out}1} = \frac{R_c}{2r_e'}(V_1 - V_2) = A(V_1 - V_2) = A\,V_{\text{diff}} \tag{2-78}$$

여기서, $A = \frac{R_c}{2r_e'}$ 증폭도 A는 두 신호입력 의차($V_1 - V_2$)를 증폭하는 이득이므로 차동전압이득이라 한다.

② 동상 모드 동작은 식 (2-79)와 같다.

$$A_{\text{CM}} = \frac{-R_c}{r_e'} + 2R_E \fallingdotseq \frac{-R_{C0}}{2R_E} \fallingdotseq \frac{-R_{C0}}{2R_E}(\because 2R_E \gg r_e') \tag{2-79}$$

A_{CM}을 "동상전압이득"이라 한다.

③ 동상신호제거비는 식 (2-80), (2-81)과 같다.

$$\text{CMRR} = \frac{A}{-A_{\text{CM}}} = \frac{\frac{R_c}{2r_e'}}{-\left(\frac{-R_c}{2R_E'}\right)} = \frac{R_E}{r_e} \tag{2-80}$$

$$\text{CMRR[dB]} = 20\log\text{CMRR} \tag{2-81}$$

차동증폭기는 생체신호계측에 있어서 많이 사용하는 증폭기이다. 차동 입력 신호는 원하는 만큼 증폭해 주고, 잡음 등의 동상 입력 신호는 최소화시키지만 입력 임피던스가 작고, 저항의 크기가 정확히 일치하지 않으면 왜곡된 출력을 나타낼 수 있다. 이를 개선하기 위해 실제 의료용으로 많이 사용하는 차동증폭기로 3개의 연산증폭기를 사용한 그림 2-115의 계측증폭기(Instrumentation amplifier : 인스트러멘테이션 엠플러파이어)가 있다.

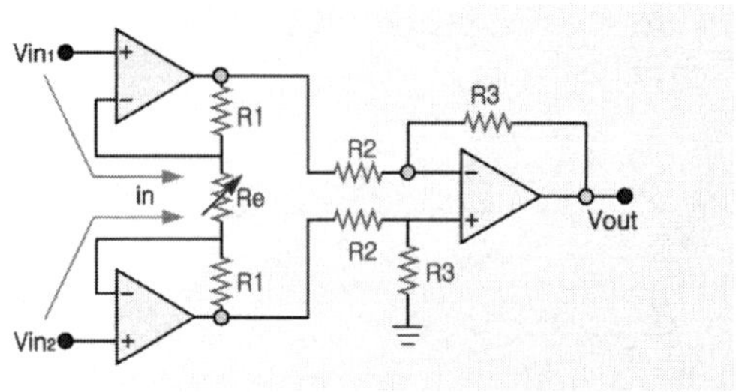

그림 2-115 • 계측증폭기의 논리회로

그림 2-115의 계측증폭기는 3개의 연산증폭기와 저항 7개로 구성되어 있다.

V_{out}쪽 연산증폭기와 저항 4개(R_2 ~ R_3)는 차동증폭기(이득=1)를 형성한다. 이 차동증폭기에 버퍼 증폭기(나머지 증폭기 2개)를 연결하여 매우 높은 입력 임피던스를 얻고 있다. 차동 이득은 단지 R_e에 의해서만 조절할 수 있다.

계측증폭기의 가장 큰 장점은 전압 이득률을 쉽게 조절할 수 있다는 것과 입력 임피던스가 높다는 점을 들 수 있다.

의료용 계측장비에 의한 생체의 계측시 신호전압에 동상전압(잡음)이 중첩될 경우 동상전압이 신호전압보다 큰 경우가 많다. 이러한 경우 **계측증폭기는 저항의 측면에서는 입력저항을 더욱 증가시키고 출력저항을 더욱 낮추는 완충 증폭기**의 역할을 하며 출력의 측면에서는 차동증폭기의 특징인 **동상신호를 제거하는 효과와 저항** R_e**의 조절을 통한 이득조절의 용이성**을 얻을 수 있다.

8. 적분기와 미분기

(1) 적분기

적분기(Integrator : 인터그레이터)는 **저주파 필터가** f_c **이상의 주파수를 가지는 신호에 대해 45[°] 이상의 위상지연**(Phase delay : 페이스 딜레이)이 생기며 f_c보다 충분히 큰 주파수에 대하여는 **90[°]의 위상지연이 생겨 적분기의 역할한다.** 즉 사인(Sine) 파형을 입력시키면 코사인(Cosine) 파형이 출력될 것이며, 사인 파형의 조합인 **구형파**(Square wave : 스퀘어 웨이브)를 입력시키면 **삼각파형이 출력되어 적분기의 역할**을 하게 된다. 그럼으로 **적분기는 입력신호에 대한 적분동작을 수행하는 회로라고** 한다.

적분기 회로는 반전증폭기의 궤환저항을 C(콘덴서)로 대치하면 그림 2-116(a)와 같은 적분기를 만들어 낼 수 있으며 다음과 같은 특징을 갖는다.

① 연산증폭기를 이용한 적분기 회로는 **저항과 부궤환의 콘덴서로** 이루어진다.

② 아날로그 컴퓨터, **램프파**(Ramp wave : 램프 웨이브) 발생기 및 그 밖의 여러 응용 분야에서 많이 쓰인다.

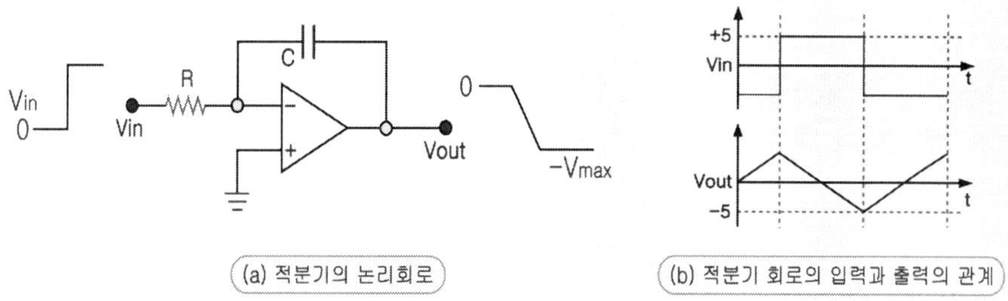

(a) 적분기의 논리회로 (b) 적분기 회로의 입력과 출력의 관계

그림 2-116 ● 적분기의 논리회로 및 입력과 출력의 관계

③ 직선성이 우수한 선형 램프 회로에서는 파형이 일정한 비율로 상승하는 특성을 가져야 한다.

④ 일정한 직류전압을 가하면 원하는 램프 전압을 얻을 수 있어서 타이밍 회로나 A/D 변환기 등에 필수적으로 쓰인다.

⑤ 적분기를 이해하기 위해서는 먼저 콘덴서에 흐르는 전류와 전압과의 관계를 알아야 하는데 이 회로에서 콘덴서의 전류와 전압의 관계는 식 (2-82)와 같다.

$$V_C = \frac{1}{C}\int_0^t I_C\,dt \tag{2-82}$$

⑥ 연산증폭기의 원리에 따라 비반전 입력은 가상접지가 되므로 오프셋 전류가 존재하지 않는다고 가정하면 콘덴서에 흐르는 전류는 입력되는 전류의 크기와 같고, 입력되는 전류의 크기는 식 (2-83)과 같다.

$$I_{\text{in}} = \frac{V_{\text{in}}}{R} \tag{2-83}$$

또한 $I_C = I_{\text{in}}$이고, $V_{\text{out}} = -V_C$이므로 출력전압은 식 (2-84)와 같다.

$$V_{\text{out}} = -\frac{1}{RC}\int_0^t V_{\text{in}}\,dt \tag{2-84}$$

적분기 회로의 출력파형(그림 2-116(b))은 입력전압의 적분으로 나타나는데 입력전압이 구형파일 경우 출력은 삼각파가 되며, 입력이 정현파일 경우 출력도 정현파가 되지만 위상이 90[°] 뒤지게 된다.

(2) 미분기

미분기(Differentiator : 디퍼렌시에이터) 회로의 구성은 적분기와 마찬가지로 저항과 콘덴서로 이루어지는데, 그림 2-117(a)에서 볼 수 있듯이 적분기와는 달리 콘덴서가 입력단에 있고, 부궤환에 저항이 있으며 다음과 같은 특징이 있다.

① 적분기의 R과 C의 위치를 바꾸면 미분기가 된다.
먼저 콘덴서에 흐르는 전류는 식 (2-85)와 같다.

$$I_C = C\frac{dV}{dt} \tag{2-85}$$

따라서 입력되는 전류는 식 (2-86)과 같다.

$$I_{\text{in}} = C\frac{dV_{\text{in}}}{dt} \tag{2-86}$$

식 (2-86) 전류가 부궤환으로 흐르고 이 전류에 부궤환의 저항값을 곱하면 식 (2-87)인 출력전압이 된다.

$$V_{\text{out}} = -RC\frac{dV_{\text{in}}}{dt} \tag{2-87}$$

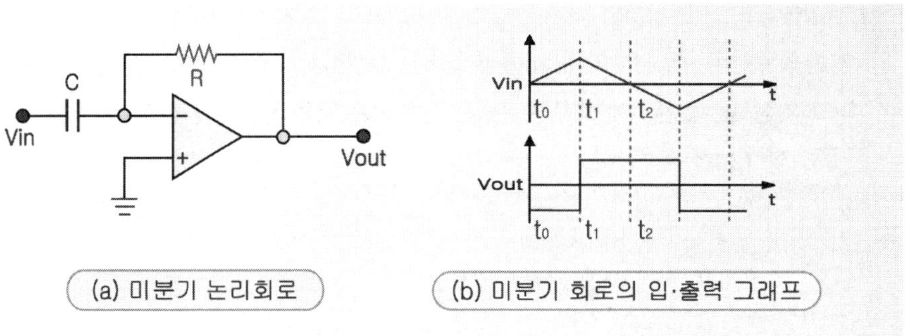

그림 2-117 • 미분기 논리회로 및 미분기 회로의 입 · 출력 그래프

② 미분기는 그림 2-117(b)와 같이 C의 임피던스와 주파수가 높아질수록 작아지므로 증폭도가 커져 고주파 잡음에 매우 민감하다.

③ 이상적인 미분기의 증폭도는 주파수 증가에 따라 선형적으로 증가하지만 연산증폭기를 사용함으로써 연산증폭기의 주파수와 전압이득 특성 때문에 미분기로 작동하는 주파수 구간이 제한되며, C에 직렬저항을 연결하면 이 주파수 구간은 더욱 좁아지게 된다.

④ 실제 응용에서는 C(콘덴서)와 직렬로 R(궤환저항)보다 충분히 작은 값의 저항을 연결하여 고주파 이득을 제한해 준다.

9. 능동 필터

수동소자만으로 2차 이상의 필터를 만들 경우 인덕턴스를 반드시 사용한다. 하지만 필터의 동작 주파수가 낮으면 인덕턴스가 커질 뿐만 아니라 설계도 어렵고 소자의 오차가 필터 응답에 큰 영향을 준다. 그래서 연산증폭기를 사용하여 R(저항)과 C(콘덴서)만으로 임의의 고차 필터를 쉽게 만들 수 있으며 각각의 특성의 균일성을 유지하기가 쉽다.

(1) 필 터

자연계의 물리량을 분석 및 관찰하기 위해서는 일반적으로 센서를 이용하여 원하는 신호를 얻게 된다. 이때 얻은 신호의 파형은 다양한 주파수의 신호가 포함되어 있어서 매우 복잡한 형태를 가지고 있어 관찰자가 분석하기에는 매우 어렵다. 이렇게 신호를 복잡하게 만드는 가장 큰 요인은 잡음(Noise : 노이즈) 때문인데 잡음과 같이 원하지 않는 신호들은 모두 제거하고 원하는 신호만을 얻을 때 이용되는 것이 필터이다.

① 필터의 사용하는 방법 : 전기적 필터(Electrical filters : 일렉트리컬 필터), 기계적 필터(Mechanical filters : 메커니컬 필터), 유공압 필터(Fydraulic/pneumatic filters : 하이드롤릭/펜뉴매틱 필터) 등 여러 가지 형태가 있다.

② 필터의 특징은 표 2-8과 같다.

표 2-8 • 필터의 종류 및 구성

기본적인 필터의 종류	필터의 기본구성	수동필터와 능동필터	
		수동필터	능동필터
· 저역통과 필터 · 고역통과 필터 · 대역통과 필터 · 대역억제 필터	· 저항(R) · 인덕턴스(L) · 콘덴서(C)	RLC로 구성된 필터	· 연산증폭기를 이용하여 구성한다. · 원하는 전압이득이나 임피던스 특성 유지한다.

(2) 연산증폭기를 사용한 능동필터의 장점

① 연산증폭기가 이득을 가지므로 삽입손실이 없다.

② 수동필터에 비해 값이 저렴하다.

③ 능동필터(Activite filter : 액티브 필터)는 동조가 용이하고, 필요한 응답을 변경하지 않고 넓은 주파수 범위에 걸쳐 조정될 수 있다.

④ 고입력 임피던스와 저출력 임피던스를 가진다.

(3) 연산증폭기를 사용한 능동필터의 단점

① 설계 시 사용되는 연산증폭기의 형태에 따라 주파수 응답이 다르다.

② 수동필터에 불필요한 전원 장치가 반드시 필요하다.

(4) 저역통과 필터

저역통과 필터(Low-pass filter : 로-패스 필터)의 일반적인 논리회로는 그림 2-118(a)와 같고 **저역통과 필터의 특징은** 다음과 같다.

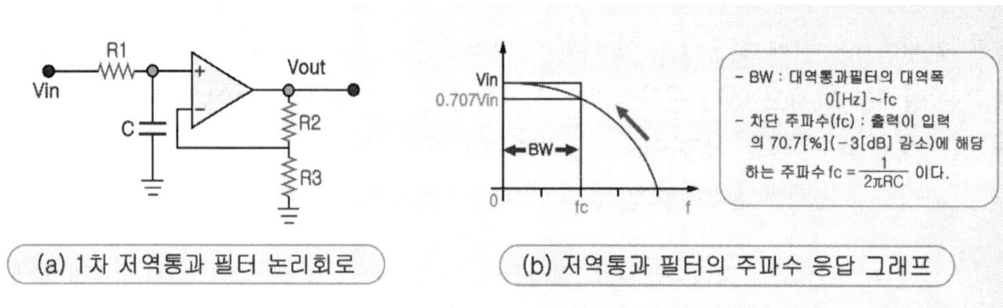

그림 2-118 ● 1차 저역통과 필터 논리회로 및 저역통과 필터의 주파수 응답 그래프

① **전압이득이나 입·출력 임피던스를 조절할 수 있다.**
(원하는 전압이득 및 큰 입력 임피던스와 작은 출력 임피던스를 가질 수 있다.)

② 연산증폭기를 이용한 저역통과 필터 RC 회로의 저역통과 필터와 단위이득을 갖는 **부궤환 연산증폭기로** 구성되며, 하나의 RC **회로로** 구성된다.

③ −20[dB]/Decade(데시벨/디케이드)의 기울기를 갖는 필터를 **단극** 또는 **1차 필터라고** 한다.

④ 연산증폭기의 **차단주파수는 필터의 차단주파수보다 크다고** 가정한다. 기본적인 **저역통과 필터**(Low-pass filter : 로-패스 필터)의 주파수 응답곡선은 그림 2-118(b)와 같다.

출력이 **원래 출력의 0.707배가 되기 시작하는 주파수를 차단주파수**(f_c)라고 하는데 **차단주파수보다 작은 주파수 성분은 통과시키고, 그 이상인 주파수는 차단**시킨다. 기본적인 **저역통과 필터는 하나의 저항과 하나의 콘덴서로 이루어진 1차 능동필터**이다.

모든 필터의 기본형이라 할 수 있는 저역통과 필터는 가장 간단한 형태로 구현되어 있으며, 이것을 기반으로 여러 가지 형태로 변환하여 다른 종류의 필터를 만들 수 있다.

주로 **고주파 잡음 신호를 걸러내어 저주파의 필요한 신호만을 골라낼 때 많이 사용되는 필터 구조이며,** 여러 분야에 걸쳐 널리 사용되는 필터 형태로서 특성적으로 모든 필터의 기본형이라고 할 수 있다.

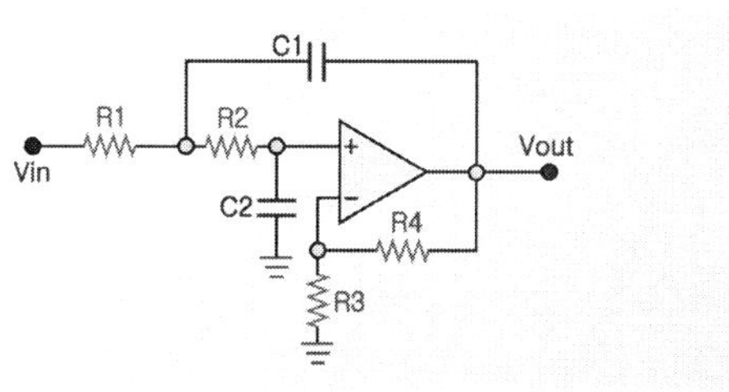

그림 2-119 ● 2차 저역통과 필터 논리회로

⑤ 2차 저역통과 필터는 그림 2-119에 나타내었다.

차단주파수(f_c)는 저항 R_1, R_2, 콘덴서 C_1, C_2에 의해 정해진다. 하지만 보통의 경우 $R_1 = R_2$, $C_1 = C_2$로 사용하므로 식 (2-88)과 같다.

$$f_c = \frac{1}{2\pi RC} \tag{2-88}$$

R_3와 R_4는 전압이득률을 조정하는 데 사용한다(단, 이득률이 변하면 필터의 특성도 변한다). 1차 필터는 고주파에서 감쇠특성이 있으므로 보다 더 가파른 감쇠특성을 얻기 위해서 2차 필터를 사용한다.

즉 1차 필터는 차단주파수 이상이 될 때 출력전압이 주파수에 비례하여 감소하지만 2차 필터는 주파수의 제곱에 비례하여 감소한다. 2차 필터는 공진기, 발진기처럼 특정 주파수 스펙트럼에서 급격하게 에너지가 발생하는 경우 그 파형의 에너지 집중도를 표현할 때 사용하기도 한다.

(5) 고역통과 필터

고역통과 필터(High-pass filter : 하이-패스 필터)의 일반적인 논리회로는 그림 2-120과 같고 고역통과 필터의 특징은 다음과 같다.

① RC 회로에서 차단주파수에 의해 저역의 신호를 차단한다.
② 고역에서는 연산증폭기내부의 RC 회로에 의해 차단주파수 이하의 모든 신호를 통과시키지 않는다.
③ 광대역통과 필터와 같은 응용 필터에서는 증폭기 내부의 차단주파수가 확실히 크다.

기본적인 고역통과 필터(High-pass filter : 하이-패스 필터)의 주파수 응답곡선을 그림 2-120(b)와 같다. 고역통과 필터의 특성은 저역통과 필터와 마찬가지로 출력이 원래의 0.707배가 되는 주파수를 차단주파수라고 하고, 차단주파수보다 큰 주파수는 통과시킨다. 단, 연산증폭기의 특성상 대역폭이 한정되어 있기 때문에 매우 높은 고주파로 가면

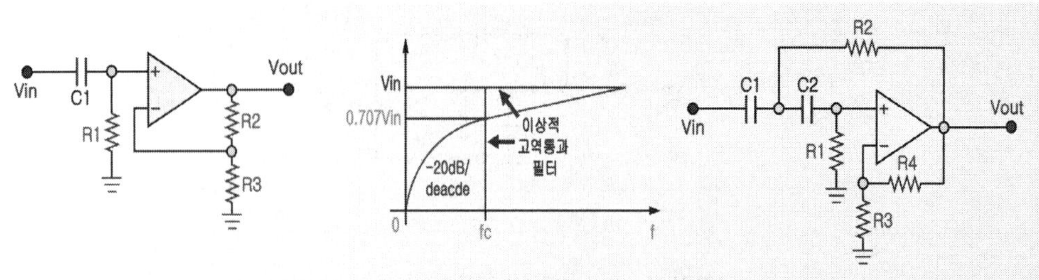

(a) 1차 고역통과 필터논리회로 (b) 고역통과 필터의 주파수 응답 (c) 2차 고역통과 필터의논리회로

그림 2-120 • 1차 고역통과 필터 논리회로

다시 이득이 감소하게 되므로 매우 넓은 대역에서 볼 때는 대역통과 필터의 특성을 지닌다. 기본적인 고역통과 필터는 하나의 저항과 하나의 콘덴서로 이루어진 1차 능동필터이다. 하지만 저항과 콘덴서를 복합적으로 구성한 고역통과 2차 능동필터에 대해 알아보면, 고역통과 필터는 그림 2-120(c)에서 볼 수 있듯이 저역통과 필터에서 R(저항)과 C(콘덴서)의 위치를 바꾼 것과 같다. 따라서 차단주파수도 저역통과 필터와 같은 $f_c = \dfrac{1}{2\pi RC}$ 이 된다. 고역통과라는 특성을 제외하고는 모든 특성은 2차 저역통과 필터와 동일하다.

(6) 대역통과 필터

대역통과 필터(Band-pass filter : 밴드－패스 필터)는 그림 2-121과 같이 낮은 차단주파수와 높은 차단주파수 사이의 모든 신호는 통과시키고, 그 이외의 신호는 통과시키지 않는다. 이와 같이 주파수대역만 정확하게 골라내는 대역통과 필터는 상당히 중요한 역할을 수행한다.

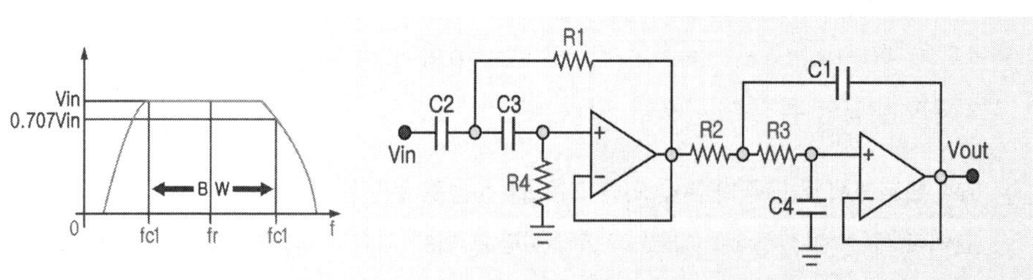

(a) 대역통과 필터의 주파수 특성 (b) 고역통과 필터와 저역통과 필터를 직렬연결한 대역통과 필터 회로

그림 2-121 • 대역통과 필터의 주파수 특성과 고역통과 필터와 저역통과 필터를 직렬 연결한 대역통과 필터 회로

즉 대역통과 필터는 시스템마다 사용해야 할 주파수가 정확히 정해져 있으므로 주파수를 제한시켜 주는 역할을 한다. 이러한 특징 때문에 매우 다양한 형태의 필터로 구현되고 많은 최신기

술에서 이용되고 있으며 필터 중에서 가장 많이 사용된다.

이러한 대역통과 필터를 만드는 방법으로는 그림 2-121(b)와 같이 고역통과 필터와 저역통과 필터를 연결하여 각각의 특성을 이용하여 주파수를 제한하는 방법이 있다.

또한 이 방법 외에 하나의 연산증폭기를 사용하는 방법으로 그림 2-122의 논리회로를 사용하는 방법이 있다. 대역통과 필터의 특성 중 대역통과 폭을 쉽게 조절할 수 있다는 장점이 있다.

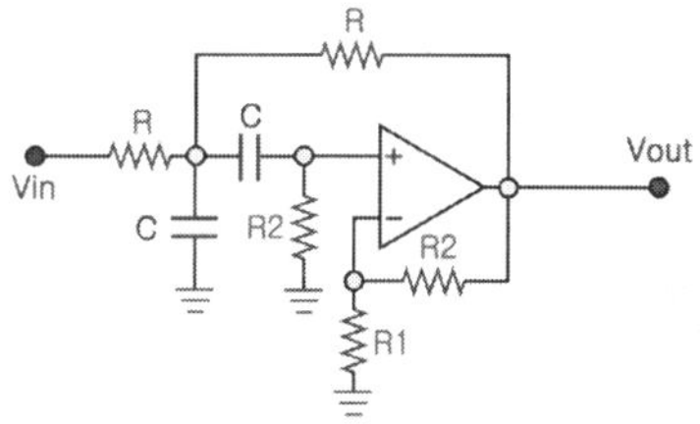

그림 2-122 ● 하나의 연산증폭기를 이용한 대역통과 필터 논리회로

(7) 대역저지 필터

대역저지 필터(Band-rejection filter : 밴드 리젝션 필터, Notch filter : 노치 필터)의 기본 논리회로를 그림 2-123(a)와 같이 대역통과 필터가 합증폭기에 연결되어 있는 상태이다. 대역통과 필터의 출력이 반전된 후에 합증폭기에 피드백되고, 입력과의 차를 증폭함으로써 대역저지 필터가 된다.

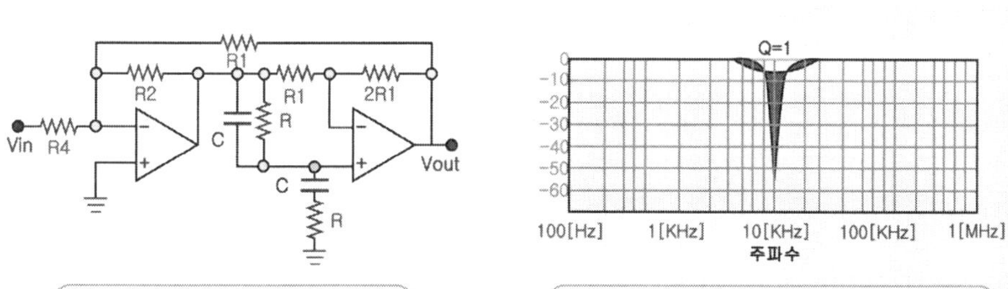

(a) 대역저지 필터 논리회로 (b) 대역저지 필터의 주파수 특성

그림 2-123 ● 대역저지 필터 논리회로

대역저지 필터의 주파수 응답을 그림 2-123(b)와 같다. 이 필터는 대역통과 필터와는 정 반대로, 모든 주파수대역은 잘 통과시키면서 특정 대역의 주파수만 통과시키지 않는 형태의 필터이다.

즉, 대역통과 필터와 공진 형태를 정 반대로 사용하는 형태로 쉽게 구성될 수 있으며, 직렬공진과 병렬공진을 잘 배치하고 조합하여 구현할 수 있다. 이러한 특성 때문에 주로 특정 주파수의 유입만 차단하기 위해 사용되며 곳곳에 유용하게 사용될 수 있다.

대역저지 필터는 원하는 주파수 대역만을 골라서 제거함으로써 생체신호에서 전원잡음을 제거하는 회로에 많이 사용되는 장점이 있다.

10. 전력증폭기

여러 증폭단의 전압이득을 거치면 신호의 스윙은 부하선 전체를 사용하게 된다. 전압이득 이후의 이득은 전류이득이어야 한다. 즉 다만 증폭기의 최종 증폭단에서는 전압이득보다 전력이득을 중요시 한다. 이런 마지막 증폭단에서는 부하저항이 작아지기 때문에 컬렉터 전류가 커지게 된다.

① 전력증폭기의 기능은 외부의 부하(스피커 : 8[Ω], 안테나 등)에 신호출력을 공급하는 증폭기로써 부하를 구동시키기 위하여 출력 레벨이 높아야 한다. 또한 일반적으로 외부의 부하는 그 저항이 낮다.

② 전력증폭기의 출력 임피던스는 전원저항의 역할을 하므로 최대전력전달조건을 만족시키기 위하여 일반적으로 낮아야 한다. 즉 부하에 높은 전압과 큰 전류를 공급해야 되기 때문에 전력증폭기의 출력 임피던스는 상대적으로 낮아야 한다. 그 이유는 최대전력 전달조건에 의하면 부하저항이 전원저항과 같아야 하고, 일정한 전압에 대하여 부하저항을 낮추어 주면 더 많은 전력이 부하에 전달되기 때문이다.

③ 전력증폭기에서는 효율이 중요하며, 효율이 높은 증폭기는 많은 전력을 부하에 공급하게 된다. 전력증폭기는 바이어스 레벨(Q점)의 위치에 따라 일반적으로 4가지 등급(A급, AB급, B급, C급)으로 구분된다. 증폭기의 동작점은 그림 2-124와 같다.

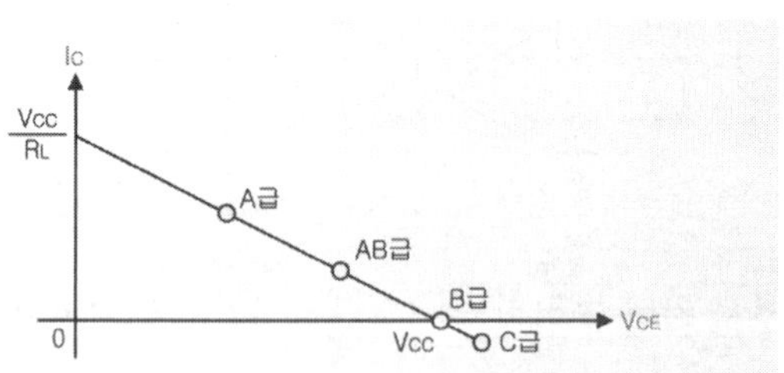

그림 2-124 • 증폭기의 동작점

(1) A급 전력증폭기

증폭기의 구성 방식이 공통 이미터, 공통 컬렉터 또는 공통 베이스이든 상관없이 2[π] 전 입력 사이클에 대해 직선영역에서 동작하면 A급 증폭기이다.

① 출력파형은 입력과 같은 모양의 증폭된 형태이고, 동위상 또는 [π]의 위상차를 갖는다.

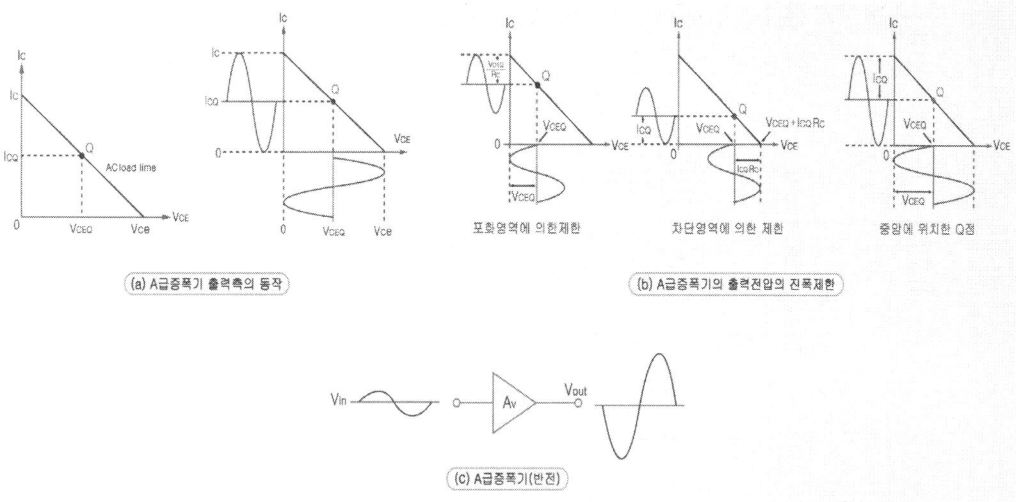

그림 2-125 ● A급 증폭기

모든 소신호 증폭기는 A급이며 그림 2-125와 같다.

② A급 증폭기는 동작점 Q를 출력부하선의 중앙에 위치함으로써 유통각 $\theta = 2\pi$[rad]이 되도록 구성한 증폭기이다. 증폭기의 동작은 차단이나 포화영역을 벗어나지 않으므로 출력파형과 입력파형의 모양이 같다.

③ 1개의 트랜지스터가 교류신호원의 전 주기를 모두 증폭하기 위해서 Q점의 위치선정에 신중하고, 최대동작을 위해서는 교류 부하선상의 중앙에 Q점이 위치하고, A급 전력증폭은 정해진 동작영역 내에서 교류의 전 주기를 증폭해야 하므로 효율이 최대 25[%]로 낮다.

④ A급 증폭기의 전력효율 : 증폭기의 효율은 교류 출력전력과 직류 입력전력과의 비이다.

㉠ 직류 입력전력 : 직류 전원전압과 전원으로부터 흐르는 전류의 곱을 비이며 식 (2-89)와 같다.

$$P_{DC} = V_{CC}I_{CC} = 2\,V_{CEQ}I_{CQ} \qquad (2\text{-}89)$$

㉡ 교류 출력전력 : 중앙에 위치한 Q점 : Q점이 중앙에 있으면 컬렉터 전류의 최대 진폭은 I_{CQ}이고 컬렉터−이미터 전압의 최대 진폭은 V_{CEQ}이다. 따라서 출력은 식 (2-90)과 같다.

$$P_{\text{out}} = \frac{V_{CEQ}\,I_{CQ}}{\sqrt{2}}\ 0.5\,V_{CEQ}\,I_{CQ} \qquad (2\text{-}90)$$

㉢ 전력효율 : 증폭기의 효율은 교류 출력전력과 직류 입력전력과의 비이다. 직류 입력전

력은 직류전압과 전원으로부터 흐르는 전류와의 곱이다.

교류 출력전력과 직류 입력전력의 비를 식 (2-91), (2-92)와 같다.

$$\eta_{max} = \frac{교류\ 출력전력}{직류\ 입력전력} = \frac{P_{out}}{P_{DC}} \tag{2-91}$$

$$\eta = \frac{P_{out}}{P_{DC}} = \frac{0.5\,V_{CEQ}\ I_{CQ}}{2\,V_{CEQ}\,I_{CQ}} = 0.25[\%] \tag{2-92}$$

즉, 효율은 25[%]이며 A급 증폭기로부터 얻을 수 있는 최대효율 이며 Q점이 교류부하선의 중앙에 있을 때만 최대효율에 접근할 수 있다.

㉣ 대신호 부하선의 동작에 대한 기본은 식 (2-93)과 같다.

$$I_{C(sat)} = I_{CQ} + \frac{V_{CEO}}{R_C} \tag{2-93}$$

㉤ 컬렉터-이미터의 교류 차단 전압값은 식 (2-94)와 같다.

$$V_{ce\,(cut\,off)} = V_{CEQ} + I_{CQ}R_C \tag{2-94}$$

㉥ 공통 이미터 대신호 증폭기의 전압이득은 식 (2-95)와 같다.

$$A_v = \frac{R_C}{r'_e} \tag{2-95}$$

(2) B급 증폭기

신호가 없는 상태에서 트랜지스터에 전류가 흐르지 않도록 바이어스되어 있으며, 정현파 신호를 인가할 때 반주기[π]만큼 전류가 흐르도록 설계된 증폭기이다. B급 증폭기는 그림 2-126과 같다.

① Q점이 차단점에 위치하고 있으며, 입력신호의 [π]에 대하여 선형동작을 하며 나머지 [π]에 대하여 차단되므로 입력파형을 제대로 구현하기 위해서는 푸시풀(Push-pull) 증폭기로 구성한다.

② B급 증폭기는 차단점 근처에서 바이어스된다.

③ 트랜지스터는 입력 사이클의 일부 구간에서만 Turn-on되며, B급 증폭기는 매우 효율이 높지만 선형적이지 못하다.

④ B급 증폭기는 완전한 출력 스윙을 제공하기 위하여 2개의 트랜지스터가 사용된다.

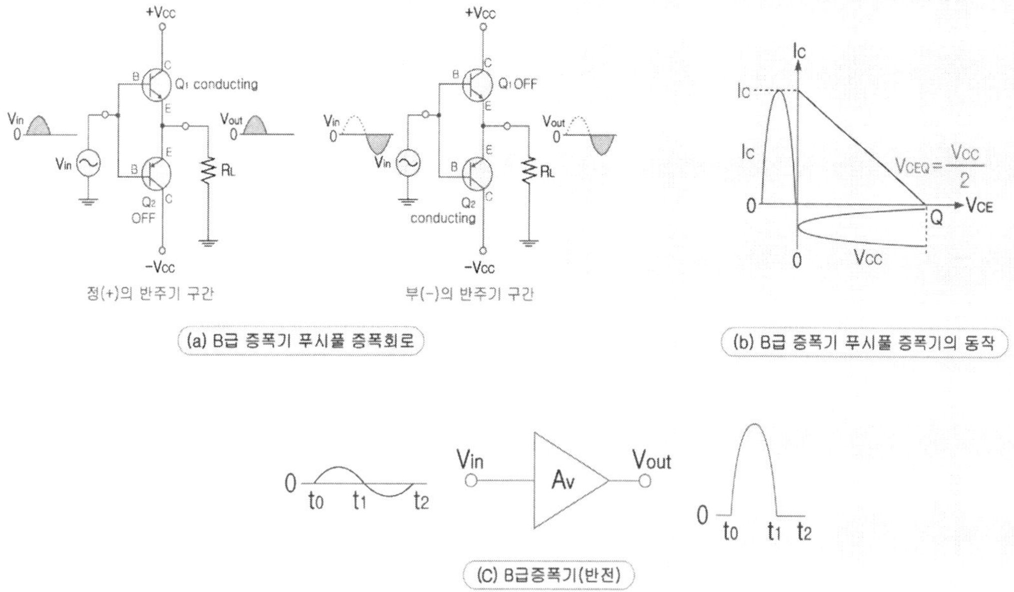

(a) B급 증폭기 푸시풀 증폭회로

(b) B급 증폭기 푸시풀 증폭기의 동작

(C) B급증폭기(반전)

그림 2-126 • B급 증폭기

(3) AB급 증폭기

AB급 증폭기는 활성영역에서 약하게 바이어스된다. AB급 증폭기는 그림 2-127과 같다.

① 트랜지스터는 입력 사이클의 일부 구간에서만 Turn-on된다. 그러나 B급 증폭기보다 좀 더 선형적이고 A급 증폭기보다 더 효율적이다. [π]보다 약간 더 많은 영역에서 동작이 되도록 바이어스되어 있다.

② A급 증폭기에 비하여 B급을 사용하나, AB급 증폭기의 효율이 높은 장점을 가지고 있다.

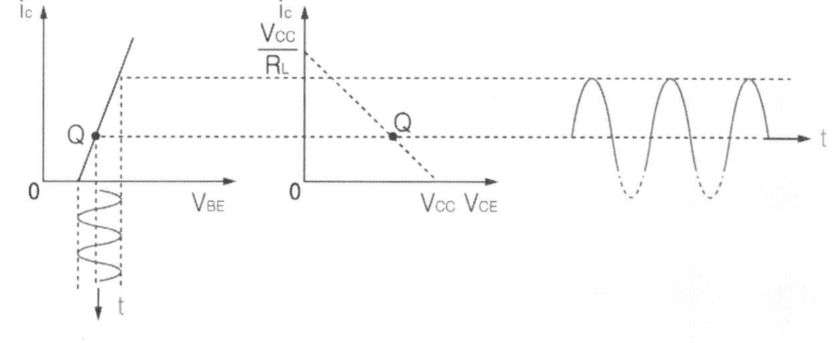

그림 2-127 • AB급 증폭기

(4) C급 증폭기

C급 증폭기는 차단점에서 깊숙이 바이어스된다. 트랜지스터는 입력 사이클의 매우 작은 부분에서만 Turn-on된다.

① C급 증폭기는 그림 2-128과 같이 [π]보다 훨씬 작은 곳에서 도통할 수 있도록 바이어스되어 있다.

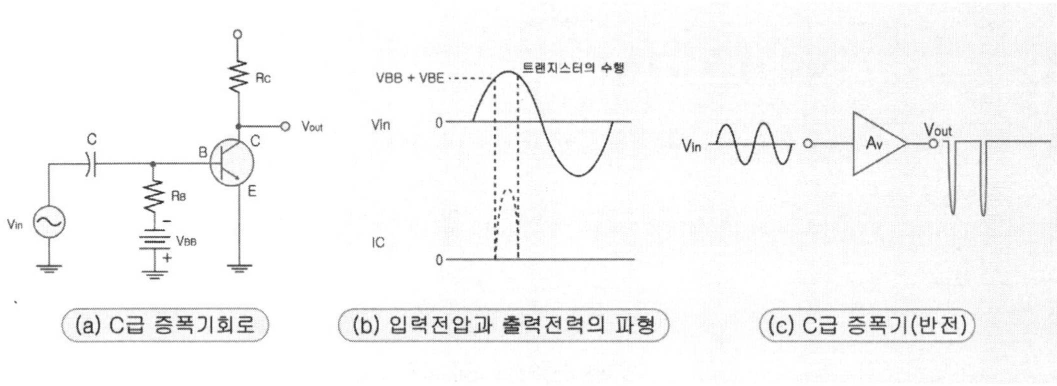

그림 2-128 • C급 증폭기회로

② C급 증폭기는 A급 또는 B급 보다 더 높다. 이것은 C급 동작으로부터 더 큰 출력전력을 얻을 수 있다. 출력파형이 왜곡되므로 C급 증폭기는 통상 고조파 동기 증폭기(Turned amplifier : 턴디드 에플리필더) 같은 데이터만 한정적으로 응용된다.

③ 정현파 신호의 입력에 대하여 반주기 이하의 출력을 얻는 방식으로 [π] 미만에서 도통될 수 있도록 바이어스되어 있다.

④ C급 증폭기의 효율이 가장 좋지만 출력파형이 심하게 일그러지는 현상으로 인해 C급 증폭기는 발진기와 고주파 동조증폭기에만 사용한다.

03 발진회로

1. 발진조건과 주파수 안정

(1) 발진회로

증폭회로에서 이득과 위상이 정확하게 정궤환(+)이 되면 외부의 입력신호 없이 출력신호가 나타나게 된다. 이와 같은 작용을 이용하여 전기적 진동을 발생시키는 회로를 발진회로라 하며, 외부 전력공급으로부터 직류 에너지를 교류 에너지로 변환하는 회로이다.

직류전원만으로 일정한 진폭과 주파수의 정현파나 비정현파의 전기적인 진동을 계속 일으킬 수 있고, 입력신호가 반복적으로 들어오지 않아도 정현파나 비정현파의 출력을 발생시킨다. 자신의 입력신호 공급을 정궤환에 의해 할 수 있도록 변형되었고, 외부전원의 도움 없이 회로 스스로가 교류파형을 발생하며 능동소자로 이루어진 증폭회로와 수동소자로 이루어진 궤환회로이다. 발진(Oscillator : 오실레이터)회로 블록선도를 그림 2-129에 나타내었다.

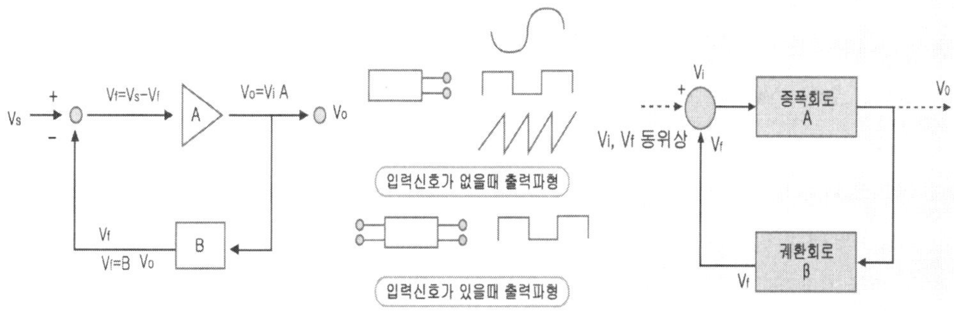

그림 2-129 • 발진회로 블록선도

(2) 발진의 조건

외부로부터 입력이 없어도 자체적으로 전기적 진동을 계속하기 위해서 정궤환 회로를 사용하여야 한다. 기본 증폭기 궤한회로는 그림 2-130과 같다.

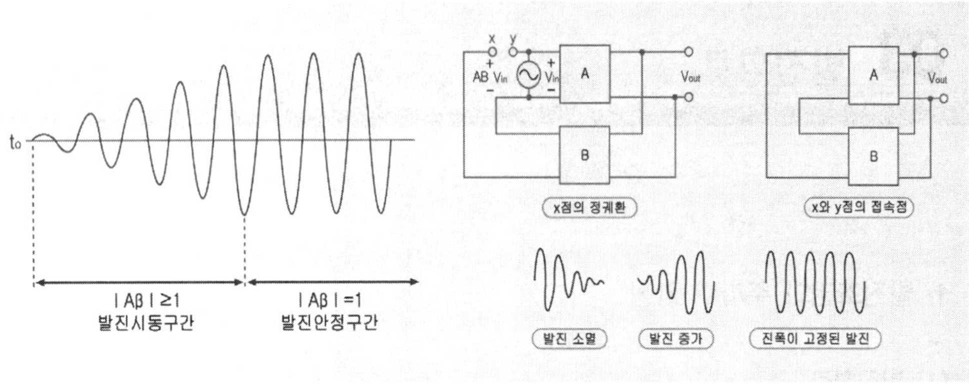

그림 2-130 • 기본 증폭기 궤환회로

① 증폭기의 위상조건 : 입력 V_{in}와 출력 V_{out}이 동위상이 되어야 한다.

② **발진회로의** 증폭도는 식 (2-96)과 같다.

$$A_f = \frac{V_o}{V_s} = \frac{A}{1-BA} \tag{2-96}$$

㉠ $|1+BA| > 1$, $A_f < A$: **부궤환회로로서** 증폭기로 이용한다.

㉡ $|1+BA| < 1$, $A_f < A$: **정궤환회로로서** 발진기로 이용한다.

③ **발진회로의 이득조건**

루프 이득의 위상은 0 또는 2[π]의 정수배가 되어야 **입력신호와 궤환신호의 위상은 동상이 되어 정궤환이** 되므로 바크하우젠(Barkhausen)의 위상조건을 만족한다. B와 A가 복소수인 경우 **허수부**(Imaginary part : 이미지너리 파트)는 **0이 되는 경우를 위상조건**이라 한다.

④ **바크하우젠 발진조건**

증폭기에서 출력의 일부를 **정궤환시켜서 궤환된 신호의 크기와 위상을 입력신호와 동일하게** 하면($|A\beta| = 1$) **연속적으로 입력신호와 같은 안정된 진폭의 출력신호**를 얻을 수 있다.

㉠ 발진조건은 $|A\beta| = 1$이다.

㉡ 발진의 시동조건은 $|A\beta| \geq 1$이다.

㉢ 발진의 소멸조건은 $|A\beta| \leq 1$이다.

⑤ **발진회로의 발진원리**

정궤환 발진기는 그림 2-131과 같다.

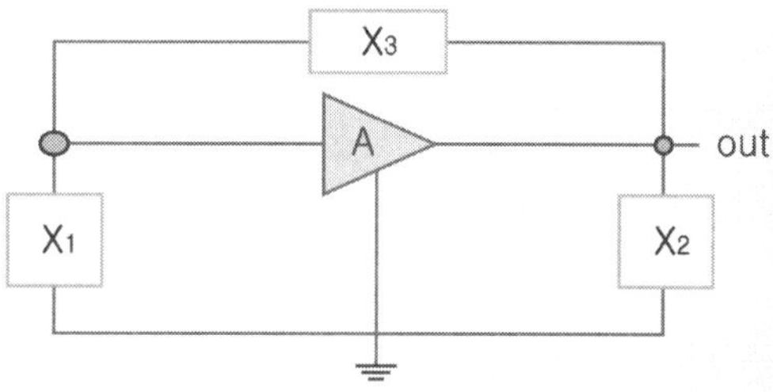

그림 2-131 • 정궤환 발진기

㉠ 발진하기 위해서 $X_1,\ X_2,\ X_3$: 리액턴스 소자(인덕턴스와 커패시턴스)이다.

㉡ $X_1 + X_2 + X_3 = 0$인 조건을 만족하면 발진주파수가 결정된다.

㉢ X_1과 X_2는 리액턴스 성분 중 동일성분이어야 하고, X_3은 상대 리액턴스 성분이어야 한다.

㉣ 정궤환 소자는 X_1이 된다.

㉤ 발진회로의 발진원리는 식 (2-97)과 같다.

$$A_f = \frac{V_o}{V_s} = \frac{A}{1-\beta A},\quad (1-\beta A) = 0 \tag{2-97}$$

즉 $\beta A = 1$이면 A_f는 ∞가 되므로 이것은 외부 입력이 없어도 궤환신호에 의해 지속적으로 출력이 발생하여 발진한다. 여기서 A는 전압 증폭도이고, β는 궤환율이다.

⑥ 발진회로의 증폭도의 식 (2-98)과 같다.

$$A_f : A_f = \frac{A}{(1-\beta A)} \tag{2-98}$$

초기 발진을 위한 조건으로는 입력 V_i와 출력 V_f가 동위상[0°]이면서 $|A\beta| \geq 1$이 되어야 하며, 안정된 발진 수준에 도달하면 $A\beta$는 A 또는 β의 감소로 1까지 감소된다.

(3) 발진회로의 주파수 변화 및 안정

표 2-9 • 발진회로의 분류

주파수 변화 요인	안정대책
전원전압의 변동	정전압 전원회로 사용
부하의 변동	발진부와 부하 간 완충 증폭회로 삽입
주변 온도 변화	온도보상회로나 항온조 사용

2. 각종 발진회로와 특성

(1) 발진회로의 종류

표 2-10 • 발진회로의 분류

<table>
<tr><td rowspan="11">정형파 발진기</td><td rowspan="5">LC 발진기</td><td rowspan="3">동조형 발진기</td><td>컬렉터 동조형 발진기</td></tr>
<tr><td>베이스 동조형 발진기</td></tr>
<tr><td>이미터 동조형 발진기</td></tr>
<tr><td rowspan="2">3소자형 발진기</td><td>Hartley 발진기</td></tr>
<tr><td>Colpitts 발진기</td></tr>
<tr><td rowspan="3">RC 발진기</td><td>Wienbridege형 발진기</td><td></td></tr>
<tr><td rowspan="2">이상형 발진기</td><td>고역통과형 발진기</td></tr>
<tr><td>저역통과형 발진기</td></tr>
<tr><td rowspan="3">수정 발진기</td><td rowspan="2">조정을 요하는
수정 발진기</td><td>Hartley 수정 발진기
(Pierce B-E 회로)</td></tr>
<tr><td>Colpitts형 수정 발진기
(Pierce B-C 회로)</td></tr>
<tr><td>무조정 수정 발진기</td><td></td></tr>
<tr><td rowspan="3">비정형파 발진기</td><td>Multivibrator
(멀티바이브레이터)</td><td rowspan="5"></td><td rowspan="5"></td></tr>
<tr><td>Blocking(블로킹) 발진기</td></tr>
<tr><td>톱니파 발진기</td></tr>
<tr><td rowspan="2">특수한 발진기</td><td>무저항형 발진기</td></tr>
<tr><td>음차 발진기</td></tr>
</table>

(2) 발진회로의 주파수 변화 및 안정

1) LC 발진기

발진주파수를 결정하는 요소로 LC 공진을 이용한다. 정현파에 가까운 파형을 얻을 수 있으며, 주파수 정밀도가 RC 발진회로보다 안정적이다.

2) 정현파 동조형 발진기

① 특정 주파수만 증폭시키는 회로로 그 출력일부를 정궤환시키는 발진기로 LC값에 의해 발진한다.

② 변압기와 콘덴서를 이용한 공진회로에서 콘덴서 전압분배기를 이용하여 궤환전압을 발생시키는 발진회로이다.

③ 동조회로의 위치에 따라 컬렉터 동조형, 베이스 동조형, 이미터 동조형 발진기로 구분한다.

④ 정현파 동조형 발진기의 발진주파수의 계산은 식 (2-99)와 같다.

$$f = \frac{1}{2\pi\sqrt{L_1 C_1}} [\mathrm{Hz}] \tag{2-99}$$

3) 컬렉터 동조형 발진기

단동조회로가 트랜지스터의 컬렉터에 설치된 컬렉터 동조형 발진기이며 바이패스 커패시터에 의해 교류회로는 단락되므로 CE 증폭기이고 L_1과 L_2는 상호 인덕턴스 M으로 유도결합되어 있다. 컬렉터 동조형 발진회로는 그림 2-132와 같다.

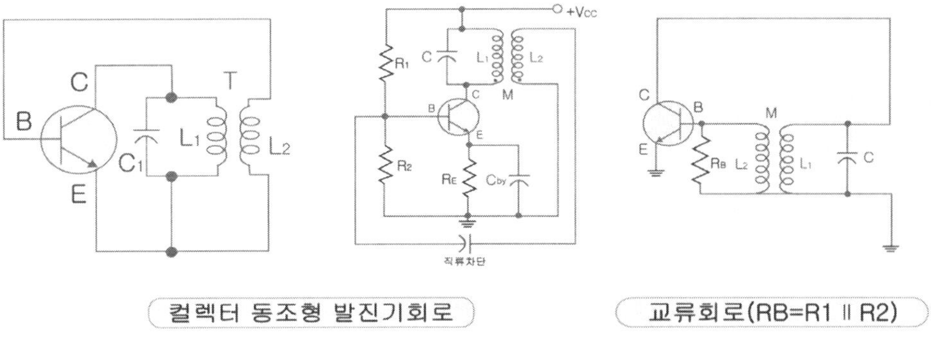

그림 2-132 ● 컬렉터 동조형 발진회로

① 변압기의 1차 권선인 인덕터 L_1은 커패시터 $C1$과 탱크회로로 구성되어 있다.

② 변압기의 2차 권선인 인덕터 L_2에 의해 직류회로는 영향을 받지 못하도록 커패시터를 연결하였다.

③ 발진주파수는 탱크회로의 동조주파수로 결정한다.

④ 컬렉터 동조형 발진기의 발진주파수의 계산은 식 (2-100)과 같다.

$$f = \frac{1}{2\pi\sqrt{LC}}[\text{Hz}] \tag{2-100}$$

4) 베이스 동조형 발진기

베이스는 낮은 임피던스로 베이스와 컬렉터 사이의 위상차를 보정하기 위해서 L_1과 L_2의 권선방향을 정해야 한다. 베이스 동조형 발진기는 그림 2-133과 같다.

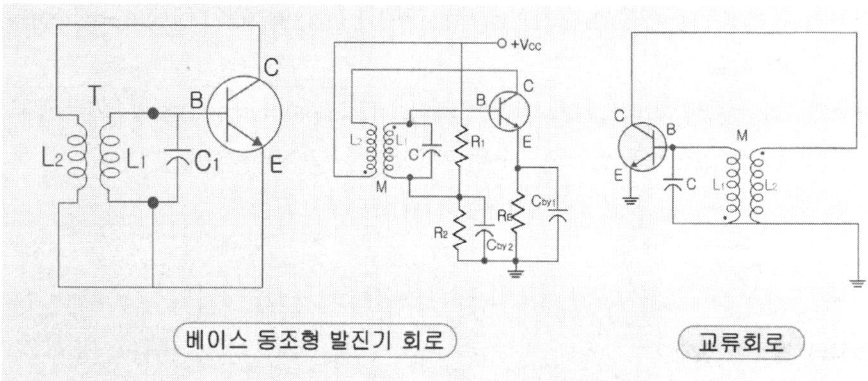

그림 2-133 • 베이스 동조형 발진기

① L_1의 낮은 임피던스의 지점에서 단자를 내고 단동조회로에 대한 부하효과를 줄이기 위해 변성기의 일차측에 단권변압기를 사용한다.

② 단파 I상 높은 주파수의 발진에 이용한다.

③ 콘덴서로부터 출력의 일부를 입력으로 궤환하는 발진회로이다.

④ 발진주파수의 식 (2-101)과 같다.

$$f = \frac{1}{2\pi\sqrt{LC_0}} = \frac{1}{2\pi\sqrt{\frac{1}{L}\left(\frac{1}{C_1}+\frac{1}{C_2}\right)}}[\text{Hz}] \tag{2-101}$$

단, $C_0 = C_1C_2/(C_1C_2)$이다.

5) 이미터 동조형 발진기

컬렉터 동조형, 베이스 동조형 등과 달리 발진 트랜스가 동상으로 결합되어 있다. 바이패스 콘덴서를 부착함으로써 공통 베이스회로 CB가 되고 컬렉터 전압과 이미터 전압이 동상으로 된다. 이미터 동조형 발진기는 그림 2-134와 같다.

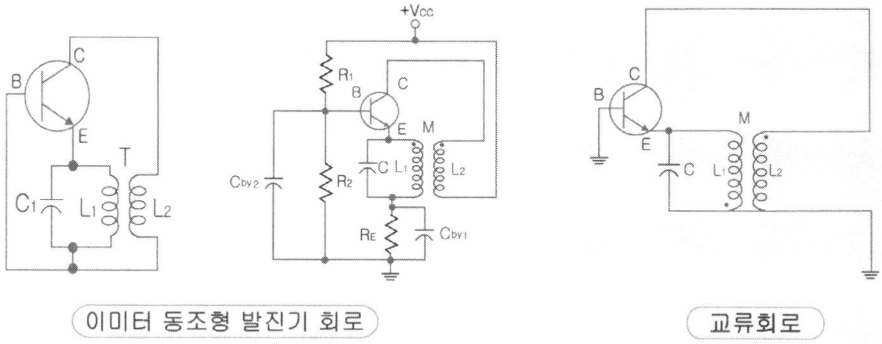

그림 2-134 • 이미터 동조형 발진기

(3) 정현파 3소자형

3개의 리액턴스를 이용하여 궤환회로를 형성하고 이 궤환회로의 L과 C로 공진회로를 구성한다. 회로는 부하의 영향이 적고 입력 임피던스나 큰 FET나 OP-Amp를 이용한 것이 유리하다. 3소자형 발진기는 그림 2-135와 같다.

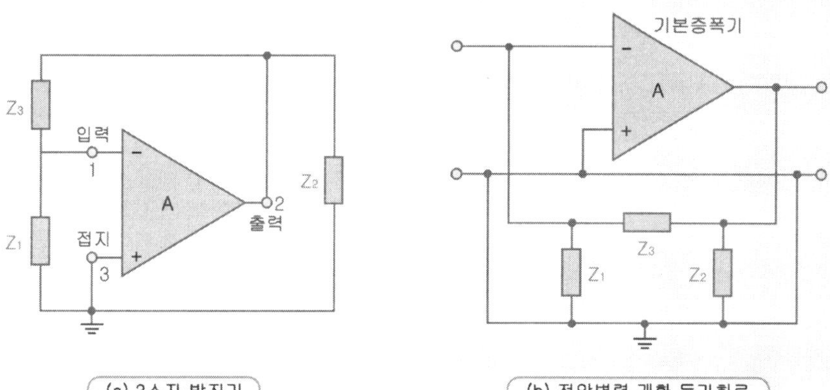

그림 2-135 • 3 소자형 발진기

① LC 발진기에서 Z_1, Z_2, Z_3에는 순수 리액턴스 소자, 즉 인덕턴스나 컨덕턴스를 이용한 입력 측과 출력 측 리액턴스는 같아야 한다.

② Z_1, Z_2가 커패시터이고 Z_3가 인덕턴스이면 Colpitts(콜피츠) 발진기이고, Z_1, Z_2가 인덕턴스이고 X_3가 커패시터이면 하틀리 발진기이다.

③ 지속적인 발진을 하기 위해서는 출력 측 X_2가 입력 측 X_1보다 커야 한다.

④ 정현파 3소자형 발진조건 : X_1, X_2, X_3가 유도성 리액턴스인 때는 정(+)이고 용량성일

때는 부(−)이다. X_1, X_2 〉 0, X_3 〈 0이면 Hartley 발진기이고, X_1, X_2 〈 0, X_3 〉 0이면 Colpitts(콜피츠) 발진기이다.

㉠ 정현파 3소자형의 발진주파수 조건은 식 (2-102)와 같다.

$$X_1 + X_2 + X_3 = 0 \tag{2-102}$$

㉡ 정현파 3소자형의 이득조건은 식 (2-103)과 같다.

$$h_{fe} = \frac{X_2}{X_1} \tag{2-103}$$

1) 하틀리 발진회로

버랙터 커패시터 C를 가변하면 발진주파수를 임의로 가변할 수 있고 사용 주파수대는 중파대와 단파대 영역이다. Colpitts(콜피츠) 발진회로보다 낮은 주파수에서 발진하여 발진출력이 크고 정궤환요소는 인덕턴스 L이 된다. 그림 2-136 CB 하틀리 발진기이다.

① 중파, 단파대 주파수의 발진에 많이 이용한다.
② 코일로부터 출력의 일부를 입력으로 궤환하는 발진회로이다.
③ 하틀리 발진회로의 발진주파수는 식 (2-104)와 같다.

$$f = \frac{1}{2\pi\sqrt{L_0 C}} [\text{Hz}] \tag{2-104}$$

단, $L_0 = L_1 + L_2 + 2M[\text{H}]$이며, M는 $L_1 - L_2$간 상호 인덕턴스이다.

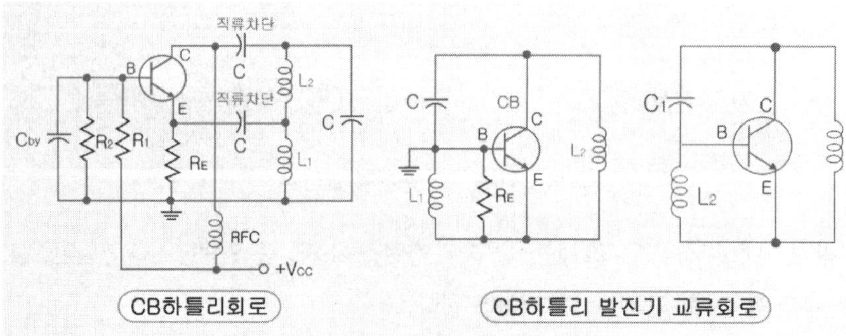

그림 2-136 • CB 하틀리 발진기

㉠ 하틀리 발진회로의 종류 : 트랜지스터형(CE, CB 및 CC형)과 FET(전계효과 트랜지스터, CS, CG 및 CD)형 등이 있다.

㉡ 하틀리(Hartley) 발진회로의 발진주파수는 식 (2-105), (2-106)과 같다.

$$(f) : X_1 + X_2 + X_3 = 0,\ \ f = \frac{1}{\sqrt{2\pi LC}},\ \ L = L_1 + L_2 + 2M$$

$$j\omega\,(L_1 + L_2 + 2M) + \frac{1}{j\omega C} = 0,\ \ \omega^2 = \frac{1}{C(L_1 + L_2 + 2M)} \tag{2-105}$$

$\therefore M$은 $L_1 \sim L_2$간의 상호 인덕턴스이다.

$Z_1 = j\omega(L_1 + M),\ Z_2 = j\omega(L_2 + M),\ Z_3 = \dfrac{1}{j\omega_c}$가 된다.

$$f = \frac{1}{2\pi\sqrt{(L_1 + L_2 + 2M)C}}\,[\mathrm{Hz}] \tag{2-106}$$

㉢ 하틀리 발진회로의 지속발진을 위한 전류증폭률은 식 (2-107)과 같다.

$$h_{fe} = \frac{1}{\omega^2(L_2 + MC)} - 1 \tag{2-107}$$

$$h_{fe} = \frac{X_1}{X_2} = \frac{j\omega(L_1 + M)}{j\omega(L_2 + M)}$$

㉣ 하틀리 발진회로의 이득조건은 식 (2-108)과 같다.

$$h_{fe} \geq \frac{L_1 + M}{L_2 + M} = \frac{L_1 + M}{L_2 + M} \tag{2-108}$$

2) 콜피츠 발진회로

단파 이상 높은 주파수의 발진에 이용, 콘덴서로부터 출력의 일부를 입력으로 궤환하는 발진회로이다. 출력의 일부를 콘덴서에서 뽑아내어 입력으로 되돌리는 발진회로이며, LC발진기로 가장 널리 사용되고 있다. **트랜지스터내에 존재하는 부유용량으로 발진주파수의 오차가 생길 수 있으며 정궤환요소는 커패시터**이다. 하틀리 발진회로보다 높은 주파수의 발진이 용이하고 고조파가 적으며 단파대에서 주로 사용하고 있다. CB **콜피츠 발진기 교류회로**는 그림 2-137과 같다.

① **콜피츠 발진회로**의 발진주파수의 식 (2-109)와 같다.

$$f = \frac{1}{2\pi\sqrt{LC_0}} = \frac{1}{2\pi}\sqrt{\frac{1}{L}\left(\frac{1}{C_1} + \frac{1}{C_2}\right)}\,[\mathrm{Hz}] \tag{2-109}$$

단, $C_0 = C_1C_2/(C_1 + C_2)$이다.

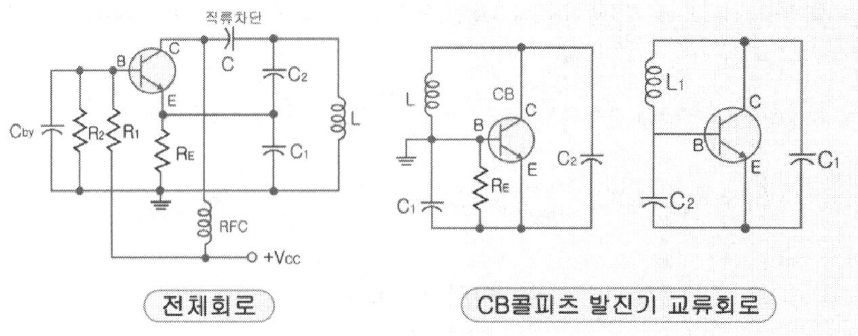

그림 2-137 ● CB콜피츠 발진기 교류회로

② 콜피츠 발진회로의 종류

트랜지스터형(CE, CB 및 CC형)과 FET(전계효과 트랜지스터, CS, CG 및 CD)형 등이 있다.

③ 콜피츠 발진회로의 발진주파수는 식 (2-110)과 같다.

$$(f) = X_1 + X + X_3 = 0, \ \frac{1}{j\omega C_1} + \frac{1}{j\omega C_2} + j\omega L = 0$$

$Z_1 = \dfrac{1}{j\omega C_1}, \ Z_2 = \dfrac{1}{j\omega C_2}, \ Z_3 = j\omega L$이 된다.

$f = \dfrac{1}{2\pi\sqrt{LC_0}}, \ C_0 = \dfrac{C_1 \cdot C_2}{(C_1 + C_2)}$이 되어

$$\therefore f = \frac{1}{2\pi\sqrt{L\left(\frac{C_1 \cdot C_2}{C_1 + C_2}\right)}} \text{[Hz]} \tag{2-110}$$

④ 콜피츠 발진회로의 지속발진을 위한 전류증폭률은 식 (2-111)과 같다.

$$h_{fe} = \omega^2 L C_2 - 1 \tag{2-111}$$

⑤ 콜피츠 발진회로의 이득의 조건은 식 (2-112)와 같다.

$$h_{fe} = \frac{Z_1}{Z_2} = \frac{\frac{1}{j\omega C_1 1}}{\frac{1}{j\omega C_2}} = \frac{C_2}{C_1} \tag{2-112}$$

(4) LC 발진기의 특징

① C급으로 동작하고 발진주파수가 낮다.

② 발진주파수가 수백 [MHz]이므로 고주파 발생회로에 이용된다.

③ 효율이 높으나 기생진동 등이 생기기 쉽고 일그러짐 현상이 커질 수 있다.
④ Hartley 발진기의 궤환요소는 유도성이고, Colpitts 발진기는 용량성이다.

(5) RC 발진기

발진주파수를 결정하는 요소로 콘덴서와 저항을 이용한 발진회로이다. 정현파에 가까운 파형을 얻을 수 있으나 주파수 정밀도는 떨어진다.

1) 발진원리

① 궤환회로가 R과 C로 되어 있는 발진기를 RC발진기라 하고 RC 발진기에는 윈 브리지 발진기와 이상형 발진기가 있다. 병렬 R형 이상발진회로는 그림 2-138과 같다.
② LC 발진기에 비해 비교적 낮은 주파수를 얻는 데 사용되고 회로가 대형이 되는 경우가 있으며 음성주파수에서 수백 [kHz]까지는 RC 발진기가 이용된다.
③ 발진주파수를 결정하는 요소로 콘덴서와 저항을 이용한 발진회로이다.
④ 정현파에 가까운 파형을 얻을 수 있으나 주파수 정밀도는 떨어진다.

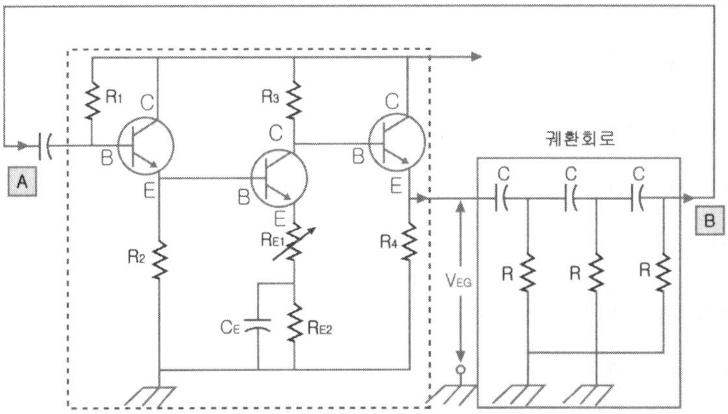

그림 2-138 • 병렬 R형 이상발진회로

2) 윈 브리지 발진회로

5~1[Hz] 범위를 갖는 저주파용 발진기이며, 상업용 오디오 발진기나 그 외 저주파 응용에 많이 사용한다. 저주파에서 정현파를 발진하므로 안정하고 출력파형이 양호하다. 정현파 발진회로 중 대표적이고, 정궤환이 되기 위해서는 허수부가 0이 되어야 하는 조건이 있다. 증폭도가 높으면 왜곡이 많아지고, 증폭도가 낮으면 발진할 수 없는 등 증폭도에 제한이 있다. 저주파에서 정현파를 발진하므로 안정하고 출력파형이 양호하며, 소형이며, 발진주파수의 가변이 쉽다.

① 윈 브리지 발진회로의 발진주파수(f)는 식 (2-113)과 같다.

$$B = \frac{V_f}{V_o} = \frac{Z_2}{Z_1 + Z_2},\ R^2 - X_c^2 = 0,\ R = X_C = \frac{1}{\omega C} = \frac{1}{2\pi f C} \tag{2-113}$$

$$1 - \omega^2 C_1 C_2 R_1 R_2 = 0,\ \omega^2 C^1 C^2 R^1 R_2 = 1,\ \omega^2 = \frac{1}{R_1 R_2 C_1 C_2}$$

$$f = \frac{1}{2\pi\sqrt{R_1 R_2 C_1 C_2}}$$

$R_1 = R_2 = R,\ C_1 = C_2 = C$라고 하면 식 (2-114)와 같다.

$$f = \frac{1}{2\pi RC}\ [\text{Hz}] \tag{2-114}$$

② 윈 브리지 발진회로의 전류증폭률은 식 (2-115)와 같다.

$$h_{fe} \geq 3 \tag{2-115}$$

③ 윈 브리지 발진회로의 특징

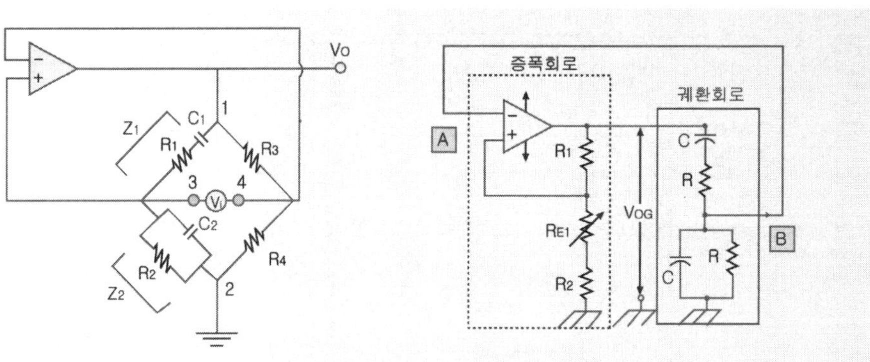

그림 2-139 • Wien bridge형 발진기

㉠ Bridge는 R_3, R_4와 Z_1, Z_2로 구성되고 부궤환을 이용하여 평형 브리지를 만들어 주파수 선택성을 갖는 증폭기로 궤환에 의해 정현파 발진을 한다.

㉡ R_1, R_2와 C_1, C_2가 주파수를 결정하는 소자이고 R_3, R_4가 궤환회로 일부이다. $h_{fe} \geq 3$에서 지속적인 발진을 하며, R_3, R_4저항은 이득 안정화에 중요한 역할을 한다. Wien bridge형 발진기는 그림 2-139와 같다.

㉢ 증폭기를 통한 위상편이가 생기는 등 단점이 있고 이 위상편이는 진상-지상회로의 위상편이가 더해지고 이상적인 공진주파수에서 멀리 떨어진 곳에서 공진을 발생시키는 원인이 된다.

(6) 이상형 발진기

이상형 발진기(Phase shift Oscilator : 패즈 쉬프트 오실레이터)에서는 궤환회로에 180[°] 위상을 늦추면 정궤환이 되므로 궤환회로의 위상편이 180[°]로 되는 주파수에서 발진한다. RC회로로 60[°]를 지상 또는 진상시켜 3단에 거쳐 180[°]의 위상을 편이(Phase shift)시켜 입력과 동위상이 되게 하여 정궤환으로 발전하는 회로이다.

① 컬렉터 출력전압의 위상을 180[°] 변환하여 입력과 동위상이 되게 하여 정궤환으로 발진한다.
② 입력 임피던스가 크고 출력 임피던스가 작은 증폭회로에 이용한다.
③ 이상발진회로의 발진주파수는 식 (2-116)과 같다.

$$f = \frac{1}{2\pi\sqrt{6RC}}[\text{Hz}] \tag{2-116}$$

이상형 발진기의 RC의 위상각은 식 (2-117)과 같다.

$$\theta = \tan^{-1}\frac{X_C}{R} \tag{2-117}$$

④ 이상형 RC발진회로의 특징
㉠ A급으로 동작하며 일그러짐이 없고 R과 C가 증가하면 발진을 정지한다.
㉡ 이득(A_v)이 −29에서 지속적인 발진을 하고 입·출력의 위상차는 180[°]의 위상을 갖는다.
㉢ 부궤환 회로가 있어서 주파수 안정도가 좋고, LC 발진기에 비하여 주파수범위가 좁다.

(7) 고역통과 이상형 발진기(미분형)

반전연산증폭기에 의해 180[°] 위상이 지연되고 이 출력이 다시 RC의 3조에 의해 180[°] 위상이 지연되어 360[°]의 위상지연이 일어나 위상조건을 만족한다. CR회로 1단위 위상편이는 90[°] 이하이므로 CR회로는 3단을 이용하며, 미분형 발진기라고도 한다. 고역통과형 발진기는 그림 2-140과 같다.

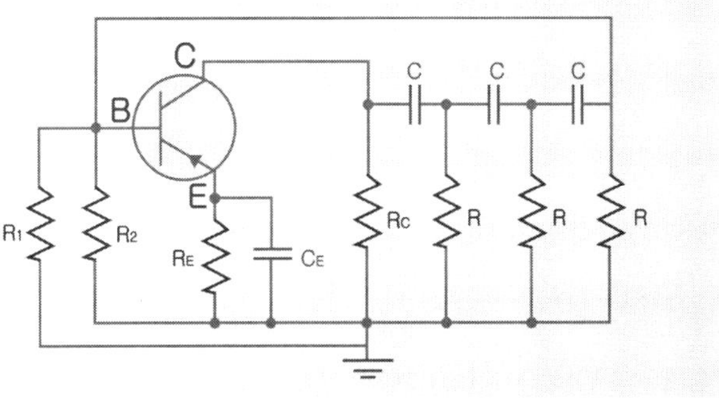

그림 2-140 • 고역통과형 발진기

① 고역통과 이상형 발진기의 발진주파수(f)는 식 (2-118), (2-119)와 같다.

$$\left.\begin{aligned} & f = 6R_2 - X_C^2 = 0,\ \ 6R_2 = X_C^2 = \left(\frac{1}{\omega C}\right)^2 \\ & 6R^2 = \frac{1}{\omega^2 C^2},\ \ \omega^2 = \frac{1}{6R^2C^2} \\ & \therefore f = \frac{1}{2\pi RC\sqrt{6}} \end{aligned}\right\} \tag{2-118}$$

$$V_f = -\frac{R_f}{R_1} \geq 29,\ \ A_{fe} = \frac{V_o}{V_i} = 29 \tag{2-119}$$

② 고역통과 이상형 발진기의 전류증폭률은 식 (2-120)과 같다.

$$h_{fe} = \frac{V_o}{V_i} = 29 \tag{2-120}$$

(8) 저역통과 이상형 발진회로(적분형)

저역통과형 발진회로는 그림 2-141과 같다.

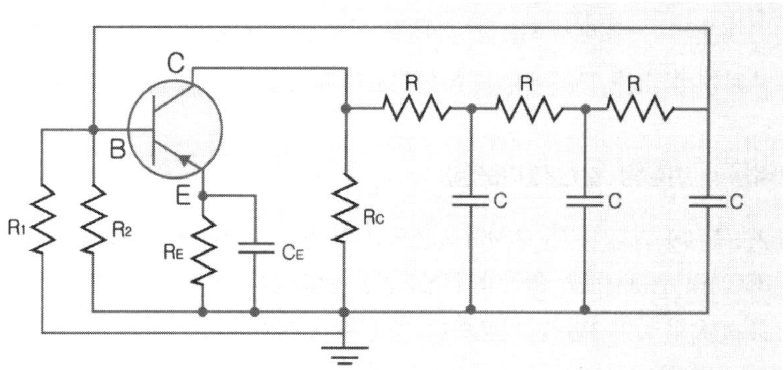

그림 2-141 • 저역통과형 발진회로

① 저역통과 이상형 발진회로의 발진주파수(f)는 식 (2-121)과 같다.

$$f = \frac{\sqrt{6}}{2\pi RC} \tag{2-121}$$

② 저역통과 이상형 발진회로의 전류증폭률은 식 (2-122)와 같다.

$$h_{fe} = \frac{V_o}{V_i} = 29 \tag{2-122}$$

3. 수정발진회로

(1) 수정발진의 정의

수정의 양단에 교류전압을 인가하면 공급된 전압의 주파수로 진동한다. 수정진동자에 교류전원을 가하면 압전기 효과에 의하여 수정진동자는 기계적으로 진동한다.

① **수정발진원리** : 압전효과를 이용한 발진회로이다.

② **수정진동자** : 수정편 양면에 금속전극을 부착한 수정진동자를 이용한다.

③ **수정발진의** 직렬공진주파수는 식 (2-123)과 같다.

$$f_0 = \frac{1}{2\pi\sqrt{L_0 C_0}}[\mathrm{Hz}] \tag{2-123}$$

④ **수정발진의** 병렬공진주파수는 식 (2-124)와 같다.

$$f_0 = \frac{1}{2\pi\sqrt{LC_p}}[\mathrm{Hz}] \tag{2-124}$$

⑤ Piezo effect(피에조 이펙트)란 수정편에 전기적 진동을 가하면 기계적인 응력(Stress)이 발생하고 그와 반대로 기계적인 힘을 가하면 수정편 양단에 정(+)과 부(−)의 전하가 생기는 현상을 말하며 주로 수정[6], 로셀염[7], 전기석[8], 티탄산 바륨 등이 사용되고 있고, 이 압전효과를 이용하여 발진회로에 이용한다.

⑥ 수정편은 기계적으로 가장 잘 진동하는 고유진동수를 가지고 있기 때문에 외부에서 가한 교류의 주파수와 수정편의 진동수가 일치했을 때 압전기 현상이 강해져 회로에 흐르는 전류가 최대가 된다. 이것은 마치 공진회로의 공진현상과 같은 현상이다.

⑦ 발진주파수가 대단히 안정되고 정확하며, 주파수 선택폭이 매우 넓다.

⑧ 주파수 특성은 수정편 자체요소 R_0, L_0, C_0에 의해 결정되는 직렬공진 상태와 전극간 용량 C를 포함한 병렬공진 상태의 두 특성을 지니고 있다. 수정진동자의 주파수와 리액턴스의 특성은 그림 2-142와 같다.

---

6) **수정** : 가격이 싸고 자연석으로 수집이 가능하고 RF 발진기나 필터에 사용한다.

7) **로셀염** : 가장 큰 압전기 기능을 가지며, 큰 진동을 하고, 마이크로 폰, 포노그래프(Phonograph)픽업, 헤드세트, 스피커 등에 사용한다.

8) **전기석** : 압전기 기능은 약하나 가장 단단하며, 가격이 비싸고 높은 주파수에 사용한다.

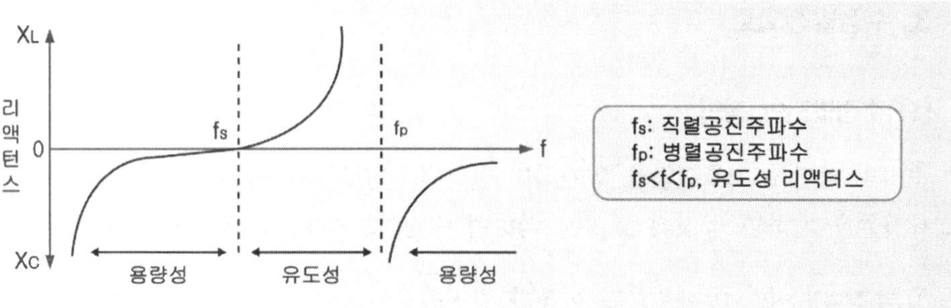

그림 2-142 ● 수정진동자의 주파수와 리액턴스의 특성

⑨ 두 공진주파수 f_s와 f_p간의 유동성 영역으로 그 폭이 매우 좁고 안정되기 때문에 수정발진기 회로는 주로 이 주파수대 영역을 이용한다.

㉠ 수정발진의 등가회로에서 구동점 임피던스는 식 (2-152)와 같다.

$$(Z_s) : \frac{\frac{1}{j\omega C_0}\left(j\omega L - j\frac{1}{\omega C}\right)}{\left(j\omega L - j\frac{1}{\omega C}\right) + \frac{1}{j\omega C_0}} \tag{2-125}$$

Z_s에서 분모가 "0"이 되는 주파수를 병렬공진주파수(극점), 분자가 "0"이 되는 주파수를 직렬공진주파수(영점)라 한다.

㉡ 수정발진의 진동자의 직렬공진주파수는 식 (2-126)과 같다.

$$(f_s) : j\omega L - j\frac{1}{\omega C} = 0 \tag{2-126}$$

$\omega L = \frac{1}{\omega C}$이므로, $\omega^2 LC = 1$이 되므로 식 (2-127)과 같다.

$$\therefore f_s = \frac{1}{2\pi\sqrt{L_0 C_0}}[\text{Hz}] \tag{2-127}$$

㉢ 수정발진의 진동자의 병렬공진주파수는 식 (2-128)과 같다.

$$(f_s) : j\omega L - j\frac{1}{\omega C} - j\frac{1}{\omega C_0} = 0 \tag{2-128}$$

$\omega L = \frac{1}{\omega C} + \frac{1}{\omega C_0}$ 이므로 식 (2-129)와 같다.

$$\omega^2 = \frac{1}{L}\left(\frac{1}{C} + \frac{1}{C_0}\right) \tag{2-129}$$

$\omega^2 = \dfrac{1}{L} \cdot \left(\dfrac{C+C_0}{C \cdot C_0}\right)$, $\omega = \sqrt{\dfrac{1}{L}\left(\dfrac{C+C_0}{C \cdot C_0}\right)}$이므로 식 (2-130)과 같다.

$$\therefore\ f_p = \frac{1}{2\pi\sqrt{L\left(\dfrac{C_0 \cdot C}{C_0 + C}\right)}}\,[\mathrm{Hz}] \tag{2-130}$$

(2) 수정발진의 특징

① 수정의 손실(R)은 매우 적고 유도성 범위가 매우 좁기 때문에 선택도(Q)는 보통 10^3~10^6 정도로 매우 높다.

② 발진주파수의 안정도가 10^{-5}~10^{-8} 정도로 매우 안정되고 우수한 압전소자이다.

③ 발진주파수의 가변이 어렵고 중파대에서 고주파 발생회로에 적합하며, 고주파에서 온도가 증가함에 따라 감소한다.

④ 수정의 사용 주파수는 수정의 병렬공진주파수(f_p)보다 작고 수정의 직렬공진주파수(f_s)보다 크게 조정할 수 있다.

⑤ 수정발진의 주파수 범위

㉠ $f > f_p$ → 용량성

㉡ $f_s < f < f_p$ → 유도성

㉢ $f < f_s$ → 용량성

⑥ f_s와 f_p 간의 유도성 영역이 대단히 좁으므로 f_p 부근에서 대단히 큰 LC 동조회로와 같은 임피던스 특징을 갖는다.

(3) 수정발진기의 주파수 변동원인과 방지책

1) 온도변화

① 원인 : 주위 온도가 변화하면 증폭기나 회로소자의 값이 변화되어 발진주파수가 변화하는 경향이 있다.

② 대책 : 코일이나 콘덴서 등 온도계수가 낮은 재료를 이용하거나 발진회로를 온도가 일정한 장소에서 사용하거나 제조과정에서 정확히 수정을 잘라내면 온도계수를 낮출 수 있어 온도의 영향을 거의 받지 않는다.

2) 전원전압의 변화

① 원인 : 증폭기의 동작점을 변화시켜 발진주파수가 변한다.

② 대책 : 제너 다이오드 등을 이용한 정전압 전원장치를 사용하여 안정도를 높일 수 있다.

3) 부하의 변화

① 원인 : 발진 코일에 결합된 출력 코일단자에 직접 부하를 접속할 때는 인덕턴스의 임피던스가 변화되어 주파수가 변한다.

② 대책 : 발진기와 부하 사이에 선형 고주파 증폭기를 넣어 주파수를 안정시킬 수 있다. 이것을 완충증폭기라 한다.

(4) 수정 발진회로의 종류

1) 피어스 BE형 발진회로

수정진동자가 이미터와 베이스 사이에 들어간 회로이다. 컬렉터측의 LC동조회로를 유도성으로 하기 위해 C값을 적게 하면 전류는 거의 L로 흐르며 동조회로는 L의 영향을 받으므로 전체적으로 보면 유도성이 되므로 Hartley(하틀리) 발진기의 동작원리와 비슷하다. 피어스 BE형 발진회로는 그림 2-143과 같다.

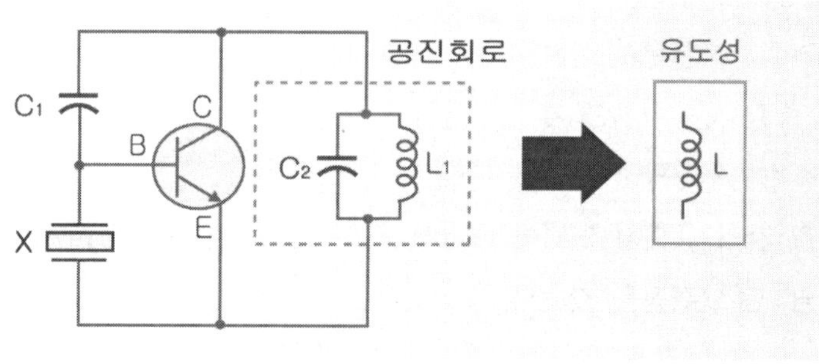

그림 2-143 • 피어스 BE형 발진회로

2) 피어스 CB형 발진회로

수정진동자가 컬렉터와 베이스사이에 들어가므로 피어스 CB형이라 한다. 수정발진기의 고유 주파수는 수정편의 전달각도, 크기, 절단방향에 의해 결정된다. 트랜지스터에서 Colpitts BC형 수정발진기를 만들면 트랜지스터의 베이스와 컬렉터 사이에 수정진동자가 들어가므로 피어스 BC형이라 한다. 피어스 CB형 발진회로는 그림 2-144와 같다.

① 탱크회로의 C를 가변했을 때 C_r보다 높은 값 C_t에서 안전하게 발진한다.

② C_0은 트랜지스터의 입력 용량을 이용한 경우이다.

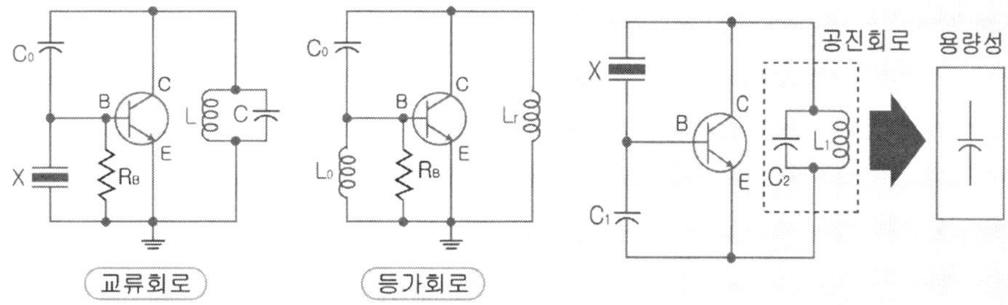

그림 2-144 • 피어스 CB형 발진회로

③ 컬렉터 측의 동조회로를 용량성으로 하기 위해 C값을 크게 하면 용량성 리액턴스 $\left(X_C = \dfrac{1}{\omega C}\right)$가 작아지므로 전류는 C로 거의 흐르며, C의 영향력이 커진다. 그러므로 Colpitts 발진기의 동작원리와 비슷하다.

(5) 비정현파 발진기

발진회로의 궤환이득이 AB가 1보다 크면 출력파형은 정현파가 아닌 비정현파(펄스, 톱니파 등)가 발생하는 발진회로를 비정현파 발진기라고 한다. 능동소자(증폭기)는 스위치로 동작하고 주파수는 능동소자의 포화상태와 차단상태의 간격으로 결정된다.

(6) 발진주파수 변동원인과 방지책

발진기가 갖추어야 할 조건에서 발진기는 주파수의 안정도가 높아야 한다.

1) 전원전압의 변화

① 원인 : 전원전압이 변하면 능동소자의 동작점이 변하여 발진주파수가 변하게 된다.
② 대책 : 전원에 정전압이 들어올 수 있도록 정전압 전원회로를 채용한다.

2) 부하의 변화

① 원인 : 능동소자 정수와 회로 요소가 변화하게 된다.
② 대책 : 발진부와 부하를 격리시키는 완충 증폭회로를 사이에 넣는다.

3) 주위온도의 변화

① 원인 : 능동소자 정수와 회로 요소가 변하게 된다.
② 대책 : 온도계수가 적은 소자를 사용하거나 온도보상회로나 항온조 등을 사용한다.

04 디지털 논리회로

제 1 절 디지털 논리회로

디지털 컴퓨터는 자료의 처리, 수치계산, 통신용 교환기, 가전제품, 산업기기 등 여러 분야에서 활용되고 있으며, 이러한 디지털 컴퓨터는 아날로그 컴퓨터에 비하여 정밀도, 신뢰성, 경제성에서 우수하여 아날로그 컴퓨터보다 더 광범위하게 사용되고 있다. 또한 디지털 컴퓨터는 신호, 물리적인 양 등을 나타내는 정보를 이진수를 이용하여 표현하는데 이진수 '0'과 '1'의 두 값을 입력하여 결과로서 다시 '0'이나 '1'을 출력하는 장치를 논리회로라 한다.

논리(logic : 로직)라는 것은 간단히 말해 '참'과 '거짓'이라는 두 가지 상태를 베이스로 하여 생각하는 것으로, 예를 들면 'A는 참이고 B는 거짓'이라는 논리식으로 표현할 수 있다. 논리식이 성립되었는가의 여부를 판정하는 것을 논리연산(혹은 논리계산)이라 하는데 '참'과 '거짓' 각각을 '1'과 '0'에 표현하면 논리연산을 실행하는 장치를 디지털 회로로 표현할 수 있으며 이러한 회로를 논리회로라고 한다.

이진수를 표현하는 방식은 여러 가지가 있을 수 있지만, 'on' 또는 'off'로 표현할 수 있는 트랜지스터 전자회로는 확실한 두 개의 신호값을 가지고 전자회로를 구성하기 때문에 신뢰성을 높일 수 있다. 일반적으로 전자회로에서 나타내는 'on' 또는 'off'를 표현할 때 'on' 상태를 이진수의 1(+5V), 'off' 상태를 이진수의 0(0V)으로 표시한다.

1. AND 게이트

두 개 이상의 입력신호에 대하여 한 개의 출력신호를 얻는 게이트로서 논리곱을 나타낸다. 이 게이트의 출력은 입력신호에 의하여 결정이 되는데, 입력신호가 모두 1인 경우에만 출력신호는 1이 되고, 입력신호 중에 0인 입력신호가 하나라도 있을 경우에는 출력신호는 0이 된다.

AND 게이트의 기호와 진리표는 표 2-11과 같다. AND 게이트를 그림 2-145는 전기적인 스위치로 나타낸 것으로 이 회로는 스위치가 직렬로 연결되어 있으므로 스위치 A와 B가 모두 눌러야 하지만 램프에 불이 들어오게 된다. 스위치 A와 B 중에서 어느 하나라도 누르지 않으면 램프는 꺼지게 되는 AND 연산을 하게 된다. 그러므로 AND 게이트는 입력 A와 B 둘 중 하나라도 입력값이 0이 인가될 경우 출력은 0이 된다.

표 2-11 ◦ AND 게이트의 기호 및 진리표

논리기호	논 리 식	입 력		출 력
		A	B	Y
		0	0	0
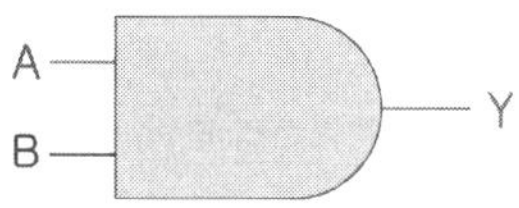	Y=A · B	0	1	0
		1	0	0
		1	1	1

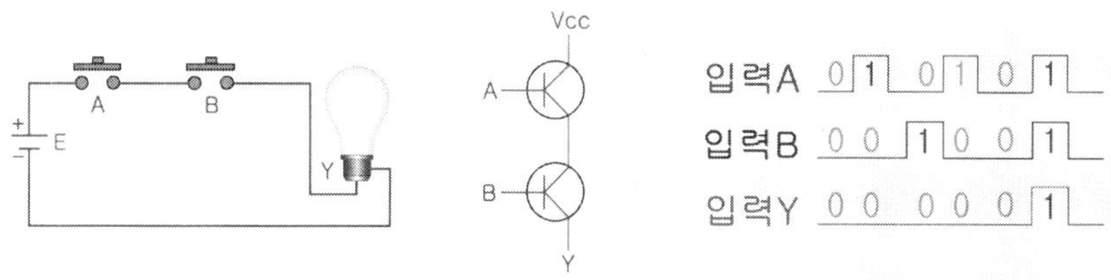

(a) AND 게이트의 스위치 (b) 트랜지스터 회로 (c) AND 게이트의 출력 파형

그림 2-145 ◦ AND 게이트의 스위치 및 트랜지스터 회로와 AND 게이트의 출력 파형

2. OR 게이트

두 개 이상의 입력신호에 대하여 한 개의 출력신호를 얻는 게이트로서 논리합을 나타낸다. 이 게이트의 출력은 입력신호에 의하여 결정되는데, 입력신호가 모두 0인 경우에만 출력신호는 0이 되고, 입력신호 중에 1인 신호가 하나라도 있으면, 출력신호는 1이 된다. 즉, 두 개의 입력 중 하나만 '1'이어도 출력은 '1'이 되며, 만약 두 개의 입력이 모두 '0'이면 출력도 '0'이 되는 것이다. OR 게이트의 기호와 진리표는 표 2-12와 같다. OR 게이트의 스위치 회로(그림 2-146)은 스위치가 병렬로 연결되어 있다는 것을 알 수 있다. 만약 2개의 스위치 A와 B가 모두 off 상태에서는 0[V]의 값이 인가되어 램프에 불이 들어오지 않는다.

표 2-12 ◦ OR 게이트의 기호 및 진리표

논리기호	논 리 식	입 력		출 력
		A	B	Y
		0	0	0
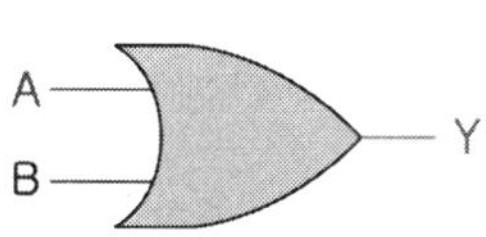	Y = A + B	0	1	1
		1	0	1
		1	1	1

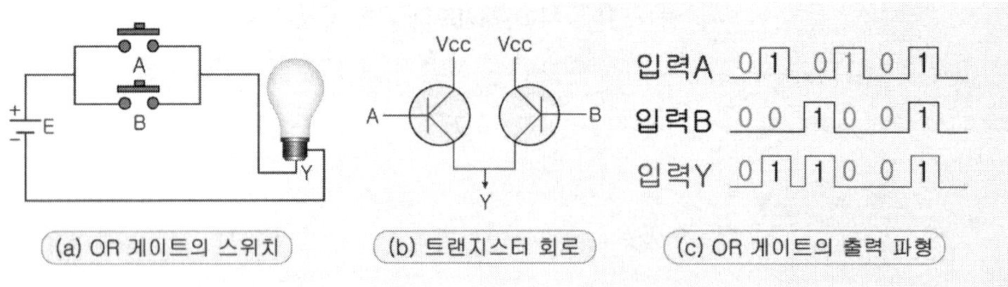

그림 2-146 • OR 게이트의 스위치 및 트랜지스터 회로와 OR 게이트의 출력 파형

하지만 둘 중 하나만이라도 on이 되면 5[V]의 값이 인가되면 램프에 불이 들어오기 때문에 스위치 회로가 작동하게 된다. 그러므로 OR 게이트 회로는 입력 A와 B의 값 중에서 어느 값이라도 1의 입력이 인가되면 출력 Y의 값에 1이 출력된다.

3. NOT 게이트

한 개의 입력신호와 한 개의 출력신호를 갖는 게이트로서 논리부정을 나타내는데, 이진수의 논리역을 만들어낸다. 이 게이트에서 주의해야 할 것은 입력신호에 따른 출력신호가 반대로 된다는 것이다. 즉, 입력이 1인 경우에는 출력은 0이 되고, 입력이 0인 경우는 출력이 1이 된다. 이러한 원리 때문에 이 게이트를 인버터(Inverter)라고도 한다. NOT 게이트의 기호와 진리표는 표 2-13과 같다.

표 2-13 • NOT 게이트의 기호 및 진리표

논리기호	논 리 식	입 력	출 력
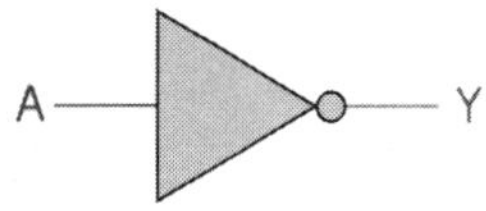	$Y=\overline{A}$	A	Y
		1	0
		0	1

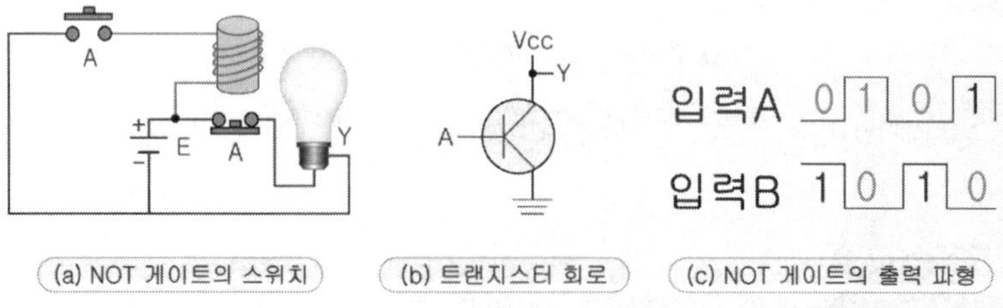

그림 2-147 • NOT 게이트의 스위치 및 트랜지스터 회로와 NOT 게이트의 출력 파형

트랜지스터로 구성된 NOT 연산회로(그림 2-147)의 입력 A에 0[V]를 인가하면 트랜지스터의 베이스 전류가 흐르지 않아 차단상태(off)가 되며, 이때 출력 Y는 전압이 5[V]가 나타나게 되고 출력값으로 1이 출력된다.

반대로 입력값 A에 5[V]를 인가할 경우 1이 입력되고 트랜지스터의 베이스 전류가 충분히 흐르게 됨으로써 트랜지스터는 포화상태가 되어 출력 Y는 접지와 같은 전압으로 0[V]가 출력된다. NOT 게이트의 출력 파형은 입력 A값과는 정반대의 파형인 출력 Y의 파형이 나타난다.

4. NAND 게이트

두 개 이상의 입력신호에 대하여 한 개의 출력신호를 얻는 게이트로서, 입력신호가 모두 1인 경우에만 출력신호는 0이 되고, 그렇지 않을 경우에는 출력신호는 1이 된다. 이 게이트는 AND 게이트와는 반대로 작동하는 게이트로서 NOT AND의 의미로 NAND 게이트라고 한다.

NAND 게이트는 NOT 게이트 바로 뒤에 AND 게이트가 연결되어 있는 것과 같이 동작한다. 즉, 두 개의 입력 모두가 '1'인 경우에만 출력이 '0'이 되고, 그렇지 않은 경우는 모두 '1'이 된다. 이 NAND 게이트의 기호와 진리표는 표 2-14와 같다.

표 2-14 • NAND 게이트의 기호 및 진리표

논리기호	논 리 식	입 력		출 력
		A	B	Y
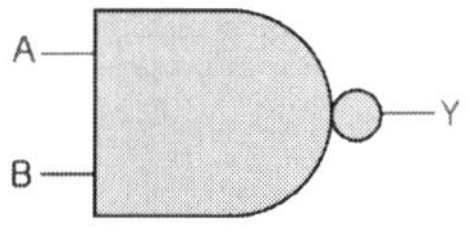	$Y=\overline{A \cdot B}$	0	0	1
		0	1	1
		1	0	1
		1	1	0

5. NOR 게이트

두 개 이상의 입력신호에 대하여 한 개의 출력신호를 얻는 게이트로서, 입력신호가 모두 0인 경우에만 출력신호는 1이 되고, 입력신호 중에 하나라도 1이 있는 경우는 출력신호는 0이 된다. 이 게이트는 OR 게이트와는 반대로 작동하는 게이트로서, NOT OR의 의미로 NOR 게이트라고 한다. NOR 게이트는 NOT 게이트 바로 뒤에 OR 게이트가 연결되어 있는 것과 같이 동작한다. 즉, 두 개의 입력이 모두 '0'인 경우에만 출력이 '1'이 되고, 그렇지 않은 경우는 모두 '0'이 된다.

표 2-15 • NOR 게이트의 기호 및 진리표

논리기호	논리식	입력		출력
		A	B	Y
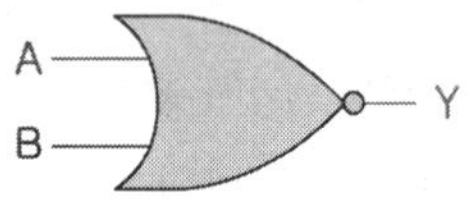	$Y=\overline{A+B}$	0	0	1
		0	1	0
		1	0	0
		1	1	0

이 NOR 게이트의 기호와 진리표는 표 2-15와 같다.

위에서 설명한 NAND 게이트와 NOR 게이트는 그 하나만을 가지고도 NOT, AND, OR 게이트를 구현할 수 있으므로 유니버설 게이트(Universal gate)라고도 한다.

6. XOR 게이트

XOR(Exclusive OR : 익스클루시브 오어) 게이트는 두 개 이상의 입력신호에 대하여 한 개의 출력신호를 얻으며, 입력신호 중 홀수 개의 1이 입력된 경우에 출력신호는 1이 되며, 그렇지 않은 경우에는 출력신호는 0이 된다. 이 게이트의 기호와 진리표는 표 2-16과 같다.

표 2-16 • XOR 게이트의 기호 및 진리표

논리기호	논리식	입력		출력
		A	B	Y
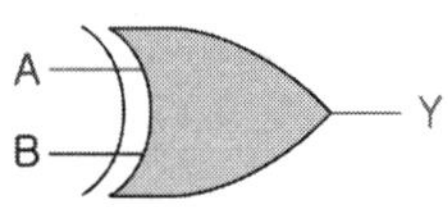	$Y = A \oplus B$	0	0	0
		0	1	1
		1	0	1
		1	1	0

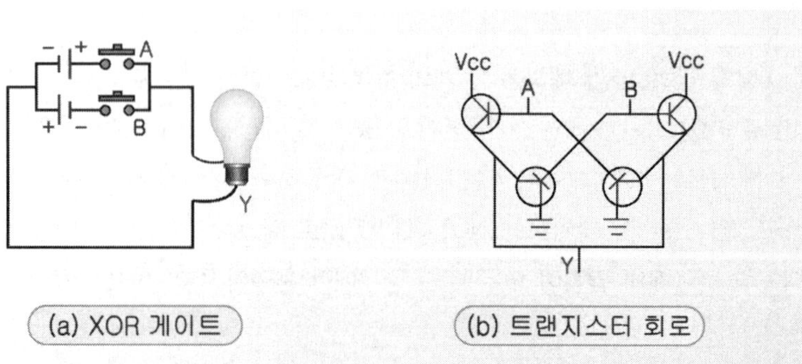

그림 2-148 • XOR 게이트의 스위치와 트랜지스터 회로

XOR(Exclusive-OR : 익스클루시브 오어) 게이트는 그림 2-148에서 논리의 '둘 중 하나'라는 식으로 동작한다. 즉, 두 개의 입력 A와 B 중 하나가 '1'이면 출력도 '1'이 된다. 그러나 두 개의 입력 모두가 '0'이거나 또는 두 개의 입력 모두가 '1'이라면 출력은 '0'이 된다. 이러한 회로를 관찰하는 다른 방법으로는 두 개의 입력들이 서로 다르면 출력은 1이 되고, 두 개의 입력이 서로 같으면 출력은 0이 된다.

7. 논리 게이트 결합

디지털 논리 게이트로 실질적인 문제를 해결하기 위해서는 보통 여러 개의 논리 게이트를 결합하여야 한다. 논리 게이트의 예는 그림 2-149와 같다. 이 논리 게이트의 동작을 살펴보자. (1)번 AND 게이트의 입력은 A, B로 출력은 A · B가 된다. (2)번 AND 게이트의 입력은 B, C로 출력은 B · C가 된다. 입력 B는 게이트 A, B에 모두 사용된다. 3번 OR 게이트 입력은 2개로 각각 AB, BC가 된다. OR 게이트이므로 출력 Y는 AB + BC가 되며 진리표는 식 (2-131)과 같다.

$$Y = AB + BC \tag{2-131}$$

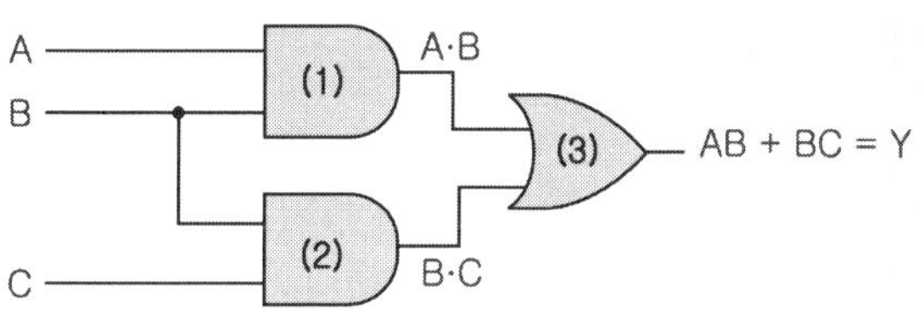

Inputs	Output
A B C	Y
0 0 0	0
0 0 1	0
0 1 0	0
0 1 1	1
1 0 0	0
1 0 1	0
1 1 0	1
1 1 1	1

그림 2-149 ● AND 게이트 및 OR 게이트의 결합 예

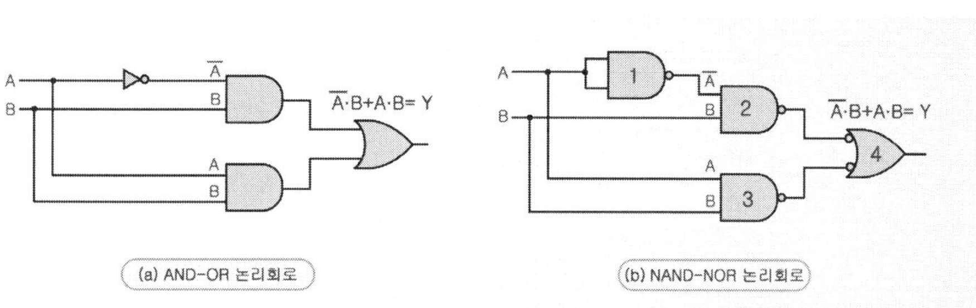

그림 2-150 ● AND-OR와 같은 동작을 하는 NAND-NOR 논리회로

그림 2-150(a)에는 AND-OR로 구성된 논리회로가 있다. 이를 NAND-NOR 논리 게이트로 표현할 수 있는데 그림 2-150(b)에서 보면 2번 게이트 출력이 4번 NOR 게이트 입력으로 연결되어 2번 게이트 출력의 반전 기호가 4번 게이트의 입력의 반전 기호로 연결되며 이 두 개의 반전 기호는 상호 상쇄되어 결국에는 AND 출력이 OR 게이트 입력이 되는 것과 동일하다.

제 2 절 불대수

불대수(Boolean Algebra : 불리안 알제브라)의 가설, 법칙 및 정리는 스위칭 및 논리 기능을 기호로 표현한 회로망을 분석하거나 간략하게 설계하는 데 사용되는 간단한 **수학적 기법으로 논리적인 판단을 하는 데 사용되며 논리대수**라고도 한다. 1854년 조지 불(George Boole)이 논리를 적절히 다루기 위하여 "**논리와 확률의 수학적 이론의 기초가 되는 사상법칙의 연구**"라는 책에서 불대수를 처음 소개하였고 1938년 미국의 벨(Bell)연구소의 **클로드 섀넌**(Claude Shannon)이 전기회로에 도입을 하였다. 또한 점차 전자계산기의 연구가 시작되면서 전자공학 분야에 쓰이게 되었고 오늘날 디지털 시스템 설계까지 적용되어 사용하게 되었다.

1. 불대수의 기본법칙

(1) 불대수 공리

수학이나 논리학에서 증명이 없이 자명한 진리로 인정되며, 다른 명제를 증명하는 데 전제가 되는 원리이다.

표 2-17 ● 불대수의 공리

공리 1	공리 2	공리 3	공리 4	공리 5
A ≠ 0이면 A = 1	0 · 0 = 0	1 · 1 = 1	0 · 1 = 0	1' = 0
A = 1이면 $\overline{A}$ = 0	0 + 0 = 0	1 + 1 = 1	0 + 1 = 1	0' = 1
A ≠ 1이면 A = 0				
A = 0이면 $\overline{A}$ = 1				

(2) 불대수의 기본정리

표 2-18 ◦ 불대수의 기본정리

$A + 0 = A$	$A \cdot 1 = A$	$A + 1 = 1$	$A \cdot 0 = 0$
$A + A = A$	$A \cdot A = A$	$A + \overline{A} = 1$	$A \cdot \overline{A} = 0$

(3) 불대수의 교환법칙

교환법칙(Commutative law : 커뮤터티브 로)은 불대수 식에서 연산순서를 바꾸어도 결과가 동일하게 되는 것이며, 논리곱이나 논리합이 연속될 때에는 연산 순서에 관계없이 동일한 결과를 얻는 법칙이다.

$$A + B = B + A,\ AB = BA \quad (2\text{-}132)$$

(4) 불대수의 결합법칙

결합법칙(Associative law : 어소시에이티브 로)은 괄호내에서 먼저 결합된 것을 순서를 바꾸어 괄호 바깥의 것과 먼저 결합하여도 결과가 같게 되는 법칙이다.

$$(A + B) + C = A + (B + C),\ (A \cdot B) \cdot C = A \cdot (B \cdot C) \quad (2\text{-}133)$$

(5) 불대수의 분배법칙

분배법칙(Distribute law : 디스트리뷰트 로)은 괄호로 동일한 연산을 묶은 것은 바깥의 요소가 내부의 요소에 공통적으로 할당되므로, 개별적으로 할당한 것을 괄호 내부의 연산으로 수행하여도 결과가 같게 되는 법칙이다.

$$A \cdot (B + C) = A \cdot B + A \cdot CA + (B \cdot C) = (A + B) \cdot (A + C) \quad (2\text{-}134)$$

(6) 불대수의 부정법칙

부정법칙(Negation law : 니게이션 로)은 현재의 명제를 부정하는 법칙이다.

$$(\overline{A}) = \overline{A} \quad (2\text{-}135)$$

(7) 불대수의 이중 부정

현재의 명제를 부정한 후 부정을 다시 부정하면 긍정이 되는 법칙이다.

$$(\overline{\overline{A}}) = A \quad (2\text{-}136)$$

(8) 불대수의 동일법칙

불대수의 동일법칙(Identity law : 아이덴티티 로)이란 모든 대상은 그 자체와 같다는 논리학상의 근본 요구를 나타내는 원리로 다음 식에서는 A=A와 같다로 표현된다.

$$A + A = A, \quad A \cdot A = A \tag{2-137}$$

(9) 불대수의 흡수법칙

A + A · B=A(1 + B)이므로 1 + B는 이진수(0, 1)에서는 항상 1이 된다(항상 1 이상이기 때문에).

$$A + A \cdot B = A, \quad A \cdot (A + B) = A$$
$$A(\overline{A} + B) = AB, \quad A + \overline{A}B = A + B \tag{2-138}$$

(10) 불대수의 상보법칙

상보법칙은 서로 모자란 부분을 보충하는 관계에 있는 것을 한다. 다음 식에서는 $\overline{A}$와 A를 상보적 관계라고 할 수 있다.

$$\overline{A} + A = 1, \quad \overline{A} \cdot A = 0 \tag{2-139}$$

(11) 드 모르간의 정리

드 모르간의 정리(De Morgan's theorem : 드 모르간즈 시어럼)는 두 개 이상의 변수가 함께 부정으로 묶여 있을 때 이들을 개별적으로 분리하는 경우와 이것과 반대되는 경우에 대한 정리가 있다.

드 모르간의제 1정리(논리화 → 논리적으로 변환) : $\overline{A + B} = \overline{A} \cdot \overline{B}$ (2-140)

드 모르간의 제 2정리(논리적 → 논리화로 변환) : $\overline{A \cdot B} = \overline{A} + \overline{B}$ (2-141)

2. 불대수식의 카르노도 변형의 간소화 순서

① 표준 SOP 형식(최소항의 합으로 나타낸 형태)으로 나타낸다.

② 카르노도상의 한 블록에 1이라고 기입한다.

③ 인접한 1의 항을 2의 승수개로 최대한 크게 묶어 준다.

④ 항의 1은 반복해서 사용해도 되지만 반드시 1번은 사용하여 최소화 식으로 나타내어야 한다.

⑤ 각각의 묶음으로부터 SOP 형식의 논리식을 구한다.

⑥ 블록의 값에서 0이 적을 경우 POS 형식(최대항의 곱으로 나타낸 형태)을 사용하여 간단히 해준다.

3. 논리회로의 간략화

불대수의 각 변수(문자)는 논리회로를 구성하는 게이트의 입력이 되며, 각각의 항은 하나의 게이트로 표시할 수 있다. 즉, 불대수란 논리회로를 구성하는 게이트의 수와 게이트의 입력을 나타내는 변수의 수를 줄이는 것으로 논리회로를 직접 간소화하는 것은 매우 어렵기 때문에, 논리회로를 논리식으로 표현한 뒤에 불대수의 기본규칙을 이용하여 간소화하는 것이 효과적이다.

논리회로는 논리소자의 수를 적게 하는 편이 경제적이고 신뢰성이 높다. 따라서 복잡한 논리회로를 간략화 하는 경우에 불대수의 법칙을 이용하여 논리식을 간단하게 하는 방법과 카르노도(Karnaugh map : 카르노 맵)를 이용해서 간단하게 하는 방법이 있다.

불대수의 법칙을 이용하여 논리식을 간단하게 하는 방법은 일정한 규칙이 있는 것이 아니므로 최소화하는 절차가 비교적 어렵다. 하지만 카르노도를 만드는 방법은 변수를 가로축과 세로축으로 할당하여 참은 '1', 거짓은 '0'을 대응시켜서 변수값의 조합수만큼 나란히 쓰면 된다.

(1) 2변수 카르노도

카르노도의 진리표는 표 2-19(a)처럼 입력변수에 대한 모든 상태를 표시하여 알아보기 쉽게 나타낼 수 있다. 표 2-19(b)의 2변수 카르노도를 표시하는 방법은 가로와 세로축에 각 한 개의 변수를 할당하여 0인 경우와 1인 경우를 표시하고, 가로와 세로의 각 변수의 상태가 만나는 곳을 체크하여 하나의 블록을 형성시킨 후, 이 블록을 2변수의 최소항(Minterm : 민텀)으로 나타내는 방법이 있다. 그리고 진리표의 출력이 0인 부분은 0으로, 1인 부분은 1로 표시한다. 또한 2변수 카르노도를 표시한 후 인접한 블록이 1로 표시된 경우에는 두 개의 블록을 묶어서 표시할 수 있으며, 이때는 하나의 변수를 생략하여 단지 한 개의 변수로만 나타내어 간략화할 수 있다.

표 2-19 ● 2변수의 진리표와 카르노도

A	B	최소항
0	0	$\overline{A}\,\overline{B}$
0	1	$\overline{A}\,B$
1	0	$A\,\overline{B}$
1	1	$A\,B$

(a) 진리표

A \ B	0	1
0	$\overline{A}\,\overline{B}$	$\overline{A}\,B$
1	$A\,\overline{B}$	$A\,B$

(b) 카르노도

표 2-20 • 2변수의 카르노도 싱글값

A \ B	0	1	
0	1	1	
1	0	0	$=\overline{A}$

(a)

A \ B	0	1	
0	0	0	
1	1	1	$=A$

(b)

A \ B	0	1	
0	1	0	
1	1	0	$=\overline{B}$

(c)

A \ B	0	1	
0	0	1	
1	0	1	$=B$

(d)

두 변수 A, B가 0, 1을 취할 수 있는 조합의 수는 2^2개로 0에서 3까지 4가지의 조합을 나타낼 수 있으므로 4개의 블록으로 카르노도 맵을 만들 수 있고, 표 2-20과 같이 묶은 상태에 따라 식을 나타낼 수 있다.

이들 짝 묶음은 그 중 어느 항이 중복되어 다른 짝 묶음에 사용하여도 무방하다. 즉 2개 또는 4개의 블록을 묶었을 때 겹치는 부분이 있어도 상관없다. 이는 불대수의 법칙 중 동일법칙을 의미하며 짝 묶음이 하나의 변수가 생략되어 하나의 변수로만 표시됨을 불대수의 정리를 이용하여 증명하였을 때 식 (2-142)~(2-145)와 같이 나타난다.

$$(a) \Rightarrow X = \overline{A}\,\overline{B} + \overline{A}B = \overline{A}(\overline{B} + B) = \overline{A} \tag{2-142}$$

$$(b) \Rightarrow X = A\overline{B} + AB = A(\overline{B} + B) = A \tag{2-143}$$

$$(c) \Rightarrow X = \overline{A}\,\overline{B} + A\overline{B} = \overline{B}(\overline{A} + A) = \overline{B} \tag{2-144}$$

$$(d) \Rightarrow X = \overline{A}B + AB = B(\overline{A} + A) = B \tag{2-145}$$

표 2-20에서 카르노도와 같이 2변수 카르노도에서 공통된 블록이나 더 이상의 짝이 존재하지 않을 경우 이를 싱글이라 하며 싱글값들은 생략되는 변수 없이 최소항으로 표현된다. 또한 모든 출력이 0이라면 함수는 상수 0, 모든 출력이 1이라면 함수는 상수 1을 갖게 된다.

(2) 3변수 카르노도

3변수 진리표는 2진수로 표현되는 2^3개, 즉 0에서 7까지 총 8개의 상태를 나타내므로 8개의 블록이 만들어지게 된다. 3변수 카르노도에서는 2개의 조합, 4개의 조합, 8개의 조합이 나올 수 있다. 카르노도를 만들 때 가로로 혹은 세로로 어느 축이든 2개의 변수를 나타내어야 하며, 이때 2개의 변수도 인접한 블록은 반드시 한 개의 변수값만이 변화되도록 배치하여야 한다. 즉, BC항의 0과 1의 배열순서에서 00으로 시작을 할 경우 마지막 0을 기준으로 다음 변수가 나와야 하므로 01이 나와야 하고 다음으로 11이 나와야 하며 마지막으로 10이 나와야 한다.

표 2-21은 3변수 진리표와 카르노도이다. 각 박스는 3변수의 최소항을 의미하며 여기에서 짝 또는 그 이상의 묶음이 없이 각 박스가 독자적으로 존재한다면 이는 싱글로 3변수의 표준항은 최소항을 그대로 쓰면 된다.

표 2-21 ◦ 3변수의 진리표와 카르노도

A	B	C	최소항
0	0	0	$\overline{A}\ \overline{B}\ \overline{C}$
0	0	1	$\overline{A}\ \overline{B}\ C$
0	1	0	$\overline{A}\ B\ \overline{C}$
0	1	1	$\overline{A}\ B\ C$
1	0	0	$A\ \overline{B}\ \overline{C}$
1	0	1	$A\ \overline{B}\ C$
1	1	0	$A\ B\ \overline{C}$
1	1	1	$A\ B\ C$

(a) 진리표

A \ BC	0 0	0 1	1 1	1 0
0	$\overline{A}\overline{B}\overline{C}$	$\overline{A}\overline{B}C$	$\overline{A}BC$	$\overline{A}B\overline{C}$
1	$A\overline{B}\overline{C}$	$A\overline{B}C$	ABC	$AB\overline{C}$

(b) 카르노도

표 2-22 ◦ 여러 가지 3변수 카르노도의 간략화

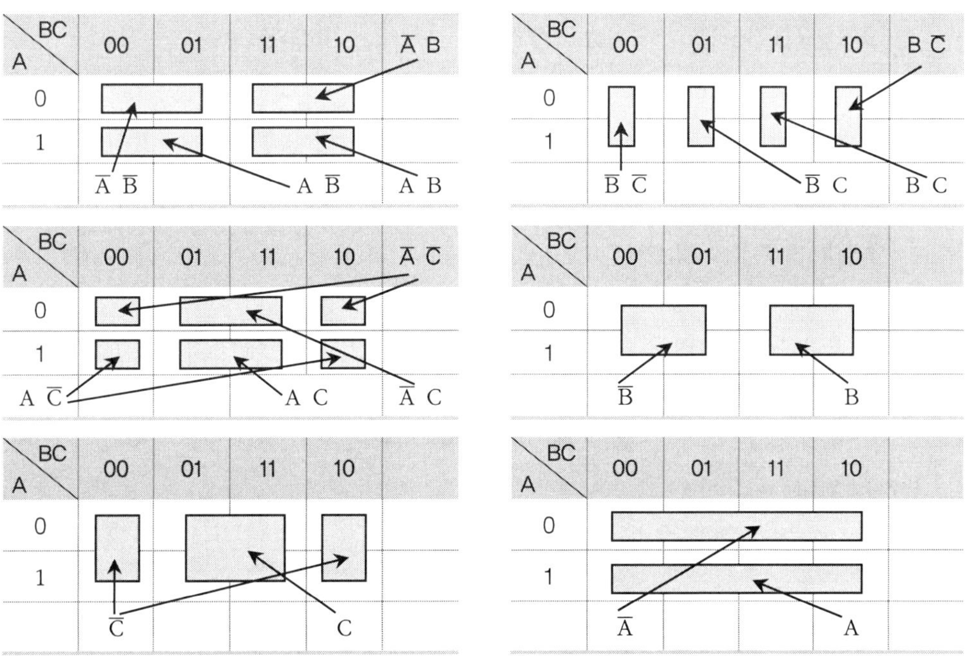

앞의 표 2-22와 같이 3변수 카르노도에서 인접한 두 개의 박스가 1의 출력을 가지면 짝으로 묶을 수 있으며, 이들의 묶음에 대응하는 간략화된 항들의 여러 가지 표현을 카르노도로 나타낼 수 있다.

(3) 4변수 카르노도

표 2-23 ● 4변수의 진리표와 카르노도

A	B	C	D	최소항
0	0	0	0	$\overline{A}\ \overline{B}\ \overline{C}\ \overline{D}$
0	0	0	1	$\overline{A}\ \overline{B}\ \overline{C}\ D$
0	0	1	0	$\overline{A}\ \overline{B}\ C\ \overline{D}$
0	0	1	1	$\overline{A}\ \overline{B}\ C\ D$
0	1	0	0	$\overline{A}\ B\ \overline{C}\ \overline{D}$
0	1	0	1	$\overline{A}\ B\ \overline{C}\ D$
0	1	1	0	$\overline{A}\ B\ C\ \overline{D}$
0	1	1	1	$\overline{A}\ B\ C\ D$
1	0	0	0	$A\ \overline{B}\ \overline{C}\ \overline{D}$
1	0	0	1	$A\ \overline{B}\ \overline{C}\ D$
1	0	1	0	$A\ \overline{B}\ C\ \overline{D}$
1	0	1	1	$A\ \overline{B}\ C\ D$
1	1	0	0	$A\ B\ \overline{C}\ \overline{D}$
1	1	0	1	$A\ B\ \overline{C}\ D$
1	1	1	0	$A\ B\ C\ \overline{D}$
1	1	1	1	$A\ B\ C\ D$

(a) 진리표

B / A	0 0	0 1	1 1	1 0
0 0	$\overline{A}\overline{B}\overline{C}\overline{D}$	$\overline{A}\overline{B}\overline{C}D$	$\overline{A}\overline{B}CD$	$\overline{A}\overline{B}C\overline{D}$
0 1	$\overline{A}B\overline{C}\overline{D}$	$\overline{A}B\overline{C}D$	$\overline{A}BCD$	$\overline{A}BC\overline{D}$
1 1	$AB\overline{C}\overline{D}$	$AB\overline{C}D$	$ABCD$	$ABC\overline{D}$
1 0	$A\overline{B}\overline{C}\overline{D}$	$A\overline{B}\overline{C}D$	$A\overline{B}CD$	$A\overline{B}C\overline{D}$

(b) 카르노도

4변수 진리표는 표 2-23과 같이 조합 수는 **2진수로 표현되는** 2^4개, 즉 0에서 15까지 총 16개의 상태를 나타내므로 16개의 블록을 만들어야 한다. **4변수 카르노도에서는 2개의 조합, 4개의 조합, 8개의 조합, 16개의 조합**이 나올 수 있다. 또한 2변수나 3변수 카르노도와 마찬가지로 싱글의 경우에는 최소항을 그대로 사용하면 된다.

4변수 카르노도의 경우 많은 경우의 수가 있기 때문에 모두 표현하기는 힘들다. 하지만 기본적으로 간략화하는 방법은 2변수 카르노도나 3변수 카르노도에서 사용하는 간략화 방법을 생각해 보면 그리 어렵지 않게 구할 수 있으므로 2변수 카르노도나 3변수 카르노도의 경우를 참조하면 되고, 블록을 묶을 때 자주 쓰이는 방법으로 표 2-24와 같이 **카르노맵의 묶는 방법**이 있다.

표 2-24 ◦ 4변수 카르노도에서 묶음이 가능한 표현

AB \ CD	00	01	11	10
00	1			1
01				
11				
10	1			1

$\overline{B}\ \overline{D}$

4. 임의 상태

입력 변수에 대하여 실제 출력 결과에 아무런 상관이 없는 경우로 결합된 조합이다.

㉠ 1010, 1011, 1100, 1101, 1110, 1111

진리표나 카르노도에서는 X로 표기하고 2의 배수로 최대한 묶는다.

(1) 1기준 카르노도

표 2-25 ◦ 1기준 카르노도

CD AB	00	01	11	10
00	X			
01	1	X		
11	1	1	1	1
10	X			

$\Rightarrow Y = \overline{A}\,\overline{B} + \overline{A}D + CD$

(2) 0 기준 카르노도

표 2-26 ◦ 0기준 카르노도

CD AB	00	01	11	10
11	X	0	0	0
01		X	0	0
11				
10	X	0	0	0

$\Rightarrow Y' = \overline{C}\overline{D} + A\overline{C} + C\overline{D}$

0기준한 것에 보수를 취하면 1기준한 것의 결과와 같다.

① 간소화한다.

$$Y' = \overline{C}\overline{D} + A\overline{C} + C\overline{D} = A\overline{C} + \overline{D}(\overline{C} + C) = A\overline{C} + \overline{D}(1)$$
$$= A\overline{C} + \overline{D}$$

② 보수를 취한다.

$$(Y')' = (A\overline{C} + \overline{D})' = (A\overline{C})' \cdot (\overline{D})' = (\overline{A} + C) \cdot D$$
$$= \overline{A}D + CD$$ ·· 1기준한 것과 같다.

제3절 조합회로

디지털 논리회로에는 **조합회로**(Combinational circuit : 콤비네이셔널 서킷)와 순차회로(Sequential circuit : 시퀀셜 서킷)가 있다.

조합회로는(AND, OR, NOT 등) 게이트들을 조합하여 만든 논리회로로서 현재의 입력에 따라 출력이 결정되며, 이때 그 출력은 그 전 입력의 영향을 받지 않는다. 즉, 과거의 입력은 출력에 영향을 주지 못한다.

순차회로는 조합회로와 플립플롭 회로(기억소자)로 구성된 논리회로로서 그 출력이 현재의 입력과 그 전 과거의 출력값에 따라 결정되는 회로이다. 즉, 순차회로의 현재 입력에는 메모리의 과거 출력이 포함되어 현재의 출력값을 결정한다고 보면 된다. 또한 회로의 동작은 내부의 상태와 입력들의 시간순서(Time sequence : 타임 시퀀스)에 따라 결정된다.

조합회로는 입력과 출력 간의 관계를 0과 1의 조합으로 나타낸 진리표를 만든 후 진리표로부터 논리식을 정의하고 가능한 한 최소화하여 논리회로로 나타낸다.

(1) 반가산기

2개의 한 자리 2진수, 즉 A와 B를 더할 때 출력변수에 **합**(Sum : 섬)과 **자리올림**(Carry : 캐리)으로 나타낸다. 이렇게 2개의 출력이 나타나는 회로를 반가산기(Half adder:하프 애더 HA)라고 하며 논리회로와 블록도는 그림 2-151과 같다.

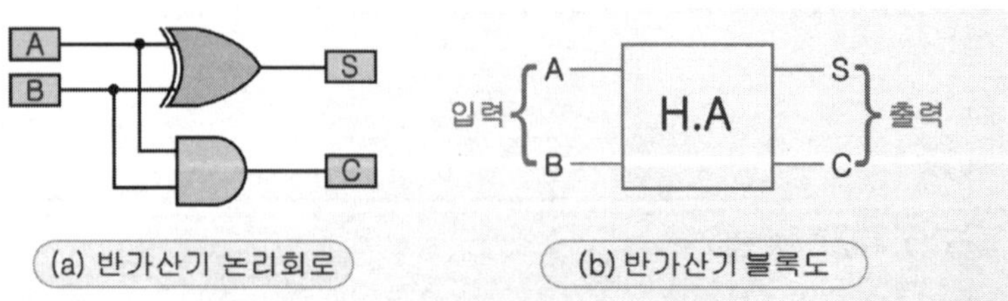

그림 2-151 • 반가산기 논리회로도 및 블록도

그림 2-151에서 A, B는 입력이고 S, C는 출력이다. 또한 반가산기의 진리표는 표 2-27과 같이 나타낼 수 있으며 합 S와 자리올림 C는 식 (2-146), (2-147)과 같다.

$$S = \overline{A}B + A\overline{B} = A \oplus B \tag{2-146}$$

$$C = A \cdot B \tag{2-147}$$

표 2-27 ● 반가산기의 진리표

수 식	입 력		출 력	
	A	B	S	C
$S = A \oplus B$ $C = A\ B$	0	0	0	0
	0	1	1	0
	1	0	1	0
	1	1	0	1

(2) 전가산기

전가산기(Full adder : 풀 애더 FA)는 2개의 입력 A와 B 외에 한 개의 캐리(Carry)를 입력하는데 결국 3개의 입력으로 가산을 수행한다. 그림 2-152와 같이 2개의 반가산기 회로와 한 개의 OR 게이트를 합친 논리회로도로 나타낼 수 있으며 이 전가산기를 통해 새로운 조합회로를 만들어 낼 수 있다.

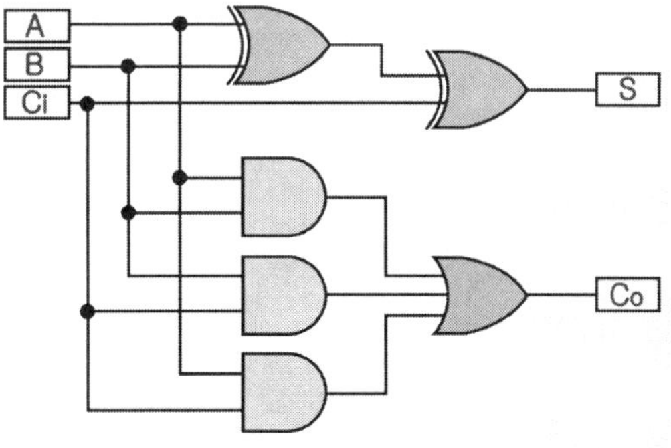

그림 2-152 ● 전가산기 논리회로도

표 2-28 • 전가산기의 진리표

수 식	입 력			출 력	
	A	B	C	S	C
	0	0	0	0	0
	0	0	0	0	0
	0	1	0	1	0
$S = A \oplus B \oplus C$ $C = AB + AC + BC$	0	1	1	0	1
	1	0	0	1	0
	1	0	1	0	1
	1	1	0	0	1
	1	1	1	1	1

표 2-28은 전가산기의 진리표로서 합과 캐리의 값을 나타낸 것으로 진리표를 수식으로 나타내기 위해서는 다음과 같은 방법을 사용한다.

① 합(S)의 값으로 1이 출력되는 부분을 식으로 표현하면 식 (2-148)과 같다.

$$S = \overline{A}\,\overline{B}\,C + \overline{A}\,B\,\overline{C} + A\,\overline{B}\,\overline{C} + A\,B\,C \qquad (2\text{-}148)$$

값이 나오며 식 (2-148)을 간략화하면 식 (2-149)와 같다.

$$S = \overline{A}\,(B \oplus C) + A\,(\overline{B \oplus C}) \qquad (2\text{-}149)$$

여기서 $B \oplus C$를 Y로 치환할 경우 식 (2-150)과 같다.

$S = \overline{A}\,Y + A\,\overline{Y}$가 되므로 **드모르간 법칙**을 통해 $S = A \oplus Y$가 나오게 되는데 치환을 풀어주면

$$S = A \oplus B \oplus C \qquad (2\text{-}150)$$

② 캐리(C)의 값으로 1이 출력되는 부분을 식으로 표현하면 식 (2-151)과 같다.

$$C = \overline{A}\,B\,C + A\,\overline{B}\,C + A\,B\,\overline{C} + A\,B\,C \qquad (2\text{-}152)$$

이 식 (2-151)을 간략화하면 값을 갖는다. 식 (2-152)와 같다.

$$C = AB + AC + BC \;(= C\,(A \oplus B) + AB) \qquad (2\text{-}152)$$

또한, 전가산기는 카르노도로도 나타낼 수 있는데 이것은 표 2-29와 같다.

표 2-29 • 전가산기의 S(합)와 C(캐리)의 카르노도

A \ BC	0 0	0 1	1 1	1 0
0	0	1	0	1
1	1	0	1	0

(a) S(합)의 카르노도

A \ BC	0 0	0 1	1 1	1 0
0	0	0	1	0
1	0	1	1	1

(b) C(캐리)의 카르노도

(3) 인코더

인코더(Encoder)는 디코더의 기능과 반대되는 동작을 만들어 내는 디지털 회로로서 M개의 문자 또는 숫자(10진수, 8진수) 등을 입력하였을 때 2진 코드 또는 BCD 코드와 같은 N개의 2진 코드로 변환시켜 주는 소자이며 부호기라고도 한다.

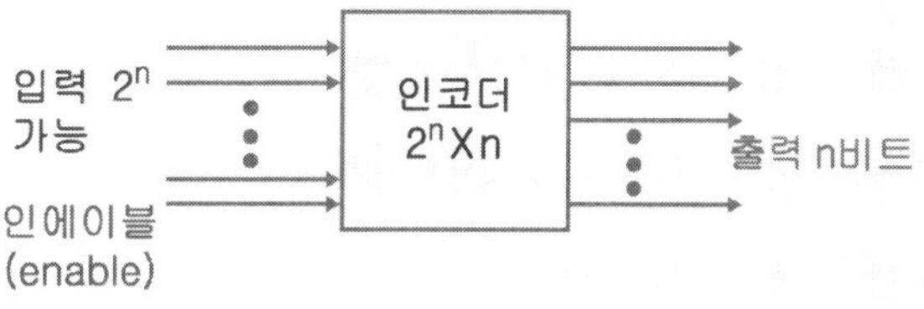

그림 2-153 • 전형적인 인코더 회로도

2^n개의 입력선과 n개의 출력선을 가지고 있으며 그림 2-153과 같이 출력에서 입력값을 2진 코드로 바꿔 주는 역할을 해주는 것으로, 예를 들면 표 2-30과 같이 8개(2^3)의 입력이 있을 경우 3(2의 승수)개의 출력이 나온다.

표 2-30 • 2진(입력), 3비트(출력)의 인코더 진리표

입력								출력		
I_0	I_1	I_2	I_3	I_4	I_5	I_6	I_7	A	B	C
1	0	0	0	0	0	0	0	0	0	0
0	1	0	0	0	0	0	0	0	0	1
0	0	1	0	0	0	0	0	0	1	0
0	0	0	1	0	0	0	0	0	1	1
0	0	0	0	1	0	0	0	1	0	0
0	0	0	0	0	1	0	0	1	0	1
0	0	0	0	0	0	1	0	1	1	0
0	0	0	0	0	0	0	1	1	1	1

표 2-30에서의 출력 부분에서 A, B, C가 1인 경우 즉,
A는 I_4, I_5, I_6, I_7 중 하나가 일 때 1이 나오게 된다.
B는 I_2, I_3, I_6, I_7 중 하나가 일 때 1이 나오게 된다.
C는 I_1, I_3, I_5, I_7 중 하나가 일 때 1이 나오게 된다.
이것을 불대수로 바꿔주면 식 (2-153)과 같다.

$$\begin{aligned} A &= I_4 + I_5 + I_6 + I_7 \\ B &= I_2 + I_3 + I_6 + I_7 \\ C &= I_1 + I_3 + I_5 + I_7 \end{aligned} \tag{2-153}$$

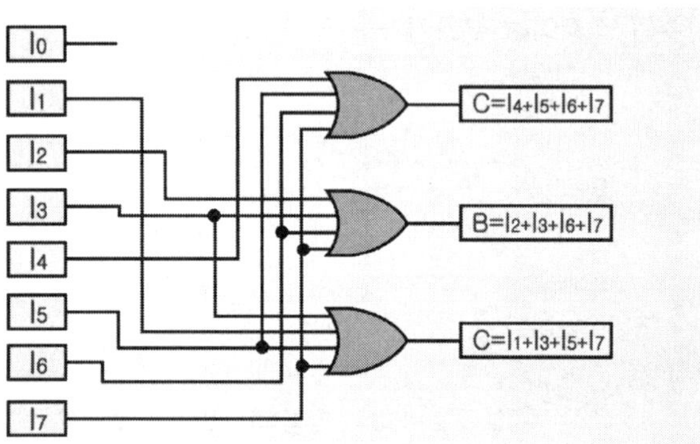

그림 2-154 ● 2진 3비트의 인코더 논리회로도

여기서는 단 하나의 입력만 1의 값을 갖는다고 가정을 함으로써 이것을 OR 게이트를 사용하여 그림 2-154의 논리회로도를 만들 수 있게 된다(입력 I_0~I_7의 값이 0일 경우 회로의 OR 게이트의 연산에 영향을 미치지 않으므로 I_0는 연결할 필요가 없다).

(4) 디코더

디코더(decoder)는 인코더의 반대작용을 하는 회로이다. n개의 2진 코드 또는 BCD 코드 등으로 입력이 들어오면 2^n개의 독자적인 출력을 내보내는 조합회로이다.

보통 n개의 입력과 m개의 출력을 가지는 디코더는 $m \le 2^n$, n-to-m 라인디코더($n \times m$디코더)라고 한다. 표 2-31에서는 3비트 2진 디코더의 진리표를 나타내었으며, 진리표의 값으로부터 출력 O_0부터 O_7까지의 불함수식을 사용하여 나타내면 출력 3변수의 최소항으로 나타낼 수 있다.

$$O_0 = \overline{A}\,\overline{B}\,\overline{C},\ O_1 = \overline{A}\,\overline{B}\,C,\ O_2 = \overline{A}\,B\,\overline{C},\ O_3 = \overline{A}\,B\,C$$

$$O_4 = A\overline{B}\,\overline{C},\ O_5 = A\overline{B}\,C,\ O_6 = A\,B\,\overline{C},\ O_7 = A\,B\,C$$

표 2-31 • 3비트(입력), 2진(출력) 디코더 진리표

입 력			출 력							
A	B	C	O_0	O_1	O_2	O_3	O_4	O_5	O_6	O_7
0	0	0	1	0	0	0	0	0	0	0
0	0	1	0	1	0	0	0	0	0	0
0	1	0	0	0	1	0	0	0	0	0
0	1	1	0	0	0	1	0	0	0	0
1	0	0	0	0	0	0	1	0	0	0
1	0	1	0	0	0	0	0	1	0	0
1	1	0	0	0	0	0	0	0	1	0
1	1	1	0	0	0	0	0	0	0	1

위의 최소항으로부터 그림 2-155에서는 디코더 논리회로로 n개의 입력에 대하여 M개의 출력이 나오는 회로 $n \times m$ 디코더를 나타내었다.

디코더의 목적은 n개의 입력변수의 2^n(또는 그보다 작은)개의 최소항을 발생시키는 것에 있다. 3개의 입력 A, B, C가 출력 O_0에서 O_7까지 나오게 되는데 각각의 출력은 3개의 입력변수의 최소항 중에서 하나를 나타낸다. 그리고 입력 뒤에 위치한 인버터는 입력들을 보수화시키고 AND 게이트는 각각의 최소항을 만들어 내는 역할을 한다.

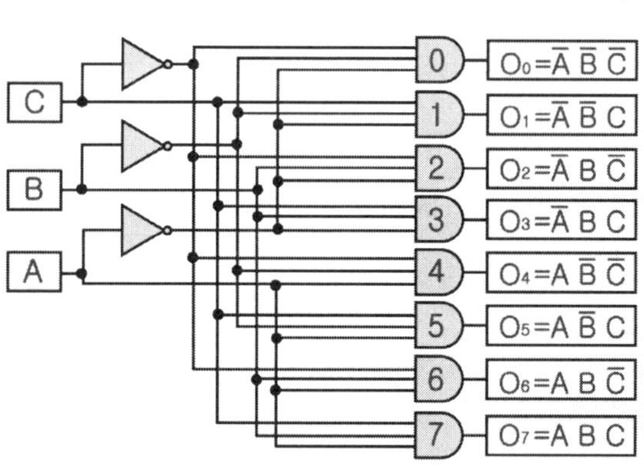

그림 2-155 • 3비트 2진 디코더 논리회로도

(5) 멀티플렉서

멀티플렉서(Multiplexer(MUX) : 먹스)는 데이터 선택회로라고도 하며, 여러 개의 입력신호선(채널) 중 하나로부터 2진 정보를 선택하여 단일 출력선(1개)과 연결해 주는 조합회로이다.

일반적으로 그림 2-156의 멀티플렉서 블록선도에서 보는 바와 같이 2^n개의 입력과 n개의 선택변수로 나누어지면 선택변수의 비트 조합을 통해서 입력을 결정하게 되며, 선택변수들의 집합을 통해 특정 입력선을 제어한다.

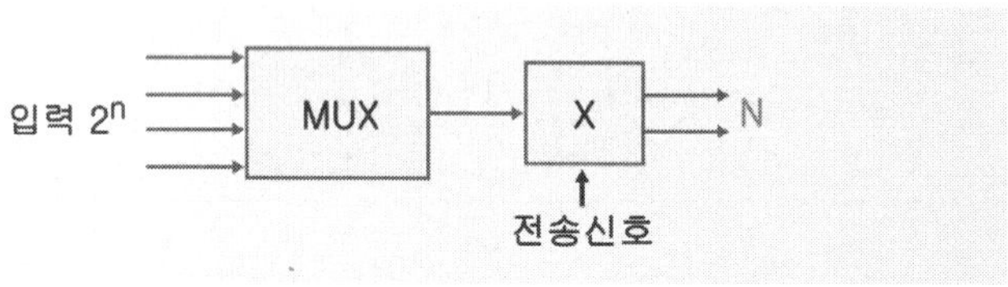

그림 2-156 • MUX 블록선도

그림 2-157의 멀티플렉서의 회로도는 4개의 입력이 선택변수 S_1, S_2에 의하여 AND 게이트를 이용하여 해독하는 멀티플렉서를 통하여 출력(Y)이 나오는 것을 보여주는 것이다. 멀티플렉서는 디코더처럼 회로 동작제어에서 인에이블(Enable) 입력 사용이 가능하며 많은 확장에도 유용하게 쓰일 수 있어, 컴퓨터에서 시스템 내의 2개 이상의 출발지를 거쳐 한 곳의 목적지까지 연결시키는 역할로써 많이 사용되는데 불 함수 실현, 논리회로 결합, 공통 버스시스템 구성 등에 많이 활용되고 있다.

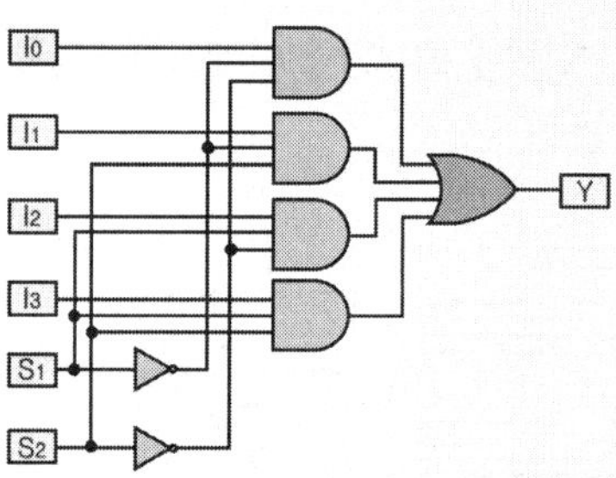

(a) 멀티플렉서 논리회로도

S_1	S_2	선택 입력
0	0	I_0
0	1	I_1
1	0	I_2
1	1	I_3

(b) 멀티플렉서 진리표

그림 2-157 • 멀티플렉서 논리회로도 및 진리표

(6) 디멀티플렉서

디멀티플렉서(Demultiplexer, DEMUX : 디먹스)는 멀티플렉서(Multiplexer : MUX)와 반대의 개념으로 한 개의 입력을 받아 2^n개의 출력선을 만들어내며 그 중 하나를 선택해 다음 도착지까지 연결해 주는 전송회로 또는 데이터 분배기라고 한다. 즉, 1개의 인에이블(Enable) 입력을 가지고 있는 디코더의 기능을 가지고 있다.

이때 특정 출력선을 위한 n비트의 선택변수가 있으면 2^n개의 출력선 중 1개를 고를 수 있다. 이것을 1×2^n 디멀티플렉서라고 한다.

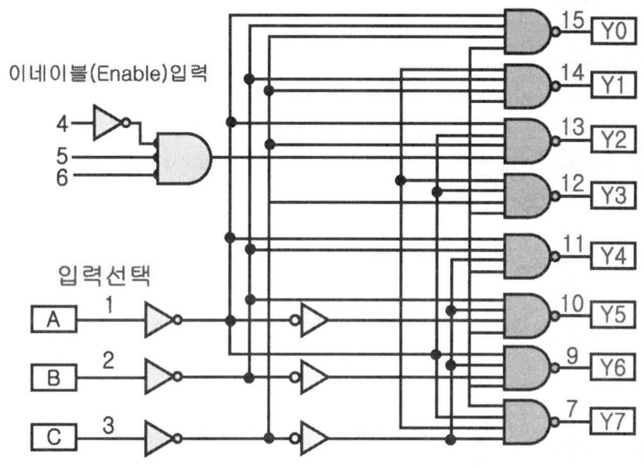

그림 2-158 ● 디멀티플렉서의 회로도

그림 2-158에서 나타내는 것은 인에이블(Enable) 입력이 있으며 출력신호선 중 하나를 선택하여 출력값을 구할 수 있다. 즉, 회로동작을 제어하기 위해 하나 이상의 인에이블 (Enable)을 사용하고 있으며 인에이블 입력이 1일 경우 출력값은 항상 1이 된다.

제 4 절 래치와 플립플롭

디지털 회로는 조합회로와 순차회로로 구분되는데 조합회로는 단순히 현재의 입력에 의해서 출력이 결정되는 회로로서 기억능력이 없지만 순차회로는 현재의 입력뿐만 아니라 회로 내부에 기억된 상태값(과거의 입력에 의해 결정됨)에 따라 출력값이 결정되는 회로이다.

따라서 순차회로는 회로 내부에 값들을 기억하기 위한 메모리 소자들을 가지게 되며, 일반적으로 많이 사용되는 메모리 소자로는 플립플롭(Flip-flop)이라고 하는 소자가 있다. 플립플롭은 쌍안정 멀티바이브레이터(Bis table multivibartor : 바이스 테이블 멀티바이브레이터)라 하고 디지털 정보(0 또는 1)를 저장할 수 있는 기억소자이며, 입력신호에 의해서 상태를 바꾸라는 명령이 있을 때까지 현재의 상태를 그대로 유지하는 회로로 논리회로의 가장 기본적인 회로이다. 플립플롭은 각각의 논리 게이트들을 연결하는 방법에 따라 다양한 종류의 플립플롭을 구성할 수 있다.

1. 래치와 플립플롭 차이

인에이블(Enable) 제어신호를 갖는 SR 래치와 SR 플립플롭의 동작을 비교해 보면 알 수 있듯이 **래치는 인에이블(Enable) 제어신호가 1인 동안에 SR 입력이 변화하면 이에 따라 출력값이 변한다.** 반면에 **플립플롭은 클록 신호가 0에서 1로 변화되는 시점에만 출력값이 변하게 되며, 클록 신호가 1인 동안에 SR 입력이 변해도 출력은 변하지 않는다**(클록 신호가 0에서 1로 변화되는 시점 직후의 매우 짧은 시간인 ΔT 동안에만 출력값이 변할 수 있는데, 이 ΔT 시간은 클록이 1인 구간의 길이에 비해 무시할 수 있다). 참고로 **플립플롭은 모서리 트리거**(Edge-triggered : 에지 트리거) 방식으로 동작하고, **래치는 레벨 트리거**(Level-triggered) 방식으로 동작한다.

2. 래 치

래치(Latch)는 기본적인 플립플롭(Basic flip-flop : 베이직 플립플롭)이며, **외부의 신호가 없으면 한쪽의 트랜지스터가 안정상태를 유지하게 된다.** 즉, **외부의 신호가 들어오기까지의 안정상태를 유지하는 일종의 기억회로를 래치라고 한다.**

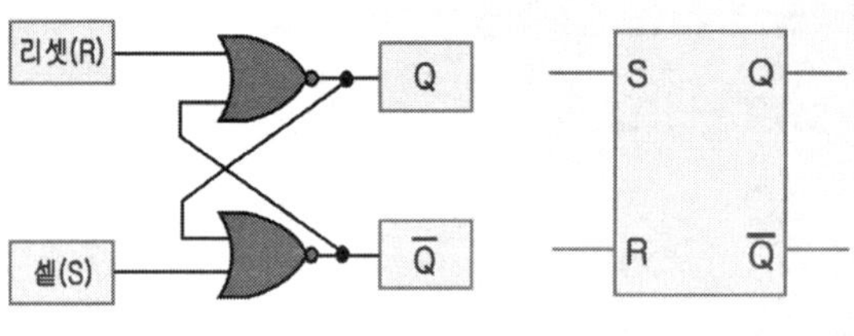

(a) NOR 게이트 논리회로도 (b) NOR 게이트 기호

입력		출력	
S	R	Q	Q̄
0	0	Q(변화없음)	사용 금지
0	1	0	1
1	0	1	0
1	1	사용 금지	Q̄(변화없음)

(c) NOR 게이트 진리표

그림 2-159 • NOR 게이트로 구성된 래치 회로

즉 입력값이 바뀔 때까지 처음 들어온 값만 내보내는 회로이다. 그림 2-159(a)와 같이 NOR 게이트를 사용하여 구성하거나 또는 NAND 게이트를 사용하여 구성할 수 있다. 그리고 각 **게이트의 출력이 다른 게이트의 입력 쪽으로 되돌아가 연결되는 일종의 피드백**(Feedback) 경로가 있다. 그림 2-159에 나타낸 래치 회로의 구동을 분석해 보면 그림 2-159(a)에서는 **NOR 게이트 2개를 사용해 구성된 래치 회로**로서, 입력 S, R과 출력 Q, $\overline{Q}$를 가지고 있다. 그림 2-159(b)에서는 NOR 래치 회로에 대한 블록 형태의 기호를 나타내었고, 그림 2-159(c)에서는 NOR 래치 회로의 동작에 대한 진리표를 나타내었다.

진리표를 간단히 표현하기 위해 진리표에 나타내진 않았지만, 출력 $\overline{Q}$는 항상 Q의 반대값($Q=0$일 경우 $\overline{Q}=1$, $Q=1$일 경우 $\overline{Q}=0$)을 가진다. 또한 일반적으로 2개의 출력 Q와 $\overline{Q}$값 중 Q의 값을 래치 회로의 상태값이라고 하며 SR의 입력에 의한 출력 Q, $\overline{Q}$의 값은 표 2-32와 같다.

표 2-32 ◦ NOR 게이트로 구성된 RS 래치의 입·출력 궤환 관계

입력 : S=0, R=1일 때	출력 : $\overline{Q}$=1, Q=0	안정상태 S=1일 때	출력 : $\overline{Q}$=0, Q=1
입력 : S=0, R=0일 때	출력 : $\overline{Q}$=1, Q=0	안정상태 R=1일 때	출력 : 변하지 않음
입력 : S=1, R=0일 때	출력 : $\overline{Q}$=0, Q=1	안정상태 R=1, S=0	출력 : $\overline{Q}$=1, Q=0
입력 : S=1, R=1일 때	출력 : $\overline{Q}$=1, Q=0	안정상태 S=0일 때	출력 : $\overline{Q}$=1, Q=0

(1) 래치 타이밍도

입력 S와 R의 변화에 따른 출력 Q와 $\overline{Q}$ 값의 변화 관계를 시간축상에 나타낸 타이밍도(Timing diagram : 타이밍 다이어그램)를 그려 놓은 것이 그림 2-160이다.

① 회로의 동작을 분석하기 위해 먼저 래치 회로는 초기(시간 T1)에 입력 SR=00, 출력 Q$\overline{Q}$=01 값을 가지고 있으며, NOR 게이트의 전달지연시간은 ΔT라고 가정한다.

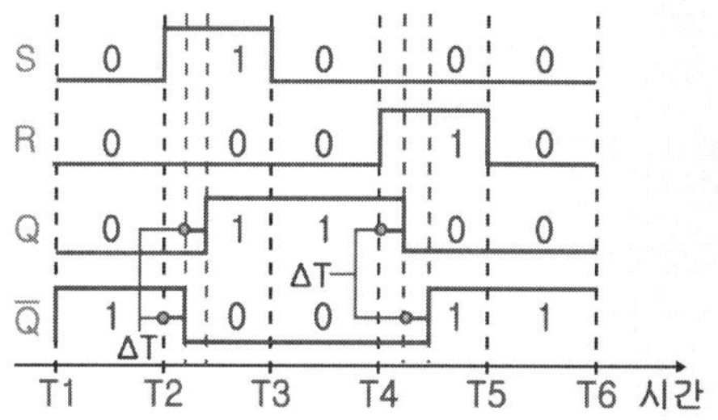

그림 2-160 ◦ 래치 회로(NOR 게이트)의 타이밍도

② T2 지점에서 S를 0에서 1로 변화시키면 ΔT 시간 후에 $\overline{Q}$는 1에서 0으로 변하게 되고 이렇게 변한 값은 위쪽 NOR 게이트에 영향을 미치게 되면서 다시 ΔT 시간 후에 Q가 1로 변하게 된다. 이때 1로 변한 Q값은 아래쪽 NOR 게이트의 입력으로 다시 인가되긴 하지만 이미 아래쪽 NOR 게이트의 한쪽 입력 S에 1이 인가되고 있기 때문에 아래쪽 NOR 게이트의 출력 $\overline{Q}$의 값은 더 이상 바뀌지 않고 0으로 남아 있게 되어 이 상태로 회로가 안정(SR=10, Q$\overline{Q}$=10)된다.

③ 상황에서 다시 T3 지점에서 S를 1에서 0으로 바꾸어도 아래쪽 NOR 게이트의 출력 $\overline{Q}$는 Q=1 값에 의해 0이 되므로 출력 $\overline{Q}$는 변하지 않으며, 따라서 SR=00, Q$\overline{Q}$=10인 상태가 된다.

④ T4 지점에서 입력 R의 값을 0에서 1로 변화시켜 보면 R=1이 되면 ΔT 시간 후에 Q는 1에서 0으로 되고, 다시 ΔT 시간 후에 $\overline{Q}$가 0에서 1로 바뀌게 된다. 1로 바뀐 $\overline{Q}$값은 위쪽 NOR 게이트의 입력으로 전달되긴 하지만 이미 R=1이 입력되고 있기 때문에 Q값은 1로 바뀐 $\overline{Q}$값에 의한 영향을 받지 않게 된다.

따라서 전체적으로 SR=01, $Q\overline{Q}$=01 상태로 안정상태가 된다.

⑤ T5 지점에서 다시 R을 0으로 바꾸어도 $\overline{Q}$=1이므로 위쪽 NOR 게이트의 출력 Q의 값은 바뀌지 않게 되어 SR=00, $Q\overline{Q}$=01이 된다. 결국 래치 회로의 입력 SR에 00, 01, 10을 각각 인가하면 출력 $Q\overline{Q}$값은 앞에서 배웠던 조합회로들과는 달리 SR에 00이 인가되면 출력 $Q\overline{Q}$의 값은 입력 SR=00이 인가되기 전에 가지고 있던 값을 그대로 유지한다(그림 2-160의 타이밍도에서 T1 지점과 T3 지점에서 입력 SR=00이 인가되었을 때 출력 Q, $\overline{Q}$의 값을 확인해 보면 된다). 이것은 래치 회로가 일종의 기억소자로서의 기능을 수행한다. 또한 SR=01, 즉 R(Reset : 리셋)에 1을 입력하면 출력 Q=0이 되고, SR=10, 즉 S(Set : 세트)에 1을 입력하면 출력 Q=1이 됨을 알 수 있으므로 $\overline{Q}$의 값은 항상 Q의 반대값이 나타난다.

⑥ T6 지점에 래치 회로의 입력으로 SR=11을 인가하면 출력 Q와 $\overline{Q}$는 Q=$\overline{Q}$=0이 된다. 또한 SR=11, $Q\overline{Q}$=00인 상태에서 SR=00으로 변화시키면 출력 Q와 $\overline{Q}$는 11과 00 상태를 무한히 반복하는 불안정한 상태가 된다. 따라서 AND 게이트로 구성된 래치 회로는 입력 SR=11을 인가하지 않는다는 조건하에서 사용해야 한다.

(2) NAND로 구성된 래치 회로

그림 2-161의 NAND 게이트로 구성된 래치 회로에 대한 동작을 분석하는 것은 그림 2-159의 NOR 게이트로 구성된 래치 회로의 동작분석 과정과 유사하다.

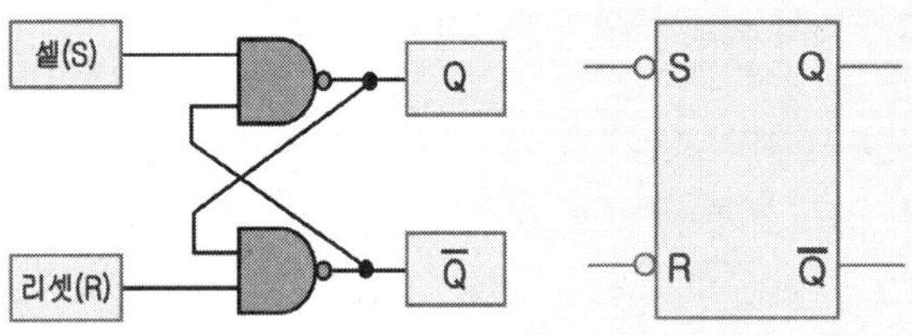

(a) NAND 게이트 논리회로도 (b) NAND 게이트 기호

입력		출력	
S	R	Q	$\overline{Q}$
0	0	Q(변화없음)	사용 금지
0	1	0	1
1	0	1	0
1	1	사용 금지	$\overline{Q}$(변화없음)

(c) NAND 게이트 진리표

그림 2-161 • NAND 게이트로 구성된 래치 회로

① SR=11, $Q\overline{Q}$=01 상태를 가정할 경우 그림 2-162의 타이밍도와 같이 T2 지점에서 S를 0으로 변화시키면 출력 $Q\overline{Q}$=10이 되며 T3 지점에서 다시 S를 1로 되돌려도 출력 $Q\overline{Q}$=10으로 변함이 없게 된다.

② T4 지점에서 R을 0으로 변화시키면 10 상태였던 $Q\overline{Q}$값이 01로 바뀌게 되며, T5 지점에서 다시 R을 1로 되돌려도 출력 $Q\overline{Q}$=01로 변하지 않게 된다. 결론적으로 그림 2-161의 NAND 게이트로 구성된 래치 회로에서는 입력 S와 R이 Active-Low(액티브-

로) 신호로 동작하기 때문에 SR=11일 때는 회로의 출력 Q가 변하지 않으며(물론 $\overline{Q}$도 변하지 않음), S를 0으로 하면 세트(Set) 기능이 수행되어 출력Q=1($\overline{Q}$=0)이 되고, R을 0으로 할 경우에는 리셋(Reset) 기능이 수행되어 출력 Q=0($\overline{Q}$=1)이 된다. 참고로 그림 2-161(b)의 회로 기호에서 입력단자 S와 R에 그려져 있는 작은 원은 S와 R이 부신호이다.

③ NAND 게이트로 구성된 래치 회로에서는 입력 S와 R을 동시에 0으로 인가해서는 안 된다.

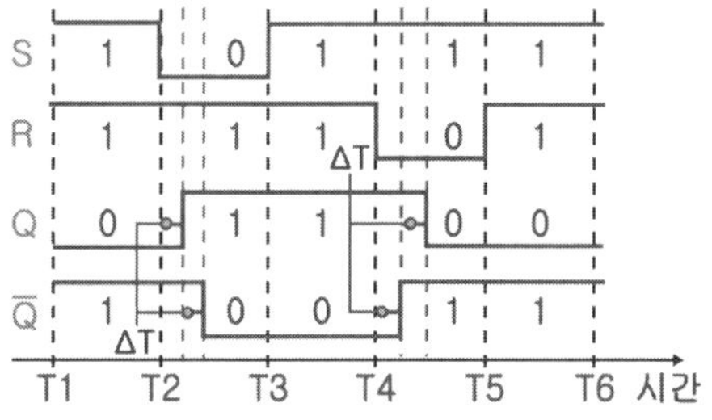

그림 2-162 • 래치 회로(NAND 게이트)의 타이밍도

(3) 인에이블 제어신호를 갖는 SR 래치 회로

지금까지 살펴본 래치 회로는 단순히 S와 R의 입력값을 조절함으로써 출력 Q, $\overline{Q}$값을 유지시키거나 변화시켰지만 이제 그림 2-163과 같이 S와 R 입력 외에 별도의 인에이블(enable) 제어신호를 갖는 SR 래치 회로를 생각해 보자.

① 회로는 그림 2-159(a)에 나타내었던 NOR 래치 회로의 입력단자에 AND 게이트를 추가하여 연결하거나, 그림 2-161(a)에 나타내었던 NAND 래치 회로의 입력단자에 NAND 게이트를 추가 연결하여 만들 수 있다. 이들 회로에 대한 상세한 해석은 그림 2-159와 그림 2-161에 나타내었던 래치 회로의 동작설명을 이해하고 있어야 한다.

② NOR 래치를 이용한 그림 2-163(a)의 위쪽 회로를 분석해 보면 입력 E=0일 경우에는 S와 R 입력값에 상관없이 NOR 래치의 입력 SiRi=00이 되고 따라서 출력 Q는 변하지 않게 된다. 만약 E=1일 경우에는 Ri=R, Si=S가 되기 때문에 NOR 래치 회로와 동일하게 동작된다.

③ NAND 래치를 이용한 그림 2-163(a)의 아래쪽 회로를 분석해 보면 입력 E=0일 경우에는 S와 R 입력값에 상관없이 NAND 래치의 입력 SiRi=11이 되고, 따라서 출력 Q는 변하지 않게 된다. 만일 E=1일 경우에는 Si=S', Ri=R'가 되므로 입력 SR=00, 01, 10 각각에 대해 SR=00→SiRi=11→출력 Q는 불변, SR=01→SiRi=10→Q=0, SR=10→SiRi=01→Q=1과 같이 동작하고, 입력 SR=11에 대해서는 SR=11→SiRi=

00이 되므로 S와 R을 동시에 1로 하는 입력을 인가하면 안 된다.

④ 그림 2-163에 나타낸 인에이블(Enable) 제어신호를 갖는 래치 회로는 E=0일 경우 SR 입력값에 상관없이 출력 Q는 이전 상태를 그대로 유지하며 E=1일 경우에는 SR=00일 때 출력 불변, SR=01일 때 리셋 기능(Q=0), SR=10일 때 세트 기능(Q=1)을 수행하며, SR=11 입력은 허용되지 않는다.

인에이블(enable) 제어신호를 갖는 SR 래치 회로를 'Gated SR Latch'(게이티드 SR 래치)라고도 하며, 이 경우 그림 2-163 회로도에서 입력신호 E(Enable : 인에이블)를 G로 표기하기도 한다.

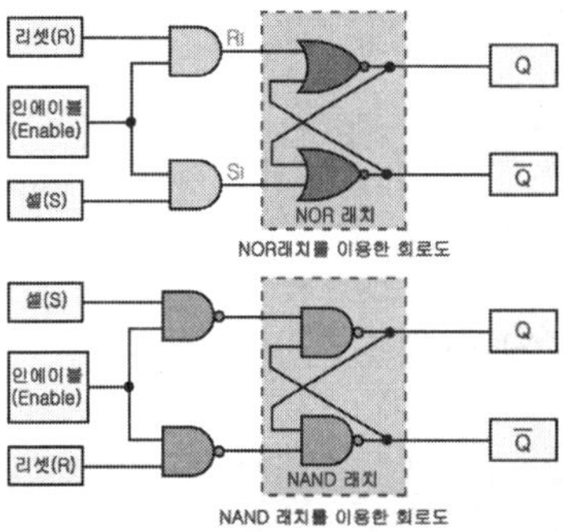

(a) SR 래치 회로논리회로도

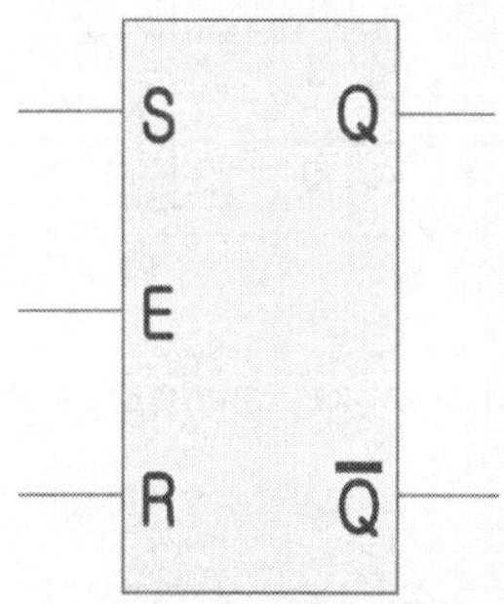

(b) SR 래치 회로기호

입 력			출 력
E	S	R	Q
0	x	x	Q_0(변화 없음)
1	0	0	Q_0(변화 없음)
1	0	1	0
1	1	0	1
1	1	1	사용 금지

(c) SR 래치 회로 진리표

그림 2-163 • 인에이블 제어신호를 갖는 SR 래치 회로

⑤ SR 래치 회로(그림 2-164)는 출력 Q를 1로 세트시키거나 0으로 리셋시키기 위해 S(Set : 세트)와 R(Reset : 리셋)이라고 하는 입력단자를 가지고 있었다. 이제 이 회로를 이용하여 그림 2-164(a) 회로도에 나타낸 것과 같이 회로를 구성하면, 소위 말하는 D(Delay/Data : 딜레이/데이터) 래치 회로가 된다. 이와 같은 인에이블(Enable) 제어신호를 갖는 D 래치 회로는 E=0일 때에는 출력 Q값이 변하지 않으며, E=1일 때에는 입력 D값이 출력 Q값으로 그대로 전달된다. 즉, E=1일 때 D=0이면 Q=0이 되고, D=1이면 Q=1이 된다.

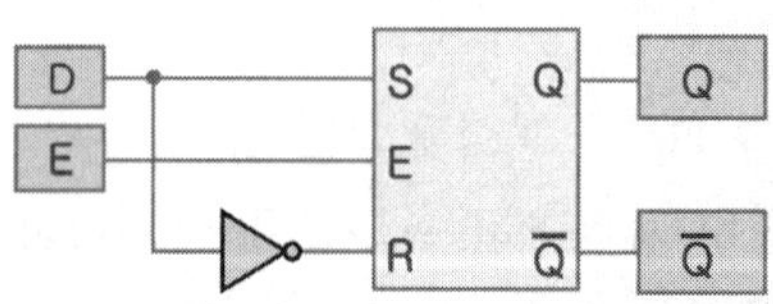

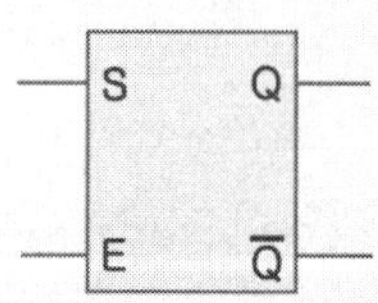

입 력		출 력
E	D	Q
0	x	Q_0(변화 없음)
1	0	0
1	1	1

(a) D 래치 회로 논리회로도 (b) D 래치 회로 기호 (c) D 래치 회로 진리표

그림 2-164 • 인에이블 제어신호를 갖는 D 래치 회로 및 기호

3. 플립플롭 개요

플립플롭을 설명하기 전에 먼저 순차회로에서 많이 사용되는 클록(Clock)이라고 하는 신호와 몇 가지 용어들에 대해 알아보자. 클록 신호는 일반적으로 그림 2-165와 같이 시간에 따라 0과 1 값을 주기적으로 반복하여 갖는 신호이다(클록의 한 주기내에서 1이 되는 구간과 0이 되는 구간의 길이가 반드시 같을 필요는 없다). 또한 그림 2-165에서 클록 신호[9] 값이 0에서 1로 변하는 부분을 상승 모서리[10](Positive-going edge : 포지티브-고잉 에지 또는 Rising edge : 라이징 에지)라고 하고, 1에서 0으로 변하는 부분을 하강 모서리[11] (Negative-going edge : 네거티브-고잉 에지 또는 Falling edge : 폴링 에지)라고 한다. 일반적으로 클록 신호는 회로도에서 영어 약자로 CLK 또는 Ck라고 표기한다.

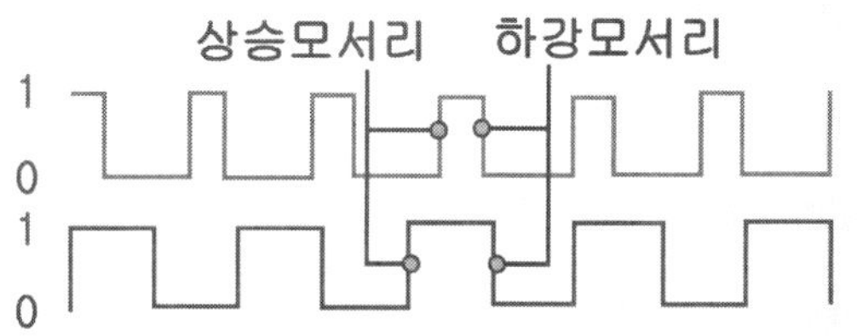

그림 2-165 ● 클록 신호

① 플립플롭의 클록 입력단자는 그림 2-166에서와 같이 일반적으로 작은 삼각형을 그려서 나타낸다. 또한 상승 모서리 트리거 방식과 하강 모서리 트리거 방식을 구분하기 위해 삼각형 앞에 작은 원을 사용하며, 작은 원이 있으면 하강 모서리 트리거 방식의 플립플롭이라 한다. 이밖에 상승 모서리 트리거 방식 플립플롭의 진리표에서 클록 값을 표현하기 위해 '↑' 또는 '⨍' 표시를 사용하고, 하강 모서리 트리거 방식 플립플롭의 진리표에서는 '↓' 또는 '⌉' 표시를 사용한다.

② 플립플롭은 그림 2-166과 같이 제어신호와 클록 신호를 입력으로 갖는 기억소자라 할 수 있다. 다양한 종류(SR, JK, D, T 플립플롭 등)가 있으며 모두가 각각의 고유 특성들을 가지고 있다.

---

9) 클록 신호(CLK, Ck) : 시간에 따라 0과 1의 값을 주기적으로 반복함으로써 나타나는 신호이다(클록 중 한 주기내의 0과 1의 구간의 길이는 다를 수 있다).

10) 상승 모서리(Positive-going edge : 포지티브-고잉 에지) : 클록 신호 값이 0에서 1로 변하는 부분이다.

11) 하강 모서리(Negative-going edge : 네거티브-고잉 에지) : 상승 모서리와는 반대로 클록 신호 값이 1에서 0으로 변하는 부분이다.

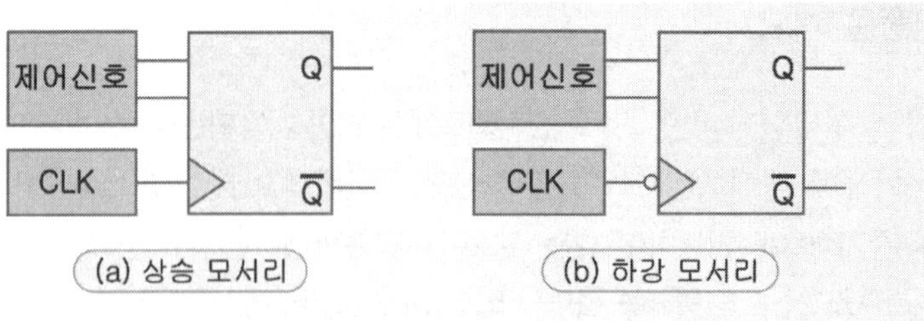

그림 2-166 • 일반적인 플립플롭 기호

플립플롭이란 래치와는 달리 클록의 상승 또는 하강 모서리에 나타나는 출력 Q와 $\overline{Q}$값이 변하여 출력이 된다. 즉, 플립플롭에 입력되는 제어신호가 변하더라도 클록이 변하기 (0에서 1로 변하거나 : 상승 모서리, 또는 1에서 0으로 변하는 : 하강 모서리) 전에는 출력 Q, $\overline{Q}$의 값이 변하지 않는다. 즉 플립플롭은 클록이 0에서 1로 변하거나 또는 1에서 0으로 변하는 부분에서 출력값이 변하게 되며, 이때 출력값은 클록이 변하는 시점에 입력되고 있던 제어신호의 값에 따라 결정된다. 결국 **클록 신호는 플립플롭의 출력이 변화되는 시점을 결정하는 역할**을 하며, **제어신호는 플립플롭의 출력값을 결정하는 역할**을 수행한다.

③ 만일 플립플롭이 클록의 **상승 모서리**(0에서 1로 변하는 시점)**에 맞추어 출력값이 변하도록 만들어졌다면 이 플립플롭은 상승 모서리 트리거 방식 플립플롭**(Positive-edge triggered flip-flop : 포지티브 에지 트리거 플립플롭)이라고 하며, 반대로 클록이 **하강 모서리**(1에서 0으로 변하는 시점)**에 맞추어 출력값이 변하도록 만들어졌다면 이 플립플롭은 하강 모서리 트리거 방식 플립플롭**(Negative-edge triggered flip-flop : 네거티브 에지 트리거 플립플롭)이라고 한다.

④ 상승 모서리 트리거 방식 플립플롭과 하강 모서리 트리거 방식 플립플롭은 출력값이 변하는 시점만 다를 뿐 출력의 논리값을 결정하는 방법은 동일하기 때문에 이제부터 플립플롭을 설명할 때는 편의상 주로 상승 모서리 트리거 방식 플립플롭을 기준으로 설명할 것이다. 그리고 플립플롭은 래치에서와 마찬가지로 출력 Q의 값을 플립플롭의 상태값으로 보는데 예를 들면 그림 2-164의 **플립플롭이 1인 상태에 있다. 이는 Q=1인 경우이며, 플립플롭의 현재 상태가 0인데 다음 상태를 1로 만든다고 하면 이는 현재 Q값이 0인데 클록이 인가되고 나면 Q의 값이 1로** 된다.

4. RS 플립플롭

상승 모서리 트리거 방식 SR 플립플롭(Set-Reset Flip-Flop : 세트-리셋 플립플롭)에 대한 회로도 및 진리표는 그림 2-167과 같다.

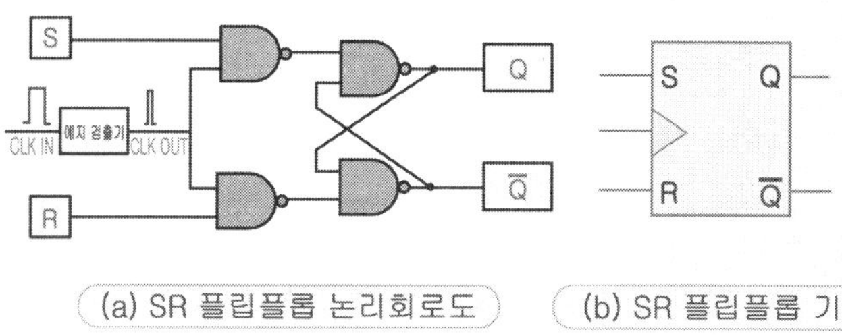

입 력			출 력
CLK	S	R	Q
1	0	0	Q_0(변화없음)
1	0	1	0
1	1	0	1
1	1	1	사용 금지

(c) 진리표

그림 2-167 • Enable 상승 모서리 트리거 방식 SR 플립플롭

회로도(그림 2-167(a))를 살펴보면 일반적인 방식은 그림 2-164에 나타내었던 인에이블(Enable) 제어신호를 갖는 SR 래치 회로나 NAND 래치를 이용한 회로와 동일하며, 인에이블(Enable) 제어신호 입력단자에 모서리 검출기 회로가 붙어 있다.

모서리 검출기 회로는 개념적으로 볼 때 그림 2-166에 나타낸 회로와 같이 구성되며, 정상적인 클록 'CLK'를 입력받을 경우 폭이 매우 좁은 일종의 스파이크(Spike) 신호 CLK^를 만들어 낸다. 물론 스파이크 신호는 회로 구성에 따라 달라지는데 그림 2-168(a)에서와 같이 정상적인 클록의 상승 모서리에 동기되어 만들어지기도 하고, 그림 2-168(b)에서와 같이 클록의 하강 모서리에 동기되어 만들어질 수도 있다. 그림 2-168(a)]의 상승 모서리 검출회로에서 $\overline{CLK}$ 신호는 NOT 게이트의 전달지연시간 ΔT 시간 후에 만들어지며, CLK^ 신호는 $\overline{CLK}$ 신호와 CLK 신호가 모두 1일 때에만 1이 되는데(AND 연산) 이 값 역시 AND 게이트의 전달지연시간 ΔT 후에 출력된다. 반면 그림 2-168(b)의 하강 모서리 검출회로에서 CLK^는 $\overline{CLK}$ 와 CLK값이 모두 0일 때에만 1이 된다(NOR 연산).

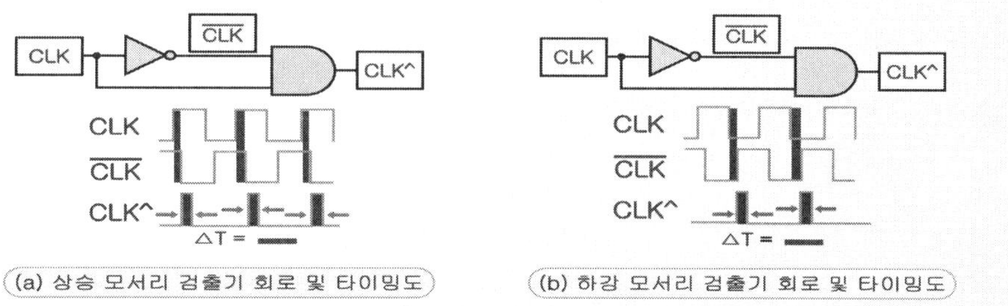

그림 2-168 • 모서리 검출기 회로 및 타이밍도

5. 스파이크 신호

그림 2-168에서 게이트의 전달지연시간 ΔT는 보통 수[ns]에 불과하다. 따라서 스파이크 신호(Spike signal : 스파이크 시그널) 값이 1인 구간의 길이는 0인 구간의 길이에 비해 상대적으로

매우 짧다. 이와 같은 모양의 신호를 스파이크(Spike) 신호 또는 글리치(Glitch) 신호라 한다.

그림 2-167(a)에 나타낸 상승 모서리 트리거 방식 SR 플립플롭 회로도를 분석해 보면, 모서리 검출기 회로는 그림 2-168(a)와 같이 상승 모서리 검출기 회로로 나타나고 나머지 회로 부분은 그림 2-163에 나타내었던 인에이블(Enable) 신호를 갖는 SR 래치 회로를 참고하면 된다.

모서리 검출기 회로의 출력인 스파이크 신호 CLK^는 인에이블(Enable) 신호를 갖는 SR 래치 회로의 인에이블(Enable) 단자로 입력되기 때문에 결국 입력 클록 CLK의 상승 모서리 직후의 매우 짧은 시간(ΔT) 동안만 래치 회로가 동작하게 된다. 따라서 그림 2-167(a)의 회로는 입력되는 클록 CLK가 0에서 1로 변하는 시점에 출력 Q와 $\overline{Q}$값이 변하는 것으로 볼 수 있으며, 이 때문에 상승 모서리 트리거 방식의 SR 플립플롭이라고 한다.

플립플롭의 출력값은 그림 2-167(c)의 진리표에 나타내었듯이 S와 R 제어신호의 값에 따라 결정되는데 만일 SR=00이 입력될 경우에는 출력 Q의 값이 변하지 않으며, SR=01일 경우에는 리셋 기능이 수행되어 출력 Q=0이 되고, SR=10일 경우에는 세트 기능이 수행되어 출력 Q=1이 된다. SR 플립플롭에서는 S와 R이 동시에 1이 되도록 입력을 주어서는 안 되는 점은 진리표내의 사용금지 부분을 통하여 확인해 볼 수 있다.

6. D 플립플롭

D 플립플롭(Delay flip-flop : 딜레이 플립플롭 또는 Data flip-flop : 데이터 플립플롭)은 하나의 클록 입력과 하나의 데이터 입력을 갖는 플립플롭이며 CLK가 인가되어 입력 D의 신호상태가 출력에 나타난다. SR 플립플롭과 NOT 게이트 한 개를 사용하여 만들 수 있다(그림 2-169).

> 예 D 입력에 0이 들어오면 출력 또한 0의 상태가 되고, 반대로 1입력이 들어오면 1의 상태가 출력되는 것으로 이것은 클록펄스가 인가될 때만 출력으로 나타난다.

결국 CLK가 없으면 출력은 현 상태로 계속 유지되는데, 즉 D 플립플롭에서는 클록의 상승 모서리가 발생하는 시점에 입력 D값이 그대로 출력 Q로 전달되는 것이다.

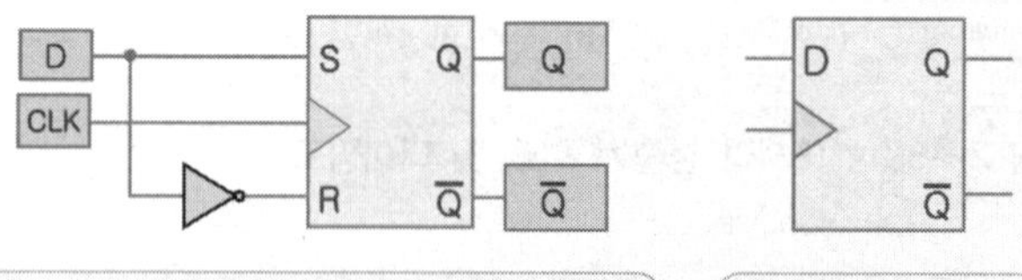

입력		출력
CLK	D	Q
1	0	0
1	1	1

(a) 상승 모서리 트리거방식 D플립플롭 회로도 (b) D 플립플롭 기호 (c) D 플립플롭 진리표

그림 2-169 ◦ 상승 모서리 트리거 방식 D 플립플롭

7. JK 플립플롭

JK 플립플롭은 집적기술의 발달로 인해 제작비용이 저렴하여 많이 사용되며, JK 플립플롭 동작은 각 입력이 1일 때를 제외한다면 RS 플립플롭과 같다. JK 플립플롭은 SR 플립플롭의 단점을 보완한 플립플롭으로, J와 K 입력단자에 동시에 1이 인가될 때 출력값으로 클록이 가해지기 전의 상태와 반대로 출력되는 것으로 즉 JK 플립플롭의 J와 K 입력을 각각 SR 플립플롭의 S와 R 입력으로 생각할 경우 JK=00, 01, 10일 경우에는 SR 플립플롭과 동일한 기능(JK=SR=00일 경우 출력 변화 없음, JK=SR=01일 경우 리셋 기능을 수행하여 출력 Q=0이 됨, JK=SR=10일 경우 세트 기능이 수행되어 출력 Q=1이 됨)을 보여준다.

JK 플립플롭은 RS 플립플롭에 피드백 회로가 부가됨으로써 RS 플립플롭에서 사용하지 못하는 모든 입력이 1인 경우에도 사용이 가능하며 조금 더 넓은 사용 범위를 갖는다. 즉, JK=11일 경우에는 클록의 상승 모서리가 발생하기 이전에 가지고 있던 출력값이 클록의 상승 모서리를 발생시켜 반대의 값으로 바뀐다. 그림 2-170에 상승 모서리 트리거 방식 JK 플립플롭을 나타내고 있다.

JK 플립플롭은 가장 널리 쓰이는 플립플롭이며 RS 플립플롭 및 T 플립플롭을 합쳐 놓은 기능을 수행할 수 있으며 JK 플립플롭을 사용하여 여러 가지 다른 플립플롭을 생성할 수 있다.

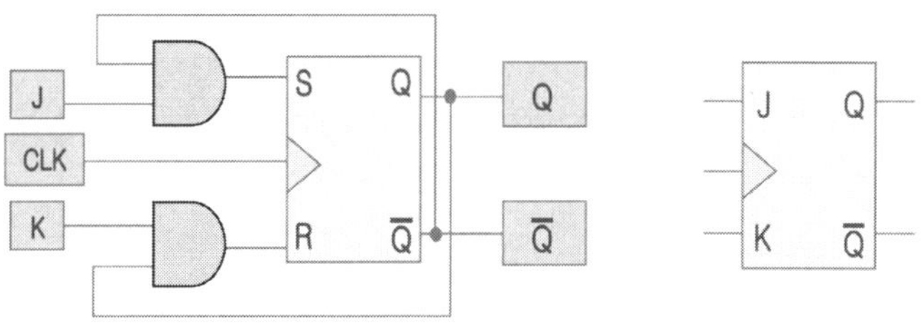

입 력			출 력
CLK	J	K	Q
1	0	0	Q_0(변화없음)
1	0	1	0
1	1	0	1
1	1	1	Q_0'(반대값)

(a) 상승 모서리 트리거방식 JK플립플롭 회로도 (b) JK 플립플롭 기호 (c) JK 플립플롭진리표

그림 2-170 ● 상승 모서리 트리거 방식 JK 플립플롭

8. T 플립플롭

T 플립플롭(Toggle flip-flop : 토글 플립플롭)은 다른 종류의 플립플롭으로서 카운터 회로에 쓰이는 특별한 플립플롭이라 정의한다. JK 플립플롭을 이용하여 만들 수 있으며(그림 2-171), 입력이 T=0일 경우 JK=00이 되어 출력 Q의 상태는 변하지 않으며 입력이 T=1일 경우 JK=11이 되어 출력 Q의 상태는 발생하는 클록펄스마다 반대로 바뀌게 된다. 참고로 출력 Q값이 반대로 바뀌는 것을 토글(Toggle) 기능이라고 한다.

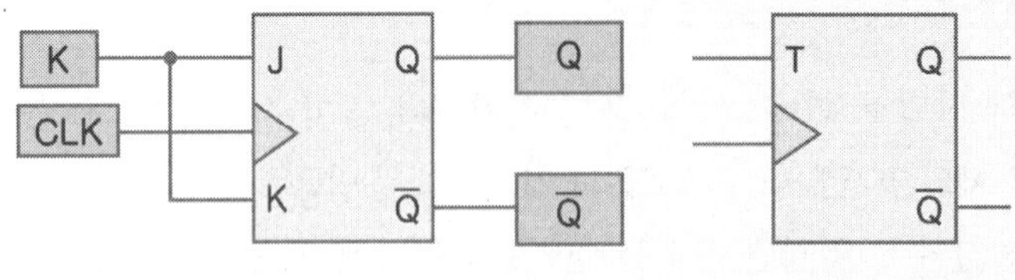

(a) 상승 모서리 트리거 방식 T플립플롭 회로도 (b) T 플립플롭 기호

입 력		출 력
CLK	T	Q
1	0	Q_0(변화없음)
1	1	Q_0'(반대값)

(c) T 플립플롭 진리표

그림 2-171 • 상승 모서리 트리거 방식 T 플립플롭

9. 비동기식 PR, CLR 단자를 갖는 플립플롭

지금까지 설명한 동기식 플립플롭의 고유 논리동작을 위하여 요구되었던 기본적인 입력만으로는 실제로 사용하는 데 불편한 점이 많다. 즉, SR, JK, D, T 플립플롭들은 항상 클록의 상승 모서리가 발생하는 시점에 맞추어(동기되어) 출력값이 변화한다. 그러나 경우에 따라서는 플립플롭들이 클록에 상관없이 출력을 1로 만들거나, 0으로 만들 수 있는 별도의 비동기식 제어신호가 필요하다. 즉 PR(Preset : 프리셋)과 CLR(Clear : 클리어) 단자를 가지고 있는 경우도 있는데 그 예로써, 그림 2-172와 같은 비동기식 PR과 CLR 단자를 갖는 JK 플립플롭이 있다.

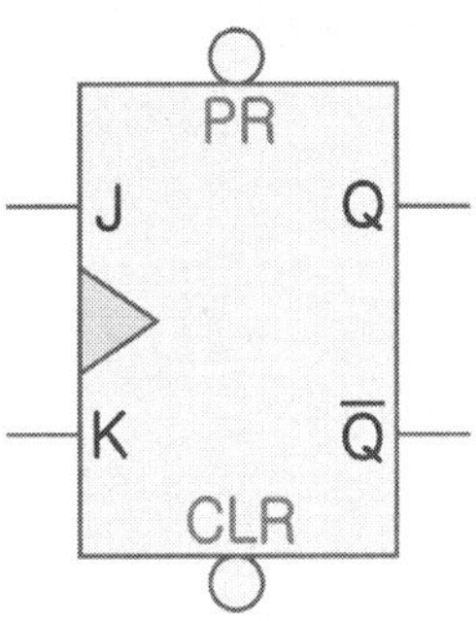

(a) JK 플립플롭기호

입 력					출 력
PR	CLR	CLK	J	K	Q
0	x	x	x	x	1
x	0	x	x	x	0
1	1	↑	0	0	Q_0(변화 없음)
1	1	↑	0	1	0
1	1	↑	1	0	1
1	1	↑	1	1	Q_0'(반대값)

(b) JK 플립플롭 진리표

그림 2-172 • 비동기식 PR, CLR 단자를 갖는 JK 플립플롭

그림 2-172에서 PR과 CLR 입력단자에 있는 작은 원은 이 신호들이 Active-Low(액티브-로) 신호임을 나타내는 것으로 만일 PR에 0이 입력되면 진리표에 나타나 있듯이 클록을 포함한 모든 다른 입력값에 상관없이 무조건 플립플롭의 출력값은 1이 되며, 반대로 CLR에 0이 입력되면 출력값은 무조건 0이 된다. 여기서 PR과 CLR 입력을 비동기식이라고 하는 것은 클록에 상관없이 출력에만 영향을 미치기 때문에 비동기식이라 한다. 이와는 반대로 J와 K 입력은 클록에 맞추어 출력에 영향을 미치기 때문에 동기식 입력이라고 한다. 그리고 플립플롭이 동기식 입력 J, K의 값에 따라 기능을 수행하도록 하기 위해서는 PR과 CLR 단자에 반드시 1이 입력되어야 한다.

10. 플립플롭의 비동기식 입력 PR, CLR의 사용

원래 플립플롭들은 전원을 처음 인가할 경우 처음의 상태값(출력값)이 0이 될지 1이 될지 알 수 없다. 그러므로 플립플롭의 비동기식 입력은 플립플롭을 원하는 상태값으로 초기화하고자 할 때 주로 사용한다.

㉾ JK 플립플롭(그림 2-172)의 상태를 초기에 Q=0으로 만든 다음, 동기식 입력 J와 K의 값에 따른 기능을 수행하도록 회로를 만들려면, CLR 단자에 잠시 동안 0을 인가하여 플립플롭의 상태를 Q=0으로 만든 후에 CLR 단자에 1을 인가해 주면 된다.

11. 계수기 회로

(1) 개 요

카운터는 디지털 전자회로에서 극히 중요하다. 시간배정이 극히 중요하고 카운터는 메모리 특성을 요하기 때문에 순서논리 회로이다. 디지털 카운터는 여러가지 중요한 특성을 가진다. 최대계수의 수(카운터의 계수율), 업 또는 다운 계수, 비동기 동작 또는 동기동작, 자유동작 또는 자동정지 등이며 다른 순서회로와 마찬가지로 카운터를 구성할 때 플립플롭이 사용된다. 디지털시스템에서는 카운터가 극히 중요하다. 주어진 시간동안의 클록펄스의 수와 같은 사상을 계수하는 데에 카운터가 사용된다. 이 카운터는 디지털 시계처럼 주파수를 나누고 데이터를 저장하는 데에도 사용되며 순서번호지정 및 계산회로에서도 쓰인다.

(2) 리플카운터

디지털 카운터는 2진수 또는 2진 코드에서만 계수를 한다. 표 2-33은 3은 2진수로 0000부터 1111까지(0에서 15까지) 2진 계수 순서이다. 0000에서 1111까지의 계수를 하는 디지털 카운터를 모드-16 카운터라 한다. 이는 카운터가 계수하는 숫자를 나타낸다.

표 2-33 • 4비트 카운터의 계수순서

Decimal Count	Binary Count				Decimal Count	Binary Count			
	8s	4s	3s	1s		8s	4s	2s	1s
	D	C	B	A		D	C	B	A
0	0	0	0	0	8	1	0	0	0
1	0	0	0	1	9	1	0	0	1
2	0	0	1	0	10	1	0	1	0
3	0	0	1	1	11	1	0	1	1
4	0	1	0	0	12	1	1	0	0
5	0	1	0	1	13	1	1	0	1
6	0	1	1	0	14	1	1	1	0
7	0	1	1	1	15	1	1	1	1

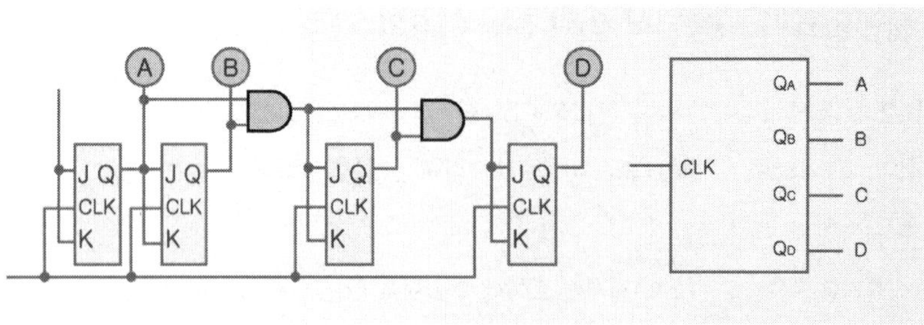

그림 2-173 • 4비트 리플카운터

JK 플립플롭을 이용한 모드-16 카운터의 논리 다이어그램은 그림 2-173과 같다. 우선 플립플롭의 J와 K의 데이터 입력이 1로 구속되어 있다. 이는 각 플립플롭이 토글 모드이다. 각각의 클록마다 플립플롭이 반대 상태로 토글되도록 한다. 플립플롭1의 Q출력이 다음 유니트(플립플롭2)의 클록(CK) 입력에, 그리고 그 후에도 계속하여 동일한 방법으로 직결되어 있다.

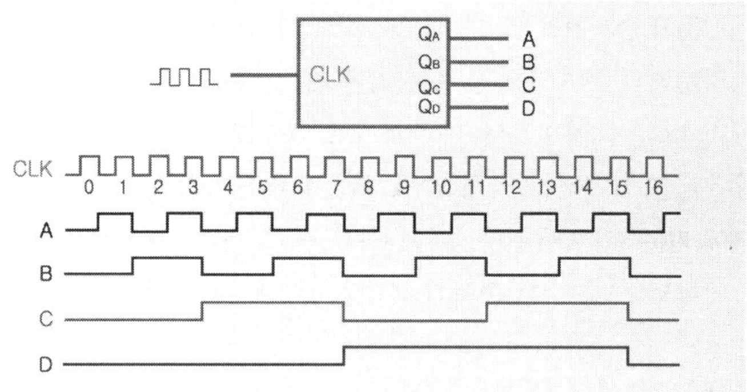

그림 2-174 • 모드-16 리플카운터의 시간 다이어그램

파형도를 이용하여 카운터의 동작을 분석해보면 그림 2-174와 같이 모드-16 카운터의 파형이다. 첫 줄은 플립플롭 1로 가는 클록(CK) 입력이다. 바닥선은 지시기의 2진 계수이다. 2진 카운터가 클리어되어 왼쪽에서 0000으로 리세트되어 있음을 보면 각각의 클록펄스는 다이어그램으로 우측으로 이동함에 따라 2진 계수가 1씩 증가한다.

(3) 병렬 카운터

비동기 리플카운터는 모든 플립플롭을 트리거링하는 데에 시간지연이 된다. 시간지연 문제를 해결하기 위하여 병렬 카운터가 쓰인다. 3비트 병렬 카운터의 논리 다이어그램은 그림 2-175와 같다. 모든 CK입력이 입력 클록에 구속되어 있으며. 이들 모두가 병렬로 결선되어 있다. 여기서도 JK 플립플롭이 쓰인다. 플립플롭1은 1s 위치 카운터로서 언제나 토글모드이다. 플립플롭1과 플립플롭2의 출력은 AND게이트로 궤환한다. AND 게이트는 플립플롭3의 동작모드를 통제한다. AND 게이트가 A와 B의 1s에 의해서 활성화되고 플립플롭3은 토글모드가 된다. AND 게이트가 비활성되면 플립플롭3은 정지 모드가 된다. 플립플롭2는 2s 위치 카운터이고 플립플롭3은 4s 위치 카운터이다.

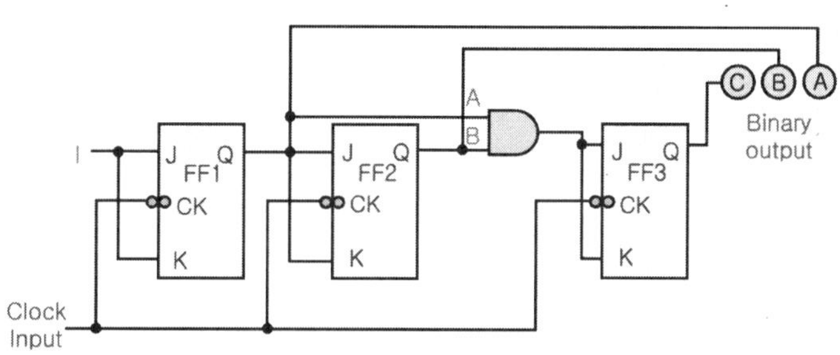

Decimal count	Binary count		
	4s	2s	1s
	C	B	A
0	0	0	0
1	0	0	1
2	0	1	0
3	0	1	1
4	1	0	0
5	1	0	1
6	1	1	0
7	1	1	1

그림 2-175 • 3비트 병렬 카운터

05 전기 및 전자계측

제 1 절 전기계측의 기초

1. 측정의 종류

측정이란 어떠한 물리량(길이, 질량, 압력, 속도, 온도 등)을 측정기를 통해 수치로 나타내는 것으로 측정에 사용되는 장치를 측정기, 계측기 또는 계기라고 한다. 계측기의 세 가지 주요 기능은 기록, 지시, 제어가 있다. 이 기능 중 한 가지 기능만 하거나 세 가지 기능 모두를 동작하기도 한다. 우리가 일반적으로 사용하는 계측기는 지시와 기록의 기능을 수행한다. 측정을 크게 나누면 계측기로부터 직접 측정하는 직접측정(Direct measurement : 다이렉트 메저먼트)과 계측기를 통해 측정한 값으로부터 계산에 의하여 간접적으로 측정하는 간접측정(Indirect measurement : 인다이렉트 메저먼트)이 있으며, 정해 놓은 단위 및 원리를 기준으로 하여 측정하는 절대측정이 있다. 절대측정을 통해 구해진 절대측정값(표준값)에 비교하여 측정하는 상대측정이 있다. 표준값만 있으면 상대측정은 간단하고 편리하므로 공업상의 많은 측정은 대개 상대측정을 사용한다.

전기 기계 · 기구 등을 바르게 취급하기 위해서는 전압, 저항, 전류 등의 각종 전기량을 측정하여야 한다. 측정해야 할 전기량의 종류에는 직류와 교류가 있고, 각각의 크기도 미소전류에서부터 대전류 및 저전압에서 특별한 고전압까지 범위가 매우 넓기 때문에 각각의 특성에 적절한 계측기를 선정하여 사용해야 한다.

(1) 직접측정(비교측정)

측정하고자 하는 양을 같은 종류의 기준 양과 직접 비교하여 그 양의 크기를 결정하는 방법이 있다.

㉮ 자로 길이 재기, 전압계로 전압 측정하기, 전류계로 전류 측정하기 등이다.

(2) 간접측정(절대측정)

측정하고자 하는 양과 일정한 관계가 있는 다른 종류의 양을 각각 직접측정으로 구하여 그 결과로부터 계산에 의해 측정량의 값을 결정하는 방법이 있다.

㉥ 부하전력 측정하는 경우 부하에 흐르는 전류 I와 부하의 양단전압 V를 측정하여 부하전력 $P = VI$ [W]의 식으로부터 계산하여 전력을 구한다.

(3) 편위법과 영위법

비교측정의 방법으로는 영위법과 편위법으로 구분된다.

① 영위법(Zero method : 제로 메소드)은 표준기의 표준값과 계측기로 계측한 측정값을 상호 비교하여 그림 2-176과 같이 그 차가 0이 되도록 하여 측정하는 방법이다.

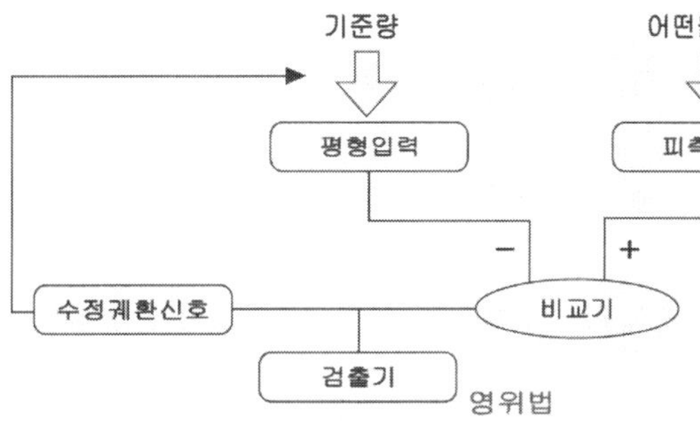

그림 2-176 • 영위법

② 편위법(Deflection method : 디플렉션 메소드)은 전기량을 기계적으로 변환시켜서 이것을 이용하여 그림 2-177과 같이 눈금면 위에 지침이 움직이도록 하여 측정하는 방법이다.

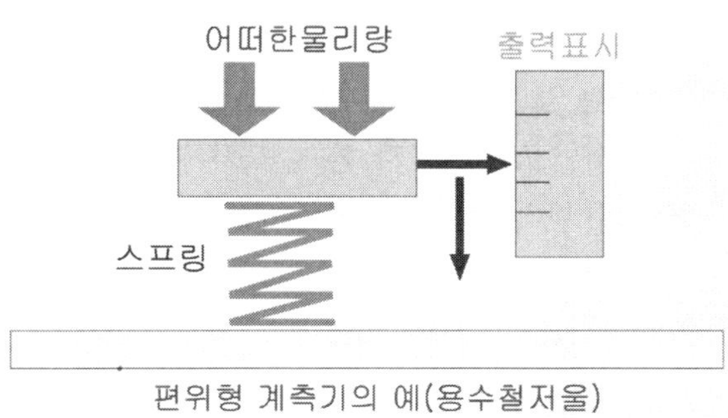

그림 2-177 • 편위형 계측기(용수철저울)

표 2-34에서 전위차나 브리지 등을 측정하는 경우에는 주로 영위법을 사용하며, 전압계나 전류계 등의 경우에는 대부분 편위법을 사용한다.

표 2-34 • 편위법과 영위법의 비교

	편 위 법	영 위 법
정 의	측정량의 크기에 따라 지침 등을 편위시켜 측정량을 구하는 방법이다.	어느 측정량을 그것과 같은 종류의 기준량과 비교하여 측정량과 똑같이 되도록 기준량을 조정한 후 기준량의 크기로부터 측정량을 구하는 방법이다.
기 기	전압계 및 전류계	휘트스톤 브리지 및 전위차계
특 징	감도는 떨어지지만 취급이 쉬우며, 신속하게 측정할 수 있으므로 공업용으로 많이 사용한다.	감도가 높고, 정밀한 측정에 적합하다.

③ 아날로그 계측기와 디지털 계측기

㉠ **계측기에서 측정량을 나타내는 방법에는 두 가지 방법이 있다.**

측정량을 **연속적으로 변화하는 표시기에 변환해서 나타내는 방법을 아날로그 계측기**(Analog instrument : 아날로그 인스트루먼트)라고 한다. 바늘과 눈금판이 달린 계측기들이 해당된다. 이 아날로그 계측기는 측정위치에 따라 개인오차가 생기기 쉬워서 높은 정확도가 필요한 측정에는 부적합하다.

㉡ **측정량을 불연속적인 수치로 나타내는 방식을 디지털 계측기**(Digital instrument : 디지털 인스트루먼트)라고 한다. 이 디지털 계측기는 숫자로 표시되므로 개인오차가 없고 높은 감도를 측정할 수 있게 제작·측정할 수 있다.

2. 측정의 오차

일반적으로 **계기가 지시하는 양 M은 측정하고자 하는 양의 참값** T와는 정확하게 일치하지 않는 경우가 많다. 여기서 $M-T$를 오차라 한다. 오차가 발생하는 원인은 측정에 사용한 계기에 의한 것과 측정법의 원리나 측정기술에 의한 것 등이 있다.

그러므로 전기량의 측정에는 오차를 가능하면 작아지게 하기 위하여 측정기를 잘 선정하여야 할 뿐만 아니라 측정기를 잘 조정하거나 또는 수차례 측정을 반복하여 그것의 평균값을 사용함으로써 오차를 줄이도록 하는 것이 바람직하다.

표 2-35에서 보면 **오차를 없애기 위해 조정해야 할 값을 보정값**이라고 하며, 이것은 오차와 크기는 같으나 부호는 반대이다. 오차 백분율 또는 보정 백분율이란 오차값 또는 보정값을 백분율로 나타낸 것이며, 식 (2-154)와 식 (2-155)와 같다.

$$\text{오차 백분율} = \frac{M - T}{T} \times 100[\%] \tag{2-154}$$

표 2-35 ◦ 오차와 보정의 비교

	오 차	보 정
정 의	지시값(M)과 참값(T)이 어느 정도의 차이가 있는가를 나타낸다.	지시값(M)을 참값(T)과 같게 하려면 얼마나 보정해야 하는가를 나타낸 것
오차 및 보정	지시값 M, 참값 T라 하면 오차 : $\varepsilon = M - T$	지시값 M, 참값 T라 하면 보정 : $\alpha = T - M$
오차율 및 보정률	오차율 $= \varepsilon / T$	보정률 $= \alpha / M$
백분율 오차 및 보정	오차 백분율$= \dfrac{\mid 지시값 - 참값 \mid}{참값} \times 100\,[\%]$	보정 백분율 $= \dfrac{\mid 참값 - 지시값 \mid}{지시값} \times 100\,[\%]$
특 징	◦ 측정에는 오차가 따르기 마련이다. ◦ 보정값 α와 오차 ε는 크기는 같고 부호는 반대가 된다.	

$$보정\ 백분율 = \frac{T - M}{M} \times 100[\%]\ (M : 지시값,\ T : 참값) \tag{2-155}$$

3. 오차의 종류

(1) 측정법이나 측정하는 방법으로 인한 오차

① 개인오차 : 측정의 부주의에 의하여 발생하는 것으로서 측정기의 눈금을 잘못 읽거나, 부정확한 조정, 부적당한 적용 및 계산의 실수 등에 의하여 발생하는 오차이다.

② 계통오차 : 측정기 자체가 결함인 눈금의 부정확, 부품의 마멸 등으로 인한 것과 측정장치나 사용자에 대한 환경의 영향, 즉 온도, 외부 자기장, 진동 등에 의한 오차이다.

③ 우연오차 : 개인오차나 계통오차를 제거하여도 오차는 발생하는데 이러한 원인으로서는 미세한 측정조건의 변동, 측정자의 주의력 동요 등에 의한 오차이다.

(2) 계기로 인한 오차

① 눈금의 부정확에 의한 오차이며, 베어링에 의한 오차이다.

② 외부 자기장에 의한 오차이며, 정전계에 의한 오차이다.

③ 스프링의 탄성 복원력의 저하에 의한 오차이다.

④ 자기가열에 따른 온도변화에 의한 오차이다.

4. 확도와 정도 및 감도

① **확도**(Accuracy : 애큐러시) : **지시값이 참값과 어느 정도 일치하는가 하는 정도를 나타내는 값**이며 높은 확도는 높은 정도를 의미한다. 그러나 그 반대는 반드시 참은 아니다. 즉, 정도가 높다고 해서 반드시 확도가 높다는 것을 의미하지는 않는다. 일반적인 측정에 있어서는 그 측정값의 참값을 알 수 없기 때문에 **정확도 보다는 정밀도가 높은 측정값을 얻는다는 것이 중요하며. 정밀도가 높으면 참값을 얻을 확률이 크다.** 측정횟수가 많을수록 정밀도는 더 믿을 수 있다.

② **정도**(Precision : 프리시젼) : 측정기로 미세한 양을 측정하는 경우에 어느 정도 정밀하게 측정할 수 있는가를 나타내는 것이다.

③ **감도**(Sensitivity : 센서티비티) : 측정기의 지시로 나타낼 수 있는 최소의 측정량이다.

④ **유효숫자** : 측정값을 사용하여 계산을 통하여 계측량을 구하는 경우가 많다. 이때 측정치를 다룰 때 유효 숫자의 개념이 필요하다.

㉠ 유효숫자란 **신뢰 가능한 계측기로부터 얻어진 숫자**이다. 유효숫자의 자리수는 측정값과 지시값의 정밀도를 나타내는 표준이 된다. **유효숫자는 양의크기와 정밀함에 관한 정보를 전달**한다. 즉 유효한 자릿수가 추가될수록 보다 더 정밀한 측정을 나타낸다. 따라서 측정과 정확도는 그 결과를 나타내는 유효숫자의 개수로부터 나타내어진다.

㉡ 유효숫자 규칙

㉮ 0이 아닌 숫자이어야 한다.

㉯ 0이 아닌 숫자 사이의 0은 유효숫자이다.

㉰ 소수점이 있을 때 0이 아닌 숫자의 우측에 있는 모든 0은 유효숫자이다.

㉱ 소수점이 있을 때 첫 번째 0이 아닌 숫자의 좌측에 있는 0은 유효숫자가 아니다. 만약, 0이 단순히 소수점을 나타내기 위해서 사용된 것이라면 그것은 유효숫자가 아니다. 하지만 **계측기로부터 측정한 숫자라면 그것은 유효숫자**이다.

제2절 전기계기의 분류

1. 계기의 동작상 분류

전기를 나타내는 계기에는 많은 종류가 있는데 종류를 구분하는 방법에도 여러 가지가 있다. 우선 계기상의 동작눈금에 따라 표 2-36과 같이 분류하였다.

표 2-36 ◦ 계시상의 동작눈금의 분류

종 류	계기의 동작눈금 분류
지시계기	측정하려는 전기량, 즉 전류, 전압, 전력, 주파수 등을 지침이나 광점으로 직접 눈금판에 지시하는 계기이다.
숫자식 계기	측정하려는 전압, 전류 등을 숫자로 직접 지시하는 계기이다.
적산계기	임의의 시간 내에 소비되는 전류 및 전력을 적산하는 계기이다.
기록계기	시시각각으로 변화하는 전압, 전류 및 전력을 기록하는 계기이다.

계측기기의 종류를 표 2-37과 같이 분류하였다.

표 2-37 ◦ 계측기기의 종류와 동작상 분류

종 류	계기의 동작상 분류
오실로스코프	오실로스코프(Oscilloscope)는 시간에 대하여 급격히 변화하는 전압, 전류, 전력 및 파형 등을 관측하는 장치이다.
브리지, 전위차계	브리지(Bridge), 전위차계(Potentiometer : 포텐셔미터)는 평형을 취하여 전기적인 양을 비교하는 계기이다.
검 류 계	검류계(Galvanometer : 갈바노미터)는 미소한 전기량을 측정하는 데 사용되고 있으나 전압, 전류의 크기를 측정하는 것이 아니고 다만 전압, 전류의 유무를 검출하는 데 주로 사용된다.

이러한 많은 계기 중에서 우리가 가장 많이 사용하고 있는 지시(아날로그)계기와 숫자식(디지털) 계기는 그림 2-178과 같다.

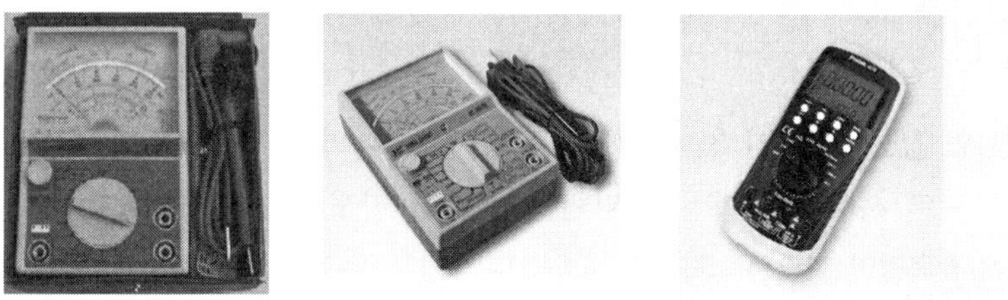

그림 2-178 ◦ 각종 계기의 종류(좌 : 아날로그 계기, 우 : 디지털 계기)

2. 계기의 원리상 분류

(1) 가동 코일형 직류전용 계기

가동 코일형 계기는 영구자석이 만드는 자기장내에 가동 코일을 놓고, 코일에 측정하고자 하는 전류를 흘리면 이 전류와 자기장 사이에 전자력이 발생한다.

1) 구조 및 원리와 특징

전류와 자기장 사이에 전자력을 구동 토크를 이용한 계기로 영구자석 가동 코일형 계기라 하며 장·단점은 표 2-38과 같다.

표 2-38 • 가동 코일형 계기의 장·단점

장 점	단 점
감도와 정확도가 높다.	직류전용이므로 교류를 측정하려면 정류기를 삽입해야 한다.
구동 토크가 크고 정확한 측정이 된다.	
소비전력이 대단히 적다.	측정범위가 낮으므로 측정범위를 확대하기 위해서는 분류기나 배율기를 연결해야 한다.
균등눈금을 사용함으로써 측정범위를 간단히 변경시킬 수 있다.	

2) 온도오차와 보상

① 오차의 원인 : 온도변화로 가동 코일의 저항(+0.4[%/℃])의 변화, 스프링의 제어 토크(−0.04[%/℃])의 변화, 공극의 자속밀도([−0.02[%/℃])의 변화한다.

② 보상방법 : 실용상 온도계수가 0에 가까운 망가닌 권선 저항기를 가동 코일과 직렬로 접속하여 종합 온도계수를 낮추어 온도의 영향이 없도록 한다.

㉠ 스왐핑 저항[12)]을 이용한 보상을 한다.

㉡ 서미스터를 이용한 보상을 한다.

㉢ 전자강편을 이용한 보상을 한다.

3) 계기의 감도 표시

① 계기의 감도 : 주어진 전기량에 대한 가동 부분의 변위 또는 회전각과의 비이며, 일반적으로 사용되는 가동 코일형 전류계의 감도는 편의상 그 계기가 지시하는 최대 지시 전류값인 정격전류로 나타낸다. 따라서 작은 전류를 측정하는 계기일수록 감도는 높다.

② 전압계의 경우에는 전류계에 배율기를 달아 만든 것으로 볼 수 있기 때문에 전류계 자체의 감도를 간접적으로 나타낼 수 있는 표시법을 사용하며, [kΩ/V]로 나타낸다.

---

12) 스왐핑 저항 : 계측기에서의 가동 코일과 직렬 및 병렬로 접속한 망가닌 저항으로, 측정회로의 온도에 의한 영향을 흡수하기 위한 것이다.

(2) 가동 철편형 계기

가동 철편형 계기는 고정 코일에 흐르는 전류에 의해서 자기장이 생기고, 이 자기장 속에서 연철편을 흡인, 반발 또는 반발, 흡인하는 힘을 구동 토크로 사용한 것이다.

1) 구조 및 원리와 특징

구동 토크의 발생방법에 따라 흡인식, 반발식 또는 반발 흡인식이 있다. 이러한 가동 철편형 계기의 장·단점은 표 2-39와 같다.

표 2-39 ◦ 가동 철편형 계기의 장·단점

장 점	단 점
구조가 간단하고 견고하며, 가격이 싸다.	히스테리시스 오차 때문에 직류 측정은 곤란하고, 교류전용 계기로 사용된다.
분류기 없이 비교적 큰 전류까지 측정할 수 있다.	오차가 많은 결점이 있고, 감도가 높은 것은 제작이 곤란하다.
눈금은 0부근을 제외하고는 균등눈금에 가깝게 할 수 있다.	고정 코일의 자기장이 적으므로 외부 자기장의 영향을 받기 쉽다.

2) 가동 철편형 전류계 및 전압계

① **전류계** : 정격전류가 작은 계기는 제작되지 않으며, 보통 수십[mA]~100[A] 정도의 것들이 있다.

② **전압계** : 보통 정격전압이 15[V] 이상의 것이 있으며, 정격전압이 높은 것에는 고정 코일에 망간 또는 콘스탄탄 저항을 직렬로 접속하여 600[V] 정도까지도 제작된다.

(3) 전류력계형 계기

1) 구조 및 원리와 특징

전류력계형 계기는 고정 코일에 피측정 전류를 흘려 자기장을 만들고, 그 자기장 중에 가동 코일을 설치하여 피측정 전류를 흘려, 이 전류와 자기장 사이에 작용하는 전자력을 구동 토크로 이용하는 계기는 그림 2-179와 같다.

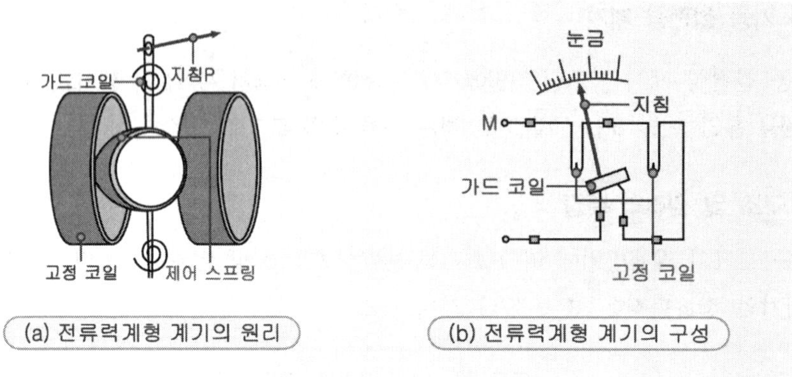

그림 2-179 ● 전류력계형 계기의 원리 및 구성

전류력계형 계기의 장 · 단점은 표 2-40과 같다.

표 2-40 ● 전류력계형 계기의 장 · 단점

장 점	단 점
실효값을 지시하며, 직류로 눈금 교정을 할 수 있으므로 사용 주파수 교류의 표준용으로 사용할 수 있다.	고정 코일에 흐르는 전류로 자기장을 만들므로 가동 코일형에 비하여 자기장이 약하다.
코일의 인덕턴스에 의한 주파수의 영향이 크다.	외부 자기장의 영향을 받기 쉬우므로 계기에 자기 차폐를 하여야 한다.
	계기의 소비전력이 크고, 구조가 다소 복잡하므로 전류전력계로서 사용된다.
직류와 교류를 같은 눈금으로 측정할 수 있는 정밀급 계기이다.	1[A] 이상의 전류에서는 온도보상 및 주파수 보상을 하여야 한다.
	자기가열의 영향이 비교적 크므로 주의가 필요하다.

2) 전류력계형 전류계 및 전압계

구조가 복잡하고 가격이 비싸기 때문에 전류계나 전압계로는 별로 사용되지 않는다.

3) 전류력계형 전력계

① 고정 코일(전류 코일)은 부하와 직렬로, 가동 코일(전압 코일)은 부하와 병렬로 접속시킨다.

② 전력계의 눈금은 균등눈금으로 되어 있으며 이러한 눈금형태의 단상 전력계는 주로 상용 주파수에 사용되며, 단상용과 3상용이 있다.

(4) 유도형 계기

1) 구조 및 원리와 특징

① 피측정 전류 또는 전압을 여자 코일에 공급해서 자기장을 만들고, 이 자기장과 가동부의 전자 유도 작용에 의해서 생기는 맴돌이 전류 사이의 전자력에 의한 구동 토크를 이용한 계기는 그림 2-1180과 같다.

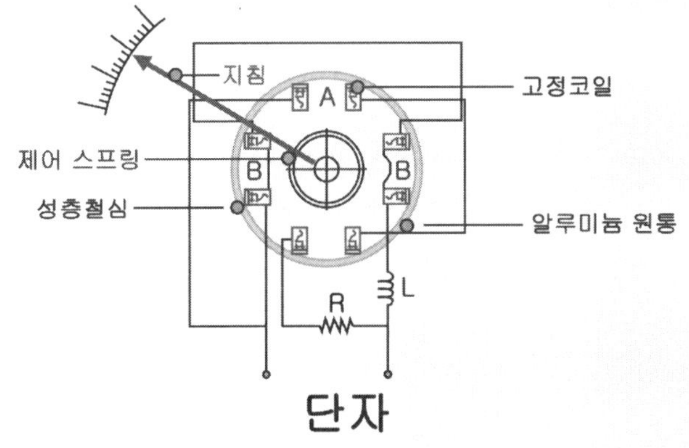

그림 2-180 • 유도형 계기의 원리 및 구성

유도형 계기의 특징은 표 2-41과 같다.

표 2-41 • 유도형 계기의 장·단점

장 점	단 점
가동부에 전류를 흘릴 필요가 없으므로 구조가 간단하고 견고하다.	주파수의 영향이 다른 계기에 비하여 크므로 정밀급 계기에는 사용이 곤란하다.
구동 토크가 다른 계기에 비하여 크고 조정이 쉽다.	
공극내의 자기장이 강하므로 외부 자기장의 영향이 작다.	교류용이며, 직류에는 사용할 수 없다.
회전력은 가동부의 위치에 관계없으므로 극히 넓은 범위의 눈금으로 쓸 수 있다.	
교류 배전반용 기록장치와 전력계 및 이동 자기 장식은 적산전력계로 이용된다.	

② 유도형 계기의 종류

㉠ **회전 자기장형** : 회전 자기장에 의해서 원통에 맴돌이 전류가 발생하고, 이 맴돌이

전류와 자기장 사이의 전자력에 의한 구동 토크를 이용하는 것이다.

㉡ 이동 자기장형 : 측정하려는 전류 또는 전압에 의해서 만들어진 이동 자기장 속에 알루미늄 원판을 놓고, 여기에 생기는 맴돌이 전류와 코일에 생기는 자속 사이의 전자력에 의해서 구동 토크를 만드는 것이다.

2) 유도형 적산전력계

단상 유도형 적산전력계와 3상 유도형 적산전력계가 있으나 우리생활에 3상 유도형 적산전력계를 주로 사용하기 때문에 단상 유도형 적산전력계는 많이 사용하지 않는다.

3) 3상 적산전력계

① 3상 3선식 부하의 전력량을 측정하는 유도형 계기로서 2전력계법의 원리를 이용한 것이다.

② 2개의 단상용 적산전력계 소자를 각각 상하에 배치하고, 두 원판을 한 축에 붙여서 각 원판에 작용하는 구동 토크의 대수합으로 계량장치를 움직이도록 한 것이다.

(5) 정전형 계기

2장의 고정 전극과 그 사이에 알루미늄 가동 전극을 장치한 것으로, 구동력은 양 전극에 걸어 준 전압에 의하여 축적된 정전 에너지로서, 양 극판에 대전된 전하 사이에 작용하는 힘을 이용한 것이 그림 2-181과 같다.

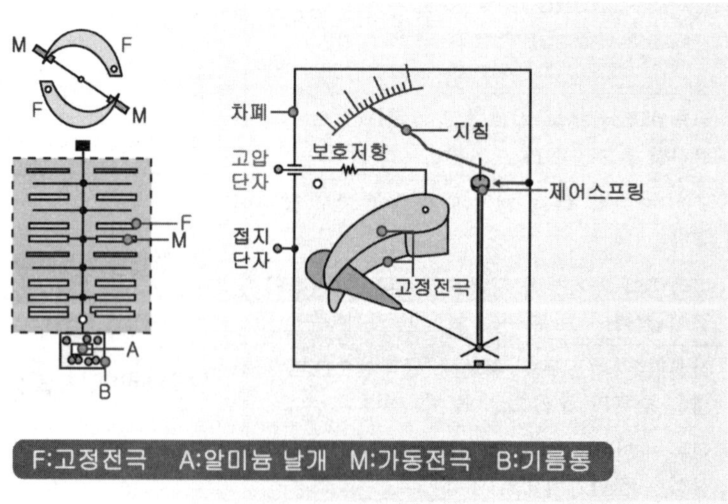

그림 2-181 • 정전형 계기의 원리 및 구성

① 정전 전압계 또는 전위계는 전압을 직접 측정하는 유일한 계기이다. 이 계기는 대전된 도체 사이에 작용하는 정전 흡인력 또는 반발력을 이용한 것으로, 주로 고압 측정용 전압계로 쓰인다.

② 정전 전압계를 동작원리로 크게 나누면 양 전극 중의 한쪽 전극을 평행 이동시키는 것과 회전시키는 것의 두 종류가 있다.

㉮ 에이브러햄 빌라드형과 켈빈형의 정전 전압계가 있다.

③ 정전 전압계의 제동은 공기제동이나 액체제동 또는 전자제동을 사용한다.

정전형계기의 원리를 이용한 정전형 전압계는 표 2-42와 같은 장 · 단점이 있다.

표 2-42 ● 정전형 계기의 장 · 단점

장 점	단 점
주로 고압 측정용으로 사용된다.	외부 자기장의 영향은 받지 않으나, 정전기장에 의한 오차를 발생한다.
눈금은 제곱눈금으로 되어 있다.	
입력 임피던스가 높고, 소비전력이 극히 적다.	
주파수와 파형의 영향이 없으므로 직 · 교류 겸용 및 직 · 교류 비교기로도 이용된다.	

(6) 열전형 계기

① 전류의 열작용에 의한 금속선의 팽창 또는 종류가 다른 금속의 접합점의 온도 차에 의한 열기전력으로 가동 코일형 계기를 동작하게 하는 계기이며 그림 2-182와 같다.

② 금속선의 팽창을 이용한 열선형은 현재 사용되지 않으며, 열전쌍형이 고주파 전류계로 널리 사용되고 있다.

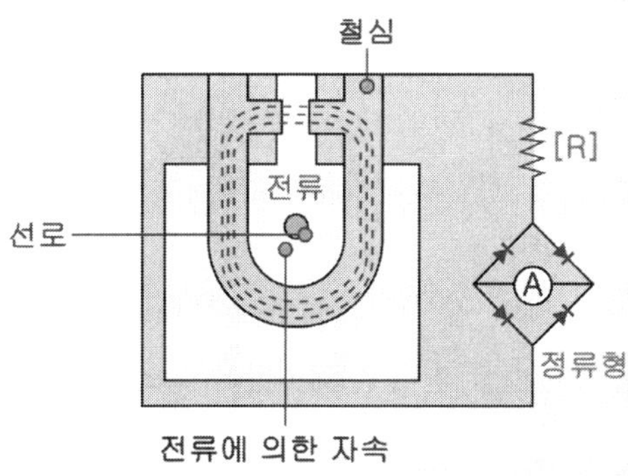

그림 2-182 ● 열전형 계기의 원리 및 구성

(7) 열전쌍형 계기

종류가 다른 금속의 접합점의 온도차에 의한 열기전력으로 가동 코일형 계기를 동작시키는 계기이다.

① 열전쌍의 재료 : 구리-콘스탄탄, 철-콘스탄탄, 망가닌-콘스탄탄, 크로멜-알루멜 등의 합금을 사용한다.

② 열선의 재료 : 백금, 콘스탄탄, 망간, 나트륨 등을 사용한다.

③ 열전쌍 전류계 : 측정전류 I를 저항 R의 열선에 흘려 발생하는 열 RI^2 [W]에 의하여 열전쌍에 발생하는 열기전력을 가동 코일형 직류 계기로 지시하는 것. 열기전력은 전류의 제곱에 비례하므로 눈금은 제곱눈금이고, 그 지시는 직류·교류의 실효값을 표시하며, 오차가 없고, 주파수 특성이 우수하므로 주로 고주파용 전류계로 사용된다.

㉠ 진공 열전쌍 : 공기의 대류작용에 의한 열손실을 방지하고, 감도를 높이기 위하여 진공 유리구 안에 봉입한 열전쌍을 사용한다.

㉡ 노출형 열전쌍 : 1[A] 이상의 전류측정에는 공기 중에 노출한 노출식 열전쌍을 사용한다.

㉢ 고주파 변류기 : 대전류 측정에 사용한다.

㉣ 열전쌍 전압계 : 열전쌍 전압계는 10~20[mA] 정도의 열전쌍 전류계에 고주파 직렬저항을 접속하여 사용하고 측정전압은 0.5~150[V] 정도이며, 사용 한계 주파수는 100[kHz] 정도이고 소비전류가 크고, 입력 임피던스가 작으므로 별로 사용되지 않는다.

㉤ 열전쌍 전력계 : 열전쌍의 제곱 특성을 이용한 기기이다.

1) 열전쌍형 계기의 오차와 방지책

① 공진오차 : 도입선의 인덕턴스와 포유용량의 직렬공진에 의한 오차이다.

- 방지책 : 열전쌍의 바로 뒤에 초크 코일을 삽입한다.

② 전위오차 : 계기의 정전용량을 통하여 고주파 전류가 흘러 열전쌍을 가열함으로써 열선을 손상시켜 발생하는 오차이다.

- 방지책 : 자석 또는 내부 금속부를 가동 코일로부터 절연하여 이것을 일괄적으로 음(−)의 단자에 접속한다.

③ 분배오차 : 피측정 전류가 크면 열선이 굵어야 하는데, 열선이 굵으면 피복저항이 커지므로 복선을 사용할 때 복선 중 하나만을 이용하므로 굵기나 저항값이 다르면 오차가 발생한다.

- 방지책 : 전기적 규격이 일정한 것을 사용한다.

④ 표피오차 : 주파수가 높아지면(50[MHz] 이상) 열저항선이 표피효과로 인하여 전류가

도체의 표면에만 흐르게 되므로 열선의 저항값이 증가되어 발생되는 오차이다.

- 방지책 : 가는 열선을 사용한다.

2) 열전쌍형 계기의 특징

접합점의 온도차에 의한 열기전력을 이용한 열전쌍형 계기의 장·단점은 표 2-43과 같다.

표 2-43 ◉ 열전쌍형 계기의 장·단점

장 점	단 점
열기전력은 전류의 제곱에 비례하므로 눈금은 제곱눈금이다.	과전류에 약하고, 대전류용의 값을 지시 시간이 지연된다.
지시는 직류, 교류의 실효값을 표시하며, 파형오차가 없다.	
열선이 짧으므로 인덕턴스가 매우 작아 교류와 직류가 같은 저항값으로 된다.	
직류에서 무선 주파수(약 300[MHz])까지 동일눈금으로 측정할 수 있다.	

(8) 정류형 계기

① 측정하고자 하는 교류를 반도체 정류기에 의해 직류로 변환한 후 가동 코일형 계기로 지시시키는 계기이며 그림 2-183과 같다.

② 일반적으로 전류력계형이나 가동 철편형과 같은 교류용 계기는 직류형 계기에 비하여 감도가 낮기 때문에, 정류형 계기는 가동 코일형 계기가 가지는 정도의 감도를 교류 측정에 이용하는 것으로서 교류 계기 중 가장 감도가 좋다.

③ 정류형 계기는 배전반용 등의 교류전류계 및 교류전압계로 널리 이용된다.

④ 일반적으로 정류회로는 반파 정류보다 계기의 지시를 2배로 할 수 있는 전파 정류를 사용한다.

⑤ 정류형 계기로 제작되는 전류계의 정격전류는 500[μA]~100[mA] 정도이고, 전압계의 경우에는 정격전압이 1~1000[V] 정도이다.

⑥ 측정범위를 확대하려면 전류계는 계기용 변류기를, 전압계는 배율기 저항을 접속하여 사용한다.

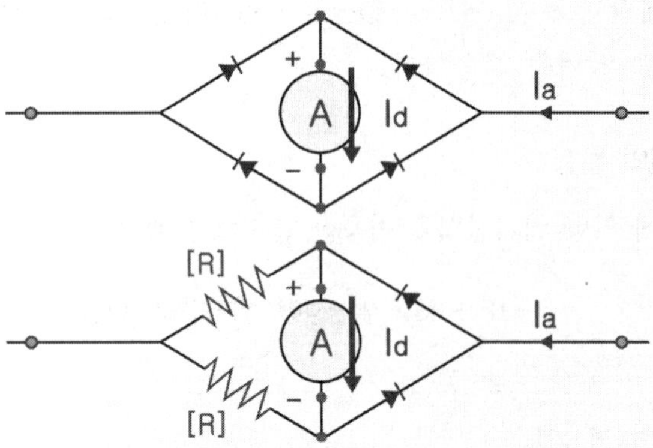

그림 2-183 • 정류형 계기의 원리 및 구성

(9) 검류계

미소전류나 전압의 유무를 검출하는 데 사용하는 고감도의 계기로서 검류계의 원리는 그림 2-184(a)와 같이 영구자석의 자극 사이에 가동 코일을 달아 놓으면, 코일에 미소전류가 흐를 때 코일 자체에 힘이 생겨서 코일이 한쪽으로 이동하게 되는데(편위), 이 편위로 전류의 유무를 측정하는 것으로 진동 특성은 그림 2-184(b)와 같다.

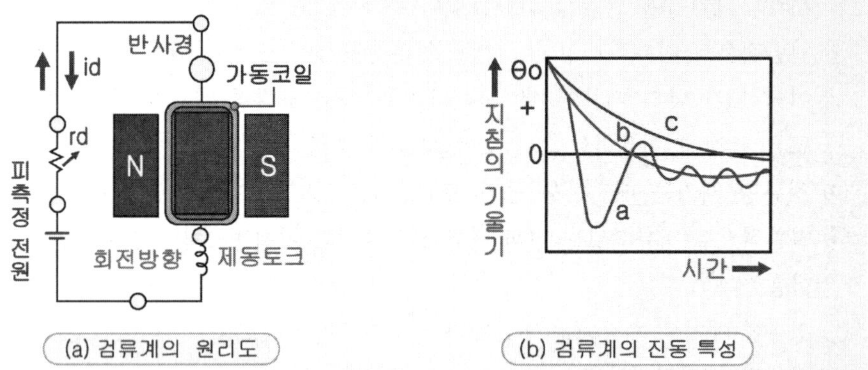

그림 2-184 • 검류계의 원리 및 구성

1) 직류용 검류계

① **가동 코일형 검류계** : 가동 코일형 지시기와 구조가 거의 같으나, 감도를 높이기 위하여 제어 스프링을 쓰지 않고, 영구자석의 자기장 속에 가동부의 관성을 작게 하기 위하여 세로의 폭을 길게 한 장방형의 **가동 코일을 인청동의 가는 선**으로 매달아 이것을 제어 토크로 이용하므로 가동부가 가볍게 되어 있다. 일반적으로 **검류계의 눈금은 눈금판 중앙을 0 위치로 정해 놓고, 좌우로 균등한 눈금선**이 매겨져 있다.

눈금선에 표기된 숫자는 어떤 전류값이 아니고, 광점의 이동량을 나타낼 뿐이다. 그리고 검류계는 감도가 매우 높기 때문에 적절한 제동을 걸어주기 위하여 가동 코일에 제동용 직렬저항을 외부와 접속하여 사용할 때도 있다.

② 충격 검류계 : 보통 검류계는 미소한 전류, 전압 등을 검출 또는 측정하는 것으로서 축전기와 케이블 등의 정전용량을 구하는 경우, 또는 자성 재료의 자기 특성을 구하는 경우와 같이 축전기가 충전할 때, 또는 코일과 쇄교하는 자속이 급변할 때와 같은 과도전류는 충격적인 토크를 발생할 뿐 가동부는 그 값을 지시하지 못한다. 이를 위하여 만든 것이 충격 검류계 또는 진동 검류계이다. 이 검류계의 구조는 가동 코일형 검류계와 거의 같으나, 가동 부분에 적당한 추를 달든지, 또는 코일의 나비를 넓게 만들어 제어 토크에 비하여 관성을 크게 한 것이다. 충격전류가 클 때에는 분류기를 사용하고, 분류기의 배율계산은 일반 지시기에서와 같다. 가동부의 관성을 크게 하여 주기를 길게 한 것은 충격감도는 감소하나 동작의 안정을 위한 목적이다.

③ 가동 코일형 충격 검류계는 외부 자기장의 영향도 받지 않고, 보통 검류계로는 측정할 수 없는 축전기와 케이블 등의 정전용량의 측정, 자성 재료의 자속 측정 등에 적합하다.

2) 교류용 검류계

교류용 검류계로 가장 많이 사용되는 것은 진동 검류계이다. 가동 코일형 진동 검류계는 영구자석의 자기장내에 가동 코일을 인청동 또는 은, 청동의 단선으로 매단 것이다. 반조 검류계에 낮은 주파수의 교류를 걸어 주면 그의 반주기마다 가동 부분에 걸리는 토크의 방향이 좌우로 변화하는 구동 토크가 생긴다. 따라서 가동 부분의 고유 진동수를 적당한 바업(Bar-up)으로 조절하여 피측정 교류의 주파수에 일치시키면 가동 부분에 공진이 일어나고, 이에 따라 진동하는 진폭이 증대되기 때문에 거울에 반사되어 나오는 광점이 좌우로 크게 이동하고, 눈금판 위에는 한 줄의 긴 가로선을 그린다. 이와 같은 원리를 이용한 진동 검류계는 미소한 교류를 검출해 내거나 교류 전원을 사용하는 교류용 브리지의 검류계로 쓰인다.

3) 직 · 교류용 검류계

전류력계형 검류계는 가동 코일형 검류계의 영구자석을 전자석으로 대치한 것으로서 감도는 가동 코일형 검류계와 거의 같다. 또한, 이 계기는 직류 · 교류 겸용으로 할 수 있으며, 거의 상용 주파수에서만 사용되고 있다.

(10) 기록계기

1) 기록계기

어떤 종류의 전기량이나 공업량 등을 측정할 때에는 측정량의 시간적 변화상태를 관측, 기록해야 하는 경우가 많은데 이러한 목적을 위해 만들어진 계기가 기록계기이다.

기록계기에는 측정량의 시간에 대한 변화를 기록하는 형식에는 직동형 기록계, 펜 오실로그래프 및 자동 평형형 기록계 등이 있으며, 두 측정량 사이의 관계를 나타내는 형식에는 X-Y 기록계가 있다.

2) 기록계기의 구성

기록계기는 피측정량을 지시하는 구동장치와 그 지시를 하기 위한 기록기구로 구성되며 구동부의 지시용 지침 끝에는 기록용 펜이 달려 있어 기록용 펜이 일정한 속도로 이동하는 기록용지 위에 접촉되어 지시값을 기록한다.

① 직동식 기록계기 : 편위법 지시계기의 동작원리로서 지침이 달린 기록용 펜을 직접 움직여 측정량을 기록하는 계기로서 실선식과 타점식이 있다.

② 자동 평형 기록계기

㉠ 펜과 기록계기는 펜과 기록용지에서 생기는 마찰오차를 피하기 위하여 고안된 것으로 영위법에 의한 측정원리를 이용한 것이다.

㉡ 펜의 구동력을 직접 피측정 에너지에서 받는 것이 아니라 별개의 구동 에너지로 움직이게 하는 자동 평형 서보 기구를 사용한다.

㉢ 직동식 계기에 비하여 고정밀도의 측정이 가능하다.

(11) 회로시험기

의사의 청진기와 같은 시험기로서 전기 · 전자 및 통신 기기의 회로를 점검하는 데 필수적인 기본 측정기이며, 구성요소는 그림 2-185와 같다.

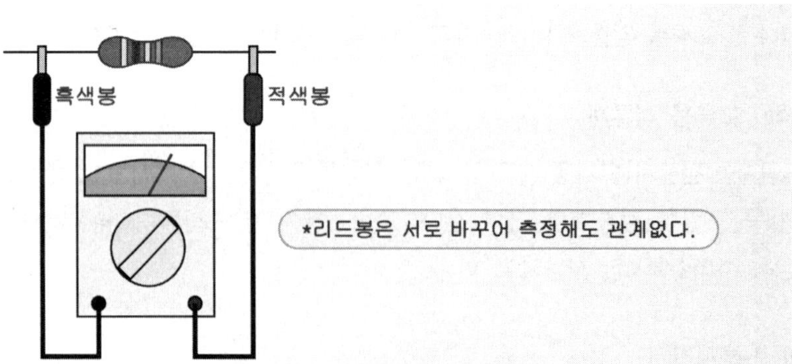

그림 2-185 • 회로시험기 구성

1) 측정범위

① 일반용 회로시험기로 측정할 수 있는 내용은 주로 직류전류, 직류전압, 교류전압 및 저항이다.

② 회로시험기에 따라서는 콘덴서의 용량(μF) 측정 및 인덕터의 인덕턴스(H) 측정이 가능한 직동식 눈금이 있다. 그리고 통신기기의 레벨 측정에 편리하도록 dB[dBm] 눈금이 매겨져 있다.

③ 대부분의 회로시험기의 범위 전환은 로터리 스위치식이나 디지털형의 회로시험기에서는 누름 스위치가 쓰인다.

회로시험기의 측정범위를 요약하면 표 2-44와 같다.

표 2-44 • 회로시험기의 측정범위

종 류	측정범위
DC[V]	1, 2.5, 10, 50, 250, 500, 1000[V] (내부저항 : 2.5[V] 이하 10[kΩ/V], 10[V] 이상 4[kΩ/V])
AC[V]	10, 50, 250, 1000[V](내부저항 : 4[kΩ/V])
DC[A]	0.1, 2.5, 25, 250[mA]
OHMS	R, R-100, R-1000, R-10000[Ω]
[μF] 또는 [H]	0.001~0.3[μF], 20~1000 [H](AC V 10[V] 범위)
[dB]	−10 ~ +22[dBm]

2) 회로시험기의 저항측정의 원리

회로시험기의 저항측정의 원리는 식 (2-156)과 같다.

$$I_0 = \frac{V}{R_{in}}; \quad I_X = \frac{V}{R_{in} + R_X}; \quad \frac{I_X}{I_0} = \frac{R_{in}}{R_{in} + R_X} \tag{2-156}$$

여기서 $R_x = R_{in}$라면 $I_X = \frac{1}{2} I_0$로, 지시계의 지침은 최대 눈금, 즉 정격전류의 1/2 되는 곳을 지시한다. 그러므로 그 점에 저항값의 눈금을 표시해 둔다. 이와 같은 방법으로 여러 저항값을 계기눈금에 표시해 둔 것이 저항계이다 (단, R_M =계기의 내부저항, R_V=0점 조정용 가변 저항기, R_R=직렬저항, R_{IN}=본 계기의 내부저항으로 설정한다).

3) 회로시험기의 인덕턴스 및 커패시턴스 측정의 원리

콘덴서의 용량 C 또는 인덕턴스 L의 리액턴스($X_C = 1/2\pi f C$, $X_L = 2\pi f L$)에 의한 전

압강하를 이용한 것으로, 지정된(AC[V]) 범위(보통 10[V] 범위)에 변압기의 2차 전압(60[Hz], 10[V])과 직렬로 피측정물을 접속하여 지침이 지시하는 [μF] 또는 [H] 눈금을 읽어낸다.

4) 회로시험기의 dB 측정의 원리

① **dB(데시벨)의 측정** : 기준 전압을 정하고, 그 값과의 비를 대수를 취하여 20배 한 값이며 식 (2-157)과 같다.

$$\mathrm{dB} = 20\log\frac{V(\text{지시 전압})}{V_s(\text{기준 전압})} \tag{2-157}$$

그러므로 기준 전압이 1[V]일 때 지시 전압이 1[V], 5[V], 10[V]이면 dB은 각각 0[dB], 14[dB], 20[dB]이 된다.

② 회로시험기에서는 흔히 [dBm]눈금으로 표시되며, 이것은 기준 전압을 0.77[V] 13)로 하고, 그 대수비에 20배한 값이다. 식 (2-158)과 같다.

$$\mathrm{dBm} = 20\log\frac{V(\text{지시 전압})}{\text{기준전압 } 0.77[\mathrm{V}]} \tag{2-158}$$

따라서, [dBm]을 측정할 때에는 반드시 600[Ω] 부하의 단자전압을 측정한다.

③ 일반용의 회로시험기에는 [dBm]눈금을 AC 10[V]범위에 맞춰 놓았기 때문에 측정범위는 −10 ~ +22[dB]이다.

가동 코일형 계기와 가동 철편형 계기의 구조는 그림 2-186과 같다.

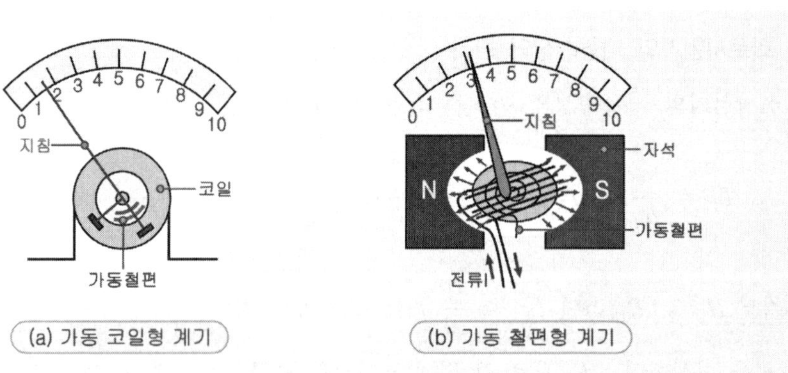

그림 2-186 • 가동 코일형 계기의 구조 및 가동 철편형 계기의 구조

측정기의 동작원리에 따른 분류는 표 2-45와 같다.

13) 기준 전압을 0.77[V] : 660[Ω] 부하에 1[mW]가 공급될 때의 부하에 걸리는 전압강하이다.

표 2-45 ● 동작원리에 의한 분류

동작원리에 의한 종류	기 호	적용기기	특 징
가동 코일형	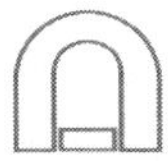	직류전압계 직류전류계	고감도이다. 고감도이다.
가동 철편형	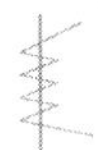	교류전압계 교류전류계	구조가 견고하다.
전류력계형	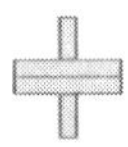	직류 및 교류의 전압계, 전류계, 전력계	오차가 작다. 실효값 지시, 주파수 교류의 표준용이다.
정류기형	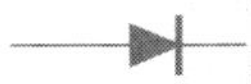	교류전압계 교류전류계	교류에서 고감도, 평균치에서 동작 파형오차가 크다.
열전형	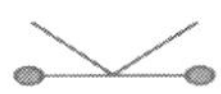	고주파 전류계	열작용에 의한 금속선의 팽창을 이용한 측정기구이다.
열선형	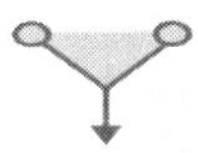	열선 전력계 고주파 변류기	주파수 특성이 우수하고, 실효값을 표시한다.
정전형	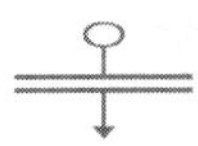	직 · 교류 비교기	입력 임피던스가 높고, 고압측정용으로 사용한다.
유도형	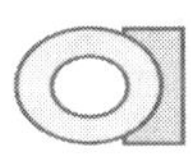	교류 배전반용 기록장치, 적산전력계	구조가 간단하고 견고하다.

3. 계기의 정확도에 의한 분류

한국산업규격에 의하면 지시계기는 그 정확도에 따라 표 2-46과 같이 5계급이 있으며, 각각 허용오차가 정해지고 있다.

표 2-46 ● 전기계기의 계급

계 급	허용오차	용 도
0.2급	±0.2[%]	대형 부표준형 계기 / 고도의 정밀 측정, 계기의 시험용의 표준계기로 사용한다.
0.5급	±0.5[%]	휴대용 계기 / 정밀 측정용으로 사용한다.
1.0급	±1.0[%]	소형 휴대용 계기 / 준정밀 측정용으로 사용한다.
1.5급	±1.5[%]	배전반용 계기 / 공업 측정용으로 사용한다.
2.5급	±2.5[%]	정확도를 중요시하지 않는 배전반용 계기 / 소형 계기로 사용한다.

제 3 절 전기계기의 구성요소

1. 구동장치

구동장치는 측정하려는 전기적인 양에 비례하는 **구동력 또는 구동 토크를 발생시키는 것인**데 가동부에는 지침이 붙어 있으며, 가동 부분의 회전 또는 변위에 따라서 지침이 이동하여 측정하려는 **전기의 양을 지시하게** 된다.

구동 토크를 발생시키는 방법에는 다음과 같은 것이 있다.

① **구동 토크** : 측정량에 따라 계기의 지침과 같은 **가동 부분을 움직이게 하는** 힘이다.
② **구동장치** : **구동 토크를 발생하는 장치**이다.
③ **구성요소** : **고정부와 가동부**가 있다.
④ **구동 토크를 발생시키는 방법과 분류** : 발생의 원리에 따라 유형을 표 2-47과 같이 나눌 수 있다. 이것은 어느 것이나 계기에 흐르는 전류, 전압 및 전력에 비례하여 토크를 발생시킨다.

표 2-47 • 구동 토크 발생방법의 분류

	유 형	발생의 원리
구동 토크 발생방법	전자형	자장과 전류와의 사이에 작용하는 힘이다.
	가동철편형	자장내에 있는 철편에 작용하는 힘이다.
	전류력계형	두 전류 사이에 작용하는 힘이다.
	정전형	충전된 두 물체 사이에 작용하는 힘이다.
	유도형	회전자장 또는 이동자장내에 있는 금속도체에 사용하는 힘이다.
	열전형	열기전력에 의한 전자력을 이용한다.
	전해형	전류에 의한 전기분해작용을 이용한다.

2. 제어장치

구동장치에 전기를 가하여 구동력 또는 구동 토크가 작용할 때, 그 운동을 방해하는 것이 없으면 가동부는 무한히 이동 또는 회전하게 된다. 따라서 **구동력 또는 구동 토크와 평형시켜 가동부를 일정한 위치에 정지시키는 제어력 또는 제어 토크를 발생시키는 제어장치**가 필요하다.

(1) 스프링 제어

스프링 제어(Spring control : 스프링 컨트롤)는 스프링을 가동 부분의 축에 고정시키는 방법으로 대부분의 계기는 이 방법을 사용한다.

스프링 제어는 가느다란 나선식 스프링의 한쪽 끝을 고정시키고, 중심부의 끝을 가동 부분의 회전축에 붙여 그림 2-187과 같이 설치하고 이것에 구동 토크 T_D를 가하면, 스프링이 퍼지거나 줄어들어 스프링의 탄성에 의해 T_D에 반항하여 회전각 θ에 비례하는 제어 토크 T_C가 발생하는데 제어 토크는 식 (2-159)와 같다.

$$T_C = k\ \theta \tag{2-159}$$

여기서 k는 스프링의 재질, 형태, 온도 등에 의하여 결정되는 상수이다.

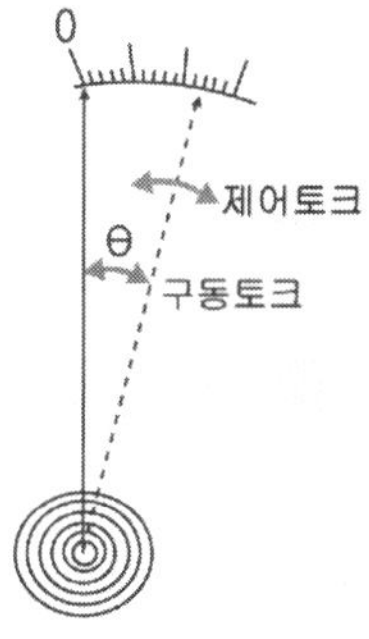

그림 2-187 • 스프링 제어

구동 토크가 적은 검류계와 같은 계기에서는 인으로 만든 동선으로 제어할 때도 있다. 스프링에는 와상 스프링(Spiral spring : 스파이어럴 스프링), 나상 스프링(Helical spring : 헬리컬 스프링), 판상 스프링(Plate spring : 플레이트 스프링), 대상 스프링(Band spring : 밴드 스프링) 등이 있다.

(2) 중력제어

중력제어(Gravity control : 그래버티 컨트롤)는 지구의 중력을 이용한 것인데 주로 수직 배전반용의 계기에 사용한다. 지침의 회전축에 두 개의 추를 양 끝에 연결하여 지침이 회전을 하면 추가 원위치로 되돌아오려고 하는 토크인 제어 토크가 발생하는 원리를 이용한 것으로 그림 2-188과 같다. 이 제어 토크는 길이를 변화시켜 조정할 수 있다.

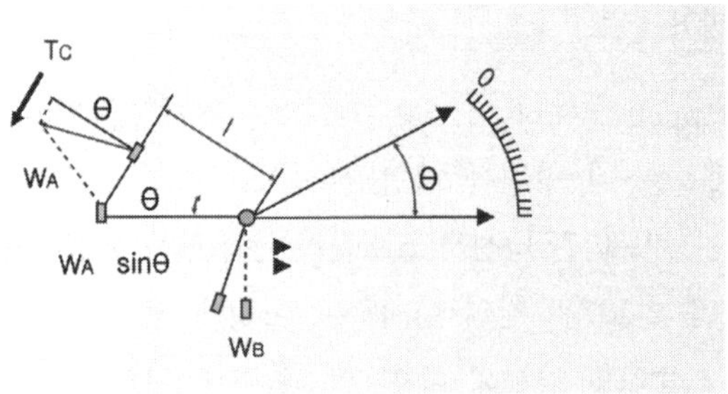

그림 2-188 • 중력제어

(3) 전자제어

전자제어(Electro magnetic control : 일렉트로 마그네틱 컨트롤)에는 **와류제어**(Eddy current control : 에디 커런트 컨트롤)와 **교차 코일 제어**(Cross coil control : 크로스 코일 컨트롤)가 있다.

1) 와류제어

영구자석 안에 금속원판(알루미늄 원판)을 삽입하여 원판이 구동 토크에 의하여 회전하면, 금속원판은 영구자석의 자력선을 끊게 되어 와전류를 발생하게 되는데 그림 2-189와 같다. 이 와전류와 자속과의 사이에 발생하는 토크는 원판의 회전에 반항하여 원판에 항상 일정한 제어 토크 T_C를 발생시킨다.

T_C와 자속 Φ, 원판의 회전수 n의 사이에는 식 (2-160)과 같은 관계가 성립한다.

$$T_C = k\Phi^2 n \qquad (2\text{-}160)$$

여기서 k는 상수이다. 자속 Φ는 일정하므로 T_C는 회전수 n에 비례하게 된다. 그러므로 원판은 구동 토크와 제어 토크가 평형하는 일정한 회전수로 회전을 계속하게 된다.

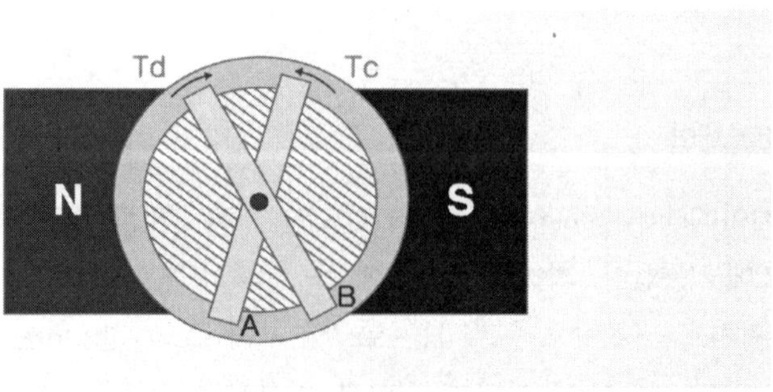

그림 2-189 • 와류제어

맴돌이 전류 제어장치는 자기장의 세기에 따라 구동 토크와 제어 토크가 맞물리는 것을 이용한 제어 방식으로 그림 2-190과 같다. 교류용 적산전력계에 대표적으로 사용된다.

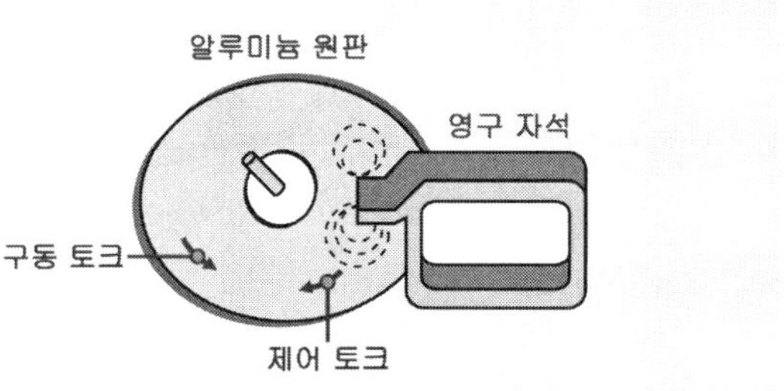

그림 2-190 • 맴돌이 전류 제어장치

2) 교차 코일 제어

한 회전축에 두 가동 코일을 교차로 장치하여 측정량에 비례하는 구동 토크가 생기는 가동 코일과 제어 토크가 생기는 가동 토크를 교차로 장치하여 구동 토크와 제어 토크가 상반되도록 하면, 교차 코일은 항상 구동 토크와 제어 토크가 평형위치에서 정지한다. 이러한 교차 코일에 의한 제어는 절연 저항체, 역률계, 지시형 주파수계 등에 사용된다.

(4) 자기적 제어

가동 자침형 검류계에 쓰이며, 작은 자침이 지구자기나 영구자석의 자기장에서 방위(각)를 가지는 성질을 이용한 제어이다.

3. 제동장치

계기의 가동 부분에 구동 토크가 작용하여 그 변화에 따라서 제어 토크가 생길 때, 가동부는 가동 부분의 운동 에너지 때문에 구동 토크와 제어 토크가 평형을 이루어 정지하려는 위치, 전후에서 작은 진동을 하다가 마찰로 인하여 진폭이 점차로 작아져서 정지한다.

이와 같이 가동부가 정지하는 데 시간이 걸릴 뿐 아니라 베어링의 마모도 커지므로 적당한 제동 토크를 주어서 이 운동 에너지를 흡수하여 관측을 빠르게 하고, 불필요한 마찰을 방지할 수 있다. 제동장치에는 공기제동, 맴돌이 전류 제동, 와류제동, 액체제동, 전자제동 등이 있다.

(1) 공기제동

공기제동(Air damping : 에어 댐핑)은 물체가 공기 중을 운동할 때 받는 공기의 저항을 이용한 것이며, 구조에는 피스톤형과 날개형이 있다.

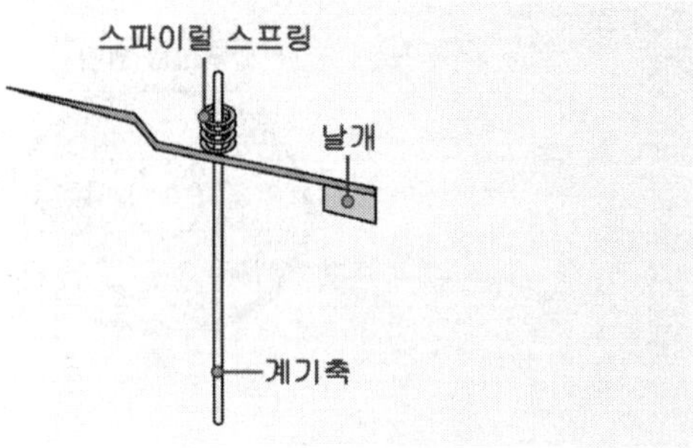

그림 2-191 • 공기제동장치(날개형)

① 피스톤형 : 한쪽 끝을 막은 원통 속에서 얇은 금속제의 날개가 운동하는 것이다.

② 날개형 : 밀폐된 부채형 상자 속에서 얇은 금속제의 제동날개가 제동력을 일으키므로 피스톤형과 달리 어느 방향으로 움직일 때나 제동작용이 대칭이며 그림 2-191과 같다. 이들은 다른 제동장치에 비해서 구조가 간단하므로 널리 사용된다.

(2) 맴돌이 전류제동

계기의 회전축에 알루미늄 원판을 영구자석의 강한 자기장내에 회전시키면 원판에 맴돌이 전류가 흐르게 되어 있으며 그림 2-192와 같다. 이 맴돌이 전류와 자기장이 상호 작용을 하여 원판의 운동을 방해하는 방향으로 전자력을 발생시켜 제동하는 방식으로 가동 코일형 계기와 적산전력계에 주로 사용된다.

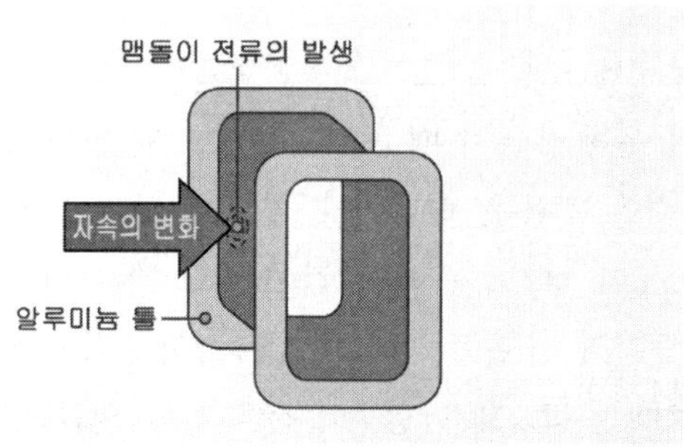

그림 2-192 • 맴돌이 전류제동

(3) 와류제동

회전축에 알루미늄판을 붙이고 영구자석의 자극 사이에서 움직일 때 알루미늄판에는 와전류가 생기고, 이 와전류와 영구자석에서 나오는 자력선과의 작용으로 알루미늄판의 운동방향과 반대 방향으로 제동 토크를 얻게 된다. 제동 토크의 크기는 알루미늄판의 움직이는 속도에 비례한다. 가동 코일형 계기에서는 코일에 감은 틀에 알루미늄을 사용하여 틀에 흐르는 와전류와 영구자석의 자력선에 의하여 제동을 한다.

(4) 액체제동

공기제동의 공기 대신 기름이나 글리세린 등을 사용하는 방법이며, 제동효과는 크지만 온도에 의한 액체의 점도가 변화하는 결점이 있다.

4. 눈금과 지침

지시계기에서는 지침과 눈금 등의 지시장치가 필요하고, 기록계기에서는 타점식, 회선식 등의 기록장치가 필요하다. 또한, 적산계기에서는 계량장치가 필요하다.

(1) 눈 금

계기의 동작원리에 따라 눈금은 표 2-48과 같이 구분할 수 있지만 눈금은 정확하고 읽기 쉬워야 하므로, 균등눈금이 일반적으로 가장 폭 넓게 사용된다.

표 2-48 • 눈금의 종류와 특징

종 류	눈 금	특 징
균등눈금	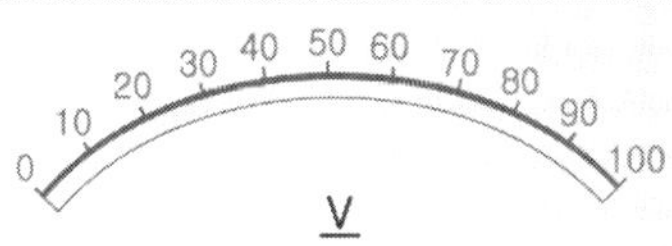	전체 눈금에 걸쳐 눈금읽기가 동일하다. 일반적으로 사용하는 계기
불균등 눈금	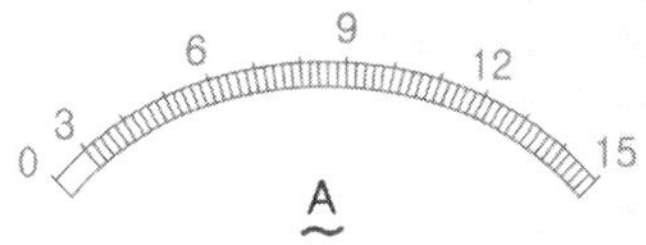	0부근의 눈금선이 좁아 정격 25[%]이하의 눈금에서 오차가 많다.
대수눈금	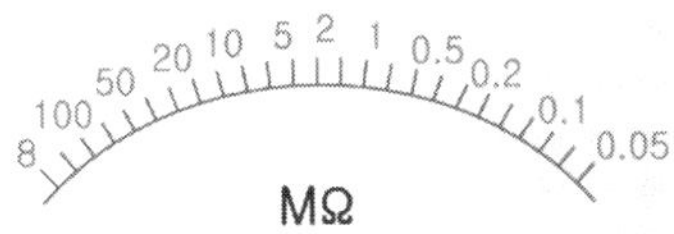	측정범위가 넓고, 절연 저항계, 통신 계기 등에 쓰인다.
사선눈금	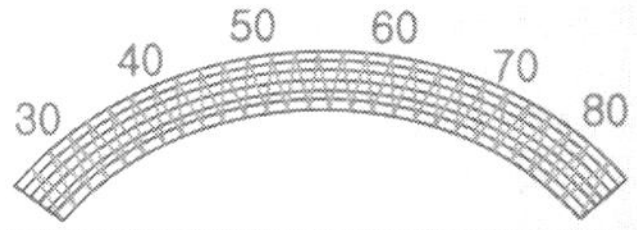	여섯 줄의 눈금과 사선으로 인하여 한 눈금의 1/5까지 읽을 수 있고, 0.2급 계기용으로 쓰인다.
광각눈금	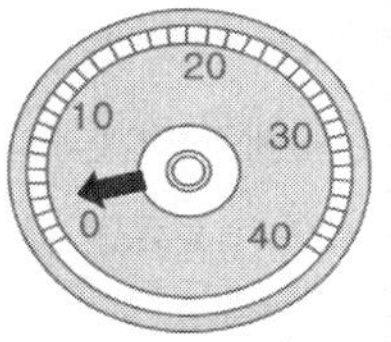	270[°] 정도 넓은 각도의 눈금으로 배전반용 계기에 쓰인다.
연형눈금	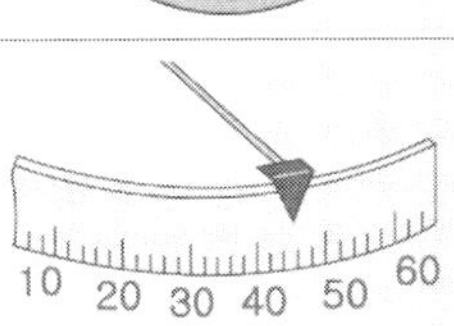	연형계기의 눈금으로 공업계기에 쓰인다.

(2) 지 침

계기의 정도나 사용 목적에 따라 가볍고 튼튼하며, 관성이 작도록 알루미늄이나 우랄루민과 같은 얇은 판 또는 가는 판으로 만든다, 지침의 끝 부분은 표 2-49와 같이 여러 가지 모양의 것들이 있어 목적에 따라 구분하여 사용한다.

표 2-49 ● 지침의 종류

명칭	창형		연형	칼날형		활형	트러스형
지침	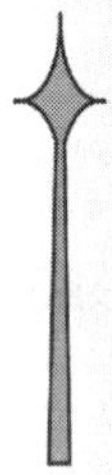	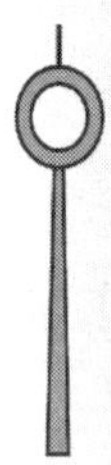	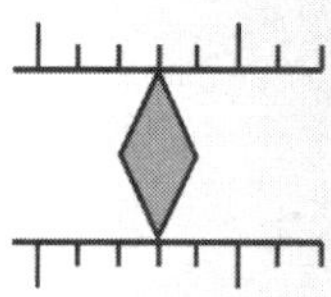	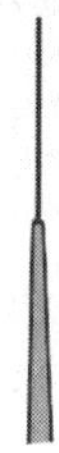	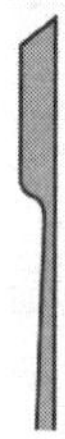	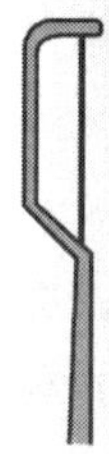	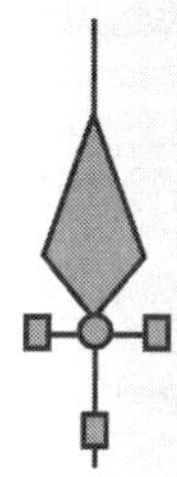

제4절 직류용 지시계기

직류의 측정에는 가동 코일형, 전류력계형, 가동 철편형, 열전형 및 정전형 계기가 쓰인다. 이들 중에서 가동 코일형 이외의 것은 교류의 측정에도 쓸 수가 있으므로, 여기서는 직류 전용이라고 할 수 있는 가동 코일형의 원리에 대하여 알아보기로 한다.

1. 가동 코일형 계기

① 영구자석의 자장 안에 가동 코일이 감겨진 원통형 고정철심을 설치하고, 이 코일에 측정하려는 전류를 흘려 그 전류에 의한 자장과 영구자석의 자장과의 사이의 전자력을 이용한 것으로 그림 2-193과 같다. 영구자석의 안쪽에 원통형의 자극편을 붙이고, 원통 모양의 알루미늄 철심에 장방형 가동 코일을 설치하고, 자성이 없는 금속으로 고정시킨 것이다. 스프링은 상하 서로 반대로 감아 온도의 변화에 의한 신축의 영향을 제거하며, 전류를 도입하는 역할도 겸하고 있다. 가동 코일에 전류가 흐르면 코일에는 플레밍의 왼손 법칙에 의한 방향으로 전류에 비례하는 구동 토크가 발생하여 회전한다.

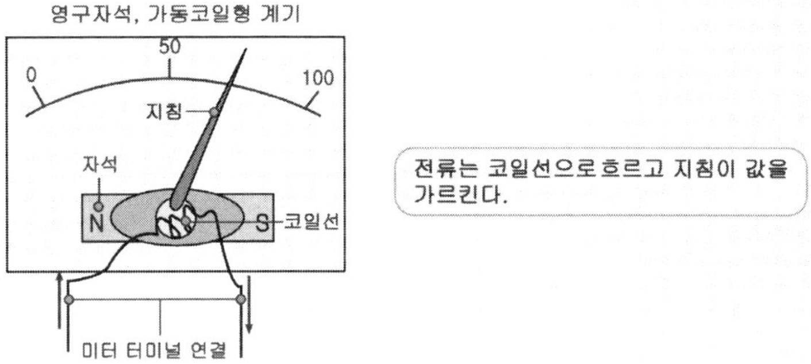

그림 2-193 • 가동 코일형 계기의 구조

② 코일이 회전하면 스프링에는 제어 토크가 가동 코일의 회전각에 비례하여 발생한다. 따라서 구동 토크와 제어 토크가 평형이 되는 위치에서 코일은 정지하게 된다. 전류와 회전각은 비례하므로 눈금은 균등눈금이 된다. 가동 코일형 계기의 제동은 가동 코일을 감은 알루미늄 원통에 유도되는 와전류에 의한 역기전력을 이용하여 행한다. 가동 코일형 계기는 영구자석을 사용하고 있기 때문에 전류의 방향을 반대로 하면 지침은 반대로 회전하게 된다. 따라서 가동 코일형 계기는 직류에서만 사용할 수 있는 것이므로 사용에 있어서 극성에 주의하여야 한다.

③ 가동 코일형 계기의 가동 코일은 가는 동선으로 하여 극히 작은 전류로 동작한다. 이와 같이 동작전류를 작게 하는 이유는 코일 및 스프링의 온도상승을 작게 하고, 전력손실 및 전압강하를 적게 하기 위한 것이다. 따라서 이 가동 코일형 계기를 전압계로 사용하기 위해서는 적당한 저항(배율기)을 직렬로 접속하여 내부저항을 크게 하고, 전류계로 사용하기 위해서는 적당한 저항(분류기)을 병렬로 접속하여 내부저항을 적게 하고 있다.

제 5 절 교류용 지시계기

1. 가동 철편형 계기

고정 코일에 흐르는 전류에 의하여 생기는 자장 안에 놓여진 가동 철편에 작용하는 전자력을 이용한 것으로 그림 2-194와 같다. 이 가동 철편형 계기는 원리적으로는 직류에서 동작하나 철편의 자기이력 현상에 의한 오차 때문에, 가동 코일형에 비하여 소비전력이 높아 교류전용 계기로 사용되고 있다.

가동 철편형 계기의 종류에는 흡인형, 반발형 및 반발 흡인형 등이 있으며, 현재 사용되고 있는 것은 반발형과 반발 흡인형이다.

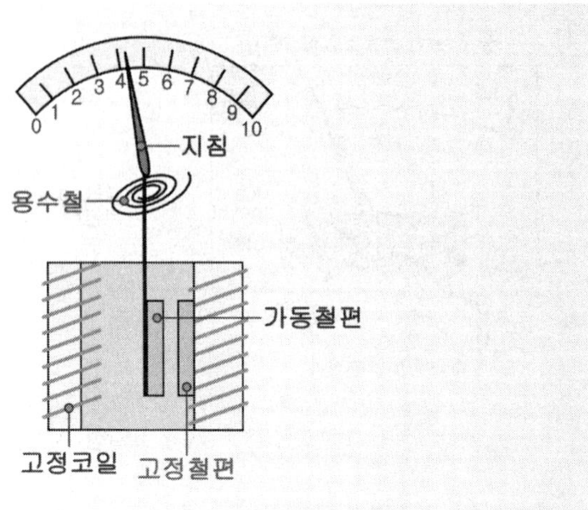

그림 2-194 ● 가동 철편형 계기의 구조

(1) 흡인형

가동 철편과 고정 코일로 되어 있으며, 고정 코일에 전류가 흐르면 고정 코일이 자화되어서 가동 철편이 코일에 흡인되는 흡인력에 의하여 구동 토크를 발생하는 것이다.

(2) 반발형

고정 코일 안에 장치한 고정 철편과 회전축에 장치한 가동철편을 서로 마주보게 배치하여 고정 코일에 전류를 흘리면 양 철편이 동일한 극성으로 자화되어서 그 반발력으로 구동 토크를 발생하는 것이다.

(3) 반발 흡인형

가동 철편과 고정 철편을 회전축에 상하로 2개씩 배치한 것이다. 고정 코일의 전류가 작을 경우에는 가동 철편은 각각 마주보는 고정 철편으로부터 반발력을 받아 동작하지만, 전류가 증가하여 회전각이 커지면 가동 철편은 각각 마주보는 고정 철편으로부터 흡인력을 받게 된다. 구동 토크가 크고, 눈금도 0부근을 제외하고는 균등눈금으로 할 수 있는 것이 특징이다.

2. 유도형 계기

이동자장 또는 회전자장 안에 금속의 원판 또는 원통을 놓으면 금속에는 와전류가 흘러서 전자력에 의해 자장의 이동 방향과 같은 방향으로 구동 토크가 발생한다. 이 원리를 이용한 것이 유도형 계기이며, 회전자장형과 이동자장형이 있다.

이동자장과 회전자장은 교류전류에 의하여 얻어지므로 유도형 계기는 교류전용 계기이다. 이동자장형은 성층 철심에 코일을 감고, 극 부분의 한쪽을 양쪽으로 나누어서 한쪽에 단락 코일인 셰이딩 코일을 감는다. 이 셰이딩 코일에 의하여 이동자장을 만들고 알루미늄 원판을 회전시킨다.

즉, 코일에 측정할 전류를 흘리면 셰이딩 코일에는 역기전력이 발생하게 되는데 그 역기전력 때문에 생기는 전류의 반작용에 의해서 그 극을 통과하는 자속은 셰이딩 코일이 없는 극의 자속과는 위상이 역상이 된다.

3. 정류형 계기

일반적으로 교류용 계기는 직류용 계기에 비하여 감도가 낮으므로, 정류기를 통해 교류를 직류로 정류하여 감도가 높은 직류계기로 측정하도록 하고 있다.

정류기로서는 다이오드 또는 트랜지스터 등을 사용하고 있다. 정류회로에는 반파 정류와 전파 정류가 있으나, 반파 정류는 반대방향의 반파에서는 정류기의 저항이 대단히 높고, 전압강하의 대부분이 일어나기 때문에 실제로는 이용되지 않는다.

제 6 절 직류 - 교류 양용 계기

1. 전류력계형 계기

직류로부터 상당히 높은 주파수까지의 전류, 전압 및 전력의 정밀 측정에 사용할 수 있는 직류·교류 양용 계기이다. 이 계기는 실효값을 지시하며, 직류로 눈금을 작성할 수 있으므로 현재 상용 주파수 교류의 표준용 계기로 사용되고 있다.

전류력계형 계기는 직렬로 접속한 고정 코일에 흐르는 전류가 만드는 자장과 이 자장 중에 가동 코일에 흐르는 전류와의 상호작용을 이용한 것이며 그림 2-195와 같은 원리이다.

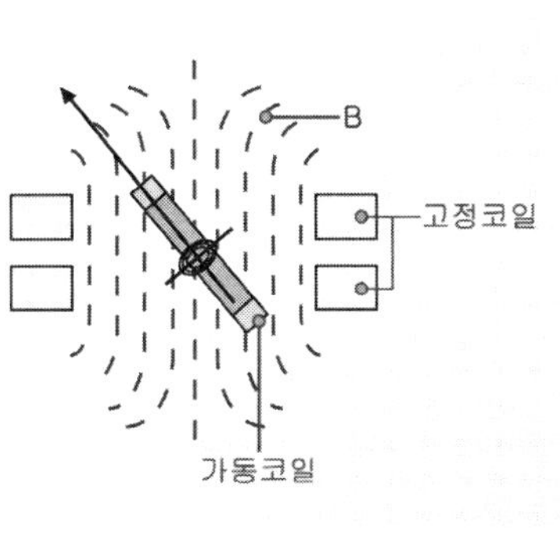

그림 2-195 • 전류력계형 계기의 원리

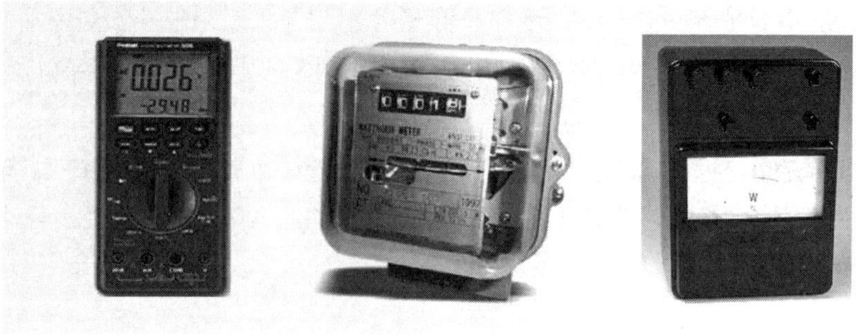

그림 2-196 • 전류력계형 디지털 멀티미터

휴대용, 배전반용으로서는 계기의 소비전력이 크고, 구조가 다소 복잡하므로 그림 2-196과 같이 주로 전력계로서 널리 사용되고 있다.

이 계기는 구조상으로 분류하면 전류 저울형, 지시 전류력계형, 반조 전류력계형이 있다. 이 중에서 전류저울형은 전류의 절대측정에 그 원리가 응용되고, 또 기록계기, 제어용계기에 부분적으로 사용되고 있다. 현재 지시 전류력계형이 전류계, 전압계뿐만 아니라 전력계로도 가장 많이 사용되고 있다.

2. 열전형 계기

측정하려는 전류, 전압 혹은 전력을 저항선에 공급하여 그로부터 발생하는 열량을 이용하는 계기이다. 구조상으로 분류하면 열선형, 바이메탈형, 열전형이 있다.

(1) 열선형

측정전류를 저항에 흘려서 그 온도상승에 의한 저항선의 늘어난 길이를 이용한 것인데 결점이 많아서 현재는 거의 사용되지 않고 있다.

(2) 바이메탈형

저항선을 바이메탈의 소용돌이 모양의 스프링으로 만들어 그 발열에 의한 스프링의 변형을 이용한 것이다.

(3) 열전형

전류를 열선에 흘려 발생하는 열에 의하여 열전대(Thermocouple : 서모커플)에서 발생하는 열기전력을 가동 코일형 계기로 측정하는 것으로서 직류, 교류, 고주파수까지 측정할 수 있으며 특히 고주파용 계기로 많이 사용되고 있다. 열선으로는 백금, 콘스탄탄, 니크롬 등이 쓰이며, 열전대의 조합에는 망간-콘스탄탄 또는 콘스탄탄-니크롬이 쓰이고 있다.

3. 정전형 계기

전하를 띤 도체 상호 간에는 정전력이 작용한다. 이러한 정전력을 이용한 계기가 정전형 계기로서 주로 전압계로 사용되며 직류 및 교류에 모두 사용할 수 있는 계기이다. 동작 원리상으로 보면 전극의 한쪽을 평행 이동시키는 것과 전극의 한쪽을 회전시키는 것이 있다. 정전 전압계는 두 개의 고정전극과 알루미늄 가동판으로 서로 절연된 전극 사이에 측정하고자 하는 전압을 가하면, 전극에는 가한 전압에 비례하여 전하가 생기고 이 전하 사이에 작용하는 정전력을 구동 토크로 이용하는 것이다. 정전형 계기는 공기제동을 하며, 과전류가 흐르는 것을 방지하기 위하여 안전저항을 넣어 주어야 한다.

제 7 절 오실로스코프

1. 오실로스코프의 개요

오실로스코프(Oscilloscope)는 매우 빠른 진행현상이나 과도현상의 관측 및 파형의 분석 등을 할 수 있는 장치로 전자계측 분야에 매우 많이 사용되고 있다.

오실로스코프는 브라운관 또는 음극선관(Cathode Ray Tude : 캐소드 레이 튜브 : CRT)이라고 하는 전자관을 갖고 있다. 음극선은 전자빔을 의미하고, 음극선관내에는 전자빔이라고 하는 가느다란 전자의 흐름이 발생한다. 전자는 음전하를 갖고 있으며 질량이 매우 작으므로 전장에 의해 그 운동을 자유롭게 제어할 수 있어 수 [MHz] 또는 수백 [MHz]의 고주파에도 사용 가능하다.

오실로스코프는 직류전압, 교류전압 및 주파수를 쉽게 측정할 수 있고, 시간에 따라서 변화하는 파형을 관찰할 수 있다.

기본적인 동작은 수평(X)축을 시간(T)축으로 하여 스코프 내부의 발진기로 톱니파를 발생시켜 공급하며, 수직(Y)축은 피측정 파형을 공급받아서 정전 편향의 방법을 통해 화면에 휘점을 나타낸다. 필요에 따라서는 수평, 수직축에 각각 다른 파형을 공급하여 그때 발생된 화면의 화상을 관찰하여 주파수의 비교위상의 측정, 변조 특성의 측정 등에 효과적으로 이용되고 있다. 또한 오실로스코프는 입력 임피던스가 매우 높기 때문에 고감도 진공관 전압계로도 사용할 수 있다.

2. 오실로스코프의 구조

오실로스코프의 구조는 그림 2-197과 같이 브라운관을 주체로 하며 관측전압을 수직 증폭

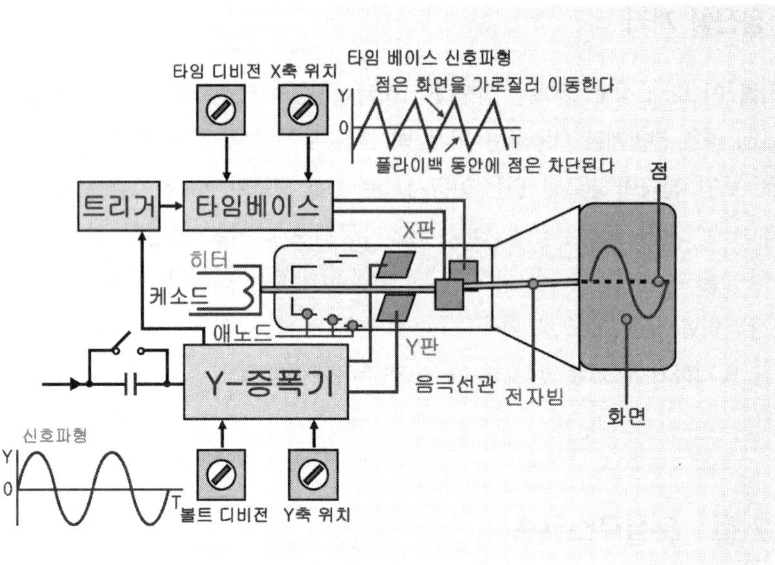

그림 2-197 • 오실로스코프의 구조

기에 증폭하여 브라운관의 수직 편향에 가해 수직방향으로 휘점을 움직이게 하고, 동시에 톱니파(시간축) 전압을 수평 증폭기에 증폭하여 수평 편향판에 가해 수평방향으로 휘점을 움직인다. 이것은 오실로스코프의 내부에서 발생하는 시간축 발생회로다. 따라서 수평 증폭기는 외부에서 전압을 가하여 증폭할 수 있다. 전원은 고압과 저압이 있고, 고압은 브라운관의 애노드에 가하고 저압은 증폭기에 가한다.

3. 각 조절기의 명칭과 기능

오실로스코프의 프로브를 교정단자에 연결하면 그림 2-198에 표현된 것과 같이 교정신호가 화면에 표시된다. 교정신호는 1[kHz] 0.1[Vp-p]의 구형파이므로 TIME/ DIV와 VOLT/DIV 스위치를 조절하여 정확하게 교정한다.

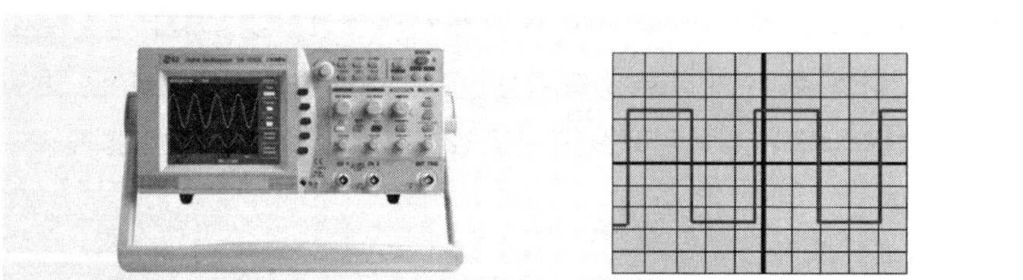

(a) 오실로스코프의 전면 조작부 (b) 오실로스코프 교정신호

그림 2-198 • 오실로스코프의 전면 조작부와 교정신호

오실로스코프를 세분화하면 다음과 같다.

① **전원스위치** : 전원을 켜고 끄는(ON, OFF) 스위치이다.

② **전원표시전구** : 전원이 켜진 상태일 때 전구가 켜져서 동작상태를 알려 준다.

③ **휘도**(Intensity : 인텐서티) : 브라운관의 그리드와 캐소드 사이의 바이어스를 조정하여 캐소드에서 나온 전자 광선량을 조정하는 것으로 광선량을 많게 하면 브라운관 화면상이 밝아지고 광선량이 적으면 어두워진다.

④ **초점**(Focus : 포커스) : 브라운관의 캐소드에서 나온 전자광선은 도중의 전자총에 의해 좁은 광선으로 되어 브라운관 화면상에 점을 그려낸다. 이 전자총에 가해진 전압을 조정해서 점을 둥글고 작게 한다. 이때 둥글게 하는 것이 파형이며 작게 하는 것이 초점이다.

⑤ **교정**(Cal : Calibration : 캘리브레이션) : 오실로스코프의 자체 교정용 단자로 측정기 내부에서 1[kHz], 0.1Vp-p의 구형파를 발진하여 이 단자로 출력하게 되며, 프로브를 이 단자에 연결하고 화면에 나타나는 구형파의 수평·수직 진폭을 계산하여 고정하기 위한 단자이다.

⑥ **수평위치**(HORIZ. Position : 호라이젠털 포지션) : 화면상의 파형을 왼쪽과 오른쪽으로 옮기기 위한 조절기로 시계방향으로 돌리면 왼쪽으로 간다.

⑦ **수직위치**(VERT. Position : 버티컬 포지션) : 화면상의 파형을 상하로 이동시키는 조절기로 시계방향으로 돌리면 파형은 위로 이동하고 반대방향으로 돌리면 파형은 아래로 이동한다.

⑧ **입력**(INPUT : 인풋) : 측정하고자 하는 신호를 받아들이는 입력단자로 채널 1, 채널 2가 표시되어 있고, 4채널이나 그 이상의 입력을 가진 오실로스코프도 있다.

⑨ **전압 구분**(VOLTS/DIV 볼트/디비전) : 작은 신호에서 큰 신호까지 관측 가능하도록 감쇠기가 있고 또 입력전압을 정확하게 측정할 수 있도록 화면에 눈금이 그려져 있다. 화면의 모눈 한 칸이 수직방향으로 몇 볼트인가를 나타내 주는 조절기로 5[mV]/DIV에서 10[V]/DIV까지 배열되어 있다.

⑩ **전압 구분 가변**(VOLTS/DIV Variable : 볼트/디비전 밸리어블) : 전압·구분 조절기 안쪽에 위치하는 가변소자로 전압 구분의 하나의 범위에서 다음 범위로 연속해서 파형의 진폭을 변화할 수 있도록 수직 증폭기의 이득을 조정하고 있는데, 시계방향으로 돌릴 때에는 2.5배 이상의 변화량이 있다.

⑪ **입력 선택기** : 입력신호를 관측하는 데 있어서 교류성분만 관측하는 경우(AC : Alternate Coupling : 얼터네이트 커플링)와 직류와 교류를 모두 나타내는 경우(DC : Direct Coupling : 다이렉트 커플링) 및 증폭회로의 입력단자를 접지하는 경우(GND)에 따라 회로 연결을 바꾸어 주는 것이다.

⑫ **모드**(MODE) : 2현상 스코프에서 사용되는 모드 선택기로 다음과 같은 기능들이 있다.

㉠ CH1, CH2 : 채널 1 또는 채널 2만 화면에 나타내는 기능이다.

㉡ ALT(알트) : 2현상 동작의 하나로 첫 번째 소인 주기에서는 채널 1의 입력신호를 나타내고, 두 번째 소인 주기에서는 채널 2의 입력신호를 나타내는 방법으로 교대로 채널 1과 채널 2의 입력신호를 화면에 나타내 주는 기능이다.

㉢ CHOP(촙) : 파형을 표시할 때 100[kHz]에서 1[MHz] 정도의 구분된 신호에 따라 각 신호의 주증폭기를 구분함으로써 동시에 2현상 또는 4현상이 표시되는 방식이다. 각 채널의 파형은 점의 연속으로 보는 것이다. 이와 같이 단시간마다 각 채널의 신호를 전달하여 화면에 나타나는 것을 CHOP이라 한다.

㉣ ADD(애드) : 채널 1과 채널 2의 증폭기를 동시에 동작시킴과 동시에 채널 1과 채널 2의 신호를 더하여 화면에 표시하거나, 채널 2를 역전시키면 채널 1에서 채널 2를 뺀 신호가 표시된다.

㉤ TRIG VIEW(트리거 뷰) : 트리거 수준(Trigger level : 트리거 레벨)에 따라 파형의 트리거 점의 변화를 볼 때 사용한다.

㉥ 소인시간 구분(Sweep time/Div 스윕 타임/디비전) : 수평축의 소인 선택기이다. 밀러 소인 회로의 저항과 콘덴서를 구분하여 톱니파의 경사를 바꿈으로써 전자광선이 브라운관면을 수평으로 이동하는 시간을 변화시킨다. 조절되는 시간은 화면의 수평축 한 칸당 0.5[μs]에서 0.5[s]까지며, 오실로스코프를 X-Y 선택 스위치도 함께 조정되어 있다.

㉦ 외부동기(EXT. TRIGGER : 익스터널 트리거) : 동기 신호원(Trigger source : 트리거 소스)의 선택 위치 등 EXT를 선택할 때에는 이것을 조정하여 보기 쉬운 상태로 한다.

㉧ 동기수준(Triggering level : 트리거링 레벨) : 오실로스코프는 입력에 파형이 가해져서 비로소 소인을 시작하고 브라운관에 파형을 나타낸다. 이것은 동기를 위한 동기 위치 선정용 조절기로 조절기가 (+)에 있으면 동기신호의 (+)위치를 동기점으로 선정하고 조절기가 (−)에 있으면 그 반대이다. 즉 입력이 가해지는 파형의 어느 부분에서 소인을 시작하게 되는가를 조절하는 조절기이다.

㉨ 동시화(Sync : 싱크) : 4개의 위치를 선택할 수 있는 스위치이며 각 위치에서의 기능은 텔레비전의 복합 영상 신호용의 두 개와 그 외의 파형에 이용되는 두 개로 되어 있다. 정상에서는 (+) 쪽에 놓으면 파형의 (+)기울기에서 동기되고, (−) 쪽에 놓으면 (−)기울기에서 동기된다. 영상에서는 (+)와 (−)가 정상과 같지만 다만 영상의 수직동기신호가 되면 자동적으로 0.5[s]에서 0.1[ms] 사이의 소인시간에 선택되는 기능을 더 갖고 있다.

㉩ 접지 : 오실로스코프의 접지단자이다.

㉪ 기준점 조정 : 화면의 기준선이 수평이 되지 않고 틀어져 있을 경우 드라이버로 돌려 기준선이 수평이 되도록 하는 조절기이다.

4. 오실로스코프의 측정

(1) 직류전압의 측정

① 직류를 측정할 때는 입력 선택기를 DC에 놓는다. 입력 선택기의 DC는 Direct Coupling으로 직류의 DC와는 개념이 다르다. **오실로스코프의 DC에서는 직류에 실려 있는 교류를 측정하는** 데도 사용한다.
② 수직위치 조절기로 기준선이 화면의 가운데에 오도록 한다.
③ 프로브를 측정하고자 하는 회로단자에 연결하면 기준선이 위쪽 또는 아래쪽으로 이동한다. 기준선이 보이지 않게 되면 VOLTS/DIV(전압 구분)을 조절하여 기준선이 나타나게 한다.
④ 기준선이 중앙선보다 위에 있을 때에는 입력 선택기를 접지(GND)에 맞추고 수직 위치조절 스위치를 조절하여 기준선을 화면의 가장 아래의 눈금에 맞추고 **입력 선택기를 DC로 하면 더욱 정확한 측정이 가능하다.**
⑤ VOLTS/DIV(전압 구분)를 조절하여 가장 큰 폭이 되도록 하고 기준선부터 이동한 칸수와 VOLTS/DIV(전압 구분)의 **눈금을 곱하면 DC 전압이 측정된다.**

(2) 교류전압 및 주파수 측정

① **입력 선택기를 AC에 맞춘다.** AC일 때는 교류의 교류성분만 측정이 가능하다. 만일 오프셋 전압을 가지고 있는 교류의 경우에는 입력 선택을 DC로 설정한다.
② 측정하고자 하는 교류전압을 연결한다.
③ VOLTS/DIV(전압 구분) 조절기를 조절하여 화면에 파형이 잘 나타나도록 한다.
④ 파형의 위쪽과 아래쪽 사이의 진폭을 칸수로 계산하여 VOLTS/DIV(전압 구분)의 값을 곱하면 **교류전압의 첨두값**(Peak-to-Peak value : 피크-투-피크 밸류)이 된다.
⑤ 주파수는 한 주기의 칸수와 TIME/DIV(시간 구분)의 값을 곱하면 한 주기의 시간이 되므로 그 역수를 취하면 계산할 수 있다.
⑥ 2채널 스코프를 이용하면 어떠한 회로의 입력과 출력을 동시에 화면에 나타낼 수 있고, 두 파형을 비교하여 위상차를 구할 수 있다. **만일 한 주기가 20[ms]이고 위상 차이가 2.5[ms]라면 두 파형의 위상차는** 360 × (2.5/20) = 45[°]가 된다.

제 8 절 각종 테스터의 활용

1. 멀티 테스터의 종류

멀티 테스터는 전압(AC/DC), 전류(AC/DC) 및 저항 등의 값을 로터리 스위치를 사용하여 하나의 계기로 측정할 수 있도록 만든 것이다. 멀티 테스터는 지침이 움직여서 값을 나타내는 아날로그 멀티 테스터와 숫자가 표시되는 디지털 멀티 테스터가 있으나, 최근에는 신뢰성과 편리함 등을 선호하여 디지털 멀티 테스터가 많이 사용되고 있다.

아날로그 멀티 테스터는 고정된 영구자석과 움직이는 코일로 구성되어 있으며, 가동코일에 전류가 흐르면 자기장이 발생한다. 이것이 고정된 영구자석과 작동하여 가동코일을 회전시키게 되는 것을 이용한 가동 코일형 계측기의 일종이다. 그림 2-199는 아날로그 멀티 테스터이다. 테스터를 사용하기 전에는 영점 조정기를 조정하여 지침이 왼쪽 "0" 점에 있는지 확인하고 눈금에 지침이 정확하지 않을 시 드라이버 등으로 돌려 조정 후 사용한다.

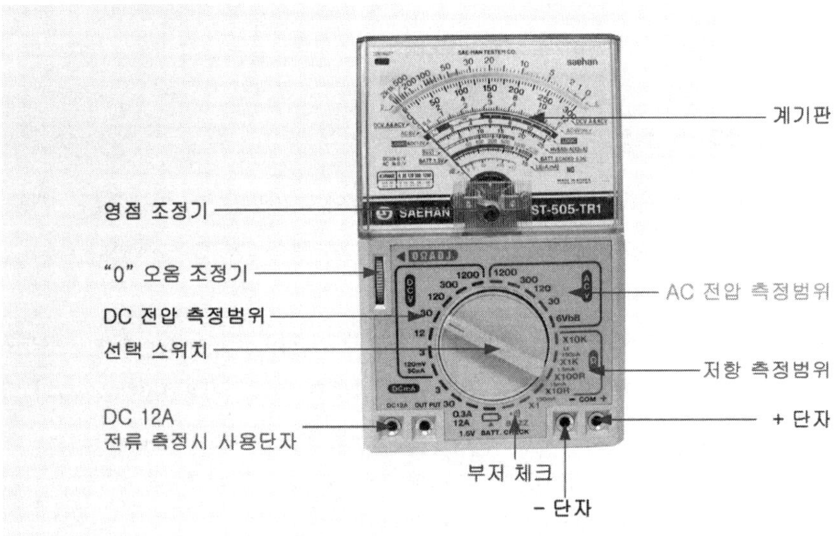

그림 2-199 • 아날로그 멀티 테스터 각 부 명칭

디지털 멀티 테스터는 전자 멀티 테스터로서 내부에 증폭기 등의 전자회로를 내장되어 있으며 일반 멀티 테스터보다 측정감도가 높고, 피측정회로에 거의 부하에 영향을 미치지 않는 장점이 있다. 디지털 멀티 테스터는 피측정 전압, 전류 및 저항의 정보를 전자회로를 통하여 직류전압으로 변화시킨 후 아날로그-디지털 신호변환(Analog to digital conversion : A/D 변환)을 하여 디지털 값으로 표시한다.

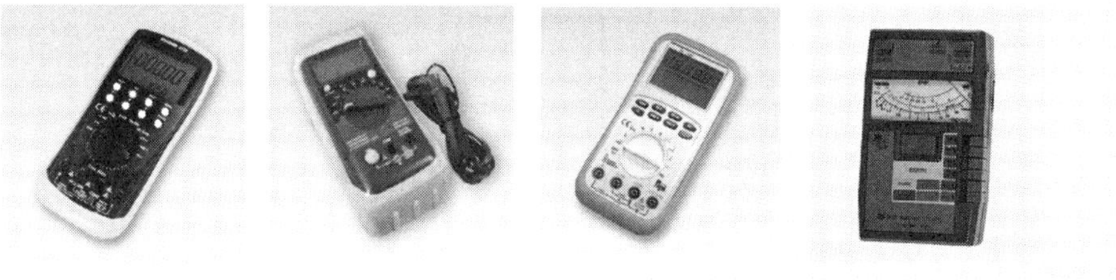

그림 2-200 ● 디지털 멀티 테스터

2. 교류전압 측정

① 로터리 스위치를 교류전압 측정범위(AC. V)에 놓는다.
② 로터리 스위치를 측정 예상되는 전압보다 높은 배율값에 위치시킨다.
③ 측정하려는 전원에 단자를 연결하여 측정한다(교류이므로 극성은 고려하지 않아도 된다).
④ 측정된 값에 배율을 곱한 값이 측정하려는 교류전압이 된다.
⑤ 측정된 전압은 실효값이고 $\sqrt{2}$ ($\fallingdotseq$ 1.414)를 곱해주면 최대값을 얻을 수 있다.

디지털 멀티 테스터로 전압을 측정하는 방법이다. 디지털 멀티 테스터의 로터리 스위치를 "VOLTS(V)"로 선택하고 적색선을 전압 입력단자에 연결하고 흑색선은 공통 단자인 "COM"에 연결한다. 그리고 전압을 측정하려는 곳에 그림 2-201과 같이 연결하면 전압을 측정할 수 있다.

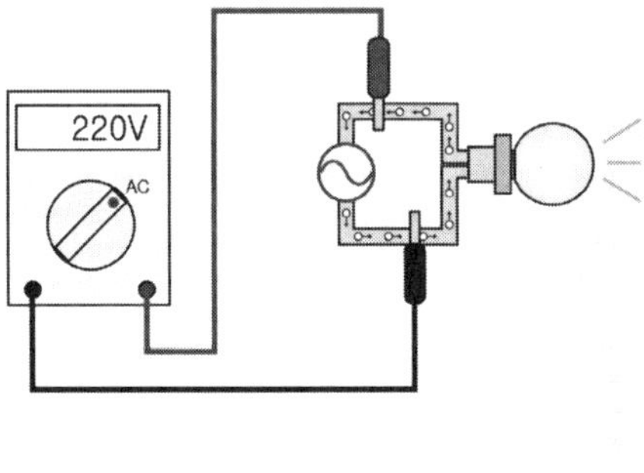

그림 2-201 ● 교류전압 측정방법

3. 직류전압 측정

① 선택 스위치를 직류전압 측정범위(DC. V)에 놓는다(그림 2-202).
② 선택 스위치를 측정 예상되는 전압보다 높은 배율값에 위치시킨다.
③ 전위가 높은 점에 +극(적색), 낮은 점에 −극(흑색)을 연결하여 측정한다.
④ 측정된 값에 배율을 곱한 값이 측정하려는 직류전압값이 된다.

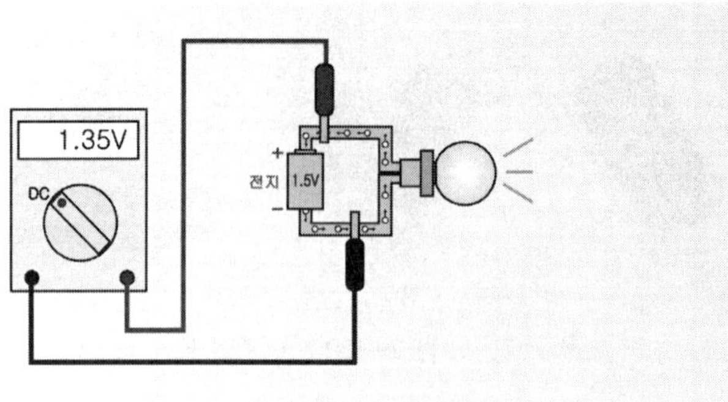

그림 2-202 • 직류전압 측정방법

4. 직류전류 측정방법

① 로터리 스위치를 직류전류 측정범위(DC. A)에 놓는다.
② 로터리 스위치를 예상되는 전류값보다 높은 배율값에 위치시킨다.
③ +극, −극을 일치시켜 회로에 직렬로 연결하여 직류전류를 측정한다.
④ 측정된 전류값에 배율을 곱하면 측정하려는 직류전류값이 된다.

디지털 멀티 테스터로 직류전류 측정은 그림 2-203과 같이 먼저 전원 스위치를 개방하여 전원을 차단시키고 전류계 흑색선은 공통 단자인 "COM"에 연결하고 이 흑색선을 회로에 연결하면 된다. 회로에 연결할 경우에는 테스터가 회로에 직렬이 되도록 연결하여야 한다. 적색선을 회로의 (+)극에 연결한다. 디지털 멀티 테스터의 로터리 스위치를 "AMPS(A)"로 선택하고 예상되는 전류의 값에 따라 큰 전류이면 10[A]에, 작은 전류이면 300[mA]의 입력 단자에 적색선을 연결한다. 일반적으로 **전자회로에서는 적은 전류인 300[mA] 단자에, 전기회로에서는 큰 전류인 10[A] 단자를 사용**한다. 만약 테스터가 회로에 병렬로 연결되면 테스터내로 큰 전류가 흘러 테스터가 소손되므로 특히 주의하여야 한다. 회로에 테스터의 연결이 완료되고 회로의 전원을 가하면 전류값을 측정할 수 있다.

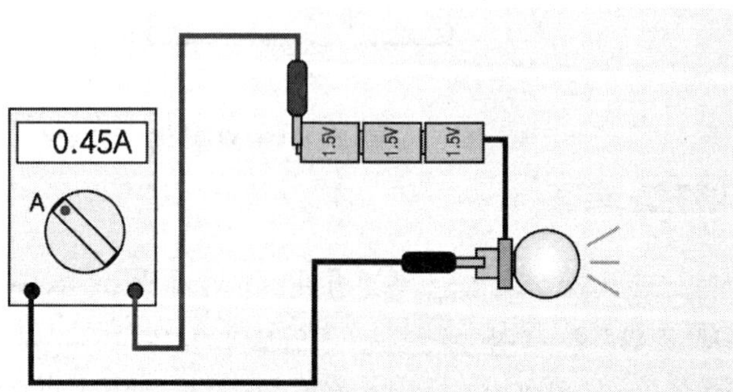

그림 2-203 • 직류전류 측정방법

5. 교류전류 측정방법

교류전류 측정시에는 그림 2-204와 같은 교류전류 측정용 클램프 미터가 있으므로 클램프 미터를 사용하여 교류전류 측정하면 된다.

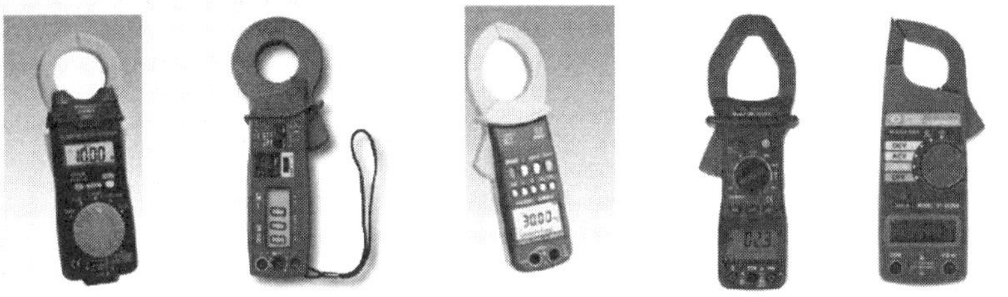

그림 2-204 ◦ 클램프 미터

6. 저항 측정방법

① 로터리 스위치를 저항 측정범위 [Ω]에 놓는다.
② 영점 조절기를 사용하여 정확히 영점을 맞춘 후 로터리 스위치를 적당한 값의 배율값으로 위치시킨다.
③ 측정된 값에 배율을 곱한 값이 측정하려는 저항값이 된다.
④ 전류가 흐르고 있는 회로내의 저항을 측정하면 정확한 저항값을 읽을 수 없을 뿐만 아니라, 과도한 전류가 흘러서 테스터가 파손되기 쉬우므로 저항 측정 시는 제일 먼저 회로의 전원을 차단하여야 한다.

디지털 멀티 테스터로 저항을 측정하는 방법은 그림 2-205와 같다. 저항을 측정할 때는 회로의 전원을 제일 먼저 차단해야 한다. 로터리 스위치를 저항[Ω]으로 선택하고 흑색선을 "COM" 단자에, 적색선을 [Ω] 단자에 끼우고 각 선을 측정하려는 곳에 연결하면 저항을 측정할 수 있다. 측정 단위는 [Ω], [kΩ] 및 [MΩ]이 있다.

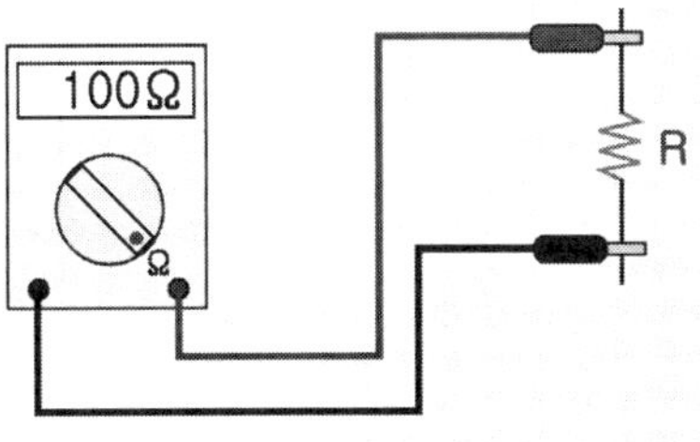

그림 2-205 ◦ 저항 측정방법

7. 절연저항 측정

전기설비는 절연저항이 좋아야 하는데 만약 절연상태가 나쁘면 **감전 또는 누전사고의 위험**이 높다. 이러한 절연저항을 측정하는 것으로 절연저항 측정기(Megger tester)가 있다.

절연저항계는 선로(Line)단자와 접지(Earth)단자가 있으며 이것에 리드선을 연결하여 절연저항을 계측한다. 일반적으로 **고압전로 및 기기에는** 1000[V] **정격**을 사용하며 **저압전로 및 기기에는** 500[V] **정격**을 사용한다. 절연저항계를 사용하기 전에 절연저항기의 "LINE" 단자와 "EARTH" 단자를 단락하여 지침이 "0"을 나타내는지를 확인해야 하며 단자 "LINE"과 "EARTH"를 개방하면 지침은 무한대를 나타내야 한다. 절연저항 측정기는 그림 2-206과 같다.

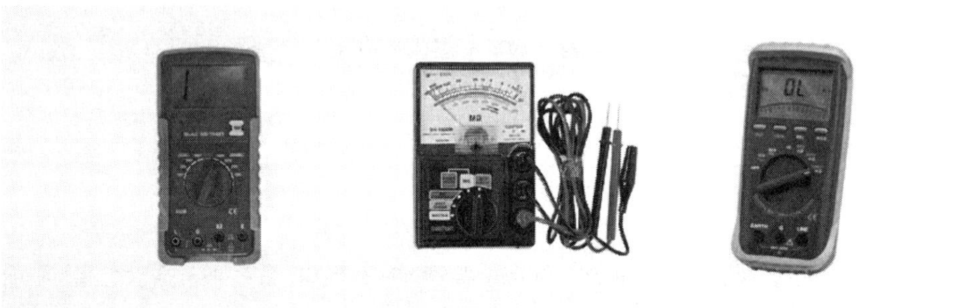

그림 2-206 • 절연저항 측정기

절연저항을 측정할 경우에는 반드시 **전로 또는 기기의 전원을 차단한 상태에서 절연저항을 측정**해야 한다. 그림 2-207과 같이 절연저항계의 "LINE" 단자를 전로 또는 기기의 단자에 접속하고 "EARTH" 단자를 접지선에 접속한 후 "MEASURE" 버튼을 누르면 절연저항값이 화면에 지시된다. 절연저항 측정치는 지시값이 안정되고 정지상태에서 읽는다.

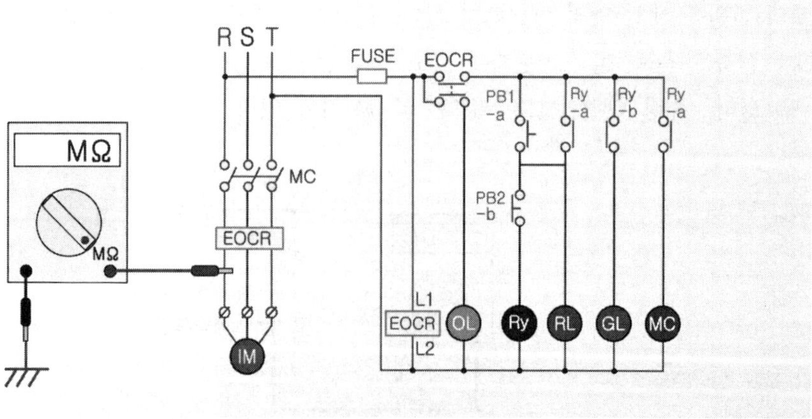

그림 2-207 • 절연저항 측정기 연결방법

절연저항계로 반도체 소자나 PCB 기판의 저항을 측정하면 안 된다. 절연저항 측정기의 고전압으로 소자나 PCB 기판이 파손될 수 있기 때문에 멀티 테스터로 측정하여야 한다.

8. 콘덴서의 양부 판정

콘덴서는 두 전극 사이에 유전체가 존재하고 있는 구조이므로 두 전극 사이는 완전히 절연된 상태이다. 따라서 직류전류는 흐를 수 없고 저항값은 ∞이다.

회로시험기의 로터리 스위치를 저항[Ω]에 놓고, 리드 단자를 콘덴서의 양단에 연결시키면 순간적으로 충전전류가 흘러 바늘이 움직이게 된다. 콘덴서의 용량이 작은 것은 충전시간이 짧으므로 바늘이 약간만 움직였다가 즉시 ∞로 되돌아가지만, 용량이 큰 것은 많은 충전 전류가 흐르기 때문에 처음에는 거의 도통상태에서 점차로 충전전류가 감소하게 되므로 저항값은 커지고, 결국은 절연상태를 나타낸다. 그러므로 회로시험기로 **콘덴서의 절연상태뿐만 아니라 용량의 대소를 판정**할 수 있다.

테스터를 이용한 콘덴서의 양부를 판정하는 방법은 그림 2-208과 같다.

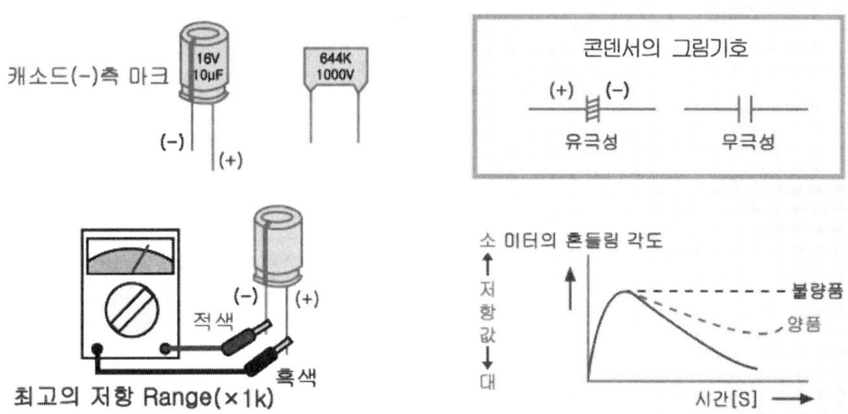

그림 2-208 • 콘덴서 양부 판정방법

9. 다이오드의 양부 판정

다이오드는 **전류를 한쪽 방향으로 흐르게 하는 소자**, 즉 정류작용을 하는 반도체 소자이다. 따라서 순방향에서는 전류가 잘 흐르고 역방향에서는 흐르지 않는다. 순방향에서의 저항값은 대략 50~100[Ω] 정도, 역방향에서는 200[kΩ]~15[MΩ] 정도이고, 이 저항값의 차이가 클수록 양호한 다이오드이다.

회로시험기 내부에 들어있는 건전지의 (+)전극은 회로시험기 외부의 흑색 리드 단자

(−)에, 건전지의 (−)전극은 회로시험기 외부의 적색 리드 단자(+)에 그림 2-209와 같이 연결되어 있다.

따라서 다이오드의 순방향 저항을 측정할 때는 다이오드의 애노드(양극)에 흑색 리드 단자를, 다이오드의 캐소드(음극)에 적색 리드 단자를 접속하면 전류가 흐르게 되어 저항값은 작게 나타나고, 역방향의 경우에는 반대가 되어 저항값이 크게 나타나게 된다.

즉, 순방향과 역방향의 저항변화가 큰 다이오드는 양호한 것이고 그다지 크지 않으면 불량품이 된다.

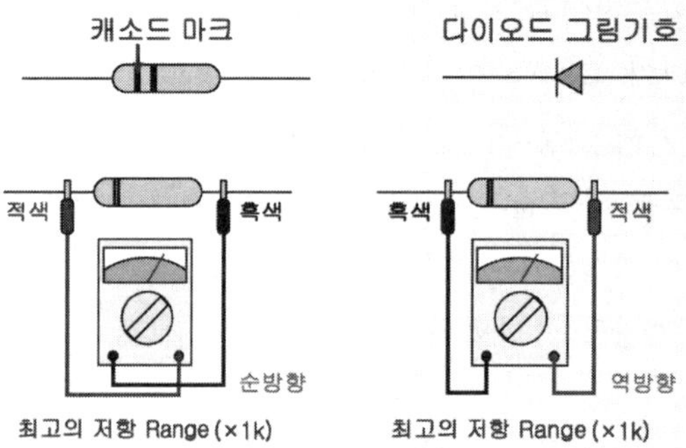

1S188, IN4448(형명의 예)

순방향	역방향	판정
○	×	양품
◎	◎	쇼트
×	×	단선
○	△	열화

그림 2-209 • 다이오드 양부 판정방법

10. 트랜지스터 극성 판별 및 양부 판정

아날로그 테스터를 이용하여 트랜지스터 극성을 확인할 수 있다. 테스터 흑색 리드와 적색리드를 측정하고 NPN형과 PNP형을 먼저 구분하여야 한다.

① 트랜지스터의 3개의 핀 중 임의의 핀에 흑색 리드를 고정하고 적색 리드를 나머지 두 개의 핀에 연결하였을 때 테스터의 지침이 중간 정도에서 움직이는 핀이 하나만 있을 때는 PNP형이고, 2개일 경우에는 NPN형이다.

② NPN형인 경우 테스터의 저항범위를(10000R)에 두고 베이스를 제외한 두 개의 핀에 테스터 리드를 바꾸어가며 연결하여 지침의 움직임이 클 때의 검정색 리드를 접속한 핀이 컬렉터이고 나머지 핀이 이미터이다.

③ PNP형인 경우 위 ②항의 방법과 같은 방법으로 접속하며, 지침의 움직임이 클 때의 검정색 리드를 접속한 핀이 이미터이고 나머지 핀이 컬렉터이다.

트랜지스터의 양부판정은 트랜지스터의 베이스와 컬렉터, 베이스와 이미터 간의 도통여부를 판정할 수 있다. NPN형 트랜지스터와 PNP형 트랜지스터의 기호는 그림 2-210과 같다.

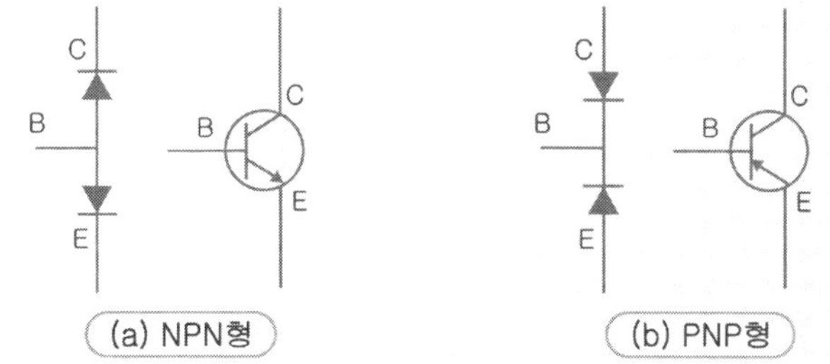

그림 2-210 • 트랜지스터의 기호표시

트랜지스터 특성을 이용하여 그림 2-211과 같이 양부 판정을 할 수 있다. 판정표에서 "○"는 저항이 작아서 전류가 흐르는 다이오드의 순방향 바이어스와 같은 경우이며, "×"는 저항이 너무 커서 전류가 흐르지 못하는 역방향 바이어스와 같은 경우이다.

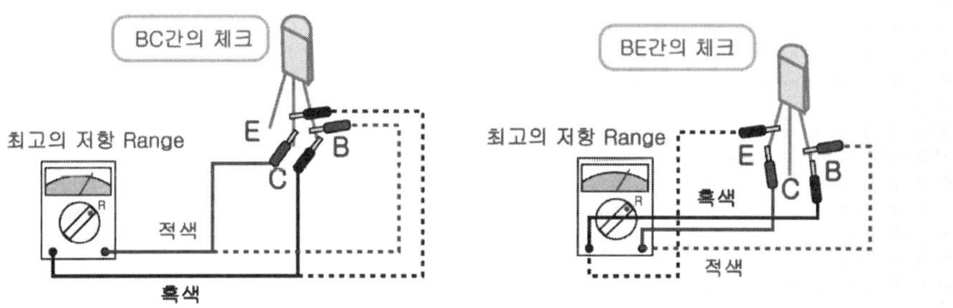

B-C 및 B-E간의 체크 판정표		
실선방향	점선방향	판정
○	×*1	NPN양호
×*1	○	PNP양호
◎	◎	쇼트
×	×	단선
○	△	NPN열화
△	○	PNP열화

E: 이미터
B: 베이스
C: 켈렉터

*1게르마늄(Ge) 트랜지스터에서는 미터의 흔들림이 정품이라도 큰 것이 있다

그림 2-211 • 트랜지스터 양부 판정방법

트랜지스터의 극성을 알고 있을 경우에 디지털 테스터를 이용하여 간단하게 양부 판정을 할 수 있다.

④ 트랜지스터 검사 소켓에 트랜지스터를 극성을 맞추어 끼우고 로터리 스위치를 TR에 위치시킨다.

⑤ 적색 LED가 켜지면 PNP형이고, 녹색 LED가 켜지면 NPN 트랜지스터이다. 2개의 램프가 점멸되면 측정하는 트랜지스터의 극간 단선상태, 둘 다 점멸되지 않으면 컬렉터-이미터 간의 단락상태를 나타낸다.

제 3 장

의료기기 소재

01 의료용 센서 및 변환기
02 의료용 기계요소

01 의료용 센서 및 변환기

제 1 절 용량성과 유도용 센서

센서(Sensor)는 측정하고자 하는 **물리적 신호를 전기적인 신호로 변환**시키는 요소로 정의된다. 인간이 외계, 즉 인체의 외부로부터 정보를 얻는데 없어서는 안되는 도구이다. 인간은 감각기관을 통하여 정보를 얻고 있는데, 이 감각기관은 어떠한 기계도 영향을 미치지 못할 만큼 우수하다. 하지만 현대사회는 공업제품의 생산효율을 높이거나 오감(시각, 청각, 촉각, 미각, 후각)으로 느낄 수 없는 분야에 관한 정보를 더욱 필요로 하게 되었다. 이러한 필요에 의해서 **센서가 인간의 감각기관들을 대신**하여 그 기능을 보완하게 되었다.

현재 개발중에 있는 USN(Ubiquitous Sensor Network : 유비쿼터스 센서 네트워크), **센서 네트워크**란 주변에서 일어나는 모든 생산활동, 사무활동 등 생활에 관련된 모든 것들에 **전자 태그**[1]를 부착해 이를 네트워크화하여 실시간 정보를 전달해 줌으로써 생산활동을 인지 및 관리하는 기술이다.

1. 용량성 센서

용량성 변환기는 우수한 주파수 응답을 가지며 정적 및 동적 현상 모두를 측정한다. 이것의 단점은 온도변화에 민감하며 긴 리드 길이 때문에 불규칙적인 혹은 신호를 왜곡할 가능성이 있다. 면적 A, 거리 x인 양극 사이의 용량성분을 보면 식 (3-1)과 같다.

$$C = \varepsilon_0 \varepsilon_r \frac{A}{x} \tag{3-1}$$

ε_0 : 자유공간 유전상수

ε_r : 부도체의 상대유전상수(공기 중에서는 1)

x : 거리

A : 면적

---

1) **전자 태그** : 사물에 아주 작은 칩을 부착해 그 사물의 상태 등을 실시간으로 산출 전송하기 위해 만든 장치이다.

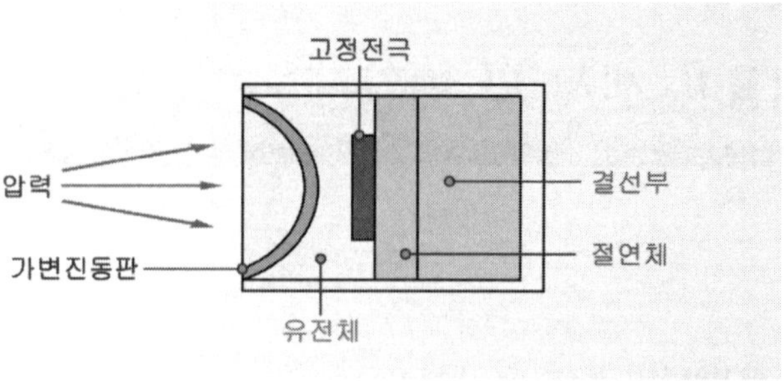

그림 3-1 • 용량성 센서

원칙적으로 ε_r, A, x의 세 파라미터의 변화에 의해 변위를 관찰하는 것이 가능하다. 그러나 가장 일반적으로 쉽게 사용하는 방법은 두 평판사이의 간격(x)을 변화시키는 것이다(그림 3-1).

그림 3-2에서 정전용량형 압력 센서를 사용한 두 개의 양측금속 다이야프램은 본체 중심부를 관통한 연결축에 연결되어 있고, 그 연결축 중앙부에는 원판상 금속판인 가동전극이 있으며, 이 가동전극 양쪽에는 세라믹 소재의 고정전극이 있어 양 전극 사이의 정전용량을 발생하고 있다.

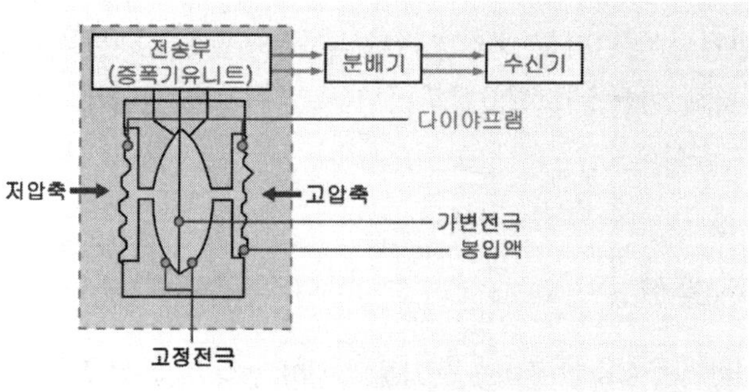

그림 3-2 • 용량형 압력 센서의 내부구조

압력이 다이야프램에 가해지면 양측 압력차에 의해서 이동 전극이 좌로 이동, 좌측고정전극의 좌측용량은 증가, 우측은 감소함으로써 이것을 측정하면 차압 또는 압력이 구해지는 것이다.

① 용량형 센서의 용도 : 흉부심박동음, 상박의 박동, 요골박동 등을 측정한다.

② 용량형 센서의 장점 : 비접촉성, 성형성, 주파수 특성 등이 우수하다.

2. 유도성 센서

코일 내 Core(코어)의 이동이 유발하는 Inductance(인덕턴스)의 변화로 변위측정하며, 유도성 변환기에서 힘은 한 쌍의 코일에 인덕턴스 변환 혹은 단일 코일의 인덕턴스 변화에 의해 대략 측정된다. 인덕턴스 성분 L은 코일의 세 가지 요소 중 어떤 한 가지를 변화시킴으로써 거리를 측정하며 식 (3-2)와 같다.

$$L = n^2 G\mu \tag{3-2}$$

n : 코일의 감은 수

G : 기하적 상수

μ : 매체의 유효투자율

이들 각각의 요소들은 기계적인 값들에 의해서 변환된다.

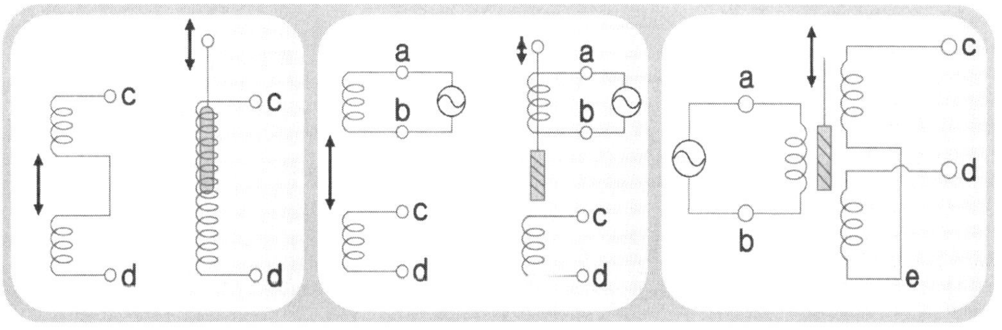

(a) 자기 인덕턴스 (b) 상호 인덕턴스 (c) 차등 변환 형태의 인덕턴스 변환기

그림 3-3 • 인덕턴스 회로도

그림 3-3(a)는 자기 인덕턴스이고, (b)는 상호 인덕턴스이다. 그리고 (c)는 차등 변환 형태의 인덕턴스 변환기이다.

코일에 인덕터 코어(자성체)의 위치변동에 따라 코일에서 유도기전력의 변화를 이용한 센서를 유도성 센서라고 한다. 유도성 센서는 주변 환경의 유전성에 영향을 받지 않지만, 자성체 근처에서는 외부자장에 의한 영향을 받게 된다. 유도성 센서는 심장의 치수를 측정하고 유아의 호흡을 제어하며 동맥의 직경 확인 등에 이용한다.

인덕턴스 변환기는 주위의 유전체 특성에 의해 영향을 받지 않는다. 그러나 인덕턴스 변환기는 자계물질 근접에 의한 외부자장에 의해 영향을 받을 수 있다. 한 개의 이동철심을 이용한 가변 인덕턴스가 그림 3-3과 같다. 이동요소의 변화나 혹은 코일 내 자기철심의 이동으로 인해 코일의 자기 인덕턴스의 변화가 생기는 원리에 의해 인덕턴스 변환기는 작동한다. 인덕턴스 변환기는 낮은 전원으로 구동이 가능하고 인덕턴스의 변화가 크기 때문에 원격측정 분야에서도 사용가능하다. 상호 인덕턴스 변환기는 분리된 두 개의 코일을 이용하여 그 자계결합 변형의 변화를 측정하는 데 사용된다.

인가된 힘에 의해 주파수가 변하는 LC 발진기의 성분으로 코일이 사용된다. 변환기의 이러한 형태는 특히 원격측정법 시스템에서 사용되며 단일 코일에서 국부 발진기의 주파수를 조정한다. 변환기의 히스테리시스 오차는 기계적 성분이 거의 전체에서 제한된다.

유도성 센서는 정적 및 동적 측정에 반응하며 연속적인 분석 및 높은 출력을 갖는다. 유도성 변화기의 단점은 주파수 응답(인가된 힘의 변화)이 Force-summing(포스 서밍) 성분의 구성에 따라 제한된다. 더욱이 외부의 자계가 오동작의 원인이 된다.

제2절 위치 센서

위치 센서는 회전각과 직선이동, 변위뿐만 아니라 운동의 측정에도 사용된다. 대부분의 경우 위치정보로부터 속도정보 계산이 가능하다. 즉, **센서를 이용하여 가속도를 구한 다음 가속도를 적분하여 속도를 구한 후 알아낸 속도를 적분하여 위치**를 구하는 원리이다.

① **위치 센서 장점** : 정확성이 높다.

② **위치 센서 단점** : **재밍**[2](Jamming)에 취약하고 터널과 같은 인공위성으로부터 직선거리에서 벗어날 때는 사용되지 않는다.

1. 전위차계

전위차계(Potentiometer : 포텐쇼미터)는 **저항기를 통해서 위치정보를 가변전압으로 변환한다.** 확실하게 값이 정해진 저항과 짝지으면 직류전류를 정확하게 측정할 수가 있으며 저항체와 그 위를 움직이는 슬라이더(또는 브러시, 와이퍼)로 구성된 가변저항으로 구성되어 있다.

① 형태에 따라서는 **회전변위측정** 또는 **직선변위측정**에 사용할 수 있으며 궁극적으로 변위를 **전위차**(Potential difference : 퍼텐셜 디퍼런스)로 변환시켜 위치를 측정하는 장치이다.

② **전위차계의 원리**는 표준전압을 기준으로 구하려는 전압이나 기전력을 그 기준과 평형되게 하여 전압 또는 기전력의 값을 측정한다.

③ 평형은 고감도의 검류계로 검출하는데 저항기의 스위퍼(Sweeper)가 위치의 변화로 움직임에 따라서 전체 저항에 비해 스위퍼의 접점을 기준으로 **전·후의 저항의 비율을 변화**시켜 만들 수 있다. 전위차계의 이러한 전압분배 성능 때문에 저항에 비례하는 출력을 나타내며 그림 3-4와 같다.

---

2) 재밍(Jamming) : 레이더 추적 따위에 대한 전파교란이다.

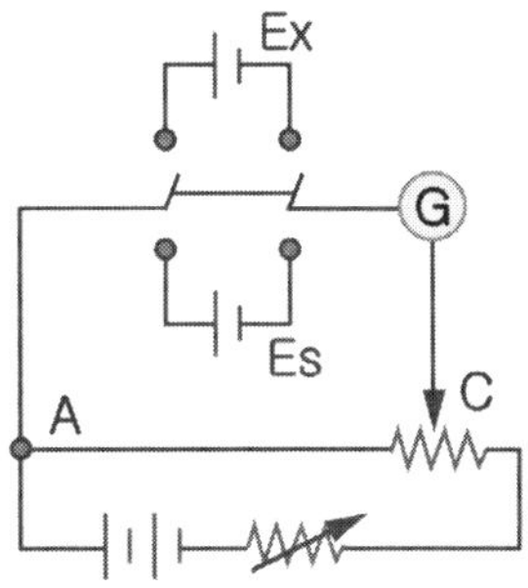

그림 3-4 • 전위차계

④ **전위차계의 장점** : 측정하고자 하는 전압과 기전력에서 전류를 받지 않거나 흘려보내더라도 매우 미소한 값에 국한된 상태에서도 측정할 수 있다.

⑤ **전위차계**는 종류에 따라서 회전과 직선으로 이동할 수 있으므로 회전과 직선의 운동을 측정할 수 있다.

⑥ **회전형 전위차계**는 여러 번 회전이 가능하기 때문에 많은 횟수의 회전운동을 측정하는 데에 사용되고 있다. 전위차계는 권선이 감겨 있거나 표면에 저항물질의 얇은 필름(전도성 플라스틱)을 증착시킨다.

⑦ **박막 전위차계의 장점** : 잡음이 적고 출력이 연속적이다. 그리하여 이 형태의 저항기에서 **출력을 미분하여 속도값을 생성**하는 것이 가능해진다.

⑧ **권선형 전위차계의 단점** : 출력이 계단식이기 때문에 연속적이지 않아 미분을 할 수가 없다.

⑨ **전위차계는 인코더**(Encoder)와 같은 다른 센서와 같이 사용하기도 하고 단독으로 사용되며, 그림 3-5는 전형적인 상용 전위차계이다. **전위차계는 시작위치를 나타내고 인코더는 관절과 링크의 현재 위치를 나타낸다.** 따라서 센서의 조합으로 최대의 정확성을 가지고 또한 최소 입력 요구사항을 충족시키는 것이 가능해진다. 이러한 전위차계의 장・단점은 표 3-1과 같다.

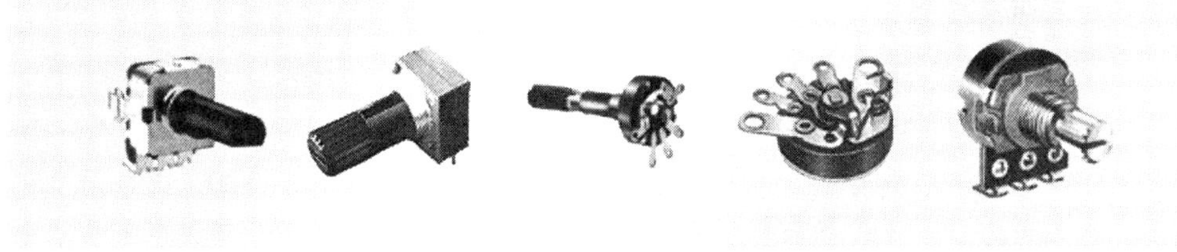

그림 3-5 • 상용 전위차계

표 3-1 • 전위차계의 장·단점

전위차계의 장점	전위차계의 단점
출력이 크며 비용은 적게 든다.	기계적 마찰이 크고 분해능에 제약이 있다.
온도보상이 용이하다.	진동에 약하고 수명이 짧다.
직류회로 및 교류회로 사용이 가능하고 증폭회로가 불필요하다.	변위가 커야 하며 응답속도에 대하여 한계가 있다.

2. 인코더

인코더(Encoder)는 **직선운동이나 회전운동을 하는 물체의 변위나 속도를 검출**하기 위한 센서로서 디지털 출력이 나온다. 즉, 디지털 전자회로에서 어떤 부호계열의 신호를 다른 부호계열의 신호로 바꾸는 변환기이다.

① 디지털 출력을 위한 인코더 **휠**(Wheel) 또는 **막대**(Stick : 스틱)가 작은 부분으로 구분되어 나누어져 있고, 각 구획은 투명하거나 불투명한데 이것은 **비반사형** 또는 **반사형**으로 구성할 수 있다. 한쪽에서 발광 다이오드(LED)와 같은 빛을 인코더 휠 혹은 막대의 다른 방향쪽에 광선을 주사하고 **포토 트랜지스터**(Photo transistor)와 같은 **광감지 센서**를 이용하여 감지한다.

㉯ 빛이 통과하여 휠의 각도 위치(또는 막대의 경우, 직선 위치의 경우)가 빛이 통과하는 곳이라면 반대쪽의 센서는 켜지고 높은 신호를 가진다. 이와 반대로 휠의 각도 위치가 빛이 통과하지 못하는 곳에서 멈추게 된다면 센서는 꺼지게 되고 출력은 낮아질 것이다(디지털 출력 off, 즉 0). 휠은 계속 회전하기 때문에 센서는 연속적으로 신호를 보낼 수 있게 되는 것이다. 만일 신호가 계수(Count)된다면 휠의 대략의 전체 각 변위(total angular displacement : 토털 앵귤러 디스플레이스먼트)는 언제나 측정할 수 있다.

② **인코더**에는 **절대위치형**(Absolute : 앱솔루트)과 **증가형**(Incremental : 인크리멘털)의 두 가지 형태가 있다. 그림 3-6은 증가형 인코더 휠이다. 이 형태의 인코더에서 불투명하고 투명한 구획의 면적(호)은 반복적이고 모두 같다. 각각의 면적이 항상 일정한 각운동을 가리키는 것은 모든 **호**(Arc : 아크)는 같은 크기이기 때문이다. 만일 휠이 오직 두 개의 부분으로만 나누어져 있었다면 각 부분이 나타내는 각도는 180[°]가 되며 분해능 또한 180[°]이다. 그 호 내에서는 변위나 위치에 대해 좀 더 확실한 정보를 나타내는 것은 불가능하게 될 것이다. 만약 분할이 가능하게 된다면 정확성 또한 정밀하게 될 것이다. 즉, 광학 인코더의 분해능은 호의 불투명하고 투명한 면적의 수와 관계가 있다. **전형적인 증가형 인코더는 512에서 1,024의 호를 가질 수 있고 0.7[°]에서 0.35[°]의 분해능으로 각 변위를 나타낼 수 있다.**

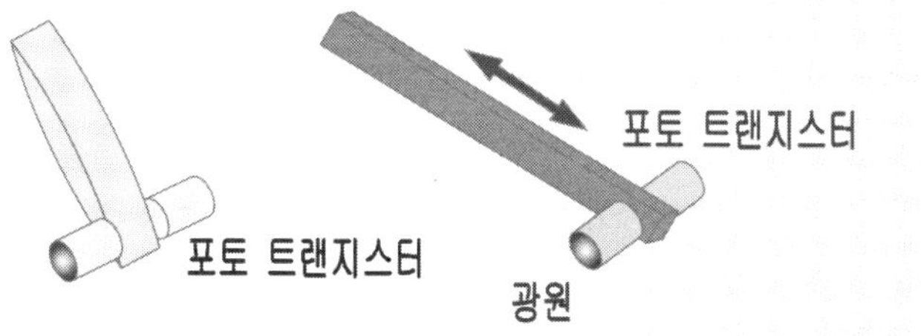

(a) 회전증가형 인코더 휠 (b) 선형증가형 인코더 휠

그림 3-6 • 단순 형태의 회전증가형 인코더 휠와 선형증가형 인코더 휠

㉠ 광학 인코더 : 재료에 구멍을 뚫거나 자르거나 하는 방법으로 만들어진 투명한 부분과 유리와 같이 투명한 재료를 사용해서 만든 투명한 부분으로써 구성이 모두 가능하다. 대부분의 인코더 휠은 일정 부분에서 빛이 반사되게 하였고, 또 어떤 부분은 반사되지 않게 에칭(Etching)되어 있다. 이 경우 수광 센서와 발광 센서는 모두 휠의 같은 방향에 위치한다.

㉡ 증가형 인코더 : 적분기와 원리는 같지만 단지 각 위치의 변화만을 출력한다(그것은 변위라고 할 수 있는 위치의 변화를 나타낸다). 따라서 실질적으로는 직접 어느 위치에 있는지를 표시하거나 출력할 수가 없다. 즉 증가형 인코더는 얼마나 많이 움직였는지를 알 수 있지만, 초기 위치를 알지 못한다면 실질적인 위치를 센서로부터 식별할 수가 없다. 즉, 시작점이 어딘가에 따라서 최종 위치가 다를 수 있다.

㉢ 제어기는 실질적으로 인코더에 보내는 신호의 수를 계수하고 전체 위치변화를 결정하기 때문에 증가형 인코더는 적분기와 같이 동작하게 되고 위치신호를 적분하게 되며 제어기가 시작위치를 알지 못한다면 위치를 알 수가 없다. 그러므로 증가형 인코더를 사용하는 모든 시스템에서는 위치추적을 하기 위하여 시스템을 처음 운용할 때 리셋(reset)을 해야 한다. 따라서 제어기가 리셋 위치를 알고 있으면 언제나 변위를 쉽게 알 수가 있다.

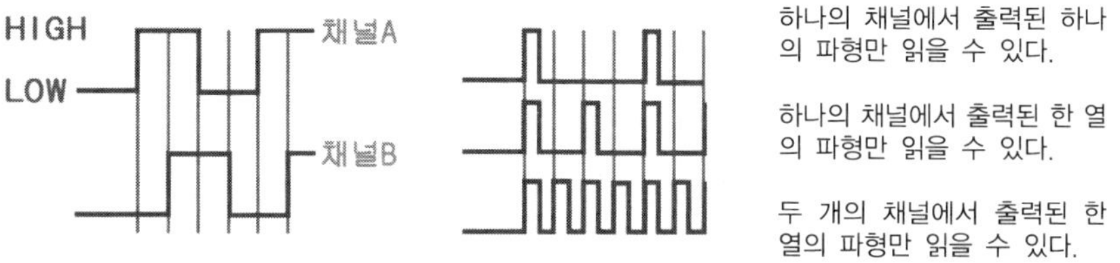

그림 3-7 • 증가된 인코더의 출력신호

그림 3-7은 증가형 인코더의 출력이며 단지 한 쌍의 호만 사용하면 휠이 시계방향으로 회전하는지, 시계반대방향으로 회전하는지를 결정하는 것은 불가능하다. 이를 보완하기 위해서 인코더의 휠은 두 쌍의 호를 가지고 있어야 하고(두 채널) 서로 1/2 스텝씩 차이가 나야만 하므로, 따라서 두 쌍의 호에서 출력되는 신호도 1/2 스텝씩 서로 차이가 나게 된다.

㉣ 제어기는 두 개의 신호를 비교하고 다른 신호에 대해서 어느 신호가 하이(High, 1)에서 로우(Low, 0)로 바뀌는지, 또는 그 반대의 경우인지를 결정하게 된다. 이 비교를 통하여 제어기는 회전방향을 결정하도록 설계되거나 프로그래밍할 수 있다.
실질적으로 호의 개수의 증가 없이 증가형 인코더 출력의 분해능을 두 배로 늘릴 수가 있다. 이것은 로우(Low)에서 하이(High)로 바뀌는 펄스가 시작한 모서리 부분에서 신호변화를 결정하는 것과 더불어서 하이(High)에서 로우(Low)로 신호의 변화를 추적하는 모서리 부분에서도 마찬가지로 변화를 계산함으로써 결정할 수 있다. 이때에도 모든 신호변화에서 신호의 계산은 모두 동일하며 두 개의 채널로 두 배의 계수를 함으로써 4배의 분해능을 구현할 수 있다. 증가형 광학 인코더를 대체하는 것이 절대위치(Absolute : 앱솔루트) 인코더이다. 절대위치 인코더는 휠의 각 변위를 구현하는 각각의 부분은 특수한 신호를 출력하는 반투명하거나 투명한 호의 조합으로 구성되어 있다. 이러한 특징 때문에 시작점에 대한 정보가 없이도 휠의 정확한 위치를 결정할 수 있는데 다시 하면, 시작할 때마다 제어기는 휠의 위치를 고려하여 결정할 수 있다.

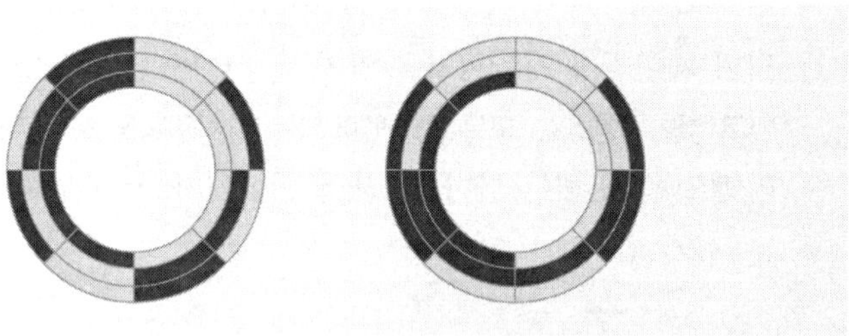

(a) 이진 코드 (b) 그레이 코드

그림 3-8 • 절대위치 인코더

㉤ 그림 3-8에서 호는 다중 열을 가지고 있고 각각의 열은 다른 것과 배열이 전부 다르다.

ⓐ 첫 번째 열은 단지 하나의 투명하고, 하나의 불투명한 호를 가지고 있을 것이다(하나는 on, 하나는 off).

ⓑ 다음 열은 4(22)개를 가지고 있다.

ⓒ 다음 열은 8(23)개를 가지고 있다.

각 열은 광센서 조합과 자기 자신의 광원을 가지고 있어야 하고 즉, 각 센서의 조합은 하나의 신호를 내보낸다. 그림 3-8과 같이 호에 4개의 열을 가지는 인코더는 $2^4=16$가지의 다른 조합을 가지고 있고, 각 구획은 22.5[°]의 각을 표현할 수 있다. 이는 22.5[°]의 각도 범위 안에서 제어기는 인코더의 위치를 결정할 수 없다. 즉, 분해능이 22.5[°]가 된다는 것을 의미한다. **더 많은 호나 비트**(Bit)**를 가지기 위해서는 분해능을 증가**시키면 된다. 비록 증가형 인코더와 같이 구획을 1,024개를 가지는 것은 가능하지만, 수가 커지면 커질수록 비트수도 증가해야 한다. 그러므로 한 호에서 1,024개의 구획을 가지기 위해서 제어기는 인코더마다 막대한 10(1,024 $=2^{10}$)비트(bit)의 정보를 읽어야만 한다. 6개의 관절에 6개의 인코더가 있다고 가정한다면 단지 위치정보만을 위해서 60줄의 정보가 제어기로 보내지며 절대위치 인코더와 증가형 인코더 간의 장·단점을 고려해야만 한다.

ⓗ 그림 3-8에서 **그레이 코드**(Gray code)와 **이진 코드**(Binary code : 바이너리 코드) 사이의 다른 점을 보여주고 있다.

ⓐ **이진 코드 시스템**에서는 **비트가 두 개 이상이 동시에 변화하**는 경우가 대부분이다.

ⓑ **그레이 코드**는 **특정 위치에서 항상 한 비트가 앞, 뒤 방향에서 변화한**다. 이진 코드와의 차이점은 인식방법이 디지털 측정을 통해서 다르다는 것과 신호의 값이 상수의 형태로 읽히는 것이 아니라 측정된다(샘플링된다)는 점이며, 다음 신호가 읽혀질 때까지의 신호가 유지된다.

표 3-2 ▪ 그레이 코드와 이진 코드의 비교

수	Gray Code (그레이 코드)	Binary Code (바이너리 코드)	수	Gray Code (그레이 코드)	Binary Code (바이너리 코드)
0	0000	0000	6	0101	0110
1	0001	0001	7	0100	0111
2	0011	0010	8	1100	1000
3	0010	0011	9	1101	1001
4	0110	0100	10	1111	1010
5	0111	0101	11	1110	1011

ⓒ **이진 코드**에서는 동시에 하나 이상의 신호가 변한다면 모든 신호는 동시에 정확히 변하는 것을 의미하는 것이 아니므로 측정됨의 모든 변화는 발견할 수 없다.

ⓓ **그레이 코드**에서는 변화가 단 한 번 있기 때문에 시스템은 항상 이 변화를 찾을 수가 있다. 표 3-2는 처음 12개의 숫자들에 대한 그레이 코드와 이진 코드

의 목록을 나타낸 것이다.

ⓢ 광학 인코더는 운동형태의 종류에 따라 조금씩 차이가 나지만 직선과 회전 방식에 모두 쓰이며 항상 같은 출력 방식의 원리로 작동한다.

3. 선형 가변미분형 변압기

선형 가변미분형 변압기(Linear Variable Differential Transformer : 리니어 베어리어블 디퍼런셜 트랜스포머 : LVDT)는 기계적 변위를 전기적인 신호로 바꿔 주는 LVDT는 코어(Core or armature : 코어 오어 아마추어)의 이동으로 1차 코일에서 2차 코일에 유도되는 자속의 변화, 즉 상호 인덕턴스를 변화시키는 변환기(Transducer : 트랜스듀서)로서 기계적·전기적으로 분리되어 움직일 수 있는 코어의 변위에 비례하여 전기적 출력이 발생된다. 선형 가변미분형 변압기의 구성은 코일이 감기는 포머(Former), 코어(Core), 코어를 지지해 주는 지지봉, 그리고 케이스(Case)로 구성되어 있다.

① 변압기(Transformer : 트랜스포머)는 전기적인 에너지를 같은 형태의 에너지로 변환하는 장치이고 전압 대 전류의 비율로 변환하고 만약 손실이 없으면 전체 출력 에너지는 전체 입력 에너지와 같다.

② 변압기는 코일이 감긴 권선의 횟수에 따라 전압이 증가 또는 감소하므로 상당전류는 전압에 반대로 변환되는데 이것은 두 코일의 권선수가 다르기 때문이다.

③ 전기 에너지는 코일을 통해 자속(Flux : 플럭스)을 생성하게 되며, 이때 자속은 권선수에 비례하는데 2차 코일에서 전압을 유도하게 된다. 2차 코일에 감긴 횟수가 크면 클수록 전압은 더욱 커지나 이에 반대로 전류는 더욱 작아지게 된다. 하지만 2차측의 유도된 전압은 자속의 세기에 따라 좌우되지만 만약 철심 코어가 없다면 자기장의 힘이 감소하고 자기력선(Flux line : 플럭스 라인)은 분산되고 따라서 2차측의 유도전압은 간단하게 되는 것이다.

④ 철심 코어가 존재한다면 자기력선은 내부로 집중하게 되어 자기장이 강해지면서 유도전압도 강해진다.

이러한 방식으로 그림 3-9에서 나타낸 것과 같이 선형 가변미분형 변압기에서 가변전압을 생성하게 되며, 선형 가변미분형 변압기의 출력은 코어의 입력위치에 따라서 정확히 선형적인 성격을 띠게 되는 것이다(※ Displacement : 디스플레이스먼트, 변위).

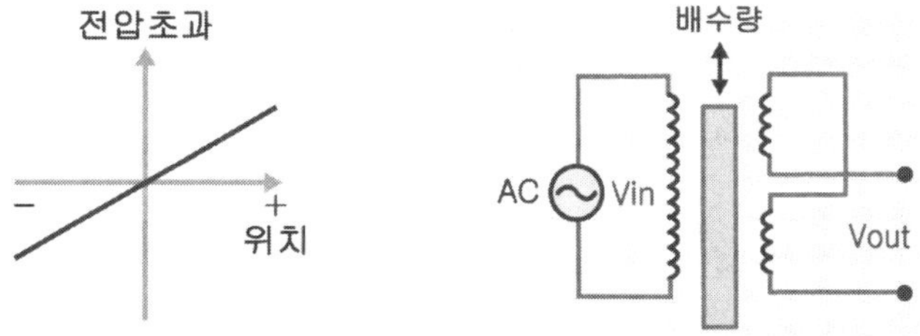

(a) 선형 가변미분형 출력 특성　　(b) 선형 가변미분형 변압기의 구조

그림 3-9 • 선형 가변미분형 변압기의 출력특성 및 구조

4. 리졸버

리졸버(Resolver)는 선형 가변미분형 변압기의 원리와 매우 비슷하지만 각운동(Angular motion : 앵귤러 모션)의 측정에 사용된다. 리졸버는 변압기의 일종이며, 1차 코일은 회전축에 연결되어 있고 슬립 링(Slip ring)을 통해서 교류전류를 공급하는 변압기라고 할 수가 있다.

① 리졸버는 공간적으로 직각인 2쌍의 권선을 갖는 전기자와 계자로 되어 있으며, 철심과 코일로 구성되어 있다. 싱크로 전기기계가 3상의 소자인데 비하여, 리졸버는 2상의 소자이다. 리졸버의 한 입력이 전압 V로 여자가 되고, 그때의 전기자의 기계적 각도를 θ라고 하면 이들 2개의 입력조건이 하나의 벡터를 나타낸다.

② 리졸버는 서로 90[°] 떨어진 두 개의 2차 코일을 가지고 있다. 전기자의 1차 코일이 2차측 코일과 평행할 때 코일에서 생성되는 전압은 최대가 되며 다른 2차측 코일은 수직위치에 오게 되며, 이 경우엔 전압은 발생하지 않고 전기자가 회전함에 있어서 궁극적으로 첫 번째 1차측 코일에는 전압이 0으로 떨어지게 되는 반면에, 두 번째 코일에서는 최대전압이 발생하게 된다.

둘 사이에 모든 다른 각도에서는 1차측 코일과 2차측 코일 간의 해당 각도에서의 사인(Sine), 코사인(Cosine) 함수값에 따라 비례적으로 전압이 발생한다.

③ 리졸버의 출력은 아날로그이지만, 그것은 사인과 코사인 각과 같고 이 값은 후에 계산하기 위해 제거되며 보통 인코더는 인크리멘탈식[3)]이라서 절대위치를 잡기 힘든데 리졸버 타입은 회전각을 그대로 읽어낼 수 있으므로 절대값 인코더로 볼 수 있다. 그리고 리졸버는 신뢰할 만하며, 강인하고, 정확하다. 그림 3-10은 리졸버의 구조와 출력곡선을 나타낸 것이다.

3) 인크리멘탈식 : 직전의 변환으로 얻어진 값에 비교적 간단한 계산을 적용한다.

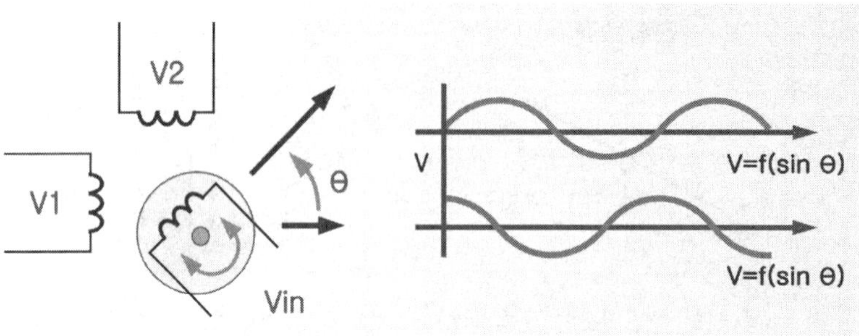

(a) 리졸버의 구조 (b) 리졸버의 출력곡선

그림 3-10 • 리졸버의 구조 및 출력곡선

제 3 절 힘과 압력 센서

1. 압전 센서

압전물질(Piezoelectric material : 피에조일렉트릭 머티어리얼)이 전압에 노출된다면 압축된다. 이 물질이 압축되면 전압을 발생한다.

① **압전효과** : 압전소자에 **압력이나 힘을 가했을 때 압전소자 표면에 전압이 발생하며 또한 반대로 전압을 가했을 때 압전소자의 크기에 변형을 일으키는 현상**이다. 즉 센서로서의 기능과 변환 트랜스듀서의 기능을 보유하고 있는 대표적인 **스마트 재료**이다.

② 최근에는 기존의 상용 센서로는 적용이 힘든 분야의 응용을 위해 **소형 압전 센서나 필름형 압전박막 센서**를 개발하기 위한 연구를 많이 수행하고 있으며, 특히 구조물의 형상에 구애받지 않고 넓은 범위에서 한꺼번에 감지할 수 있는 **압전 스마트 레이어**가 주목받고 있다.

③ **축음기**(Phonograph : 포노그래프)처럼 **패여 있는 홈에 의해서 생기는 가변압력**으로부터 전압을 발생시키는 데 사용된다. 그림 3-11은 압전물질의 성질에 대해서 표현한 것이다. 이와 비슷하게 압전 센서는 **압력이나 힘을 측정**하는 데 사용되며 이때 아날로그 출력전압은 사용하기 전에 충분히 조정되고 또한 증폭되어야 한다.

㉠ **압전물질** : 석영, 티탄산바륨

㉡ **압전 센서의 용도** : 압력, 힘, 가속도 측정에 이용되며, **의료용으로는 심음측정용, 혈압측정용 및 혈류의 측정**에 이용한다.

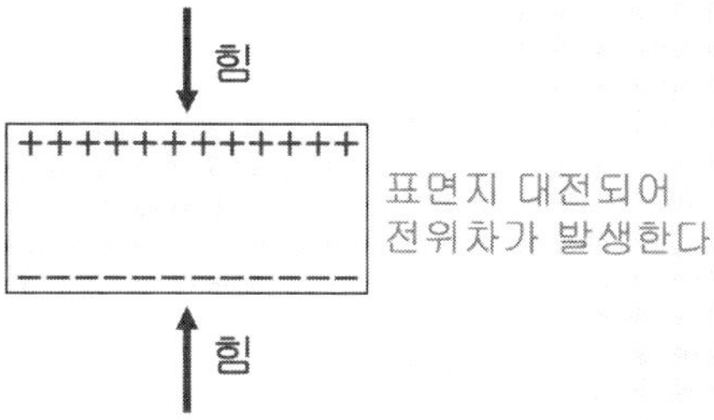

그림 3-11 ◦ 압전물질의 성질

2. 힘-감지저항기

힘-감지 스위치 **인터링크 일렉트로닉스**(Interlink Electronics)에 의해 생산되는 FSR(Force Sensing Resistor : 포스 센싱 레지스터)은 **고분자 후막**(Thick-film : 시크필름) **표면에 수직 힘이 증가되면 저항이 감소하는 특성**을 가진 장치이다. 그리고 고분자의 두꺼운 필름 표면에 **수직으로 힘이 증가되면 저항은 감소**하는 특성을 가진 고분자의 두꺼운 필름장치이다. 10~10,000[gr]의 힘이 변화할 때 저항값은 500[kΩ]에서 약 1[kΩ]까지 변화한다. 그림 3-12는 힘-감지저항기이다.

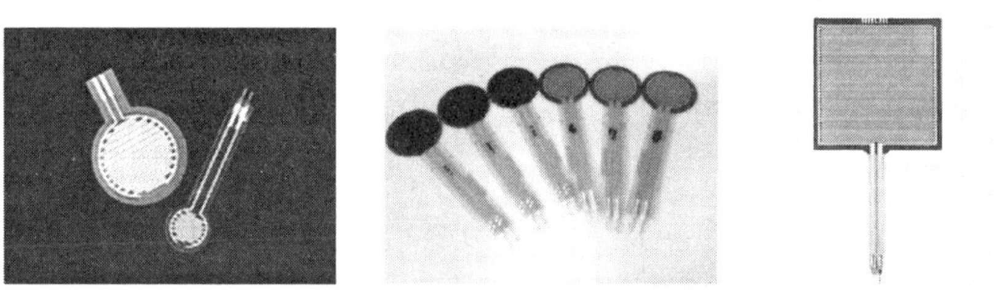

그림 3-12 ◦ 전형적인 힘-감지저항기

3. 스트레인 게이지

스트레인 게이지(Strain gauge)는 힘을 측정할 때 사용된다. **스트레인 게이지의 출력은 가해진 힘의 함수인 응력에 비례하여 가변저항의 성분처**럼 된다. 즉, 저항을 측정하면 가해진 힘을 찾아낼 수 있다.

그림 3-13은 스트레인 게이지의 회로도를 간단하게 나타내었는데, 이 스트레인 게이지는 일반적으로 휘트스톤 브리지(Wheatstone bridge) 내에서 사용되어 변화량을 검출한다. 조화롭게 균형이 잡힌 휘트스톤 브리지는 A점과 B점에서 비슷한 전위를 가져야만 하며, 4개의 저항에서 임의의 저항이 변화하면 두 접점 사이에 전류가 흐를 것이다. 따라서 우선 검류계(Galvanometer : 갈바노미터)에서 전류가 흐르지 않도록 각 저항을 조정해야 한다.

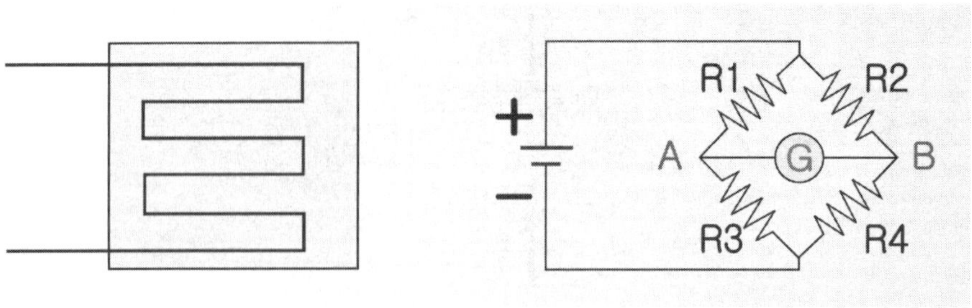

(a) 스트레인 게이지의 구조 (b) 휘트스톤 브리지 회로

그림 3-13 ● 스트레인 게이지의 구조 및 휘트스톤 브리지 회로

① R_1을 스트레인 게이지라고 가정하고 응력을 준다면 R_1값이 변화하고 휘트스톤 브리지에 불균형이 발생하게 된다. 그리하여 A와 B 사이에는 전류가 흐르게 되고 그리고 전류 흐름이 0이 될 때까지 다른 저항 중 하나를 세밀하게 조정하게 되면 스트레인 게이지의 저항변화는 식 (3-3)과 같다.

$$\frac{R_1}{R_3} = \frac{R_2}{R_4} \quad \therefore \; R_1 R_4 = R_2 R_3 \tag{3-3}$$

② 스트레인 게이지의 원리는 금속 저항체는 저항값이 크나 적으나 전류를 흘리지 않으려는 성질이 있다. 즉, 전기저항이 있고, 측정값은 전기저항으로 나타내는데 저항값은 금속의 종류에 따라 다르다. 같은 재질(합금도 포함)이면 일반적으로 가늘고 긴 것일수록 저항값이 크다.

㉮ 전기 동선을 보면 굵은 동선은 단위시간에 흘리는 전기의 양이 크고, 즉 저항이 작다. 이와 반대로 가는 동선은 흐르는 전기의 양이 적고, 즉 저항이 크다는 것과 같다.

제 4 절 온도측정 센서

도체에 있어서 전기저항은 온도변화에 따라 변화하는데 이 특성을 이용해 단위온도변화에 대한 저항변화율을 안다면 변화하는 저항값만으로 해당 온도를 측정할 수 있게 된다. 여기서 단위온도에 대한 저항변동률은 온도계수라 하며, 온도증가 시 저항값이 증가하고 정(+)의 온도계수, 저항값이 감소하면 부(−)의 온도계수라고 한다. 주로 온도측정에 사용하는 금속재질은 정(+)의 온도계수를 갖고 있으며, 온도측정에 사용되는 재질은 백금, 니켈, 동 등이며 재질이 순수한 것일수록 온도계수는 커지고 그 값도 일정해진다.

인체의 체온을 측정하는 데에는 수은온도계(수은체온계) · 열전대온도계 · 서미스터온도계(전자체온계) 등이 쓰이며, 적외선 센서는 Thermograph System(서모그래프 시스템)으로 구성하여 관절염, 동상, 화상, 피부손상, 말초순환장애, 유방암 등의 진단에 활용된다.

① 온도는 원자 또는 분자가 갖고 있는 운동이나 진동 에너지의 크기를 나타내며 이때 발생하는 에너지가 열이다. 즉, 온도는 물리적 상태량의 일종이며 온도를 직접 측정할 수는 없고, 압력, 변위, 전압, 저항, 주파수 등의 다른 물리량으로 바꾸어 측정하여야 한다. 보통의 재료나 전자의 소자는 온도에 따라서 전기특성이 변화하기 때문에 모두 온도 센서가 될 수 있는 것이지만, 정밀도, 검출온도 영역, 신뢰성, 온도특성, 양산성, 가격 등의 면에서 사용하는 용도와 목적에 적합한 것이 사용되고 있다.

온도 센서를 분류하면 센서 종류에 따른 방법, 감지원리에 따른 방법, 측정방법에 따른 여러 가지 방법이 있지만 일반적으로 측정방법에 의한 분류방법이 널리 쓰이고 있다. 측정방법으로는 접촉식 센서와 비접촉식 센서로 나눌 수 있다.

㉠ 접촉식 : 측정 대상물에 직접 열적으로 접촉시켜 열평형상태에 도달한 뒤 온도를 측정하는 것이며, 접촉식은 측정 대상물의 열에너지가 온도 센서로 이동하므로 측정 대상물의 온도변화를 일으킬 수 있어 정확한 온도측정이 어려울 수 있다. 따라서 측정 대상물의 열용량이 센서소자에 비해 충분히 커야 영향을 줄일 수 있다.

㉡ 비접촉식 : 측정 대상물에서 방사되는 자외선이나 주로 적외선을 검출하여 온도를 측정하는 방법이다. 비접촉식은 측정 대상물과 직접 열에 접촉하지 않으므로 측정 대상물의 온도변화를 일으킬 수 없으며 측정원리상 고가이고 계기의 정확도 등이 접촉식에 비해 떨어진다.

㉢ 이상적인 온도 센서 : 측정범위가 넓고 정확하며 소형이며 값이 싸야 되지만 이러한 모든 조건을 만족시키는 만능형 센서는 존재하지 않는다. 따라서 측정 대상물의 종류, 측정범위 요구 정밀도, 가격 등을 잘 고려해 적합한 온도 센서를 선택하여 사용하여야 한다. 온도 센서의 종류와 특성은 표 3-3과 같다.

② 온도의 측정은 온도 센서를 측정 대상물과 열적으로 접촉시켜 양자의 온도를 같게(열평형상태)하는 접촉식 측정이 있다. 양자의 온도를 같게 하는 방법은 센서 자체가 측정대상 온도를 견디며 동작을 해야 한다.

반면에 센서와 대상물을 접촉시키지 않고 열방사를 이용한 비접촉식 측정이 있다. 이때 센서는 자외선 또는 적외선 방사검출기이고 측정 대상물의 온도 센서와 자체의 온도와는 관계가 없다.

표 3-4는 접촉 방식과 비접촉 방식의 필요조건과 특징 등을 나타낸 것이다.

표 3-5는 온도 센서의 용도에 관하여 나타내었다.

표 3-3 • 온도 센서의 종류와 특성

종 류	원 리	사용온도[℃]	비 고
백금저항 온도 센서	저항 변화 (접촉식)	−260~630 영역에서는 표준온도 센서로 사용	온도에 따라 백금의 저항값이 변하는 원리를 이용한 것으로 사용하는 온도 센서 중 가장 정확도가 높아 대부분 절연물질이 충전된 보호관에 넣어 사용하며 정밀한 측정이 요구되는 염색, 화학공업이나 프로세서 제어용으로 많이 사용하고 있으나 가격이 비싼 것이 흠이다. 고정밀도, 직진성이 우수하다.
방사 (복사) 온도계	비 접촉식	50~2000	측정 대상물의 표면에서 발생하는 열방사(복사)를 이용한 것으로 비접촉식이며, 단색 파장대복사와 두 개 파장대복사를 이용하는 방식이 있다. 철강, 요업에서 많이 사용하며 최근에는 저온복사온도계가 실용화되어 열전대들을 대체해 가고 있다.
유리 온도계	열팽창	−50~500	저가격
열전대	열 기전력	−200~1600	두 종류 금속선의 접합점 양단에서 발생하는 기전력 변화를 이용한 것으로 철강, 발전소, 중화학 등 공업용으로 많이 사용되고 있으나 대체로 백금저항 온도 센서나 복사온도계에 비해 정확도가 떨어진다. 그러나 열전대는 IPTS(국제실용온도측도)에서 630~1,064.43[℃]까지 표준온도측정기로 사용하도록 규정되어 있으며 열전대의 백금선과 로듐선에 보호관을 씌워 산화되지 않도록 하여 사용한다. 직선성 우수, 저감도, 응답속도가 빠르다.
IC온도계	반도체 물성	−200~1600	서미스터나 열전대의 단점인 감도, 기준온도 등을 보완한 것이 IC 온도 센서이다. IC 온도 센서는 온도에 따라 PN 접합부의 전류전압특성이 변하는 것을 이용한 것으로 전류 출력형과 전압 출력형이 있다. 직선성 우수하다.
서미스터	저항 변화	−150~1300	금속산화물을 소결해 만들며 온도에 따라 저항값이 변하는 특성을 이용한 것으로 정특성(PTC) 서미스터, 부특성(NTC) 서미스터로 나눈다. 온도 센서로 많이 사용되고 있으며 값이 싸고 소형이지만 직선성, 감도, 기준온도 등이 문제가 있다. 응답속도가 빠름. PTC 서미스터는 모터 기동, 자기소거, 정온 발열, 과전류보호용으로 사용. NTC 서미스터는 주로 온도감지, 온도보상, 풍속/액위/진공검출, 지연소자, 돌입전류방지 등으로 사용되고 있다. 현재는 기술개발의 진보로 고온용, 저온, 극저온의 서미스터들이 개발되어 사용중에 있으며 응용범위도 폭넓게 확대되고 있다.
IC 온도 센서	접촉식	−10~60 온도감도는 온도에 관계없이 일정하다.	서미스터나 열전대의 단점인 감도, 직선성, 기준온도 등을 보완한 것이다. 온도에 따라 PN 접합부의 전류·전압특성이 변하는 것을 이용한 것으로 전압 출력형과 전류 출력형이 있다.
기타	수정온도계는 매우 고감도이므로 특수용도로 많이 사용되고 있으며, 바이메탈, 수정온도계, 감온페라이트, NQR 온도계, 유리온도계 등 많은 종류가 있으나 정밀도가 떨어지고 응용범위가 제한되어 있어 많이 사용 안한다.		

표 3-4 • 접촉 방식과 비접촉 방식의 비교

구 분	접촉 방식	비접촉 방식
필요 조건	• 측정대상과 검출소자의 충분한 접촉 • 측정대상에 검출소자를 접촉시켰을 때 전자의 온도(측정량)가 실용상 달라지지 않을 것	• 측정대상에서의 방사가 충분히 검출소자에 도달할 것 • 측정대상의 실효 방사율이 명확하게 알려져 있거나 혹은 재현이 가능할 것
특징	• 열용량이 적은 측정대상은 검출소자의 접촉에 의한 측정량 변화가 생기기 쉽다. • 운동하고 있는 물체의 온도는 측정하기 힘들다. • 측정 개소를 임의로 지정할 수 있다.	• 검출소자의 접촉을 필요로 하지 않으므로 측정으로 인해 측정량이 변화하는 일은 일반적으로 없다. • 운동하고 있는 물체의 온도를 측정할 수 있다. • 일반적으로 표면의 온도를 측정한다.
온도범위	100[℃] 이하의 온도 측정에 용이하다.	일반적으로 고온 측정에 적합하다.
정도	일반적으로 눈금 범위의 1[%] 정도	일반적으로 10[℃] 정도
지연	비교적 크다.	비교적 적다.

표 3-5 • 온도 센서의 용도

온도 센서		온도 센서의 용도
의료, 측정	의료	진단, 보육기, 링겔액, 피부표면온도
	측정	기상관측, 표면온도, 해류, 인공위성
가전제품	건강/미용기	전자체온계, 아누스크리너, 헤어드라이어, 전기모포, 온수세정변기, 미용정발기, 전자모기향
	조리기기	전자렌지, 가스취반기, 커피메이커, 핫플레이트, 전기밥솥, 오븐렌지, 전자조리기, 토스터
	공조/냉난방기	급탕기, 에어컨, 히터, 솔라 시스템, 냉/난방기, 온풍/환풍기
	기타	AV기기, 냉장고, 다리미, 의류/이불/식기건조기, TV, 세탁기, 시계
산업용	농업	담배건조기, 온실재배, 보일러, 제차, 양돈
	공업	현상액, 탱크유면계, 기름온도, 로봇, 공작기계, 자동검사, 모터, 제빙기, 콘크리트 레벨
	어업	양어장 수온, 해수온도
	상업	냉동 쇼케이스, 자동판매기, 융성설비, 냉동 쇼케이스
사무기기	FAX, 프린터, 카메라, 화재경보기, CCTV, 모니터, 자동소등, 커튼, 엘리베이터, 에스컬레이터, 출입감지컴퓨터, 복사기	
자동차	액면감지, 서스펜션, 안전운전장치, 4WD제어, 고장진단, 트랜스미션, 연료분사, 과급랍제어, 속도조절, 노킹제어, 흡기제어, 냉각수온, 엔진 온도	
기 타	통신기기	AGE, 시간지연, 전화, CR발진기
		진공계, 풍속계, 가스분석계,

1. 열전대

열전대(Thermocouple : 서모커플)는 서로 다른 두 금속의 접합부에서 생겨나는 제벡(Seebeck) 효과를 이용한 온도 센서이다. 제벡 효과란 1921년 독일의 물리학자 제벡(T. J. Seebeck)이 구리와 안티몬 사이에서 발견한 현상으로 발견자의 이름을 따서 붙여졌다.

크로멜－콘스탄탄, 철－콘스탄탄, 크로멜－알루멜, 백금/10[%] 로듐－백금, 구리－콘스탄탄 등의 열전쌍재료를 사용한다.

(1) 열전대의 원리

두 종류 금속선의 접합점 양단에서 발생하는 기전력 변화를 이용한 것으로 철강, 발전소, 중화학 등과 같은 공업용으로 많이 사용되고 있으나 백금저항 온도 센서나 복사온도계에 비해 정확도가 떨어진다. 하지만 열전대는 IPTS(국제실용온도측정도)에서 630~1064.43[℃]까지 표준온도 측정기로 사용하도록 규정되어 있으며 열전대의 백금선과 로듐선에 보호관을 씌워 산화되지 않도록 하여 사용한다.

① 열전대는 그림 3-14(a)처럼 다른 종류의 금속선 A, B의 양 끝을 접합해서 양 접점에 온도차를 주면 그 사이에 열기전력이 발생하여 열전류가 흐르게 되는데(제벡 효과) 이를 열전쌍이라고 한다.

② B쪽을 절단하여 놓으면 그림 3-14(b)에서와 같이 금속선의 종류와 접점에 가해지는 온도차에 따라 열기전력이 다르게 발생하게 된다. 금속선의 형상이나 크기 변화에는 상관이 없어서 A금속의 온도와 열기전력을 알면 B 금속의 온도를 알 수 있게 된다. 그러나 열전대를 이용한 측정은 발생되는 열기전력이 미약하기 때문에 정교한 신호처리계를 구성하여야 한다.

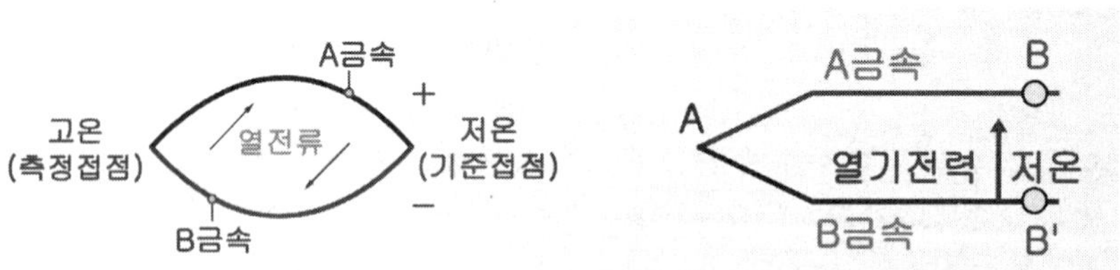

(a) 금속선 A · B의 양끝 접합 (b) B쪽의 금속을 절단시

그림 3-14 ● 열전류의 발생

(2) 열전대의 종류

열전대를 구성하는 소선은 고온에 접촉한다. 그림 3-15는 열전대의 특성에 대해서 나타낸 것이다. 그리고 열전대의 조건은 다음과 같이 만족하여야 한다.

① 열기전력이 커야 한다.
② 온도와 열기전력 특성의 분산이 작아야 한다.
③ 열기전력 특성이 연속적이고 직선적이어야 한다.
④ 열적, 화학적, 기계적으로 안정해야 한다.
⑤ 경년(천천히 변화하는 현상)변화가 적어야 한다.
⑥ 가공이 쉽고 가격이 저렴해야 한다.

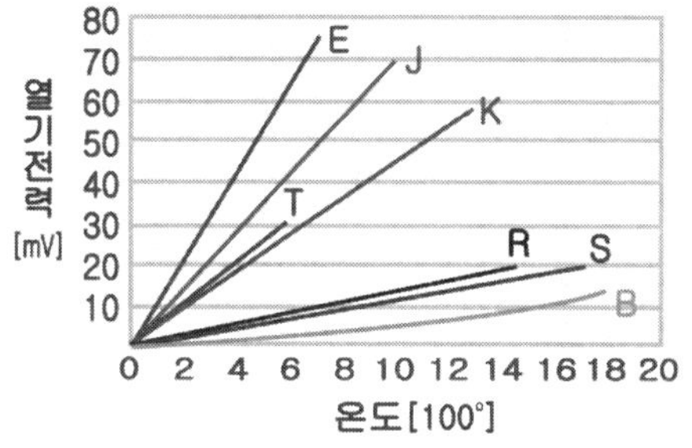

그림 3-15 • 열전대의 열기전력 특성

현재 널리 사용되고 있는 열전대로는 구성재료에 따라 E, J, T, K, R, S, B의 7종류로 규격화되어 있다. 표 3-6은 열전대의 규격의 종류와 그 특징이다.

표 3-6 • 각종 열전대의 특성

기호	+각	−각	온도범위[℃]	특 징
E	크로멜	콘스탄탄	−200~700	K에 비해 가격이 저렴하며, 열기전력이 크고, 환원성 분위기에 약하다.
J	철	콘스탄탄	−200~600	K와 E에 비해 가격이 저렴하고, 열기전력의 직선성이 양호하며, 품질 특성의 변동이 크고, 녹에 약하다.
T	구리	콘스탄탄	−200~300	가격이 저렴하고, 저온 특성이 좋다, 균질성이 좋고, 환원성 분위기에 적합하고, 열전도 오차가 크다.
K	크로멜	알 루 멜	−200~1,000	열기전력의 직선성이 좋으며, 내산화성이 양호하고 환원성 분위기에 약하다.
R	백금 · 로듐 (13[%])	백금	0~1,400	안전성이 좋으며, 분산이나 열화도 적다. 표준 열전대로 적합하고, 산화성 분위기에 강하고, 감도가 좋지 않다. 0[℃] 이하 저온 측정이 불가능하고, 환원성 분위기에 약하고, 가격이 비싸다.
S	백금 · 로듐 (10[%])	백금	0~1,400	
B	백금 · 로듐 (30[%])	백금	300~1,500	상온에서 열기전력이 매우 적으며, 보상 도선이 불필요하며, 가격이 고가이다.

크로멜 : 니켈 · 크롬 합금, **알루멜** : 니켈 · 알루미늄 합금, **콘스탄탄** : 니켈 · 구리 합금

2. 서미스터

서미스터(Thermistor)란 열에 민감한 저항체이며 온도변화에 따라 저항값이 크게 변하는 감온 반도체이다. 사용온도 범위가 −50~500[℃]로 일상적인 온도조절을 필요로 하는 모든 범위에 응용되며, 또한 소형으로 값이 저렴하고 고감도이므로 가전기기나 산업기기의 온도 센서 및 온도보상용으로 사용되고 있다.

사용되고 있는 서미스터는 세라믹 서미스터로 기본특성에 의해서 분류하면 크게 3가지로 나눌 수 있다. 그림 3-16은 전형적인 서미스터 실물을 나타낸 것이다.

① 온도가 상승함에 따라 전기저항이 지수 함수적으로 감소하는 부(−)의 온도계수를 갖는 NTC(Negative Temperature Coefficient : 네거티브 템퍼리처 코에피션트) 서미스터이다.
② 비직선적으로 전체 저항이 증가하는 정(+)의 온도계수를 갖는 PTC(Positive Temperature Coefficient : 포지티브 템퍼리처 코에피션트) 서미스터이다.
③ NTC와 동일한 특성을 갖지만 어떤 온도경계에서 전기저항이 갑자기 감소하는 급변 서미스터 CTR(Critical Temperature Resistance : 크리티컬 템퍼리처 레지스턴스)이다.
④ NTC 서미스터를 일반적으로 서미스터라고 한다.
⑤ PTC, CTR은 넓은 온도범위의 온도 센서로서는 사용할 수 없다.
⑥ 온도가 특정한 온도(저항이 급변하는 온도)를 초과하는가의 여부를 검출하는 데에 사용하면 편리하다. 서미스터의 온도 특성에 대한 그래프는 그림 3-17과 같다.

㉮ PTC에 전류를 흐르게 하면 발열하고 급변온도를 초과하면 저항이 크게 되어 전류가 감소해서 발열하지 않게 되므로 전자 보온 밥솥에 부착하여 내부온도를 일정하게 유지한다. 또 드라이어나 건조기에 부착하여 온도 스위치를 동작시킬 수 있다.

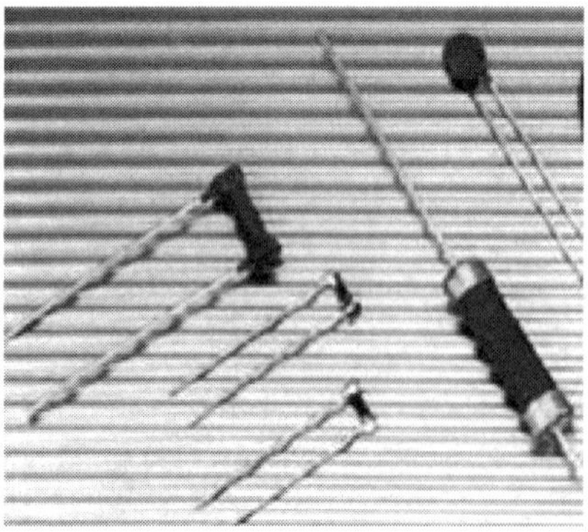

그림 3-16 • 서미스터

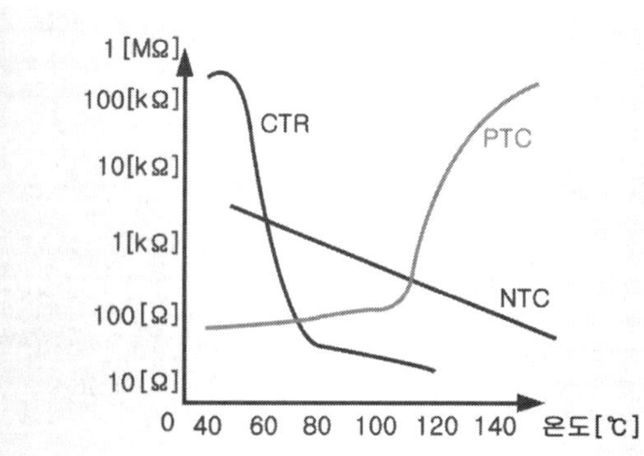

그림 3-17 • 각종 서미스터의 온도특성

서미스터의 종류와 온도범위에 대해서 표 3-7과 같다.

표 3-7 • 서미스터의 종류 및 온도 특성

종 류	사용온도 범위	비 교
NTC	−50∼400[℃]	각종 온도측정(망간, 니켈, 코발트)
PTC	−50∼150[℃]	온도 스위치(티탄산바륨)
CTR	0∼150[℃]	온도경보(산화바나듐)

(1) NTC 서미스터

부(−)의 온도계수를 가지고 연속적으로 전기저항이 변화하는 서미스터로서 NTC라고 약칭한다. NTC 서미스터는 18세기 말에 Faraday가 NTC 특성을 발견한 이래 꾸준한 연구를 계속하여 1939년에 Bell 연구소에서 Mn(망간)−Fe(철)−Ni(니켈)계 산화물에 대한 특허출원 이후 트랜지스터 수신기 회로의 온도보상에 처음으로 상용화되었다.

① 그 이후 2차 대전에서 현재까지 사용온도에 따라

㉠ 저온용으로는 Mn(망간)−Co(코발트)−Ni(니켈)−Fe(철)계가 사용된다.

㉡ 고온용으로는 Co-Mn계에 Al(알루미늄), Zn(아연), Mg(마그네슘), Cr(크롬) 등을 첨가하거나 CeO_2-ZrO_2계가 사용되고 있다.

㉢ 서미스터의 특성은 상온비 저항값이 10^{-2}∼10^4[Ω · cm]이고, B정수가 2000∼10000[K] 정도이며, 온도계수(α)가 −3∼−6[%/K]이다.

② NTC는 NiO(산화니켈), CoO(산화코발트), MnO(산화망간), Fe_2O_3(산화철) 등이 주성분으로 그 저항값은 공기 중에서도 안정하여 서미스터로서 매우 적당하다.

㉠ 현재 많이 사용되고 있는 것은 서미스터 정수가 2000∼5000[K] 정도이고, 사용할 수 있는 온도범위는 −50∼300[℃] 정도이다.

㉡ NTC 서미스터는 트랜지스터 회로의 온도측정, 온도보상, 제어 또는 통신기기의 자동이득조절 등에 많이 사용되고 있다.

(2) PTC 서미스터

PTC 서미스터는 그 주성분인 티탄산바륨($BaTiO_3$)에 미량의 회토류 원소(Y : 이트륨, La : 란탄, Dy : 디스프로슘)를 첨가하여 전도성을 갖게 한 N형 티탄산바륨계 산화물 반도체의 일종이다. 즉, 온도변화에 대하여 큰 저항값 변화를 나타내는 저항기로서 $BaTiO_3$(티타산바륨)를 주성분으로 하여 도전성을 갖는 N형 반도체이다.

① 티탄산바륨 특유의 퀴리점에서 상의 전이에 따라 소자가 특정한 온도에 달하면 저항값이 급격히 증가하는 성질을 가진다.

② PTC 서미스터는 주위온도를 바꾸어 가면서 줄열에 의한 자기발열을 수반하지 않을 정도의 미소전압에서 측정된 저항-온도 특성에서 저항값이 급격히 증가할 때의 온도를 저항 급변점 온도 또는 퀴리 온도[4](TC)라 한다.

③ 퀴리 온도는 R_{min}(최소 저항값)의 2배 저항값에 대응하는 온도로 정의한다. 또 온도를 상승시키면 일단 저항이 최대값을 나타낸 후에는 온도상승에 따라 반대로 저항값이 감소하는 성질을 나타낸다.

(3) CTR 서미스터

어떤 온도에서 저항값이 급변하는 것을 CTR(Critical Temperature Resistor : 크리티컬 템퍼러처 레지스터) 서미스터라 한다. 즉 V-O(바나듐 산소)계 화합물은 어떤 온도에서 반도체—금속의 전리를 일으키고 전기저항값이 급격히 변화한다.

특히 VO_2(산화바나듐)는 70[℃] 부근에서 2자리 이상의 저항변화를 나타내므로 이를 이용하여 서미스터로 활용한다. CTR는 특정 온도의 정점 측정, 온도 경보, 적외선 검출 등에 이용할 수 있다.

3. 측온 저항체

(1) 개 요

금속도체의 전기저항은 일반적으로 온도에 따라서 변화하며 이러한 성질을 이용해 전기저항을 측정하여 온도를 나타낸 것을 측온 저항체라고 한다.

① 온도 센서의 소재로는 서미스터(Thermistor), 백금 등을 이용한 측온 저항체(RTD), 적외선 센서, 열전대(Thermocouple : 서모커플), 감온 페라이트 등 다양한 종류가 있는데, 이 중 저항식 온도 센서로 주로 사용되는 백금 측온 저항체는 저항식 온도계의 소자로 백금을 사용한 것으로 백금의 특징은 팽창계수가 유리와 거의 같아서 공기나 수분에 대해 매우 안정적이다.

② 고온으로 가열하여도 변하지 않고 또 단일 묽은 산에 대하여도 안정적이므로 여러 가지 기구의 제작에 적합한 특징을 가지고 있다.

③ 백금선을 이용한 백금 RTD의 현재 구조는 봉형태로 유리 에폭시 또는 기타 절연체 위에 요구되는 사양에 맞는 백금 저항선을 감고 그 주위를 절연물로 밀봉해 주는 형태가 대부분이다. 그림 3-18은 전형적인 측온 저항체이다.

---

4) 퀴리 온도 : 온도에 따라 상전위가 일어나서 전기저항이 변하는 온도

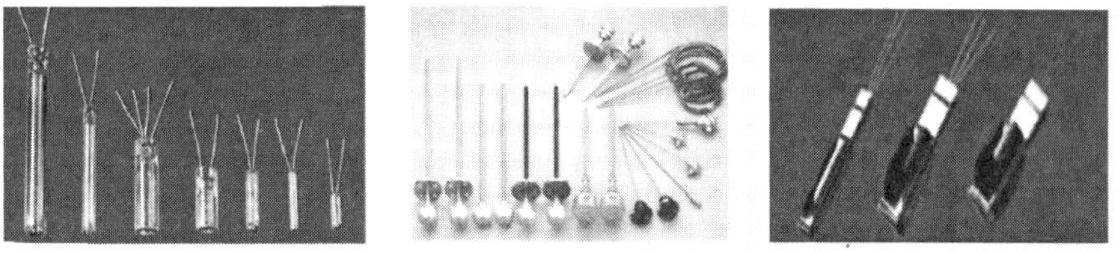

그림 3-18 • 백금 측온 저항체

④ 백금 저항 온도계는 국제 실용 온도 눈금의 표준 온도계로 쓰이는데, t[℃]에서의 저항을 R_t로 하여 $R_{100}/R_0 < 1.3920$이라야 한다. 표준 온도계로서의 사용 범위는 대개 −183~630[℃] 사이이지만 실제로는 14[K]에서 1,600[℃] 정도까지 사용된다.

(2) 측온 저항체의 특징

공업용으로 사용하고 있는 측온 저항체는 다른 온도 센서(Sensor)에 비하여 다음과 같은 특징이 있다.

① 감도가 좋다.
② 안정성 · 재현성이 매우 우수하다.
③ 고정확도를 얻을 수 있다.

(3) 측온 저항체의 종류

측온 저항체는 접촉식 온도 센서로서 열전대나 서미스터와 함께 널리 사용되고 있는데 저항체로는 **백금, 구리, 니켈** 등의 순수 금속을 사용하며, 표준온도계나 공업측정에 널리 이용되고 있는 것은 **고순도**(99.999% 이상)의 **백금**(Pt)이다.

1) 백금 측온 저항체

실용화되어 있는 센서 중에서 가장 안정하다.

① 장점 : 온도범위가 넓으며 정확도가 높아서 **온도측정에 많이 이용**된다.
② 단점 : 저항소자의 구조가 복잡하여 형상이 크고 응답이 느리며 진동이나 기계적 충격에 약하다.

2) 니켈 측온 저항체

340[℃] 부근에서 온도계수의 변곡점이 발견된다.

① 장점 : 백금에 비해 저렴하고 저항계수가 크다.
② 단점 : 불순물에 의한 온도저항값 특성이 분산되고, 호환성 있는 니켈선을 얻기가 어렵다.

3) 구리 측온 저항체

백금 다음으로 순도가 높고 저렴하다.

① 장점 : 온도 특성의 분산이 적은 안정된 소자이다.
② 단점 : 구리의 고유저항이 작고 현상이 크며, 고온에서 산화하기 쉽기 때문에 사용온도 범위가 좁다.

4) 백금-코발트 측온 저항체

미량의 코발트 0.5[%]를 포함한 것으로 극저온용으로 저항값 및 저항 온도계수가 백금보다 크다.

측온 저항체의 종류와 특징들을 표 3-8에 나타내었다.

표 3-8 ▪ 측온 저항체의 종류와 특징

종 류	구성재료	사용온도 범위	특 징
백금 측온 저항체	백금	−200~640[℃]	• 사용 범위가 넓다. • 정확도, 재형성이 양호하다. • 가장 안정하며 표준용으로 사용 가능하다. • 20[K] 이하에서는 측정 감도가 나쁘다. • 자계의 영향이 크다.
구리 측온 저항체	구리	0~120[℃]	• 사용온도 범위가 좁다.
니켈 측온 저항체	니켈	−50~300[℃]	• 사용온도 범위가 좁다. • 온도계수가 크다.
백금-코발트 측온 저항체	백금-코발트 합금	2~300[°K]	• 재생성이 좋다. • 20[°K] 이하에서도 감도가 좋다. • 실온까지 사용할 수 있다. • 자계의 영향이 크다.

제 5 절 광센서

1. 광센서의 개요와 분류

광센서(Optical sensor)는 빛의 양, 물체의 모양이나 상태 · 움직임 등을 감각하는 데 눈의 구실을 하는 것이 렌즈이다. 예전에는 자연의 빛을 감지하는 것이었으나, 지금은 인공적으로 큰 빛을 발하여 그 빛이 물체에 부딪혀 반사되어 오는 것을 받아들여 반사 물체의 움직임이나 빠르기 정도를 알아내는 구조가 많아졌다. 자외선 · 적외선 및 가시광선 영역의 광 자체 또는 광에 포함된 정보를 전기신호로 검출하는 소자이다.

① 광센서를 사용하면 로봇을 자동적으로 이동시킬 수가 있다. 빛을 전기신호로 변환하는 광센서는 일렉트로닉스의 발전 중에서 정보입수의 한 가지 수단으로서 대단히 중요한 역할을 하고 있다.

㉠-1 컴퓨터의 입력장치에 사용되는 테이프 리더, 카드 리더, 카메라의 노광계, 스트로보(Strobo)의 발광량 제어 등 광센서가 중요한 역할을 하고 있다.

㉠-2 역의 자동 검찰기, 자동 도어에 있어서 사람의 감지, 화재를 알리는 연기 감지기 등에도 광센서가 사용되고 있다.

② 초음파나 적외선을 로봇의 전방에서 발사하여 물체로부터 되돌아오는 빛의 강약으로 제 위치를 알며 장애물로부터 멀리 있으면 받는 빛은 약해지고, 가까워지면 강해진다. 그러므로 어느 일정한 빛의 세기에서 멈추어 서도록 로봇의 메모리에 입력시켜 놓으면 앞쪽에 물체가 있을 때 판단해서 동작하고 그 이상 앞으로 나가지 않고, 진행방향을 바꾸는 것이다.

③ 센서 중에서도 주류를 이루는 것이 광센서이며, 특히 컴퓨터에 의한 이미지(화상, 도형, 문자, 물체 등)의 직접인식에 있어서 높은 정밀도의 이미지 센서 수요가 늘어날 것이다.

④ 광센서란 빛을 이용하여 물체를 검출하는 소자이다. 원리는 투광부에서 방사된 펄스 변조광이 검출물체가 검출영역에 들어감에 따라 수광소자에 입사광이 증가(또는 감소)하게 되고 이 증가(또는 감소)한 입사광이 정류신호 레벨이 동작 레벨에 도달하면 출력을 나타내어 주는데 발광소자, 즉 LED를 포함하고 있다.

⑤ 발광소자(LED)는 현재 파장이 480[nm] ~ 950[nm] 정도의 근적외선 파장 대역의 소자가 사용되고 있다. 이것은 수광소자의 분광감도 peek가 일반적으로 적외선 영역인 약 900[nm]이고, 또한 적외선 LED쪽이 가시광선 LED에 비해 양자효율이 높기 때문이다.

㉠ Si dope GaAs(적외) LED(950[nm])는 직접 천이형이기 때문에 양자효율은 약 10[%]로 높은데 비해서 N dope GaP(녹색) LED(565[nm])는 간접 천이형이기 때문에 양자효율은 약 0.5[%]로 낮아진다.

⑥ 의료용도 : 산소포화도 측정, 심박출량 측정, 임상 – 화학검사기기 등에 사용된다.

(1) 광기전력 효과

반도체의 접합부에 빛이 조사되면 전자와 정공의 흐름이 생겨 기전력이 발생하는 현상이다.

① PN 접합 다이오드의 접합부에 빛을 조사하면 전자-정공쌍이 다수 발생하여 전극 간에 기전력이 발생하며 이 기전력은 입사광의 강도에 따라 증가한다. 가장 많이 사용되고 있는 재료는 Si(규소) 결정으로서 자외광선 영역에서 근적외광선 영역까지 넓은 대역에 걸쳐 포토다이오드와 포토트랜지스터에 사용되고, 응답성이 빠른 PIN형, 애벌란치형의 포토다이오드에 이용되고 있다.

② 1차원 및 2차원 어레이 포토 센서로서 알려져 있는 MOS형 및 CCD 이미지 촬상소자에 이르기까지 이용되고 있다.

③ 센서로는 포토다이오드와 포토트랜지스터, 태양전지 등이 있다. 이 형식의 소자는 실리콘이나 게르마늄을 베이스로 한 반도체가 많고 감도영역은 가시광선에서 적외선까지다.

(2) 광도전 효과

반도체에 빛이 조사되면 전자와 정공이 증가하고 광량에 비례하는 전류 증가가 일어나는 현상이다.

① 광도전 효과형 재료 중에서 촬상관의 타깃 광전면 물질에 사용되고 있는 것은 가시광선에서는 Sb_2S_3(삼황화 안티몬) 증착막, PbO(산화납) 증착막 등이 있고 비디컨에 응용되고 있다. 적외광선에서는 PbO − Sb_2S_3 증착막이 자외선에선 Se(셀렌)계나 As_2S_3계 등의 비정질 증착막이 사용되고 있다.

② 빛이 조사되면 소자의 도전성이 양호해지는 소자가 사용되는데 대표적인 것으로는 CdS 셀이 있다. 감도는 가시광선의 중심 영역으로 소자는 비교적 응답이 늦다.

(3) 광전자 방출효과

광전관 등에 사용되는 원리로서 전극부에 빛을 조사하면 광전자가 방출되는 것이다.
표 3-9는 광센서의 종류와 특징이다.

① 방출된 광전자의 수는 입사되는 빛의 강도, 즉 광자의 수에 비례하여 증가하지만 반드시 하나의 광자로부터 한 개의 전자가 방출되는 것은 아니다. 이 비율을 양자효율이라 한다. 광전자 방출을 일으키는 재료로는 안티몬(Sb)과 세슘(Cs)의 합금이나 세슘과 은(Ag)의 복합 재료가 있다.

② 대표적인 소자로서는 광전관이나 광전자 증배관이 있으며 출력이 크고 높은 감도가 얻어지기 때문에 아주 미약한 광의 검출이나 자외광선의 검출에 주로 사용되고 있다.

표 3-9 • 광센서의 종류

분 류	센 서	특 징	용 도
광기전력형 광센서	• 포토다이오드 • 포토트랜지스터 • 포토사이리스터	• 소형, 저가, 전원 불필요 • 대출력 • 대전류 제어	조도계, 광통신 스트로브, 광전 스위치 광릴레이, 조광 시스템
광전자 방출형 광센서	• 광전관 • 광전자 증배관	• 미약광 검출, 펄스 카운터 • 초고감도, 빠른 응답속도	정밀 광측정기기 초고속 · 미약광 검출
광도전형 광센서	• 광도전 셀	• 소형, 고감도, 저가	카메라 노출계, 포토릴레이, 광제어기
자외선 센서	• 자외광 감도 • 포토다이오드	• 소형, 전원 불필요 • 고감도	의료기기, 공해 분석기기
복합형 광센서	• 포토커플러 • 포토인터럽터	• 전기적 절연 양호, 아날로그 양에 의한 검출	무접점 릴레이, 광전 스위치, 레벨 제어

2. 포토다이오드

(1) 포토다이오드의 개요

광센서의 기본은 포토다이오드(Photo diode)이다. 포토다이오드는 PN 접합에다 빛을 쬐면 캐리어가 발생되어 전류 또는 전압을 일으키는 현상을 이용한 소자이고, 발광 다이오드(Light Emission Diode(LED) : 라이트 이미션 다이오드)는 PN 접합에서 주입된 전류 캐리어가 재결합하거나 에너지 준위를 바꿀 때 빛을 방출하는 소자이다. 이것의 발전형으로서는 포토트랜지스터, 포토 IC 등이 있으나 모두가 포토다이오드가 그 기본으로 되어 있다.

그림 3-19는 포토다이오드의 여러 가지 실물의 종류이다.

① 포토다이오드는 광 에너지를 전기 에너지로 변환하는 일종의 트랜스듀서로서 그 구성을 반도체의 PN 접합부에 광검출 기능을 부가한 센싱용 다이오드의 일종이다.

② 광과 물질 사이에는 물리적인 상호작용이 존재하는데, 일반적으로 물질이 광자를 흡수하고 그 결과 전자를 방출하는 현상을 광전효과라 한다.

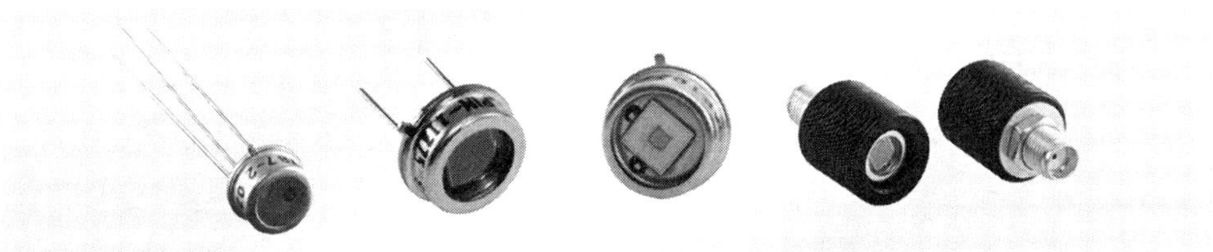

그림 3-19 • 각종 포토다이오드

③ 광전효과의 결과로서 **반도체의 접합부에 전압이 나타나는 현상을 광기전력 효과**라고 한다. 이 광기전력 효과를 이용한 소자가 **포토다이오드**이다.

(2) 포토다이오드의 구조와 원리

포토다이오드는 N형 기판상에 P형층을 형성시킨 PN 접합부에 생기는 광기전력 효과를 이용한 소자이며 입사광을 유효하게 이용하기 위해서 표면에 반사방지층이 설치되어 있다.

① 포토다이오드의 재료는 PN 접합을 형성할 수 있어야 한다. 그림 3-20은 포토다이오드의 원리와 내부 구조 및 실물을 나타낸 것이다.

㉮ CaGe(칼슘게르마늄), Si(실리콘), Ge(게르마늄), InGaAs(인듐갈륨비소) 등이 주로 사용되며 형상, 재료, PN 접합의 위치 등에 의해서 수광 파장의 영역이 달라진다.

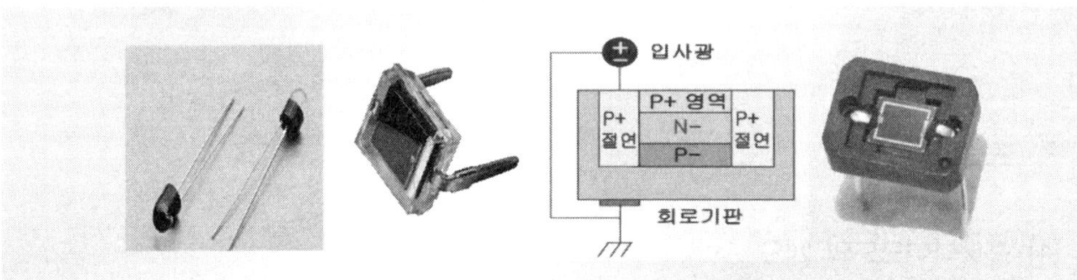

그림 3-20 • 포토다이오드의 원리

② 입사광의 에너지가 반도체의 공핍층 전계에 의해서 정공은 P형으로, 전자는 N형으로 이동해 분리되고 P형은 양(+)으로, N형은 음(−)으로 대전된다. 이 양단을 결선하면 P형에서 결선을 통하여 N형으로 전류가 흐르고 빛이 조사되고 있는 동안은 외부의 전원 없이도 전류가 흐른다.

③ 포토다이오드의 종류는 물성적 구조와 사용 소재에 따라 분류된다.

㉠ **물성적 구조**에 따라 PN형, PIN형, **포토애벌란치**(APD)형, GaAsP형 등이 있다.

㉡ **사용 소재**에 외관 형태에 따라서 분류된다.

㉢ **기능 및 응답특성**에 따라 분류된다.

㉣ **파장감도와 용도**에 따라 분류된다.

(3) 포토다이오드의 특징

포토다이오드의 수광 영역은 주로 접합의 구조에서 정해지지만 일반적으로 400~1,100[nm]의 파장 영역에서 사용할 수 있고, 특히 **700~900[nm]에서 감도는 최대**가 된다. **입사광에 대한 광전류 출력의 직선성이 양호하므로 아날로그를 동작시키**는 데 적당하다.

포토다이오드의 특징은 다음과 같다. 그림 3-21은 포토다이오드의 구조와 특성이다.

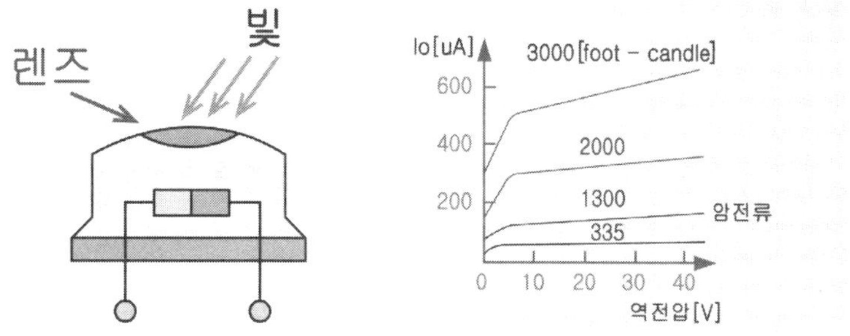

(a) 포토다이오드의 구조 (b) 포토다이오드의 특성

그림 3-21 ● 포토다이오드의 구조 및 특성

① 응답속도가 빠르며, 신뢰성이 높다.
② 신호 대 잡음비가 높으며 암전류가 작으며, 수명이 길다.

(4) 포토다이오드의 주요용도

포토다이오드에는 여러 가지 종류가 많은데 포토다이오드의 사용목적, 용도, 요구 성능이 각각 다르기 때문에 용도에 맞게 선택하면 아주 효율적으로 성능을 발휘할 수가 있다. 표 3-10은 포토다이오드의 종류와 용도에 대해서 나타낸 것이다. **의료용으로 사용되는 포토다이오드는 많은 의료장비에 사용**되고 있다.

㉮ 동맥의 산소포화도(SpO_2)를 측정하는 펄스 옥시미터에 사용된다.

표 3-10 ● 포토다이오드의 종류와 주요용도

종 류	특 징	주요용도
PN형	• 자외선에서 적외선까지 광범위한 파장 영역을 가진다. • 입사광량에 대한 직선성이 우수하다. • 미약한 광에도 검출감도가 우수하다.	• 조도계 • 카메라의 노출계 • 화재 센서 • 분광 광도계
PIN형	• 응답이 빠르다. • 온도특성이 PN형보다 다소 나쁘다.	• 광통신 • 광 리모콘 • 레이저 디스크
APD형	• 광전류의 증폭작용이 있다. • 파장감도 영역이 넓다. • 암전류가 적다. • 응답이 빠르다.	• 광섬유에 의한 광통신
포토 센서 모듈형	• 앰프 내장형이어서 출력이 크다. • 파형 특성이 우수하다.	• 메카트로닉스 • 각종 광학계
GaAsP형	• 가시광역의 파장으로 일반적으로 가시광용이다.	• 카메라의 노출계 • 분광 광도계

3. 포토트랜지스터

(1) 포토트랜지스터의 개요

포토다이오드와 트랜지스터의 조합으로 광센서의 일종이다. 즉, 광신호를 전기신호로 변환하는 것을 목적으로 한 트랜지스터이다.

① 포토다이오드는 광센서 중에서도 매우 우수한 응답특성을 가지면서 측정범위가 넓기 때문에 이용가치가 매우 높은 센서이지만, 최대의 결점인 출력전압이 매우 낮다는 단점 때문에 포토다이오드 단독소자로 사용되는 일은 거의 없고 대부분 증폭수단을 병용하여 복합소자로 구성되어 사용된다.

② 포토다이오드의 최대 결점을 해결하기 위해 가장 많이 사용되는 것이 포토트랜지스터이고 그 성질은 포토다이오드의 출력 특성에 트랜지스터의 모든 특성이 부가된 것이라고 할 수 있다.

㉠ 유리렌즈나 창이 달린 금속 케이스에 봉입한 것이다.

㉡ 세라믹스 케이스에 봉입한 것이다.

㉢ 투명수지를 쓴 몰드형이다.

③ 트랜지스터의 베이스와 컬렉터 사이의 PN 접합에 빛을 투과하면 전자와 정공이 발생하고, 전기장을 따라서 이동하여 광전류를 발생시킨다. 이 광전류를 직접 트랜지스터 작용으로 증폭시킨 것이 포토트랜지스터인데, 특히 수광면이 넓게 만들어져 있다.

④ 포토트랜지스터(그림 3-22)는 보통의 트랜지스터와 마찬가지로 3단자로 쓰는 것과 베이스 전극을 제거한 외견상 2단자인 것이 있는데, 양자 모두 동작은 거의 비슷하다. 포토트랜지스터의 빛의 파장 특성은 반도체의 금지대폭에 의해 결정되므로, 상한은 게르마늄에서는 0.7[eV]에 상응하는 1.5[μm], 실리콘에서는 1.1[eV]에 상응하는 0.97[μm]가 된다.

이 부근에서 최고 감도가 얻어지는데 이 이상이 되면 감도는 급속히 저하된다. 이보다 짧은 파장에서는 빛의 에너지는 충분히 커지지만 반도체 표면에서의 빛의 흡수가 커져서 감도가 내려간다. 광전류는 조명도에 비례하여 증대하는데, 입사광

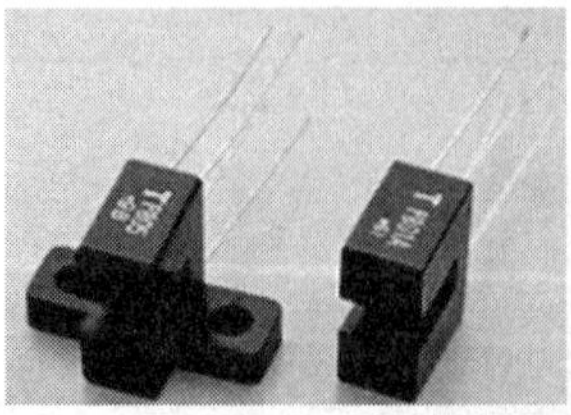

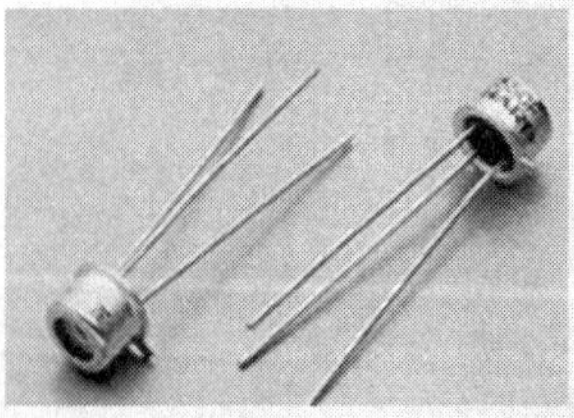

그림 3-22 • 범용 포토트랜지스터

이 너무 크면 발열의 영향으로 증가율은 내려간다.

⑤ **포토트랜지스터**는 감도는 좋으나, 입출력 사이의 직선성이 떨어지므로 **광 스위칭 소자로 이용**된다. 외광의 검출 외에 **발광 다이오드와 짝지어 포토커플러, 포토 인터럽터**로 이용되고 포토트랜지스터와 유사한 것에 반도체의 P-N-P-N 접합을 쓴 **포토사이리스터**(Photothyristor)가 있는데 이것은 **빛에 의한 대전류 제어**에 쓰인다. 그러나 일단 동작하면 전압과 전류를 0으로 하지 않는 한 원래 상태로 되돌아가지 않는다.

⑥ **포토트랜지스터**는 그림 3-23의 원리와 입사각의 각도와 같이 포토다이오드와 트랜지스터를 합친 소자로서 응답특성이 양호하면서 출력전류가 큰 광센서인 것이다.

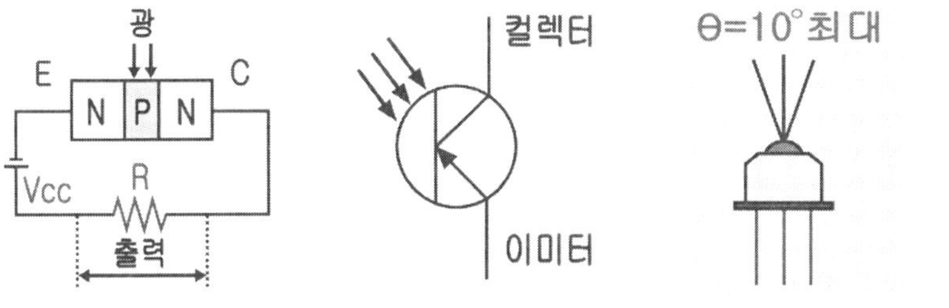

(a) 포토트랜지스터 원리 (b) 기호 (c) 입사광의 각도

그림 3-23 ● 포토트랜지스터의 원리 및 기호

(2) 포토트랜지스터의 구조와 원리

포토트랜지스터는 그림 3-24와 같이 N형 기판 위에 P형의 베이스 영역을 형성하고 또한 N형의 이미터를 형성한 구조로 되어 있다.

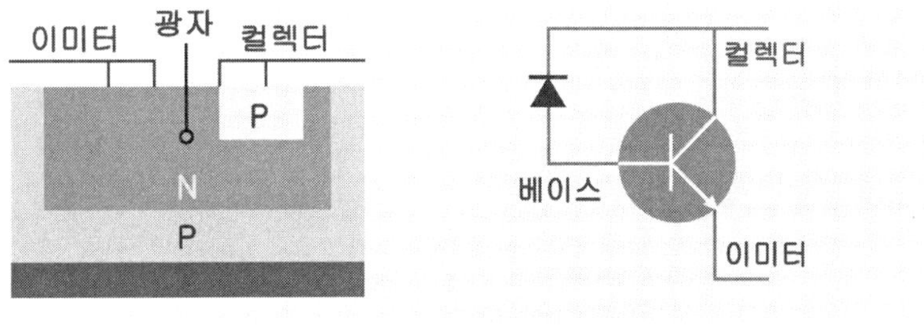

(a) 포토트랜지스터의 구조 (b) 포토트랜지스터의 등가회로

그림 3-24 ● 포토트랜지스터의 구조 및 등가회로

① **반도체 재료는 실리콘이고, 약간의 게르마늄이 사용**되고 있다. 베이스 표면에 빛이 입사하면 역방향 바이어스된 베이스-컬렉터 사이에 광전류가 흐르게 되고 이 전류가 트랜지스터에 의해 증폭되어 외부 리드에 흐르는데 이것이 포토트랜지스터의 원리이다.

② **포토트랜지스터**는 일반적인 트랜지스터형이다. 하지만 **달링턴 트랜지스터형**인 경우에는 **전류는 다시 다음 단의 트랜지스터에 의해 증폭되므로** 외부의 리드선에 흐르는 광전류는 처음 단과 다음 단의 트랜지스터 **전류증폭률과는 곱**이 되므로 **대출력**이 얻어진다.

(3) 포토트랜지스터의 특징

현재 가장 많이 사용되고 있는 수광소자로서 대개 500∼1,610[nm]**의 파장 영역**에서 사용할 수 있고, 특히 800[nm] 부근에서 최대 감도를 갖고 있다. 포토다이오드에 비해 출력되는 광전류가 크고 신호는 동일 칩 내에서 증폭되고 있어서 **전기적 노이즈가 적고 큰 신호 대 잡음비를 얻을 수 있다.** 그 외 장점과 단점은 다음과 같다.

1) 장 점

① 신뢰성이 높으며, 소형화할 수 있으며 전류증폭률이 크다.
② 기계적으로 강하며, 암전류가 적고, 가격이 싸다.

2) 단 점

① 포토다이오드에 비해 입사광에 대한 광전류의 직선성이 나쁘다.
② 고감도일수록 응답속도가 늦고, 포화전압이 높다.

(4) 포토트랜지스터의 주요용도

① 광전 스위치(포토커플러)
② 포토아이솔레이터
③ 단거리 광통신기

4. CdS 광도전 셀

(1) CdS 광도전 셀의 개요

광 도전체 CdS(카드뮴－황), CdSe(카드뮴－셀레늄)를 사용하는 센서를 보통 광도전 셀이라 한다.

① 광 반도체 소자는 크게 나눠서 수광소자와 발광소자로 나누어진다.
 ㉠ **수광소자 : 광 에너지를 전기 에너지로 변환**하는 소자이며 광기전력 소자와 광도전 소자로 나누어진다.

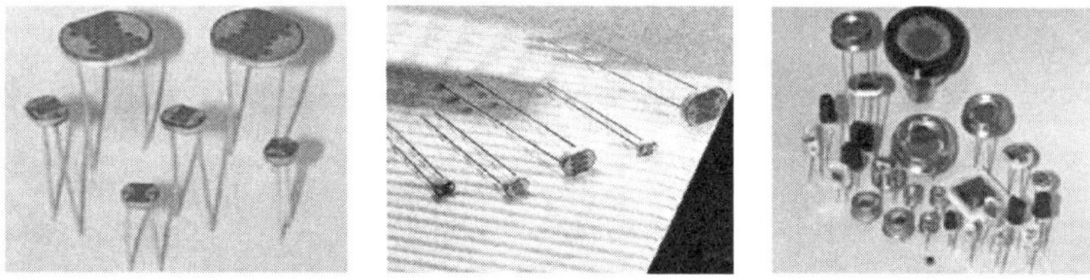

그림 3-25 • Cds 포토컨덕티브 셀(Cds Photoconductive Cells)

㉡ 발광소자 : 전기 에너지를 빛으로 변환하는 소자이며, 각종 발광 다이오드이다. 광기전력 소자는 실리콘 광전지, 셀레늄 광전지 등이며 외부전압의 인가를 필요로 하지 않고 광 에너지에 의해 기전력을 걸어 빛의 강약에 따라 저항(전류)의 변화를 이용하는 소자이다(그림 3-25).

② 광기전력 소자는 포토다이오드, 포토트랜지스터 등 주로 실리콘을 바탕으로 한 PN 접합을 이용한 소자이고 광도전 소자는 CdS(카드뮴-황), CdSe(카드뮴-셀레늄), PbS(황화납) 등 다결정을 바탕으로 한 소자들로 나누어진다.

③ 광도전 셀(Photoconducvive Cells : CdS 포토컨덕티브 셀)은 빛이 닿으면 저항 없이 감소하는 광도전 효과(Photoconductive effect : 포토 컨덕티브 이펙트)를 이용한 반도체 광센서이다. CdS는 크기에 따라서는 수십 [mW]에서 수[W] 이상의 것까지도 있으므로 때로는 센서 증폭기를 사용하지 않고도 직접 릴레이(Relay) 등을 제어시킬 수 있는 수광소자이다.

㉮ 날이 어두워지면 자동으로 켜지게 하는 광 스위치로 사용할 수 있는 이용기술이 크게 필요치 않은 광센서이다.

④ CdS는 단결정 소자와 다결정 소자가 있는데 현재 시판되고 있는 제품은 대부분이 다결정 소자이다.

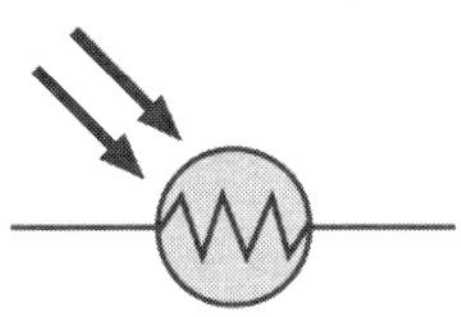

(a) 광전도 셀의 기호

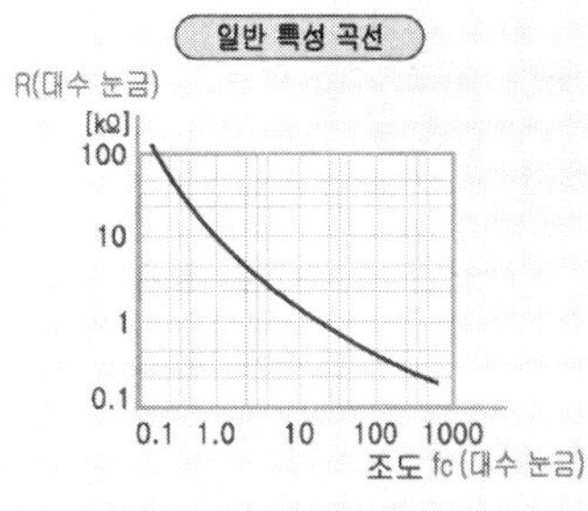

(b) 광전도 셀의 단자 특성도

그림 3-26 • 광전도 셀의 기호 및 특성

㉠ 다결정의 경우는 세라믹 등의 기판 위에 미세한 결정층을 형성시키기 때문에 임의의 형상으로 만들 수 있다.

㉡ 단결정의 소자에 비해 수광 면적을 크게 할 수 있다.

㉢ 높은 감도를 얻을 수 있는 장점이 있다. 그림 3-26은 광전도 셀의 기호와 단자의 특성도를 나타낸 것이다.

⑤ CdS는 분광감도 특성이 인간의 시감도 특성과 유사하기 때문에 주요용도로서 자동점멸장치용 센서, 카메라의 자동노출장치의 센서로 널리 사용되고 있다.

(2) CdS 광도전 셀의 구조와 원리

CdS는 원형의 플라스틱 케이스 내에 황화카드뮴을 주성분으로 한 CdS 광도전체가 있고 양옆으로 두 전극이 있다. 투명창을 통해 CdS 도전체에 빛이 조사되면 CdS의 저항값은 조사광이 강해지면 낮아지고, 조사광이 약해지면 높아진다.

이와 같이 CdS의 저항값은 빛의 강약에 의해 변화하는 것으로 일종의 가변저항기와 같다.

(3) CdS 광도전 셀의 특징

1) 장 점

① 교류 동작이 가능하며, 가시광의 영역에 분광감도를 가지고 있다.

② 노이즈에 강하며, 비교적 큰 전류가 출력으로 잡힌다.

2) 단 점

① 다른 광센서에 비해 응답속도가 늦다.

② 저조도 특성이 전력에 의존한다.

③ 가시광 영역에 분광감도를 가지고 있어 주위의 광이 노이즈로 작용하기 쉽다.

(4) CdS 광도전 셀의 주요용도

① 룩스미터, 포토커플러

② 실내밝기 자동조절장치, 조도계

5. 적외선 센서

체표면 온도에 의해 복사열이 방출되는 것을 이용하여 적외선 센서로 복사량을 측정하여 표면의 온도분포를 측정한다.

(1) 적외선 센서의 개요

적외선은 파장이 가시광선보다 길고 전파보다 짧은 전자파의 일종이다.

① 자외선은 자연계에 존재하는 모든 사물로부터 방사되고 있으며 이들 물체들의 온도에 따라 파장이 달라질 따름이다.

㉮ 인간의 체온은 36～37[℃]이므로 9～10[μm]에서 피크를 가진 원적외선이 방사되며 약 400～700[℃]로 가열된 물체로부터는 3～5[μm] 피크를 가진 중적외선이 방사된다.

② 적외선을 감지하여 전기적 신호로 바꾸어 주는 적외선 센서에는 열로 변환해서 저항 변화나 기전력들의 형태로 출력하는 열형이 있고 반도체의 이동 간 에너지 흡수차를 이용한 광전도 효과나 PN 접합에 의한 광기전력 효과를 이용하는 양자형이 있다.

③ 적외선 센서(그림 3-27)는 일상생활에서도 많이 이용되고 있는데 자동 도어의 스위치, 적외선 리모컨, 서멀 카메라, 전자식 드라이어, 버스 출입문 등 근접 또는 통과 등을 검출하는 곳에서 많이 쓰인다.

④ 자연계에 존재하는 것은 그 온도에 따라서 적외광을 방출하고 있다.

㉠ 온도가 높은 것은 파장의 영역이 짧은 적외광을 방출한다.

㉡ 온도가 낮은 것은 파장이 긴 적외광을 내고, 이것은 플랑크의 흑체방사법칙을 적용한다.

⑤ 자연계에 존재하는 모든 생물이나 식물 등의 그 온도가 매우 엄밀하게 제어되고 있으므로 그 온도변화에서 이상현상을 알 수가 있다. 또한 넓은 공간에 걸쳐 온도의 패턴은 모니터 링크 작업상 중요한 정보를 제공해 준다.

㉮ 해양상의 오염 모니터 링크에서는 오염된 영역의 물은 그 방사율이 다른 것에 의해서 확실히 구별할 수 있다.

적외선 센서는 이와 같이 모니터 링크나 적외광 검출에 사용되는데 그 중요성은 더욱 높아지고 있다.

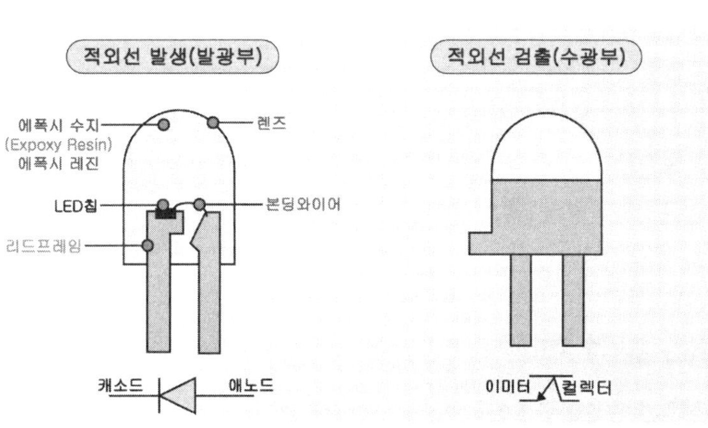

그림 3-27 • 적외선 센서

(2) 적외선 센서의 분류와 특징

적외선 센서에는 여러 가지 종류가 있지만 크게 나누면 **양자형**과 **열형**으로 나누어진다.

① **양자형** : PbS(황화납), HgCdTe(수은－카드뮴－텔루륨) 등의 반도체를 사용하는 것이므로 입사광의 광자 에너지에 의해서 여기되는 전자에 의해서 생기는 도전율의 변화나 기전력을 검출하는 것이다.

㉠ **양자형** : 열형에 비해서 **감온, 응답속도가 우수**하고 종류도 많다.

㉡ **양자형 센서**에는 광기전력 효과를 중심으로 한 포토다이오드, 태양전지, 기타 광도전 효과를 응용한 PbS, CdS 셀 등이 있다.

그림 3-28은 적외선 센서의 구조 및 재료와 실물이다.

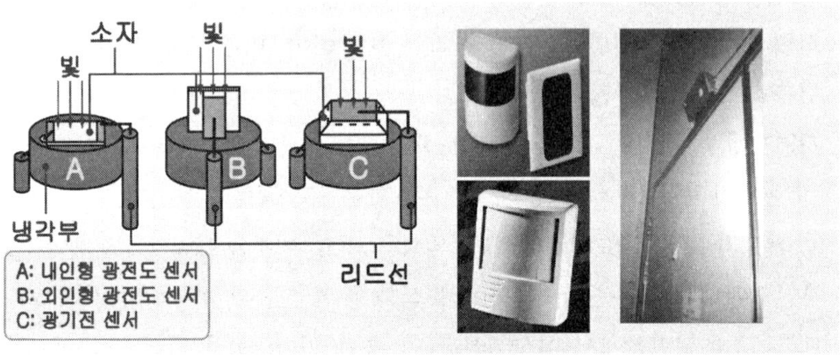

그림 3-28 ● 적외선 센서의 재료

② **열형** : 흑체방사에 기초를 두고 적외선 방사 에너지의 **흡수**에 의한 **온도변화**를 이용한 것이다.

㉠ **열형 센서**에는 **열기전력 효과를 중심으로** 한 서모파일과 **초전효과를 중심으로** 한 PZT 등이 있다. 그러나 양자형은 감도의 파장 선택성을 갖는 점과 특히 중적외용과 원적외용에서는 감도를 높이기 위해 냉각을 필요로 하는 것이 많다.

㉡ **열형**은 수[μm]에서 수십[μm]의 넓은 적외 파장 영역에 걸쳐 평탄한 감도를 갖고 또한 실온에서 사용한다.

㉢ 열형에는 도전율의 변화를 이용하는 **서미스터 바로미터**나 **기전력을 검출하는 서모파일** 등이 있지만 **서미스터 바로미터는 바이어스 전압**을 필요로 하고 **서모파일은 출력이 작은** 것이다.

(3) 적외선 센서의 주요용도

초전형 적외선 센서(그림 3-29)는 포토 셀 광전관과 같이 광원이 필요한 센서와는 달리 광원을 필요로 하지 않는 수동형 센서이며 방범, 방화 분야에서 널리 이용되고 있다.

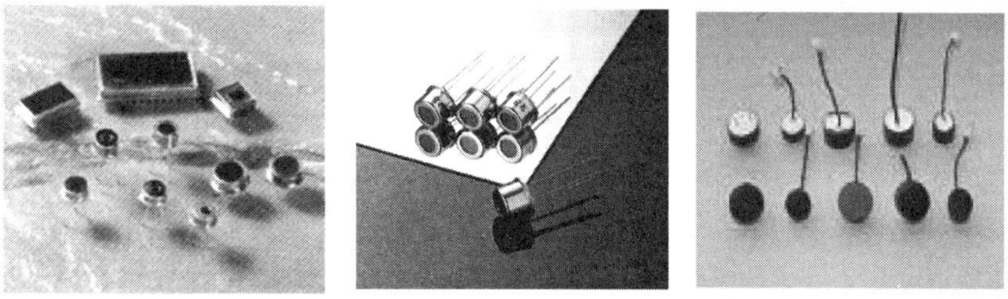

그림 3-29 ● 초전형 적외선 센서

즉, 침입자 감지, 위험한 장소로의 사람출입 감지, 재난 감지 등 방범, 방재 시스템의 응용과 흔히들 사용하고 있는 인체 감지에 의한 커튼의 제어, 조명의 자동 점등과 소등, 자동 도어, 절수 드레인, 조리기로의 이용 등을 목적으로 하는 응용회로 등에 사용되고 있다.

제 6 절 의료용 센서

1. 의료생체 센서

생체에서 감지되는 정보를 센서로 측정하고 살아 있는 생체를 감지하여 질병의 진단이나 치료, 건강관리 등에 이용하는 센서를 의료용 센서라고 한다. 의료정보에 포함되는 내용과 정보는 생체조직의 형태를 반영하는 영상정보를 비롯해서 생리기능을 반영하는 물리량이나 화학량 등을 포함한다. 혈압, 체온, 혈류량, 호흡량, 심음, 맥박혈액의 pH, PO_2, PCO_2, 심전도, 혈액흡광도, 혈당치 등의 생체신호들을 측정하여 분석 및 기록하기 위해서는 물리·화학적 신호들을 전기신호로 변환한다. 생체정보에 대한 구체적인 측정 대상량으로 전기량, 기계량, 광학량, 물질량 등의 생체신호들을 전기신호로 변환하는 소자를 트랜스듀서 혹은 넓은 의미의 센서로 혼용되고 있다. 인체의 5 감각기관과 센서 관계는 표 3-11과 같다.

표 3-11 ● 인체의 5 감각기관과 센서

감각기관	센 서
시각(눈)	광센서
후각(코)	가스 센서
미각(혀)	이온 센서, 화학 센서
청각(귀)	초음파 센서
촉각(피부)	온도 센서, 압력 센서

(1) 센서의 조건

감도(Sensitivity : 센시티비티), 선택도(Selectivity : 셀렉티비티), 안정도(Stability : 스탭빌리티), 복귀도(Reversibility : 리버시빌리티)를 일정수치 이상으로 안정적이어야 한다.

(2) 센서의 분류

측정대상에 따라 물리량 측정 센서와 화학량 측정 센서로 분류하며 측정영역 및 측정대상은 표 3-12와 같다.

표 3-12 ● 물리량 측정 센서 / 화학량 측정 센서로 분류

측정대상	측정영역	검지대상
물리량 측정	• 광(Optical : 옵티컬)량 • 자기(Magnet : 마그넷)량 • 전기(Electrical : 일렉트리컬)량 • 열(Thermal : 써멀)량 • 역학(Mechanical : 머쉬니컬) • 초음파(Ultrasonic : 울트라소닉)	• 적외선, 가시광선, 자외선, 방사선 • 자장의 세기, 자속밀도 • 전위차, 전류 • 온 도 • 속도, 가속도, 유량, 압력 • 초음파
화학량 측정	화학(Chemical : 케미컬)	습도, 이온, 가스, 냄새, 맛
바이오센서		유기물

2. 순환기능용 센서

압력, 유량, 유속, 전위 등의 물리화학적인 정보 등을 바탕으로 순환생리기능에 대한 정보가 이루어진다. 순환생리정보 중에서 압력, 유량, 기계량에 관련된 센서와 측정기술에 관한 내용을 알아본다.

(1) 심 · 혈관 내압용 센서

심 · 혈관계와 관련된 압력의 변동 범위는 일반 공업측정에 비해 −10～40[kPa]로서 전압계를 이용하여 측정해야 된다. 표 3-13은 심 · 혈관 내압의 측정에 사용되는 센서를 나타낸 것이다. 소동정맥 이상의 혈관측정에 한해서만 내압 센서가 이용된다.

표 3-13 ● 심 · 혈관 내압용 센서의 종류

심 · 혈관 내압용 센서	심 · 혈관 내압 센서의 원리
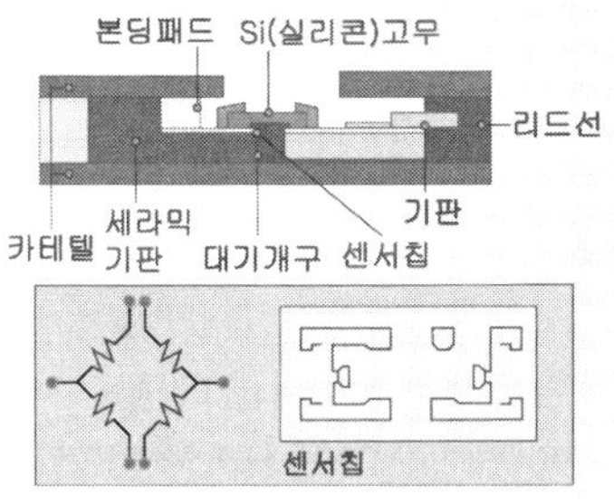	카테텔 끝에 소형의 압전소자를 내장한 카테텔형 혈압센서(직접법)에 의한 방법이다. (주파수 특성이 양호하기 때문에 내압파형을 매우 정확하게 측정할 수 있고 내압전달 라인에 의한 파형의 변형도 생기지 않는다.)
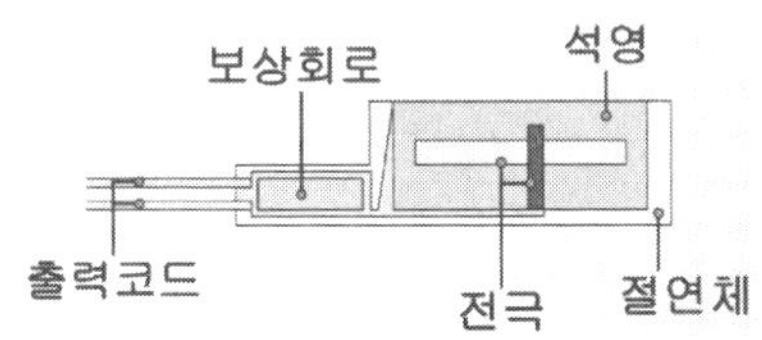	생리식염수를 넣은 도압관을 해당부에 삽입하여 체외에 설치한 전기혈압계와 연결하는 용량형 압력 센서이다(카테텔이나 수압 돔 내에 기포가 혼입되거나 카테텔과 수압부 콤프라이언스에 의해 내압전달 라인에 기계적 공진이 생겨 내압파형의 변형이 생길 수 있다).

① 세동정맥이나 모세관 내압의 동적 측정을 할 경우에는 세관을 삽입하여 압력계를 접속해야 하므로 압력계의 가동용적이 크면 정확한 측정을 할 수 없다. 이 경우에는 그림 3-30과 같이 **액의 이동에 의한 내압 센서계의 용적변화를 보상하는 영위법**이 사용된다.

② 염용액을 채운 마이크로피펫의 저항이 피펫 내 · 외압차에 따라 변화하는 특성을 이용하여 이 압력차를 상쇄하는 서보 제어를 하여 **미소혈관의 내압을 측정**한다.

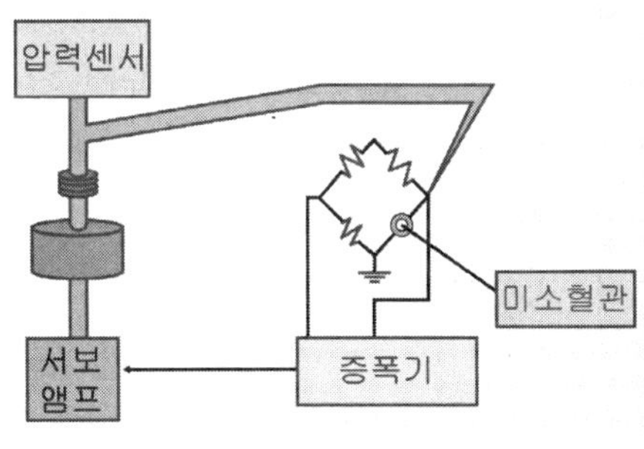

그림 3-30 ● 미소혈관 내압측정

(2) 혈류측정용 센서

국소조직 또는 전체 조직(장기)을 대상으로 하는 혈류의 측정이나 단일혈관을 대상으로 하는 혈류의 측정 등이 있다. 조직을 대상으로 하는 경우 **단위조직 중량당의 평균 유량으로 측정**하며 **단일혈관**을 대상으로 하는 경우 유속이나 유량측정으로 측정하게 된다.

대표적인 **침습법인 혈류측정법**은 그림 3-31과 같다. **전자혈류계법, 열선유속계법, 레이저 혈**

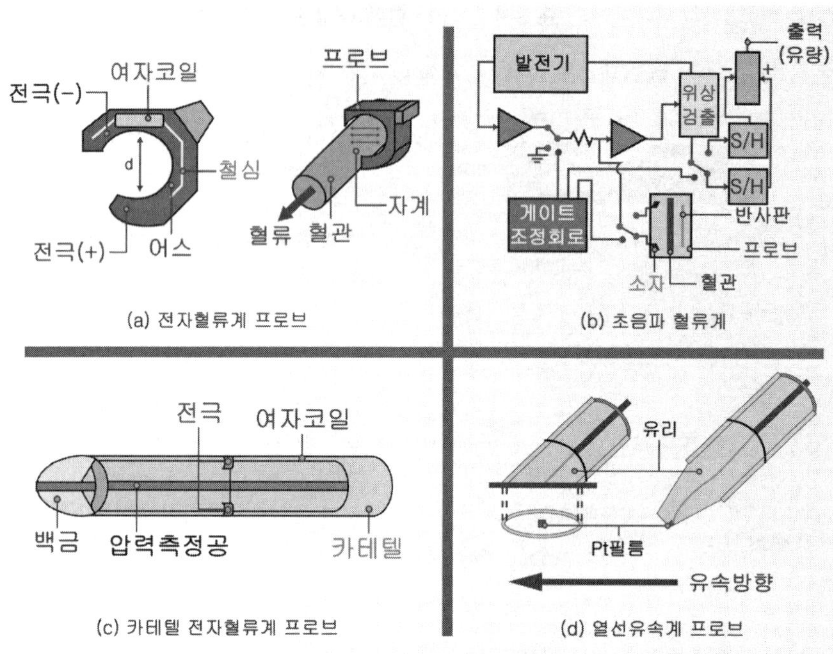

그림 3-31 • 침습법 혈류측정법

류계법 등이 단일혈관을 대상으로 하는 측정법으로 사용된다. 이 중 전자혈류계법, 초음파 혈류계법이 노출된 혈관에 센서(프로브)를 직접 장착하는 방식이다.

① **전자혈류계법**은 혈관 벽두께, **혈관과 기전력이 큰 센서와의 밀착성 등이 영향**을 주기 때문에 측정을 정확히 하기 위해서는 **혈관 장벽두께의 보정, 최적화된 프로브 직경의 선정** 등이 필요하다. 하지만 자계를 이용하기 때문에 크기가 커지면 생체의 내장에서 장기간 관측하는 데는 어려운 단점이 있다(그림 3-31(a)).

② **초음파 혈류계법**에서 펄스파가 송신파로 사용되고 있으며 교대로 초음파 진동자 2개를 송수신으로 사용하여 혈류에 의한 **전파시간차를 구하는 트랜션 타임 방식**과 일정 거리의 혈류성분만을 **초음파 진동자에서 거리분해능을 높인 펄스 도플러 방식**이 있다.

㉠ **초음파 혈류계**는 **순간혈류량을 측정**할 수 있고 **혈관에 초음파를 조사**하여 측정하게 된다.

㉡ **초음파 혈류계**는 전자혈류계와는 달리 **진동자를 작게 할 수 있어 생체의 내장을 장기간 관측하는 데에 있어 용이하고** 수[MHz]의 고주파를 사용하기 때문에 텔레미터링이 좋고 SNR이 좋다는 이점이 있다(그림 3-31(b)).

③ **카테텔형 전자혈류계**(그림 3-31(c))로서 검출전극과 여자 코일을 카테텔 끝에 매입하는 방식과 **열선유속계**(그림 3-31(d))로서 박막이나 미세한 금속선에 전류를 흘림으로 인해 발열현상이 일어나 **전기저항 온도계수에 의한 온도를 검출**하여 온도와 방열량으로부터

유속을 측정하는 방식이 혈관 내에 삽입하여 검출하는 방식으로 개발되어 있다.

④ 레이저광의 **도플러 시프트**와 광섬유를 이용하여 측정하는 **광섬유 혈류계**가 개발되어 모세관이나 세동정맥과 같은 미소혈관 내의 유속분포 및 유속측정이 가능하게 되었다.

표 3-14 ◦ 무침습법 혈류측정법

<table>
<tr><th>혈류측정법 구조</th><th>혈류측정법 원리</th></tr>
<tr><td>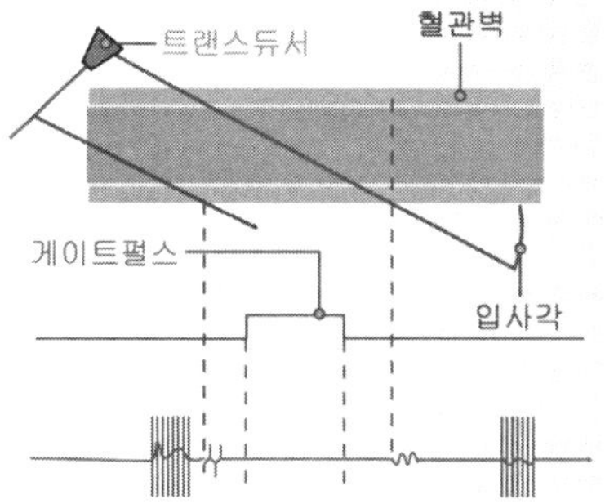</td><td>거리분해능을 가진 펄스 도플러법
펄스 도플러법 : 펄스파를 발신하여 반사해오는 전파의 주파수 변화를 측정한다.</td></tr>
<tr><td>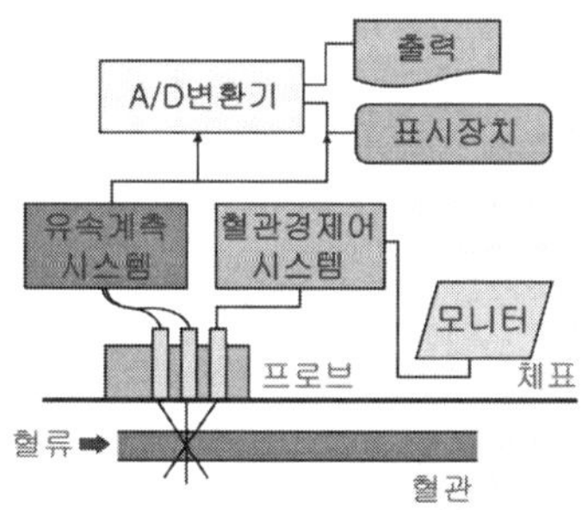</td><td>혈관의 크기를 혈관에 1본의 초음파 빔을 조사하여 혈관벽에 반사되어 오는 파로부터 구하는 동시에 다른 2본의 초음파 빔을 이용하여 유속을 측정하는 초음파 도플러법(Ultrasonic doppler echo cardiography : 초음파의 도플러 효과를 이용하여 심장, 혈관 내의 혈류를 계측하는 방법으로 순환기 영역의 임상 검사법 가운데 하나이다. 혈액 속에 투영된 초음파는 음향 임피던스가 다른 혈장과 혈구의 경계면에서 산란되고 이 산란파는 혈구의 운동속도에 비례하여 주파수가 달라진다.)</td></tr>
<tr><td>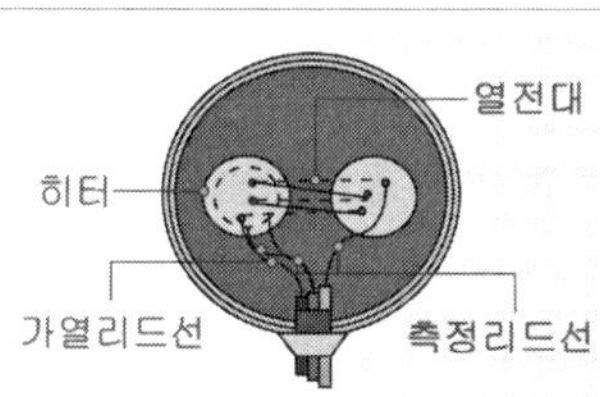</td><td>온도를 일정하게 유지하는 가열부와 비가열부 사이의 온도 차이를 측정혈류에 의한 열의 운반을 이용하여 피부혈류를 추정하는 열적 방식</td></tr>
<tr><td>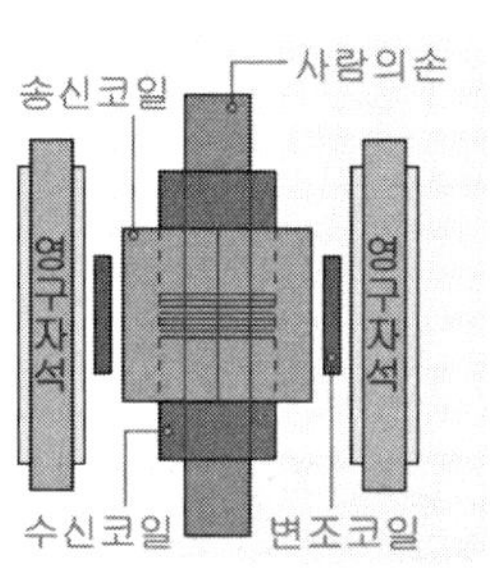</td><td>외부자장 내에 자기모멘트를 가진 원자핵(생체내에서는 수소원자핵)이 있을 때 특정 주파수의 전자파를 방출하거나 흡수를 일으키는 핵자기공명(NMR)을 이용한 핵자기공명 혈류계이다.
※ 핵자기 공명(NMR : Nuclear Magnetic Resonance : 외부 자기장 하에 놓인 원자핵과 특정 주파수를 가진 전자기파 사이에 발생하는 물리적 현상. 이런 원자핵에 의해 흡수되거나 방출되는 에너지로부터 물질내의 자기적 조건을 측정할 수 있다.)</td></tr>
</table>

⑤ 표 3-14는 혈류측정법을 나타낸 것으로 **핵자기공명 혈류계**는 혈류를 검출할 때 NMR(핵자기공명) 신호의 시간변화성이나 강도가 혈류의 흐름에 의존하는 성질을 이용하는 것이다. NMR(핵자기공명) 혈류계는 자화 벡터가 세차 운동할 경우 **크로스 코일 방식**을 이용하여 송신 코일에서 발생되는 고주파 자장과 이 신호가 직교하는 코일에 나타나게 되는 자기공명신호를 관측하는 것으로 이때 변조 코일을 이용하여 저주파 변조를 인가하여 싱글사이드밴드에 신호를 검파하여 송신파의 리크를 최소화한다.

(3) 순환계용 센서

심근의 축력이나 변위, 혈관운동, 심장변운동, 심음, 심장의 박동운동 등이 순환계를 대상으로 한 기계량에 포함된다. 표 3-15는 심장과 혈관의 기계적 활동을 직접 감지하는 침습적 방법이다.

표 3-15 • 침습적 검지방법

침습적 검지방법 구조	침습적 검지방법 원리
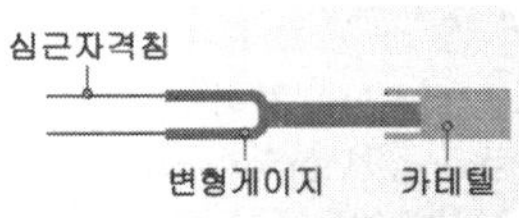	카테텔 끝에 U자형 수감 빔을 고정하여 그 끝에 부착된 침을 근육에 찔러서 삽입하는 방식이다. ※ 변형 게이지 : 고체가 변형될 때 고체내의 두 점 사이에 생기는 거리의 변화량(변형률)을 측정하는 계기
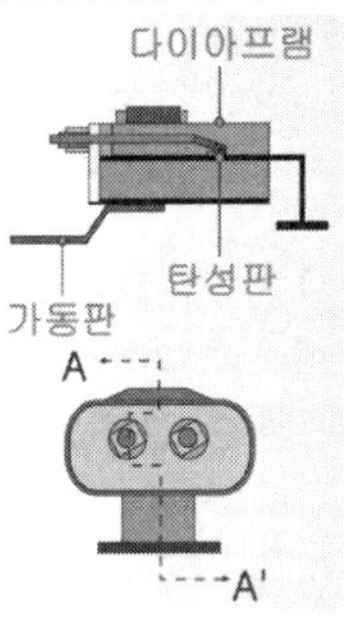	심실벽에 봉착시켜 심근수축력을 측정하는 방법이다. • ejection index • 심실의 크기와 그 변화·속도 • isovolumetric index • 수축기 시간간격 (심근 수축력을 측정하는 유용한 방법)
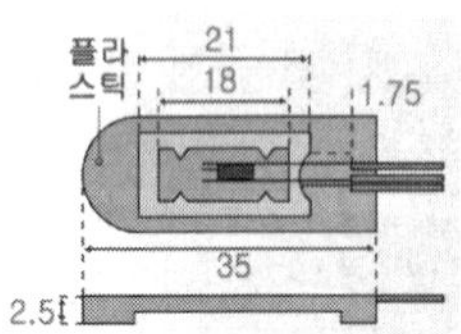	심실벽에 봉착시켜 심근수축력을 측정하는 방법이다.
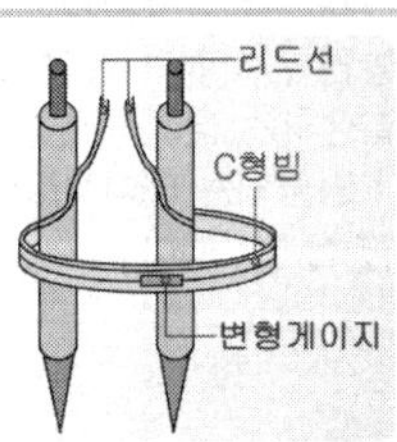	심근수축변위용 센서로 약 10[mm] 이격된 2개의 침에 C형 빔을 취부하여 빔의 변형을 반도체 변위 게이지로 검출하는 방식이다.

침습적 검지방법 구조	침습적 검지방법 원리
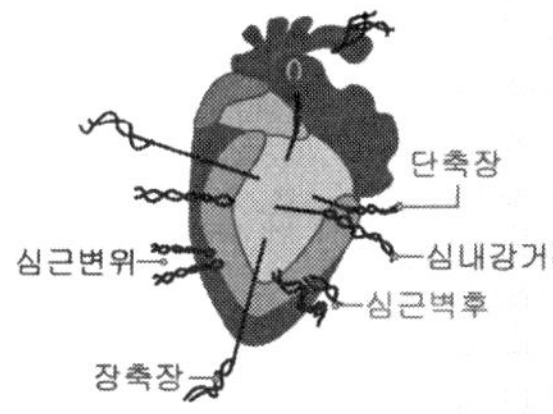	초음파를 이용한 심근벽 두께 · 심근 내 변위를 측정하는 방법으로 **두 진동자 사이의 간격을 초음파 전파 시간**으로 구한다. 보통 심실벽의 운동측정에는 대향한 진동자의 방향을 정확하게 맞추는 것은 어려우므로 진동자 전면에 플라스틱 렌즈를 부착하여 송파 빔을 확장하여 수신을 용이하게 하고 있다.
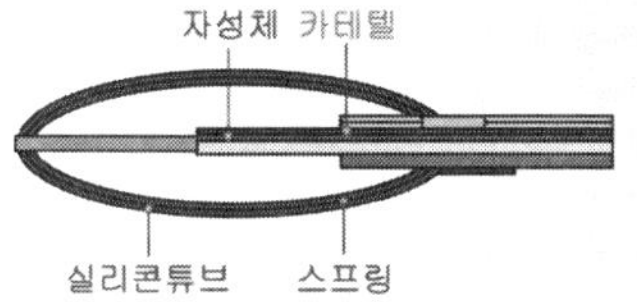	혈관 내경변화를 위해 **유도 코일을 이용한** 방법으로 카테텔 끝에 스프링을 취부하여 자성체 롯드를 고정시켜 롯드가 1차 코일과 2차 코일 권선부에 출입하는 구조이다.

마이크로폰이나 가속도 센서는 체표의 진동이나 혈관음, 심음의 측정에 이용된다.

① **심음**은 혈류 속에서 나타나는 **유지성의 진동과 심장의 수축함**에 따른 밸브막의 개폐시에 나타나는 유지시간이 짧은 진동이 포함된다.
② 심음 마이크로폰의 종류를 표 3-16에 나타내었다.

표 3-16 ◦ 심음 마이크로폰 종류

심음 마이크로폰 구조	심음 마이크로폰 원리
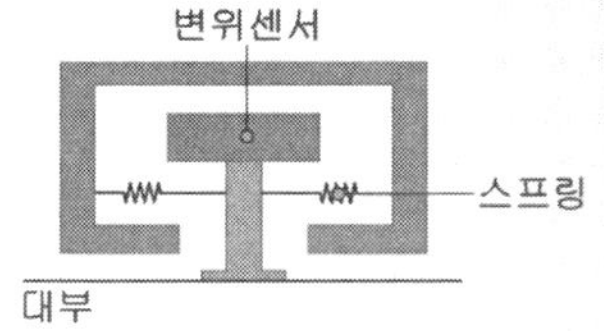	체표진동을 지지대를 통해 전달하는 **직접 전도형**
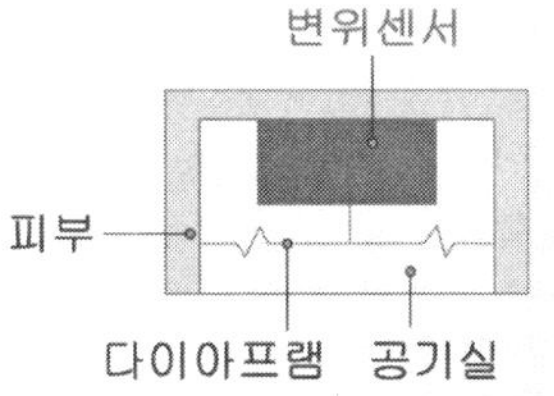	공기실의 공기진동을 이용하는 **공기전도형**
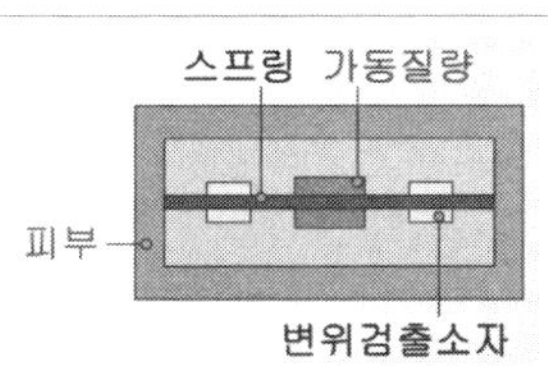	**가속도 센서**

3. 호흡, 대사기능용 센서

(1) 호흡형 센서

호흡측정 시에 연속적으로 호흡기능을 측정하는 방법은 중병의 호흡관리에 중점을 두고 있다. 병의 상태파악을 주기적으로 진단, 호흡기 질환을 진단하는 방법은 호흡의 제 지표를 스파이로미터는 폐기능의 각종 검사가 주가 되어 반복 측정하게 된다. 흡기측정이 일반측정과 다른 것은 호기와 흡기의 서로 방향이 틀리다는 것, 흡출종기의 저유량에서 대유량까지 측정이 가능한 것, 그리고 일정치 않은 가스 성분 등이다.

1) 스파이로미터

예비호기량, 폐활량, 최대 환기량 등을 측정대상으로 환기용량을 직접 측정하는 센서를 스파이로미터(Spirometer)라 한다. 스파이로그램은 입으로 출입하는 가스량의 변화를 시간축으로 기록한 곡선이다. 표 3-17은 대표적인 스파이로미터이다.

스파이로미터는 폐의 공기순환에 대한 검사이기 때문에 폐질환 중에 환기장애를 수반하지 않는 질환은 검출되지 않는다.

표 3-17 • 기계식 스파이로미터의 구조

기계식 스파이로미터 구조	기계식 스파이로미터 원리
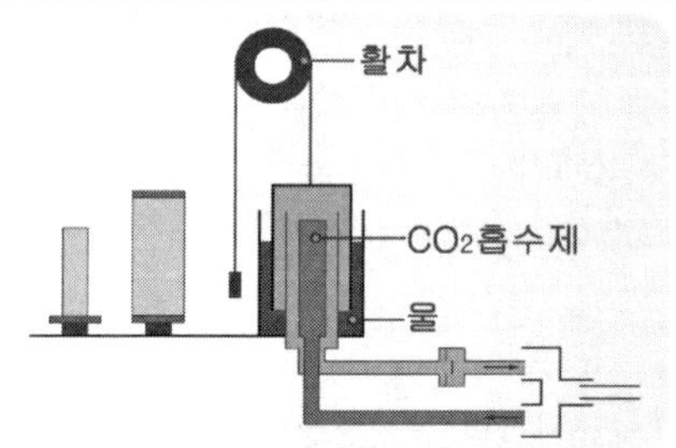	기계식 스파이로미터 이중벽 원통수조에 자유롭게 움직이는 원통이 활차에 의해 움직임으로써 원통에 붙어 있는 펜에 의해 변위를 직접 기록하는 구조(내부의 이산화탄소 흡수제는 폐쇄회로에 있어 환기량을 연속 측정하는 경우에 사용)
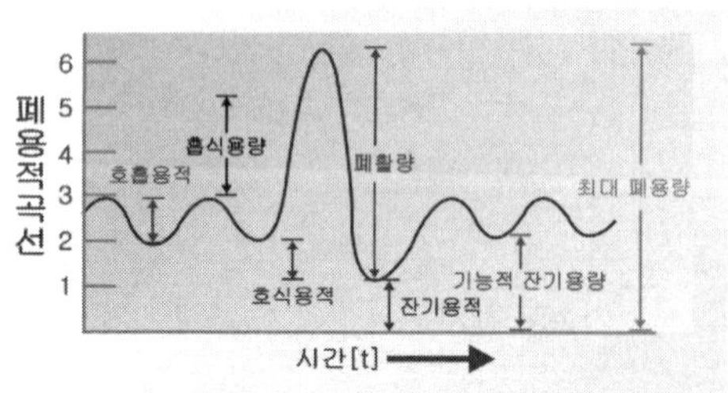	스파이로미터를 이용하여 측정할 수 있는 환기용량

2) 날개차형 호기유량계

이 유량계는 호기에 의해 회전하는 날개차의 회전속도가 유량에 비례하는 특성을 이용한 센서이다. 표 3-18에 폐기능 검사에 사용되는 날개차형 유량계이다.

표 3-18 ● 날개차형 유량계의 구조

날개차형 유량계 구조	날개차형 유량계 원리
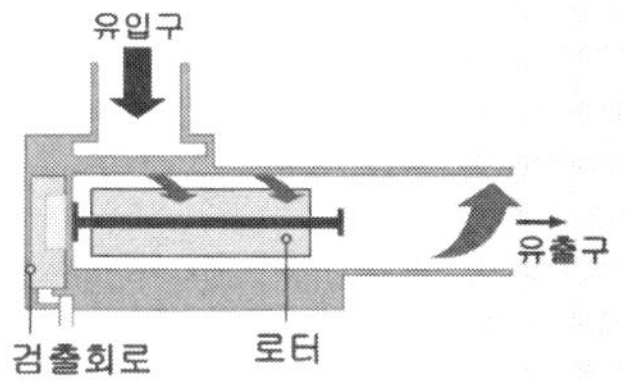	**폐기능 검사에 사용되는 날개차형 유량계** 고정날개에 의한 기류로 회전하여 로터를 회전시키므로 역방향으로는 회전하지 않는다(최저 회전감응유량은 2.5[L/ml]).

3) 차압형 호기유량계

차압을 이용하는 유량계로는 기체에 장애물을 설치하여 **동압을 검출하는** 것과 **기체의 점성 저항에 의해 검출하는** 것이 있다. 표 3-19에 브리지형과 리리형, 차압형 호기유량계를 설명하였다.

표 3-19 ● 차압형 호기유량계의 구조 및 원리

차압형 호기유량계 구조	차압형 호기유량계 원리
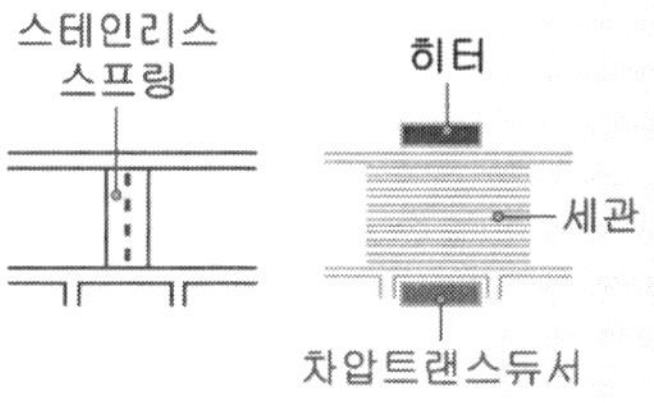	저항에 의한 차압검출법에 사용되는 스테인리스 미세관을 이용한 **브리지형**과 금속망을 저항으로 하는 **리리형**이다. ※ **브리지형** : 압력차가 미소하므로 안정된 차압 트랜스듀서가 필요하다. ※ **점성계수** : 기체의 조성이나 온도에 따라 변화하므로 점도를 요하는 측정시는 보정이 필요하다. 사용중에 수증기나 분비물에 의해 세관에 결로가 생길 수 있기 때문에 결로를 방지하기 위해 **열선을 설치한다.**
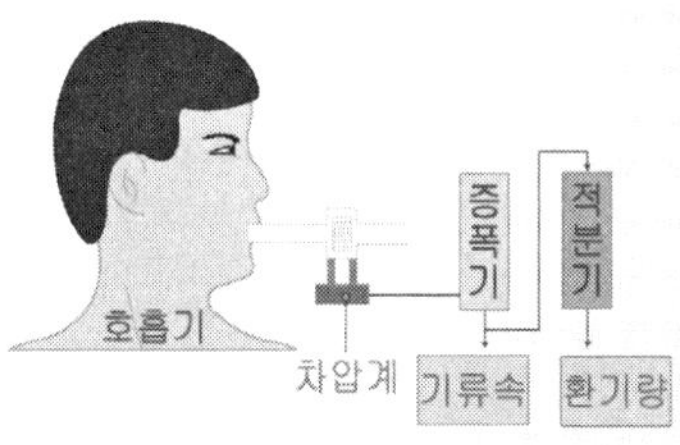	검사자는 마우스피스를 물고 코호흡을 멈추고 호흡하면 세관에 차압이 생겨 기류속도가 검출된다. **기류속도를 적분하여** 환기량을 구한다.
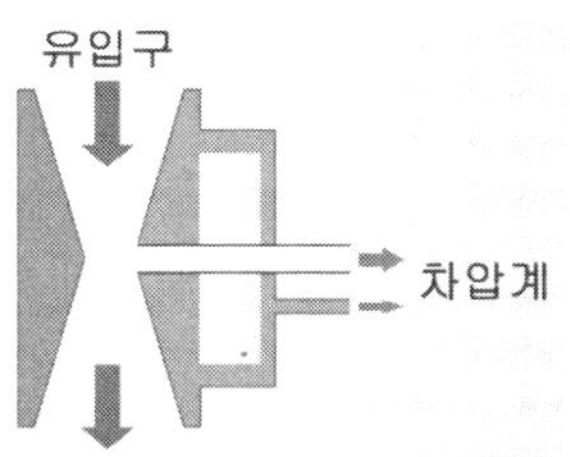	동압을 구하기 위해 사용하는 **밴추리관**이다. 유체관 내에 오리피스(Orifice), 벤츄리관(Venturi-Tube), 노즐(Nozzle) 등과 같은 차압 기구를 설치하여 유속에 따라 기구 전후의 압력차가 유속에 비례하여 변하는 것을 이용해 유량을 측정하는 것이다. 구조가 간단하고 유체 종류, 온도, 압력 등에 제한이 없을 뿐만 아니라 원격측정이나 보수가 필요 없는 등 장점이 있어 널리 이용된다.
$\frac{1}{2}\rho V^2 + p =$ 일정	유체의 압력이 속도 V^2에 비례하는 식의 **베르누이 정리**를 이용하여 동압을 구한다.

4) 열선형 호기유량계

유속을 열선이 기체 중에 빼앗기는 열량의 변화로부터 측정하는 방법이다. 표 3-20은 열선형 호기유량계이다.

표 3-20 • 열선형 기류측정기의 구조 및 원리

열선형 기류측정기 구조	열선형 기류측정기 원리
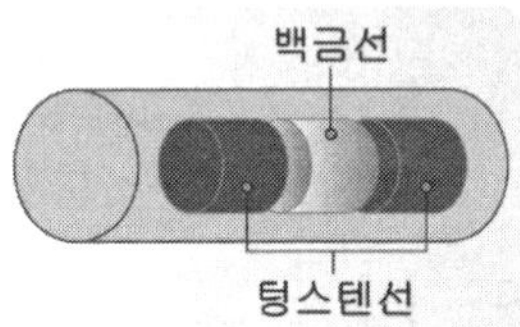	기류의 방향검출은 3본의 검출선을 사용하여 열선으로부터 열의 이동을 검출하여 흐름의 방향을 판별한다.
$H = kl(T_w - T_g)\left(1 + 2\pi \frac{\rho C_p d}{k} v\right)$	열선이 빼앗기는 열량 v는 기체속도, ρ는 기체밀도, C_p는 정압비열, k는 열전도율, l는 열선의 길이, d는 직경, T_w는 열선의 온도, T_g는 기체온도
$H = I^2 \cdot R[T]$	열선에서 방출되는 에너지 I는 열선에 흐르는 전류, R[T]는 온도 T에서의 저항값이다.
열선유량계의 특징	㉠ 기류저항이 작으며 응답이 빠르다. ㉡ 저유량에서 고유량까지 광범위하고 응답성이 좋다. ㉢ 가스 조정의 영향을 무시하지 못한다. ㉣ 열선이 미세해 단선, 오연 등으로 감도가 저하될 수 있다.

5) 초음파 호기유량계

유체 내의 초음파 전파속도를 측정하는 방법이 초음파를 사용한 유량 센서로 사용된다. 초음파 호기유량계의 설명은 표 3-21과 같다.

표 3-21 • 초음파 유량계의 원리

초음파 유량계 구조	초음파 유량계 원리
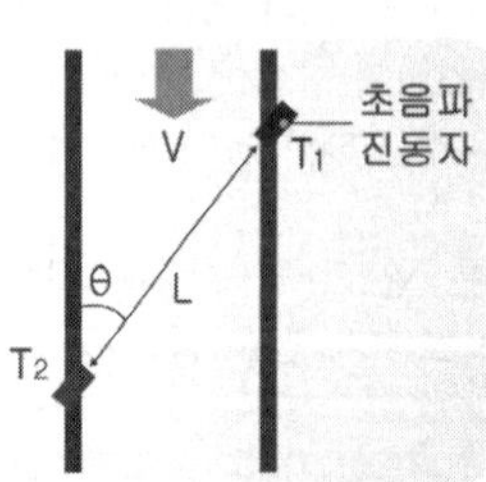	기체의 흐름에 대해 경사로 1쌍의 대향한 초음파 소자를 취부하는 경우이다. ※ 초음파 소자 : 초음파 센서이면서 동시에 초음파 발생기라 할 수 있다. 압전이나 자왜(자성물질에 자장이 가해지면 결정이 미세하게 수축 팽창하는 현상)를 이용한 것으로, 발생한 초음파가 대상에 반사 돼 돌아오는데 걸리는 시간을 측정하고 음파의 속도를 곱해 거리를 계산함으로써 거리측정에 사용된다.

초음파 유량계 구조	초음파 유량계 원리
$t_1 = \dfrac{L}{c + V\cos\theta}$	기체가 좌에서 우로 흐르고 있을 때 T_1에서 송신하고 T_2에서 수신되는 초음파의 전파시간(t_1)이고, L은 소자 간의 거리, θ는 관축과 초음파 빔이 이루는 각도, c는 음속, V는 유속이다.
$t_2 = \dfrac{L}{c - V\cos\theta}$	T_2에서 송신하고 T_1에서 수신되는 초음파의 전파시간(t_2)이다.
$\Delta t = t_1 - t_2 = \dfrac{2LV\cos\theta}{c^2 - V^2\cos^2\theta}$	초음파의 전파속도는 흐름방향으로는 빨라지고 역방향으로는 늦어진다. 이때 전파시간의 차를 구하는 식이다.
$V = \dfrac{c^2}{2L\cos\theta}\Delta t$	기체의 유속이 음속에 비해 충분히 작으므로 유속을 구하는 식이다.
초음파 호기유량계의 특징	㉠ 유속이 전파시간에 비례한다. ㉡ 음속은 2승에 비례하므로 음속이 기체의 조성, 습도, 온도에 변하기 때문에 유속도의 영향을 받아 측정 정확도가 낮아지는 결점이 있으므로 리얼타임으로 음속을 보정해야 한다.

6) 와류형 호기유량계

유량을 기류 중에 와류발생체를 넣어 발생하는 와류의 주파수로부터 감지하는 방법이다. 표 3-22는 와류형 호기유량계이다.

표 3-22 ◦ 와류형 호기유량계의 구조 및 원리

와류형 호기유량계 구조	와류형 호기유량계 원리
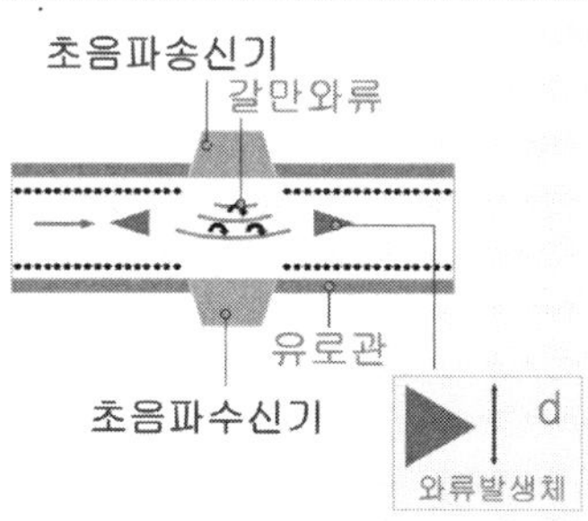	유체 중에 삼각주 모양의 물체를 놓으면 와류로 유속에 비례한 주파수의 와류가 발생한다. 삼각주의 안정된 와류를 발생시킬 수 있으므로 호기, 흡기에 대해서도 와류가 발생된다.
$t = S\dfrac{V}{d}$	와류발생 주파수 f를 구하는 식 V는 속도, d는 와류발생체의 폭, S는 펄스 와류발생 주파수는 온도, 습도, 기체조성뿐만 아니라 유속과 와류발생체의 크기로 결정된다.

(2) 초음파 탐상기

초음파를 사용하여 동재나 파이프 등의 각종 기계부품의 내부적인 결함들을 검출해내는 장치이다. 물체 내부의 조성이 변화되거나 부식 등의 결함이 있을 때 초음파의 반사파를 이용하여 검출한다.

표 3-23은 초음파 탐상기의 구조와 원리이다. 실시간으로 검출할 수 있기 때문에 인체의 각종 질병 진단용으로 사용되고 있다. 다른 인체측정보다 초음파를 이용한 측정이 인체에 영향을 주는 부분이 적고 소형화된 제품을 만들 수 있기 때문에 의료용으로 널리 사용되고 있다.

표 3-23 • 초음파 탐상기의 원리 및 구조

초음파 탐상기의 원리	초음파 탐상기의 구조
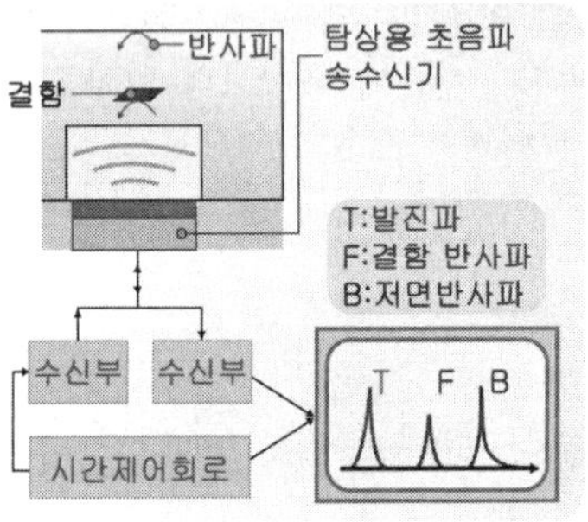	초음파 펄스 신호가 발신기에서 발사되면 접촉매질을 통해 재료를 전파해가면서 저면으로부터 반사파가 반사되어 돌아온다. 만약 내부에 기공 등의 이상결함이 있으면 결함부위에서도 같은 반사파가 생긴다. 반사파를 CRT를 통해 검출하여 반사파의 강도 및 거리를 측정할 수 있다.
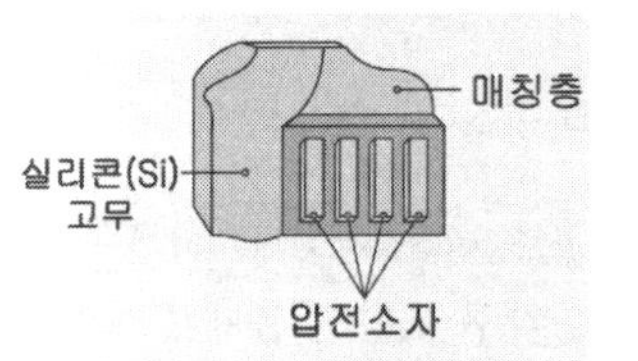	신호검출기(프로브)와 측정 시스템을 나타낸 것이다. 프로브는 압전소자를 다수 병렬로 연결하여 시간에 따라 초음파 조사빔이 집속되도록 제어된다.
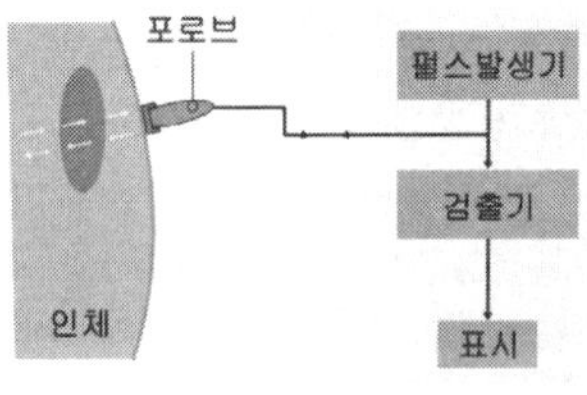	초음파 탐상기는 생체 내의 장기나 태아상태를 관찰할 수 있다.

제 7 절 생체 센서

생체 센서(바이오센서)는 효소, 항체 등의 생물체의 기능물질 또는 미생물 등 여러 가지 물질에 예민하게 반응하는 감지기능을 직접 이용하는 센서로서 주로 시료(시험, 검사, 분석 등에 쓰이는 물질 또는 생물)에 함유되어 있는 화학물질을 검출, 측정하는 곳에 이용되고 있다. 생체는 생명을 지속하기 위해 정보를 화학물질의 운반에 의해 전달한다.

표 3-24에는 생체의 화학반응기관들의 위치를 나타내었다.

표 3-24 • 생체화학기관의 위치

위 치	생체기관	물 질	특정물질에 대한 반응
체표면	미각세포, 후각세포	단백질 및 지방질	선택적으로 반응하지 않는다.
체내면	호르몬, 시냅스 각 기관	단백질 효소, 항체(단백질)	민감하게 반응한다.

① 체표면에 있는 기관들은 식별능력이 뛰어나지만 감각세포의 단계에서는 그 특성이 떨어지게 된다.

㉮ 단맛, 매운맛, 신맛, 짠맛, 쓴맛의 미각이 있는데 이들 미각세포와 미각 신경회로가 이어지지 않아서 뇌 신경회로망으로 전달이 되지 않기 때문이다.

② 우리 인체 내에는 화학 생체기관이 수없이 존재한다. 시냅스에는 신경전달물질의 감응기관이 있으며, 감각세포의 생체막에는 감응체로 단백질이 매입되어 전달물질이나 호르몬이 특수하게 달라붙는다.

③ 호르몬 감응기관은 체액 중에 특별히 지정되어 있는 호르몬 사이에서만 정해져 있는 생리적 반응을 일으키며 단백질이 검출물질의 분자구조를 인지하는 입체화학구조를 가지고 있기 때문이다.

④ 생체 센서의 기본원리는 그림 3-32와 같다. 특정한 화학물질에 의해서만 반응을 일으키는 생체기구를 기능성 막에 고정시킨다. 그 다음에 활용하는 것으로 화학반응을 전기적 신호로 출력하며 생체에 관련된 물질에는 세포 내 소기관, 효소, 미생물, 항체 또는 항원 등이 있다. 이런 것들을 이용하여 특정하게 검출하는 대상들을 식별할 수 있는 감응물질이 된다.

⑤ 생체 센서는 단백질이나 효소 같은 감응물질들을 고정화한 생체촉매와 물리화학 디바이스(변환장치)로 구성되고 용액 속에 포함되어 있는 측정할 물질은 감응물질들의 단체에 붙어 특수한 반응을 일으켜 복합체를 이루게 된다. 이런 현상이 이루어지게 될 때 열, 색, 산화-환원 전류 같은 화학적·물리적 작용이 일어나며 이러한 화학적 변화를 반응기나 서미스터 같은 변환소자를 이용하여 전기적 신호로 변환시키게 된다.

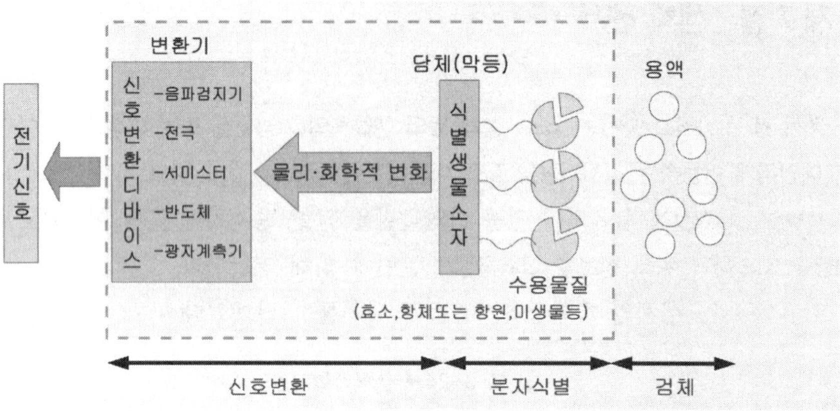

그림 3-32 ● 생체 센서의 원리

1. 효소 센서

효소란 생체 안에서 만들어지는 **생체 내의 반응을 촉매하는 단백질을 중심**으로 한 고분자 화합물로서 생체에 있는 특정한 화학물질과 반응함에 따라 다른 화학물질을 생성 또는 분해하는 기능을 갖고 있고 **체내에 수없이 많이 존재**하고 있다.

① **효소**는 특정한 기질만을 식별하여 반응하며 높은 압력이나 높은 온도에서 특정한 반응을 촉매하기 때문에 막에 측정할 물질에 반응하는 효소를 고정화하여 효소반응에 의하여 **전극활성물질들이 생성, 소비되는데 이것을 전극으로 측정하면 본래의 화학물질 농도를 계산**할 수 있다. 이러한 작용으로 기질을 특이적으로 선택할 수 있는 센서로서의 기능을 갖는다.

② 센서에 가장 대표적으로 이용되고 있는 효소는 **글루코오스옥시타제**(Glucose oxidase)이다. 이 글루코오스옥시타제 효소는 액체 속에 포함되어 있는 **글루코오스란 물질을 산화시켜 글루코노랙톤**(Gluconolactone)과 **과산화수소수**를 만들어내게 된다. 이 현상이 일어나게 될 때 산소가 소비되게 되는데 이 **산소의 소비량을 산소전극을 이용 검출**하게 되면 글루코오스의 농도를 알 수 있게 된다.

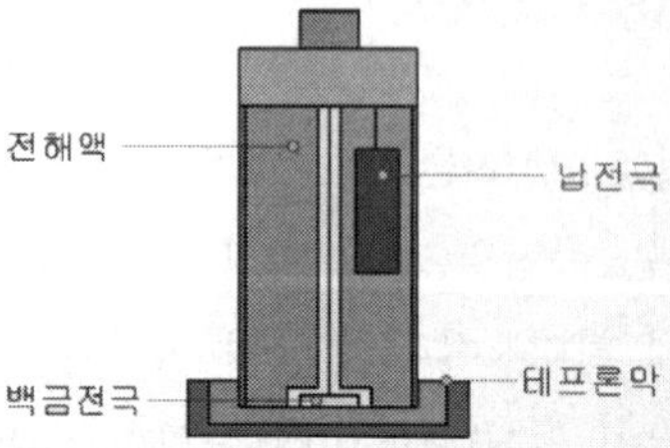

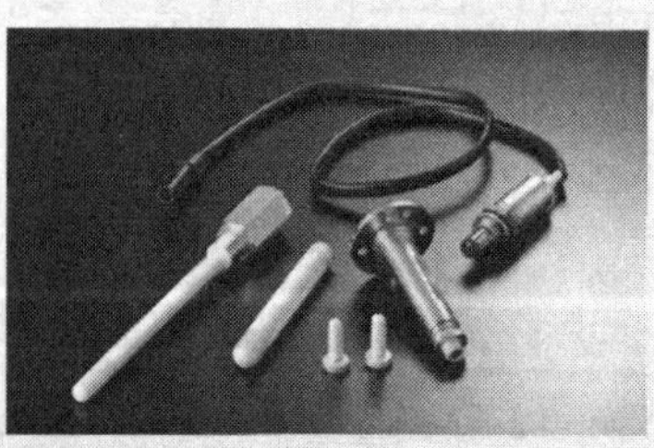

그림 3-33 ● 효소 센서의 구조

③ 그림 3-33은 효소 센서의 구조이다. 이 효소는 고분자막 위에 고정화되어 효소전극 위에 배치되어 있다. 이렇게 효소를 고정화시키는 방법에는 여러 가지가 있지만 크게 화학적 방법과 물리적 방법의 두 부류로 나눌 수 있다.

㉠ 화학적 방법 : 효소와 공유결합을 형성시키는 것이다.

㉡ 물리적 방법 : 약한 상호작용을 이용하거나 가두어 두는 것이다. 그리고 다른 방법으로는 공유결합법, 가교화법, 포괄법, 흡착법 등이 있다.

④ 단백질 분자의 검출과정을 효소분자를 이용하여 사용하고 있다.

예-1 단백질은 수많은 아미노산의 연결체로 동식물 세포의 원형질의 주성분이며, 많은 화학반응의 촉매 역할 및 항체 형성 따위에 중요한 구실을 하는 생명체를 구성하는 고분자물질이다.

예-2 단백질의 분자량은 입체구조가 수천에서 수억에 달하는 화학구조가 복잡하게 구성되어 있다.

예-3 효소는 높은 온도나 높은 압력에서 선택적으로 분자를 식별하여 반응을 촉매하게 되며 효소가 선택적으로 식별하는 분자를 기질이라 한다.

⑤ 기질은 효소분자에 붙게 되어 복합체를 형성하게 되는데 효소분자만이 만드는 입체구조 및 특유의 아미노산 배열에 의하여 효소가 선택적으로 식별할 수 있는 분자구조를 가진 기질만이 선택되어 효소분자에 붙게 된다. 그리고 어떤 부분이 활성중심이 되어 기질분자의 특정 부분이 반응을 일으키게 된다. 이런 반응이 효소의 특이성이 일어나게 되는 원인인 것이다.

⑥ 효소를 측정대상으로 이용하는 경우 전기화학전극 반응으로 인해 생성된 물질을 검출하는 경우가 많이 있다. 효소를 이용하는 센서로는 글루코오스 센서, 알코올 센서, 유기산 센서, 아미노산 센서, 지질 센서, 요소 센서 등이 있다.

㉠ 글루코오스 센서 : 글루코오스 산화효소를 폴리아크릴아미드겔 막에 고정화시키고 포도당을 산화시킨다. 이것을 전극 위에 붙여 제작한 센서를 시료용액 안에 넣으면 용액 중의 포도당이 퍼져 고분자막에 고정화되어 있는 글루코오스 산화효소에 미치고, 효소반응에 의하여 글루코노락톤이 만들어지면서 산소가 소비된다. 이때 소비되는 산소량은 산소전극 위에 전류변화로 나타나게 되며, 이 값의 변화를 이용하여 포도당의 농도를 계산할 수 있다.

㉡ 알코올 센서 : 산화효소가 저급 1가 알코올을 산화하여 알데히드를 만들어낸다. 이 효소를 고정화막과 과산화수소 전극을 조합하여 센서를 만들면 알코올의 산화에 의해 만들어지는 과산화수소를 측정함으로써 알코올 농도를 계산할 수 있다. 이렇게 만들어진 알코올 센서를 이용하여 에탄올 농도를 상대오차 3.2[%] 이내로 재현성있게 측정할 수 있다.

㉢ 요소·요산 센서 : 임상화학분석용 센서로 사용되고 있다. 미생물로부터 효소는 압축정제되므로 직접 유기막에 미생물을 고정화하여 생물 센서로서 이용된다. 효소를 단독으로 사용하는 것이 아니라 복합 효소계나 미생물의 생리기능을 미생물과 함께 사용한다. 과산화수소전극을 이용한 효소 센서의 구조는 그림 3-34와 같다.

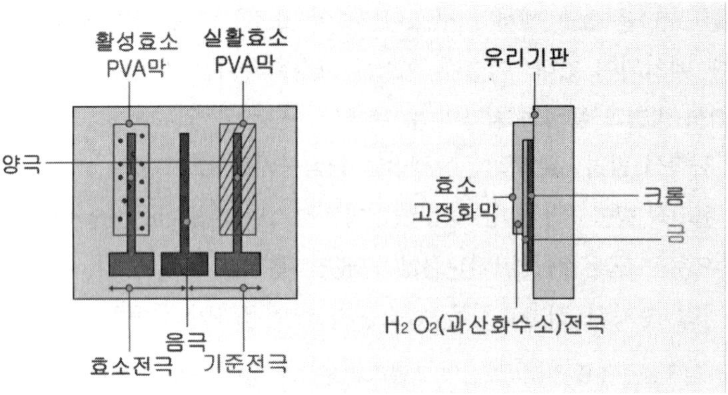

그림 3-34 ● 과산화수소전극을 이용한 효소 센서의 구조

유리기판 위에 크롬으로 금속막 전극을 증착시킨 후에 양전극을 애노드, 중앙전극을 캐소드로 하여 약 0.8[V]의 전압을 인가하면 과산화수소수가 식 (3-4)와 같이 산화되어 전류가 흐르게 되는데 이 전류값으로부터 농도를 측정할 수 있게 된다.

$$H_2O_2 \rightarrow 2H^+ + O_2 + 2e^- \qquad (3\text{-}4)$$

여기서, H_2O_2는 과산화수소, H는 수소, O_2는 산소이다.

글루코오스 산화효소를 고정화시켜도 글루코오스 산화효소는 식 (3-5)와 같이 산화반응을 촉매하게 되어 유기산과 과산화수소를 생성하게 된다.

$$C_6H_{12}O_6 \rightarrow C_6H_{10}H_6 + H_2O_2 \qquad (3\text{-}5)$$

여기서, $C_6H_{12}O_6$는 포도당이다.

식 (3-5)에서 농도, 글루코오스를 애노드 전류값을 이용하여 측정하게 된다. 미생물을 이용하는 센서는 오수처리용으로 이용하고 있다.

2. 미각 센서

미각을 구성하는 4가지 기본요소인 단맛(Sweet taste : 스위트 테이스트), 신맛(Sour taste : 사우어 테이스트), 짠맛(Saline taste : 세일린 테이스트), 쓴맛(Bitter taste : 비터 테이스트)에 대응 각각 NaCl(염화나트륨), 당, 아미노산과 알카로이드, 핵산 등이 맛 성분을 가지고 있고 미각을 수용하는 기관은 미뢰인데 혀의 점막의 유두 속에 다수가 존재하고 있다.

① 미뢰 속에는 20~30개 정도의 미세포가 있으며 미뢰의 상단에는 미공이 있고 미세포는 미공을 통해 돌기가 혀 표면에 나와 있으며 이 돌기가 미각물질에 처음으로 반응하게 된다.

사람은 이런 기관을 이용하여 맛을 느끼게 되는데 미각 센서는 이런 기관의 세포막과 비슷하게 만든 지방질 고분자막을 이용하여 개개의 물질과 미세포와의 상호작용을 분류하여 사람이 느끼는 맛과 높은 상관관계를 얻을 수 있다. 하지만 아직 사람만큼 민감한 맛을 검출하지는 못한다.

② 맛 센서 중 복수전극을 이용한 센서 두께 2[mm] 정도의 아크릴판에 직경 1.5[mm]의 Ag(은)선을 통하여 리드선과 같이 에폭시계 접착제로 고정시킨다. 생체와 흡사한 단백질이나 지질 등을 수용기구를 이용하여 맛 물질이 생체막에 수용될 수 있게 되며 각종의 지질막에 피복을 입힌 전극군을 높은 선택성을 갖지 못하는 단백질 대신 사용한 맛 센서가 검토되고 있다.

복수전극을 이용한 미각센서의 구조는 그림 3-35와 같다.

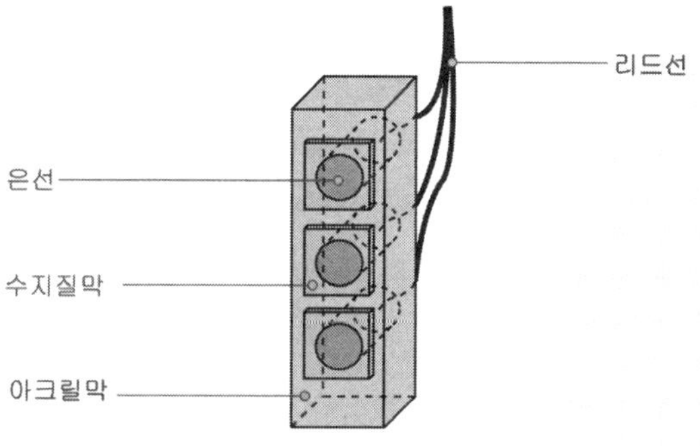

그림 3-35 ● 복수전극을 이용한 미각 센서의 구조

3. 냄새 센서

인간은 순간적으로 냄새를 함유한 가스를 코로 흡입하여 냄새를 식별해 낼 수 있는 능력을 가지고 있다. 냄새분석에 주로 이용하는 가스 크로매트그래피로 어떤 냄새를 분석해 보아도 각기 다른 400종류 이상의 분자 피크가 나타나게 된다. 탄소수가 1~10까지인 휘발성의 유기분자가 포함되어 있고 알코올, 게톤, 에스텔, 알데히트 등의 원자단이 포함하고 있다.

① 가스에 포함되어 있는 물질성분을 검출해 내는 센서이다.
  ㉠ 밀폐된 공간에서의 산소농도를 검출한다.
  ㉡ LPG나 도시가스 등의 누설 가스를 검출한다.
  ㉢ 자동차의 배기가스의 질소산화물 등을 검출해 내는 것이다.

② 가스 성분에 따라 그 검출 방식은 매우 다르다.
  ㉠ 냄새 가스를 검출하는 것은 수정진동자의 진동수 변화를 이용하는 검출법이 있다.
  ㉡ 환원성 가스나 산소는 산화와 환원반응을 이용한 도전성 변화를 검출하는 방법이 있다.

㉢ 가연성 가스에 연소열을 이용하는 검출방법이 있다.

③ 그림 3-36은 수정진동자를 이용한 가스 센서의 구조이다.

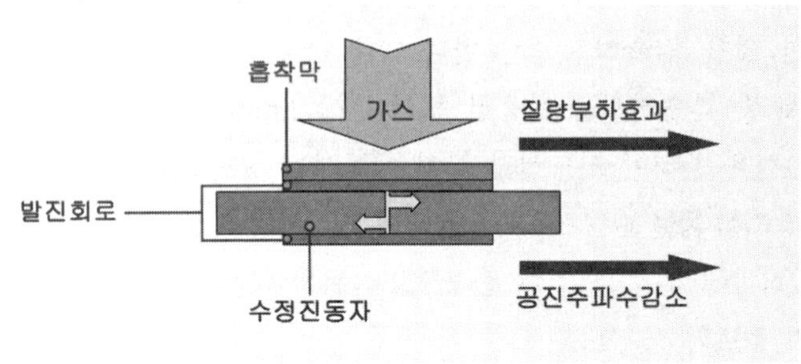

그림 3-36 ● 수정진동자를 이용한 가스 센서의 구조

수정진동자는 가스 센서에서 안정된 발진 주파수를 얻기 위해서 이용되는데 온도 특성이 우수한 수정결정의 AT컷을 주로 이용하게 되며 대상 가스를 흡착시키는 감응막을 진동자의 양전극 위에 형성시키면 특정한 성질의 가스가 흡착하게 되어 질량이 변화하게 된다. 이 변화로 인해 진동자의 공진 주파수가 낮아지게 된다. 이 공진 주파수는 질량증가분에 비례하여 낮아지기 때문에 가스 농도를 발진회로의 출력을 이용하여 가스 농도를 검출해 내게 된다.

질량증가에 따른 공진주파수의 변화분은 식 (3-6)과 같다.

$$\Delta F = -2.3 \times 10^6 \cdot F^2 \Delta M \tag{3-6}$$

진동자의 주파수를 10[MHz]에 맞추고 수[Hz]마다 주파수 변화량을 측정하여 가스 흡착 및 탈착에 따른 질량변화(10[mg] 정도)를 검출해 내게 된다.

④ 가스 센서에는 그림 3-36과 같이 유기막을 수정진동자에 코팅하여 사용하게 되는데 8가지 정도의 유기막을 각각 수정진동자의 전극 위에 도포하여 냄새를 흡착시키게 되면 질량부하 효과로 인해 공진 주파수가 낮아져 수정진동자에 주파수 변화가 나타나게 된다. 이 유기막 종류에 의존한 패턴 정보에 따른 변화를 컴퓨터를 이용하여 해석하게 되면 암모니아, 유화메틸 등의 냄새를 포함하고 있는 가스를 검출해 낼 수 있는 것이다. 그림 3-37은 냄새를 감지해 내는 시스템의 개념이다.

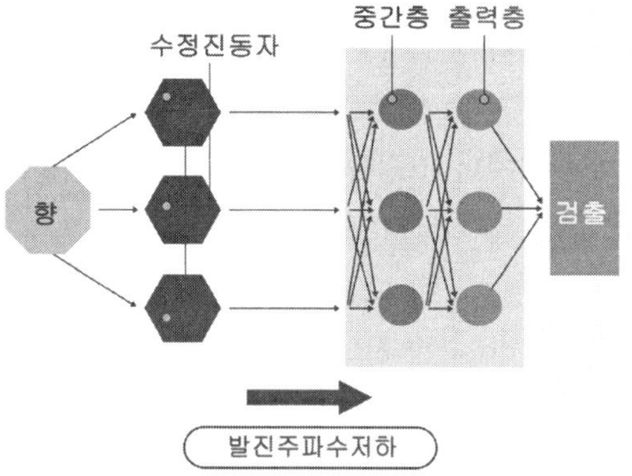

그림 3-37 ◦ 냄새 감지 시스템의 개념

4. 면역 센서

항원체 반응을 이용하여 체내에 잠입하고 있는 병원체나 다른 혈액형 물질 등의 항체 또는 항원을 인식하게 되어 특정한 반응을 보이는 센서를 면역 센서라 한다.

㉠ 혈액형을 검출하는 센서는 혈액형을 나타내는 물질을 적혈구로부터 추출하여 고분자막 위에 고정화하여 항원막을 형성시킨다. 이 막에 성질이 다른 혈액형을 나타내는 물질의 항체가 부착되면 특정한 반응을 일으키게 되어 막의 전위가 변화되어 기준전극의 전위와 비교 분석하여 혈액형의 상태를 검출하게 된다. 면역기능을 이용하는 센서에는 면역 센서 외에도 호르몬 센서,면역기능을 이용하는 센서에는 면역 센서 외에도 병원체 센서, 혈청알부민 센서 등이 있다.

① 면역 센서의 구조는 효소 및 미생물 센서에서 사용하는 유기화합물 같은 저분자 화합물 대신 고분자 물질인 단백질이나 다당류 같은 물질을 대상으로 한다.
② 면역 센서의 구조는 그림 3-38과 같다. 동물의 체내에 고분자물질이 유입되게 되면 임파구에 의한 항원으로 인식되게 되어 항체가 생성되게 된다.

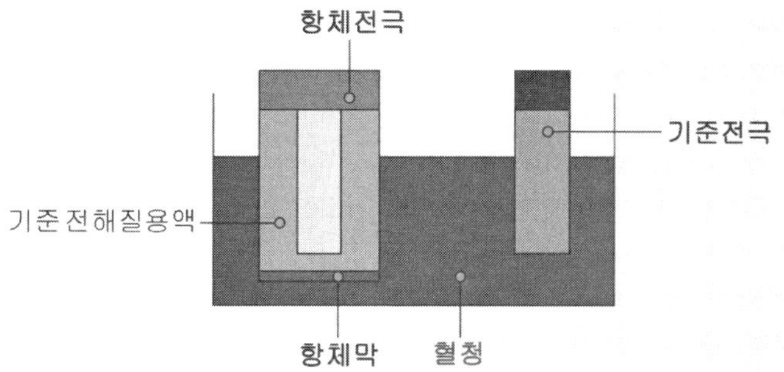

그림 3-38 ◦ 면역 센서의 구조

㉠ 항체는 면역 그로그린이라는 혈청 중에 포함되어 있는 단백질이다.

㉡ 항체와 항원이 결합하여 안정된 복합체가 형성되는데 이 복합체의 응집이 혈청 중에 생성된다.

㉢ 항원이나 항체를 막에다 고정화시키게 되면 면역반응이 높은 분자식별기능을 가지게 되는 기능성 막이 만들어진다.

예 아세틸셀룰로오스에 항체를 고정화시키면 단백질이 pH에 의해 하전극성이 정·부로 변화하는 양성전해질이 되고 항체를 고정화시킨 막은 표면전하를 가지게 된다. 이 전하에 대응하는 막전위를 갖게 되는데 항체와 항원은 서로 전하상태가 매우 다른 경우가 많이 있기 때문에 서로 흡착하게 되는 복합체를 형성하게 되는데 이때 막전위가 변화하게 된다. 따라서 이 막전위의 변화량에 의해 항원의 흡착량을 알 수 있는 것이다.

5. 미생물 센서

특정한 물질이나 환경에서 살아가는 미생물들의 활동상황을 감지해 내는 센서가 미생물 센서이다. 염기성 미생물 같은 경우는 이산화탄소 등의 특정 물질을 소비하거나 생성물질을 합성하기도 하기 때문에 특정 물질의 존재를 검출할 수 있다. 영양소가 공급되어 활성화되면 산소를 소비하는 호기성 미생물 같은 경우는 산소전극을 이용하여 검출해 낼 수 있다.

① 미생물 센서 중 글루코오스나 글루타민산 등을 검출하는 센서의 구조는 특정한 종류의 미생물 속에 존재하고 있는 효모를 아세틸셀룰로오스막에 고정화시켜 산소전극상에 취부하여 산소가 용해되어 있는 완충용액 속에 넣고 영양소를 집어넣으면 활성화된 효모가 산소를 소비하여 산소량이 변화하게 되는데 이 변화량을 측정하여 영양물질의 농도를 측정하게 된다. 그림 3-39는 미생물 센서의 구조이다.

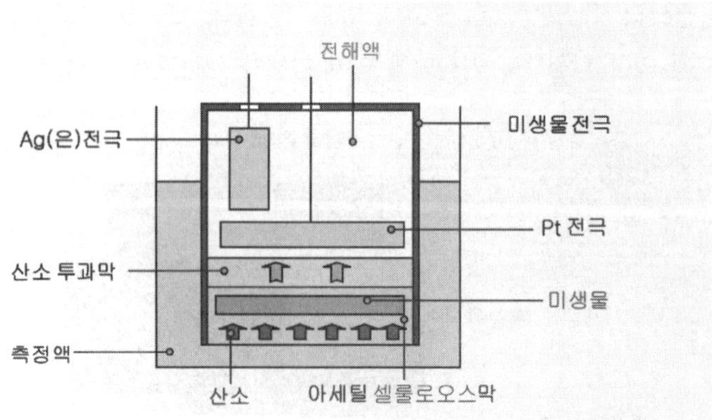

그림 3-39 • 미생물 센서의 구조

② 호흡활성측정형 미생물 센서는 미생물이 검지대상물과의 반응으로 인해 호흡기능이 촉진되거나 억제되는 것을 이용하는 방법이다. 이 방법은 검지대상물을 미생물이 취식 소하시켜 특정의 물질을 생성하게 한다. 이렇게 생성된 물질이 저극반응을 일으키거나 전극에 감응될 수 있는 전극활성물질이 되면 전극과 미생물 고정화막을 조합하여 전극활성물질측정형의 센서로 사용하게 되는 것이다.

③ 호흡활성측정형 센서의 원리는 효소를 흡수하여 유기성을 취식 산화시키는 호기성 미생물을 아세틸셀룰로오스막이나 콜라겐막 등에 고정화시켜 크라크형 Pt 캐소드와 Pb애노드를 농알칼리액에 붙여 캐소드 표면을 산소투과형 테프론막으로 피복한 산소전극에 씌운다. 이때 산소는 캐소드 표면에서 환원될 때 흐르는 캐소드 전류와 테프론막을 확산하는 O_2(산소)량은 비례관계가 된다.

④ 센서를 측정계의 pH를 일정하게 유지시키는 용액인 완형액에다 담근 후 산소를 포화시키면 고정화막으로 산소가 확산하게 되면서 미생물의 호흡으로 일부가 소비된다. 그리고 소비되고 남은 산소는 테프론막을 통하여 산소전극으로가 캐소드 전류가 정상적으로 흐르게 된 후에 측정을 할 유기물이 완형액 중에 들어가게 되면 미생물은 유기물을 흡수하게 되어 산화반응이 일어나므로 미생물 등의 호흡이 활발해져 전극으로 도달하게 되는 산소량이 줄어들어 캐소드 전류량 또한 감소하게 된다. 이 감소하는 전류량을 측정하여 유기물의 농도를 알 수 있다. 호흡활성측정형 센서의 원리는 그림 3-40과 같다.

이런 미생물 센서들은 글루코오스 센서, 아미노산 센서, 유산 센서와 알코올 센서 또는 하천이나 배수의 오염의 지표인 청정도를 표시하는 생물학적 산소소비량 BOD 센서 등에 주로 이용된다.

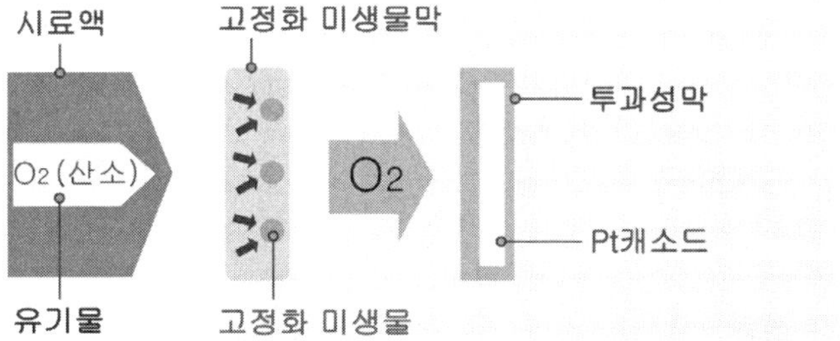

그림 3-40 • 호흡활성측정형 센서의 원리

제 8 절 변환기와 생체전기신호의 유도

1. 변환기

변환기(Transducer : 트랜스듀서)는 **물리적인 양**(Quantity : 퀀터티), **성질**(Property : 프로퍼티), **조건**(Condition : 컨디션) 등을 사용할 수 있는 **전기적인 신호로 변환하는 소자**이다. 측정시스템에서는 입력과 출력에 트랜스듀서가 사용되는 데, **비전기적 양을 전기적 신호로 변환하는 입력 변환기를 센서 전기신호를 다른 에너지로 변환하는 출력 트랜스듀서를 액추에이터**(Actuator)라고 한다. 현재 센서와 트랜스듀서를 같은 의미로 사용하는 경우가 많다.

임상에서 주로 관심을 같는 **생체현상은 물리현상, 화학현상, 생물현상**으로 크게 분류가 되며, 이러한 현상들의 **비전기적 신호를 공학적 기법으로 처리**하기 위하여 **전기적인 에너지로 변환하여 임상에서 활용**한다. 생체신호와 다양한 변환기의 종류는 표 3-25와 같다.

표 3-25 ● 생체신호와 변환기 종류

생체 신호	변환기
근장력	Strain gauge(스트레인 게이지), Differential transformer(디프런티얼 트랜스포머)
혈 압	Strain gauge식 전기혈압계
혈류량	전자유량계, 도플러식 초음파 혈류계
심 음	Micorophone(마이크로폰)
체 온	Thermister(서미스터), Thermoelectric couple(서모우일렉트릭 커플)
맥 파	광전식 맥파계, 용량식 맥파계, 임피던스식 맥파계
호 흡	차압식 유량계, Thermister strain gauge(서미스터 스트레인 게이지) 식 호흡계
혈액 pH, PO_2, PCO_2	유리전극, 귀금속 전극 등

2. 브리지 측정

많은 종류의 브리지 회로가 개발, 이용되어져 왔으며 그 중에서도 가장 간단하고 보편적인 형태의 브리지는 **휘트스톤**(Wheatstone) **브리지**로서 주로 저항값의 측정에 이용되고 있다. 이를 응용하여 **고저항 및 저저항, 인덕턴스, 커패시턴스, 어드미턴스, 그리고 컨덕턴스** 등의 측정에도 브리지 회로가 이용되고 있다. 이러한 브리지 회로는 측정의 기본 도구로서 사용되고 **변환기와의 인터페이스**의 역할을 담당하고 있다.

(1) 직류(DC) 브리지

1) 휘트스톤 브리지

실제 저항값을 정확하게 읽어내야 할 필요가 있을 때 주로 회로를 이용하게 되는데, 측정하는 계기가 휘트스톤 브리지(Wheatstone Bridge)이다.

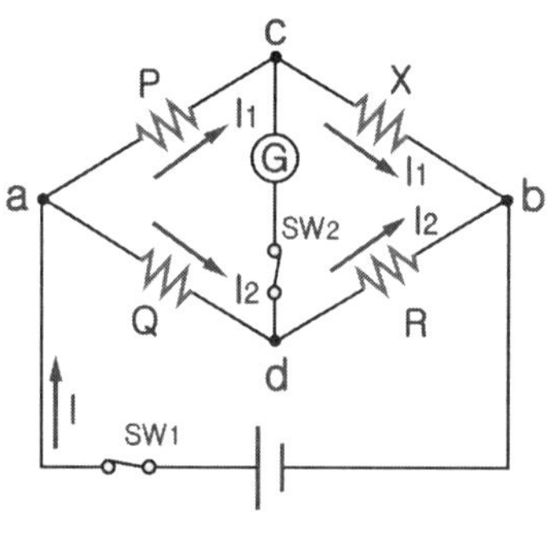

그림 3-41 • 휘트스톤 브리지

그림 3-41의 휘트스톤 브리지는 전원과 4개의 저항을 대칭으로 접속하여 만들고 그 사이에 검류계를 설치하여 전압을 가하면 회로에 전류가 흘러 각 저항에 전압강하가 발생한다. 검류계는 변화되는 전압의 변화를 나타낼 수 있는 어떠한 계기로도 대체가 가능하며, 검류계가 접속된 중간지점의 전압이 같아지면 전위차가 0이 되어 전류는 흐르지 않게 되고 검류계는 중간을 지시하게 된다. 저항의 전압강하는 저항에 비례하여 발생하므로 저항의 비례는 전압의 비례가 되어서 이를 이용하여 미지의 저항을 구하는데 이용한다.

휘트스톤 브리지(Wheatstone Bridge)는 저항성 변환기에 주로 사용되며 저항의 전압강하는 저항에 비례하여 발생하므로 저항의 비례는 전압의 비례가 되므로 이를 이용하여 미지의 저항을 구할 수 있다.

2) 테브난 등가회로

불평형 상태를 검출하기 위하여 검류계가 필요로 하는 감도를 가졌는지 아닌지를 알기 위해서는 검류계의 전류를 계산하는 것이 필요하다. 다른 종류의 검류계들은 단위 편향(전류 감도)당 각기 다른 전류들이 필요할 뿐 아니라 각기 다른 내부저항을 가지고 있다. 사전 계산 없이는 어떤 검류계가 브리지 회로의 불평형 상태를 검출하기에 적당한 감도를 갖고 있는지 알 수가 없는데 이는 그림 3-42의 Wheatstone 브리지를 테브난 등가회로(Thévenin Equivalent Circuit : 테브난 이큐벨런트 설키드)로 변환함으로써 구할 수 있다.

첫 번째로 검류계를 회로로부터 제거했을 때 단자 c-d 점에 나타나는 등가전압을 계산하고, 다음으로 전지를 그 내부 저항으로 대치한 후 단자 c-d 점의 등가저항을 계산한다.

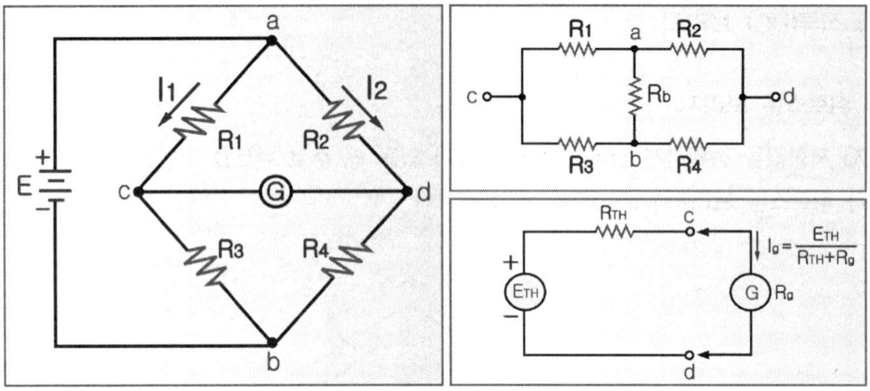

그림 3-42 • 테브난 등가회로

3) Kelvin 브리지 및 Kelvin Double 브리지

Kelvin(켈빈) 브리지는 그림 3-43과 같이 접촉 리드선의 영향(Effects of connecting leads : 이펙트 오브 커넥팅 리드스)을 제거하기 위해 Wheatstone 브리지를 수정한 형태이며 일반적으로 1[Ω] 이하의 **저저항 측정에서 매우 높은 정확도를** 갖는다.

켈빈 더블(Kelvin Double : 켈빈 더블) 브리지(그림 3-44)는 휘트스톤 브리지에 보조저항을 추가하여 두 쌍의 비례변을 가지고 있는 회로이며, **접촉저항이나 도선저항의 영향이 작다.**

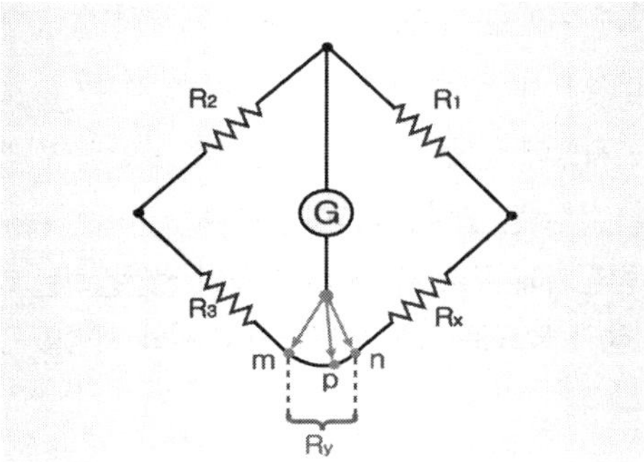

그림 3-43 • Kelvin 브리지

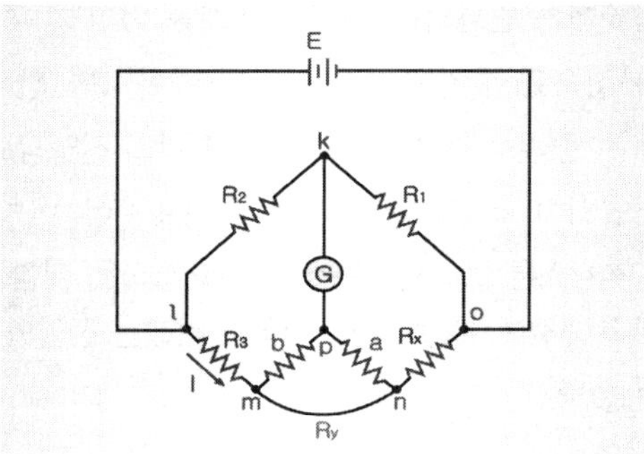

그림 3-44 • Kelvin Double 브리지

4) Digital Readout Bridge

Digital Readout Bridge(디지털 리드아웃 브리지)은 실제의 브리지의 회로를 이용한 측정 방법은 변함없고, 브리지 회로에 디지털 회로를 적용하여 읽기를 수행하는데 있어서 디지털 판독을 제공함으로써 측정시에 발생할 수 있는 **오차를 줄이고자 하는 회로**이다(그림 3-45).

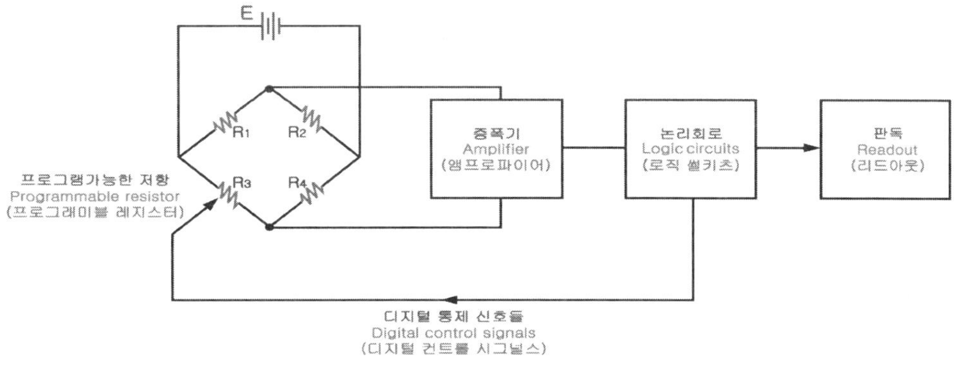

그림 3-45 ◦ Digital Readout Bridge

5) 브리지의 응용

브리지 회로는 측정 및 제어분야에서 매우 다양하게 응용되고 있다. 그 중 하나가 Wheatstone 브리지를 이용하여 여러 종류의 전선에 대한 직류저항 성분을 측정하는 것이다. 이는 전선 자체에 대한 품질검사가 될 수도 있고, 전선이 이용되는 조립부품에 대한 검사가 될 수도 있는데, 예로서 모터의 권선자, 변환기, 솔레노이드, 릴레이 코일 등의 저항성분에 대한 측정을 들 수 있다.

(2) 교류(AC) 브리지

모든 AC 브리지는 Wheatstone 브리지의 원리에 기초하여 각 변의 저항을 임피던스로 전원을 교류전원으로 검류계를 교류용으로 대체한 것이다. 인덕턴스나 커패시턴스의 측정에 사용되고 있다. AC 브리지에서는 브리지 회로의 각 변이 순저항이거나 임피던스 소자들로 구성되어 있다. 이러한 AC 브리지 회로는 단순히 미지의 임피던스 성분에 대한 측정에 국한되지 않고, 여러 전자회로에 응용되고 있다. 즉, 위상변이(Shifting phase : 시프팅 펄스), 발진기나 증폭기로의 궤환경로의 제공, 여파 그리고 음성신호의 주파수분석 등에 널리 사용되고 있다.

1) 브리지 평형 및 불평형의 조건

AC 브리지의 기본형태는 그림 3-46과 같이 4개의 브리지변, 전원, 그리고 영위 검출기로 구성되어 있다.

그림 3-46의 브리지의 평행조건은 A점과 C점 사이의 전위차가 0일 때이며, 이는 B점과 A점 사이의 전압 강하와 B점과 C점 사이의 전압강하가 크기와 위상이 같을 때이다.

식 (3-7)은 대부분의 경우에 가장 편리한 형태 이며, AC 브리지 형태에 관한 일반식이다. 이는 AC 브리지가 평행이 되기 위해서는 서로 대각에 위치한 임피던스의 곱이 같으면 된다.

$$Z_1 Z_4 = Z_2 Z_3 (R_1 R_4 = R_2 R_3) \tag{3-7}$$

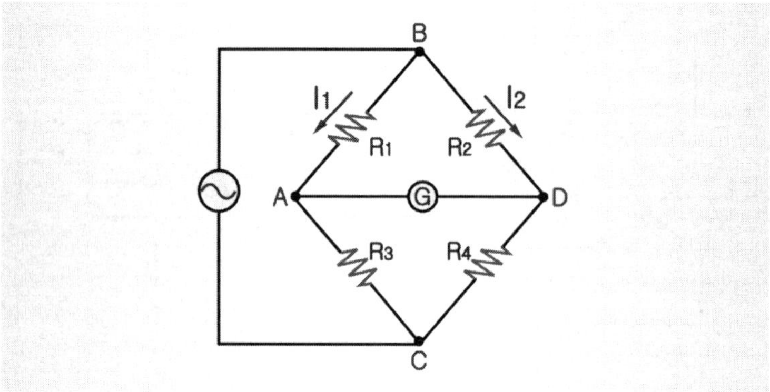

그림 3-46 • AC 브리지 회로

교류 브리지의 평형조건에는 주파수가 관계되는 것이 있다. 이를 이용하여 주파수를 측정하며 마찬가지로 마주보는 변의 임피던스에 대한 위상각의 합이 식 (3-8)과 같다.

$$\left.\begin{aligned}&(z_1\angle\theta_1)(z_4\angle\theta_4)=(z_2\angle\theta_2)(z_3\angle\theta_3)\\&z_1z_4\angle(\theta_1+\theta_4)=z_2z_3\angle(\theta_2+\theta_3)\\&\angle\theta_1+\angle\theta_4=\angle\theta_2+\angle\theta_3\end{aligned}\right\}\qquad(3\text{-}8)$$

2) Maxwell Bridge

Maxwell Bridge(맥스웰 브리지)는 브리지에 인덕턴스를 포함한 것으로 알고 있는 정전용량으로 미지의 인덕턴스를 측정한다(그림 3-47).

3) Hay Bridge

Hay Bridge(헤이 브리지)는 맥스웰 브리지를 변형시켜 측정변과 마주하는 변에 표준 콘덴서와 가변표준저항기의 직렬회로를 위치시키고 나머지 2개의 변에 페이스메이커를 위치시켜 인덕턴스를 측정한다. 미지의 측정 코일은 저항과 순수한 인덕터의 병렬등가회로를 사용한다(그림 3-48).

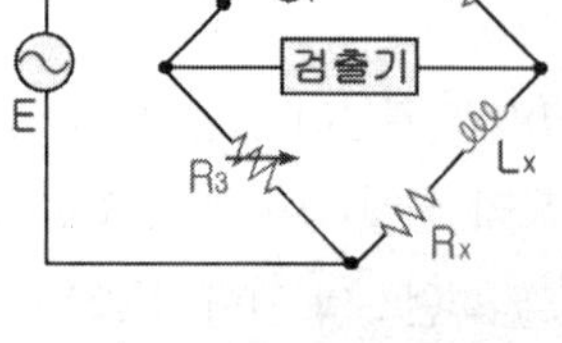

그림 3-47 • 맥스웰 브리지

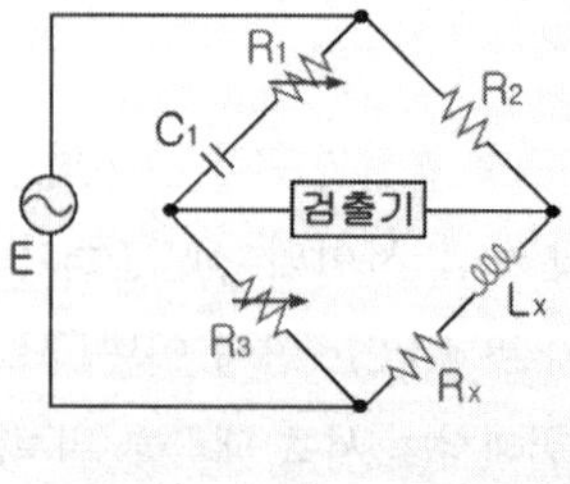

그림 3-48 • 헤이 브리지

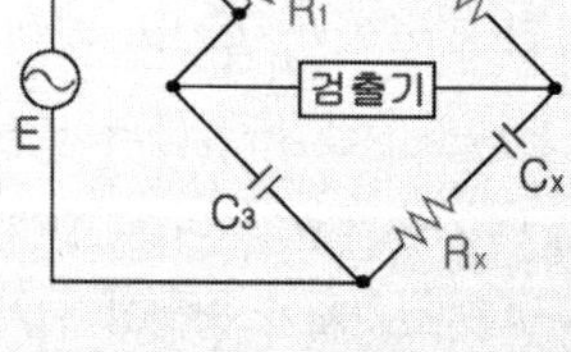

그림 3-49 • 셰링 브리지

4) Schering Bridge

Schering Bridge(셰링 브리지)는 1개의 표준 콘덴서, 1개의 가변표준 콘덴서, 2개의 가변표준 저항기를 이용하여 브리지의 네 개의 변에서 측정 콘덴서를 놓는 측정변과 마주하는 변에 가변 콘덴서와 페이스메이커의 병렬회로를 위치시키고 나머지 2개의 변에 가변표준저항기와 표준콘덴서를 각각 위치시켜 정전용량을 측정한다(그림 3-49).

02 의료용 기계요소

제1절 체결요소

기계란 다수의 부품으로 구성된 것으로 일정한 상대운동에 의해 유용한 일을 하는 동적 장치로서 **동력을 사용하여 작업을 수행하는 도구**이다. 넓은 의미로는 **에너지를 변환시키거나 전달시키는 장치**이다.

의료용 기계요소의 결합요소에는 **나사, 볼트와 너트, 핀과 키, 리벳** 등이 있다.

1. 나 사

(1) 나사의 명칭

나사산의 꼭지면을 **나사산마루**(Thread crest : 스레드 크레스트), 나사홈의 밑부분을 **나사골**(Thread root : 스레드 루트), 나사 산마루와 골을 연결하는 **나사면**(Thread surface : 스레드 서페이스)을 **플랭크**(Flank : 프랭크), 나사의 축선을 포함하는 단면에서 서로 이웃한 나사산의 대응하는 **2점 사이의 축방향의 거리**를 **피치**(Pitch)라 한다.

① **나사의 크기** : **나사의 바깥지름**이며 '**호칭치수**'라 한다.
② **골지름** : 수나사에서는 최소 지름이며 암나사에서는 **최대 지름**이다.
③ **바깥지름** : 수나사의 축에 직각으로 측정한 최대 지름이며, 나사의 크기를 표시하는 **공칭 지름**이다.
④ **안지름** : 암나사의 최소 지름이다.
⑤ **유효지름** : 골지름과 바깥지름의 평균 지름이며 **피치 지름**이라고도 한다.
⑥ **나사의 유효 단면적** : 유효지름과 수나사의 골지름과의 평균값을 지름으로 하는 **원통의 단면적**이다.
⑦ **나사의 높이** : **바깥지름과 골지름과의 차를 2로 나눈 값**이다. 즉, 골지름에서 바깥지름까지의 높이이다. 비틀림각은 원통상에 나사의 축과 평행한 직선과 나사곡선의 한 점과의 교점이 이루는 각이며, 리드각과 합하여 90[°]이다.
⑧ **나사산각과 플랭크각**(Angle of flank : 앵글 오브 프랭크) : **나사산각은 인접한 2개의 플랭크**가 맺는 각이며, **플랭크와 축선에 직각인 직선과 맺는 각을 플랭크각**이라 한다. **3각 나사에서는 나사산각의 1/2이 플랭크각**이다.

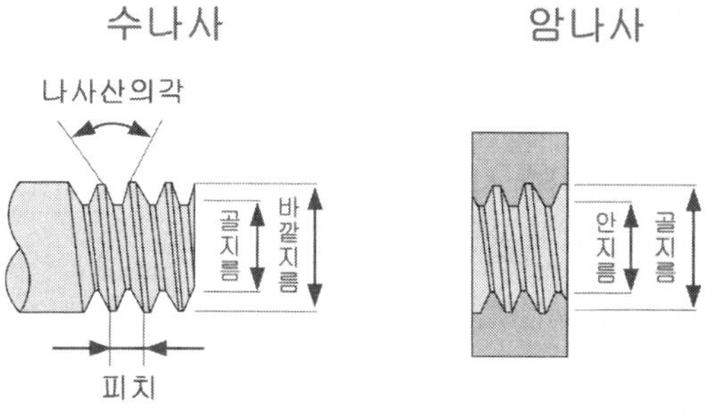

그림 3-50 • 나사의 명칭

(2) 나사의 원리와 용어

일반적인 기계의 구성요소를 조립하려면 여러 체결요소 또는 결합요소가 필요하다. 결합요소로서 가장 많이 사용되는 것은 나사이며, 나사는 간단히 풀 수 있는 특징을 가지고 있다. 나사는 회전운동과 직선운동의 상호변환요소이며, 작은 회전 모멘트로 측방향의 큰 힘을 얻는 운동용 나사로써 중요한 기계요소의 하나이다.

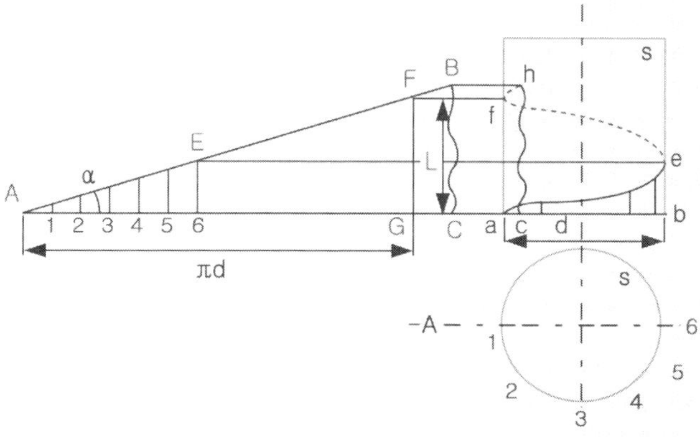

그림 3-51 • 나사의 원리

그림 3-51과 같이 지름이 d인 원기둥에 밑변 $AG=\pi d$인 직각 삼각형 AFG를 감으면 빗변 AF는 원기둥 위에 나선이라는 곡선을 그린다. 이 나선을 따라 3각형 또는 4각형 균일 단면을 갖는 띠를 원통의 외면에 감으면 3각 수나사 또는 4각 수나사, 원통의 내면에 파서 감으면 3각 암나사 또는 4각 암나사라 한다. 그리고 수나사를 볼트(Bolt), 암나사를 너트(Nut)라 하며 볼트와 너트는 짝(Pair : 페어)을 이룬다.

① 피치(Pitch) : 나사산과 서로 인접한 다음 나사산 사이의 거리이다. 3각 수나사에서 나선을

따라 감긴 삼각형을 나사산(Screw thread : 스크루 스레드)이라 하고, 서로 인접한 2개 나사산 사이의 거리를 피치라 한다. 여기서 나사산은 올라가 감겨지는 방향이 오른쪽이면 오른나사(Right hand screw : 라이트 핸드 스크루), 왼쪽이면 왼나사(Left hand scwe : 레프트 핸드 스크루)라 한다. 즉, 수나사를 시계방향으로 돌릴 때 암나사 속으로 들어가는 나사가 오른나사이다. 그리고 왼나사는 특별한 목적에만 사용한다.

② 리드(Lead) : 나사를 1회전시 축방향으로 이동한 거리이며 이 나선을 따라 원기둥을 한 바퀴 돌면 높이 FG=ℓ만큼 올라가는데, 이 ℓ을 리드라 한다. 여기서 나선의 결사각(나사산의 각도) FAG=a는 리드각(Lead angle : 리드 앵글)이라 한다. 1줄 나사에서는 피치각(Pitch angle : 피치 앵글)이라고도 한다. 나사의 바깥지름을 d라 할 때 식 (3-9)와 같다.

$$\tan a = \frac{\ell}{\pi d}, \qquad a = \tan^{-1}\left(\frac{\ell}{\pi d}\right) \tag{3-9}$$

나사는 1개의 나선으로 만들어졌을 때 1줄 나사, 2개의 나선이 180[°]의 위상차를 두며 형성된 2줄 나사, 120[°]위상차를 갖는 3줄 나사 등이 있다. 2줄 이상의 나사를 여러 줄 나사(Multiple thread screw : 멀티플 스레드 스크루)라 한다. 1줄 나사의 리드 ℓ과 피치 p는 같으며, 2줄 나사의 $\ell=2p$, n줄 나사의 리드 ℓ은 식 (3-10)과 같다.

$$\text{리드}(\ell) = \text{줄수}(n) \times \text{피치}(p) \qquad \therefore\ p = \frac{\ell}{n} \tag{3-10}$$

나사의 크기는 바깥지름 d_2를 사용하나, 유효지름 $d = \dfrac{d_1 + d_2}{2}$은 골지름 d_1과의 평균값이다. 식 (3-9)에서 식 (3-10)의 리드 ℓ과 유효지름 d를 이용한다. 또한 여러 줄 나사는 1회전에 대한 리드를 줄 수에 해당하는 피치만큼을 이동하려고 할 때 사용한다.

③ 유효지름(Effective diameter) : 수나사와 암나사가 접촉하고 있는 부분의 평균 지름, 즉 나사산의 두께와 골의 틈새가 같은 가상 원통의 지름이며, 바깥지름이 같은 나사에서는 피치가 작은 쪽의 유효지름(유효 직경)이 크다.

④ 호칭지름(Normal diameter) : 수나사는 바깥지름으로 나타내고, 암나사는 상대 수나사의 바깥지름으로 나타낸다.

⑤ 비틀림 각(Angle of torsion) : 직각에서 리드 각을 뺀 나머지 값을 비틀림 각이라 한다.

⑥ 플랭크 각(Flank angle)과 나사산 각(Angle of thread) : 나사의 정상과 골을 잇는 면을 플랭크라 하고, 나사의 축선의 직각인 선과 플랭크가 이루는 각을 플랭크 각이라 하며, 2개의 플랭크가 이루는 각이 나사산 각이다.

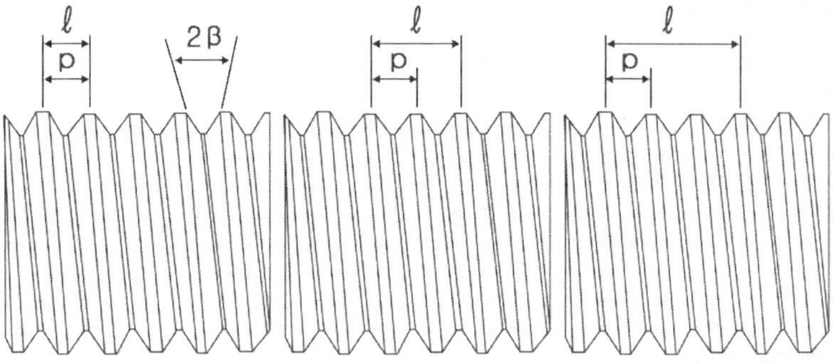

그림 3-52 • 여러 줄 나사

(3) 나사의 용도

① **결합용** : 기계부분을 결합할 경우에 사용한다.

② **측정용** : 나사를 1회전시키면 ℓ리드 진행하는 성질을 이용하여 정밀한 치수측정에 사용한다(예 : 마이크로미터).

③ **조정용** : 기체, 액체 등의 누설(Leak : 리크)방지용의 기밀용 또는 부품상포 간의 위치조정용에 사용한다.

(4) 나사의 종류

나사는 교환성이 요구되기 때문에 형상, 지름, 피치 등에 대하여 표준 규격화가 필요하다. 나사의 위치에 따라 수나사[5], 암나사[6], 조이는 방향에 따라 오른나사[7], 왼나사[8], 나사산의 줄 수에 따라 한 줄 나사[9], 두 줄 나사[10] 등이 있으며, 기준치수의 단위에 따라 미터나사, 인치나사가 있으며 나사산의 모양에 따라 3각 나사(일반결합용), 4각 나사(힘의 전달용), 사다리꼴나사(운동 전달용), 톱니나사(한 방향에서 강한 힘이 작용하는 경우), 둥근나사(큰 힘이 작용하는 경우) 등이 있다.

① 3각 나사(체결용 또는 결합용) : 3각 나사는 나사산의 단면이 정3각형에 가까운 나사로써 나사산의 종류에 따라 미터나사, 휘트워어드 나사, 유니파이 나사 등으로 나누어지고 파이

5) 수나사 : 둥근 쇠막대의 바깥둘레에 나사산을 만든 것이다.

6) 암나사 : 둥근 원통의 내면에 나사산을 만든 것이다.

7) 오른나사 : 오른쪽으로 돌리면 조여지는 나사로 대부분의 나사는 오른나사이다.

8) 왼나사 : 왼쪽으로 돌리면 조여지는 나사이다.

9) 한 줄 나사 : 1리드 안에 피치가 1개인 나사이다(l=p, 나사의 리드는 피치와 동일).

10) 두 줄 나사 : 1리드 안에 피치가 2개인 나사이다(l=2p, 나사의 리드는 피치의 두 배), 나사의 회전에 대하여 나사의 가는 거리를 길게 할 경우에 사용한다.

프용으로는 관용나사가 있다. 이 3각 나사는 체결용(결합용) 나사로써 가장 많이 사용되며, 호환성이 크게 요구되므로 일찍이 그 표준화가 이루어졌다.

㉠ 미터나사(Metric thread : 메트릭 시드) : 나사의 지름과 피치를 [mm]로 표시한 것으로 나사산 각은 60[°]이다. 보통나사(Coarse thread : 코스 시드)와 가는나사(Fine thread : 파인 시드)가 있다.

ⓐ 보통나사는 지름과 피치와의 조합이 일반적이고 가장 보통으로 사용되는 나사이다.

ⓑ 가는나사는 지름에 대한 피치의 비율이 보통나사보다 가는 것이다. 관용나사보다는 피치를 약간 크게 한 것으로 보통나사보다 강도를 필요로 하는 곳, 살이 얇은 원통부, 수밀(水密), 기밀(氣密)을 유지하는 곳에 사용한다.

ⓒ 미터나사의 산마루는 평탄하게 골의 밑부분은 둥글게 하여 나사 맞춤을 하였을 때 나사의 산마루와 골 사이에는 반달형의 틈이 생긴다.

ⓓ SI나사(System international screw : 시스템 인터네셔널 스크루)로 알려져 있다. 우리나라에서도 미터 보통나사를 KSB 0201, 미터 가는나사를 KSB 0204에 규정하고 있다.

㉡ 유니파이 나사(Unified screw thread : 유니파이드 스크루 시드) : 영국, 미국, 캐나다의 3국이 1948년의 협정으로 정해진 것으로서 실질적으로 세계의 표준나사이며 ABC 나사라고도 한다. 나사산의 각도는 60[°]이다. 수나사는 골이 둥글고 산마루는 반지름 0.108P로 둥글든지 P/8로 평탄하다. 유니파이 가는나사는 유니파이 보통나사보다 피치가 작으므로 나사산의 높이도 낮아서 두께가 얇은 부품과 체결하는 데 알맞다. 또한, 리드각이 작기 때문에 쉽게 풀리지 않는다.

㉢ 관용나사(Pipe thread : 파이프 시드) : 파이프의 연결시 나사산의 높이로 인하여 파이프의 두께가 얇아 그의 강도를 떨어뜨리고 누설과 기밀(氣密)을 방지하기 위하여 제정하였다. 테이퍼 관용나사와 평행 관용나사의 두 종류가 있는데 기밀용으로는 테이퍼형이 좋다.

② 4각 나사(힘의 전달용) : 나사산의 모양이 4각형인 나사로서 Armengaurd(아르멘가우르드) 제안하였다. 4각 나사는 큰 하중을 받을 수 있으면서도 하중의 방향이 일정하지 않는 경우에도 잘 견딘다. 나사의 단면이 4각형이기 때문에 밀링 커터로 절삭할 수 없어 모서리에 둥금새를 준 것이 Unwin(언윈)이 제안한 언윈 4각 나사이다. 다른 나사에 비해 효율이 가장 뛰어나 대형 선반의 이송나사, 나사 프레스 등에 쓰인다.

③ 사다리꼴 나사(Trapezoidal screw thread : 트래퍼조이들 스크루 시드) : 운동의 전달용으로 애크미(Acme) 나사라고도 하며 나사산각은 미터계(TM)가 30[°], 인치계(TW)가 29[°]이다. 운동용으로 4각 나사가 이상적이지만 가공이 곤란하므로 대개는 사다리꼴 나사가 사용된다.

④ 톱니나사(Buttress screw thread : 버트리스 스크류 시드) : 나사 잭(Screw jack)과 같이 압력

방향이 한 방향으로만 작용하는 경우 사용하는 것으로 하중을 받는 쪽은 4각 나사(경사 3[°], 5[°]), 반대쪽은 3각 나사(나사산 각 30[°], 45[°])로 깎아 나무 절단용 톱니모양을 하고 있다.

⑤ **둥근나사**(Round thread : 라운드 시드) : 나사산과 골을 같은 반지름의 원호로 이은 모양이며 나사산 각은 30[°]이다. 굵거나 가는 가루 등이 나사산에 들어갈 염려가 있는 경우나 큰 힘이 작용하거나 격렬하게 움직이는 부분에 사용한다.

⑥ **볼나사**(Ball screw : 볼 스크루) : 수나사와 암나사의 홈에 강구(Steel ball)가 들어 있어서 일반 나사보다 매우 마찰계수가 작고 운동 전달이 가볍기 때문에 NG 공작 기계(수치 제어 공작 기계)나 자동차용 스티어링 장치에 쓰인다.

⑦ **셀러 나사**(Seller's screw) : 아메리카 나사 또는 U.S 표준 나사라고도 하며, 1868년 미국 표준 나사로 제정한 삼각 나사이며, 산의 각도는 60[°] 피치는 1인치에 대한 나사산 수로 표시한다.

2. 나사의 강도설계

나사의 강도와 치수는 그 목적에 따라 각기 다른 종류의 하중을 받게 한다.

① **축방향에 인장하중만을 받는 경우** : 인장하중 Q가 작용하는 경우에 나사의 바깥지름을 d, 나사재료의 허용 인장능력(인장응력) σt라 할 때, 미터나사나 휘트워스 나사에서는 바깥지름 d와 골지름 d_1 관계에서 최소값인$(d_1/d)^2=0.63$을 취하면 식 (3-11)과 같다.

$$d=\sqrt{\frac{2Q}{\sigma_t}} \tag{3-11}$$

② **축하중을 받으면서 비틀림 모멘트를 동시에 받는 경우** : 나사의 인장응력을 σ, 전단응력을 τ라 할 때 나사가 연강과 같은 연성재료라면 최대 전단응력 $\gamma_{\max}$은 식 (3-12)와 같으므로, 이 값이 허용 전단응력을 넘지 않아야 한다.

$$\gamma_{\max}=\frac{1}{2}\sqrt{g^2+4r^2} \tag{3-12}$$

③ **죄어진 나사에 인장하중이 작용하는 경우** : 압력용기의 연결부분이 처음부터 충분히 죄어져서 나사에 Q_0의 인장력이 작용하고 있다. 이 인장력 Q_0 때문에 나사는 늘어나고 죄어진 물체는 수축하여 균형상태를 이루게 한다. 지금 Q_0에 대응되는 볼트의 신장을 δ_t, 죄어진 물체의 수축을 δ_c라 하여 이 죄어진 상태를 힘−신장(수축) 선도로 표시하면 그림 3-53과 같다.

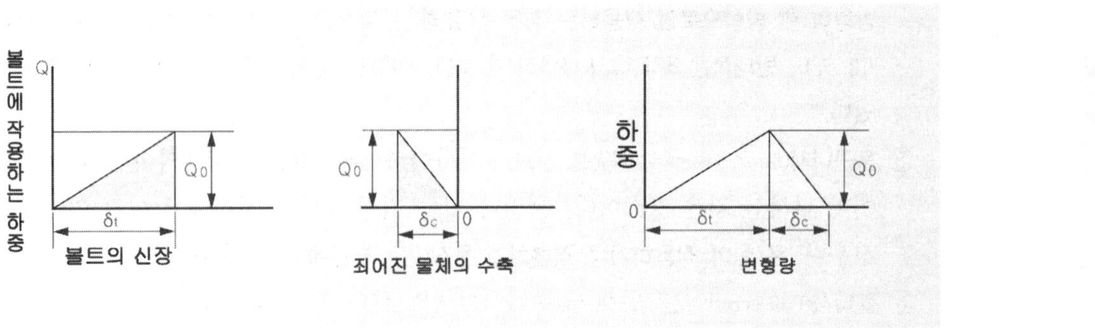

(a) 볼트의 힘-신장선도 (b) 죄어진 물체의 힘-수축선도 (c) (a)와 (b)의 조합

그림 3-53 • 신장-수축 선도

이런 상태에서 그림 3-53과 같이 압력 P에 의한 하중 P가 중첩하여 가해졌다고 하면, 나사는 P에 의해 다시 δ만큼 늘어나고 그 상태를 나타내면 그림 3-53(a)와 같다. 이때 나사에 작용하는 인장력을 Q_R이라고 하면 식 (3-13)과 같다.

$$\frac{Q_R}{Q_0} = \frac{\delta_t + \delta}{\delta_t} \tag{3-13}$$

또한, 죄어진 물체의 수축은 $(\delta_c - \delta)$로 감소하고 그 상태를 나타내면 그림 3-53(b)와 같다. 이때 죄어진 물체의 압축력을 Q'라 하면 식 (3-14)와 같다.

$$\frac{Q_0}{Q'} = \frac{\delta_c}{\delta_c - \delta} \tag{3-14}$$

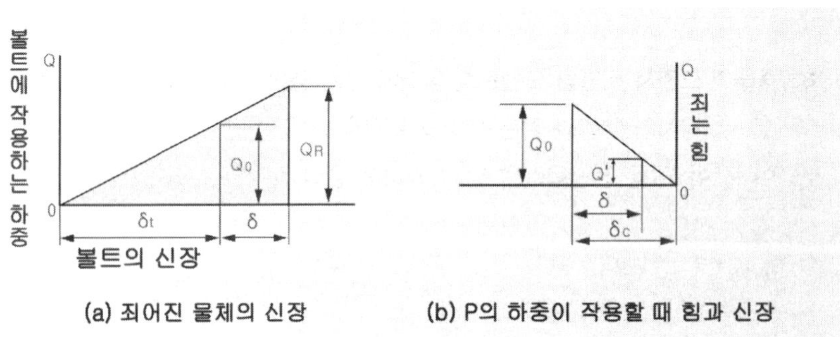

(a) 죄어진 물체의 신장 (b) P의 하중이 작용할 때 힘과 신장

그림 3-54 • 충분히 죄어진 볼트에 다시 P의 하중이 작용할 때의 힘과 신장

따라서, 볼트와 죄어진 물체의 선도를 조합하면 그림 3-54와 같이 볼트에 작용하는 인장력 Q_R은 하중 P와 죄어진 물체에 가해지는 압축력 Q'와의 합으로 표시할 수 있으므로 식 (3-15)와 같다.

$$Q_R = Q' + P = Q_0 \frac{\delta_c - \delta}{\delta_c} + P \tag{3-15}$$

또, 식 (3-13)으로부터 $\delta = \delta\left(\frac{Q_R}{Q_0} - 1\right)$이므로 이것을 식 (3-15)에 대입하면 식 (3-16)과 같다.

$$Q_R = Q_0 + P\frac{\delta_c}{\delta_t + \delta_c} \tag{3-16}$$

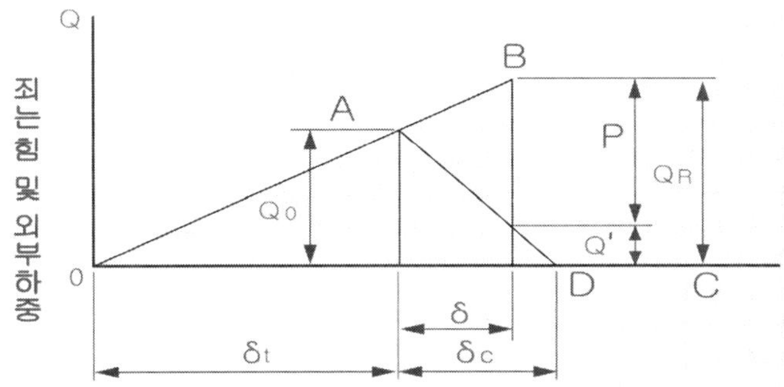

그림 3-55 ◦ 나사와 죄어진 물체와의 힘과 신장(수축)의 조합

Q_R은 나사에 작용하는 합성 인장력이므로 나사의 크기는 Q_R로 설계해야 하고, 압력 용기의 뚜껑, 엔진의 실린더 헤드의 뚜껑, 파이프 이음 등에서 P가 아주 크면 나사의 신장이 죄어지는 물체의 수축보다 커져서 틈이 생기게 되어 기밀(氣密)을 유지할 수 없다. 그러므로 P의 값이 식 (3-17)과 같은 범위 내에 있어야만 한다.

$$0 < P < Q_0\frac{\delta_t + \delta}{\delta_t} \tag{3-17}$$

④ 축의 직각방향에 힘을 받는 경우 : 서로 미끄러지는 판을 체결하는 볼트는 축방향의 힘 Q 이외에 그림 3-56과 같이 인장력 P를 받게 한다. 이때 판이 미끄러지지 않으려면 마찰력 μQ가 P보다 커야 한다. 나사와 나사구멍 사이에 틈새가 생겨 판이 미끄러지게 되면 나사는 전단응력 이외에 굽힘응력까지 받아 위험하다. 따라서 체결력을 크게 하기 위해서 항복점이 높은 재료를 선택할 필요가 있다. 만약, 미끄러지면 굽힘 모멘트와 굽힘응력은 식 (3-18)과 같이 구한다.

$$M = \frac{Pl}{8},\ \ \delta_b = \frac{Pl}{8 \times \frac{\pi d^3}{32}} = \frac{4Pl}{\pi d^3} \tag{3-18}$$

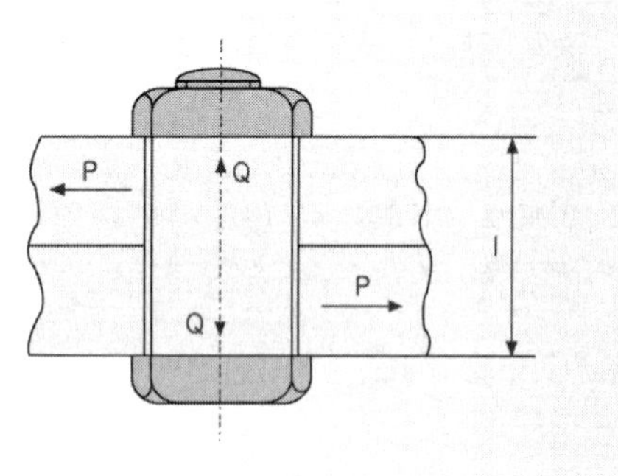

그림 3-56 • 나사의 전단작용

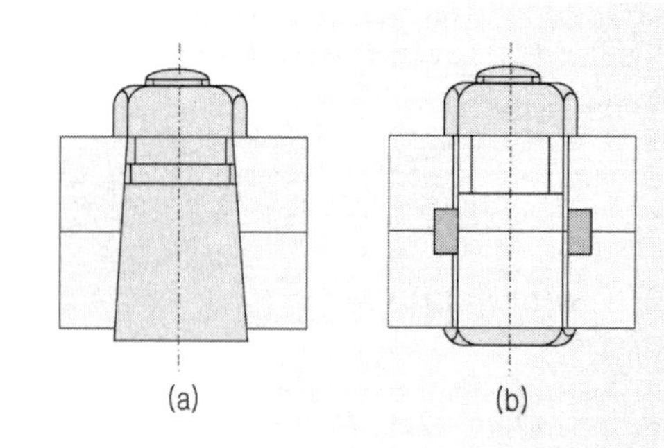

그림 3-57 • 나사의 단순 전단

또 나사와 나사구멍에 그림 3-57(a)와 같이 1/10~1/20 테니퍼를 만들어 서로 밀착시킴으로써 틈새를 없애거나, **구멍과 꼭 맞는 리머 볼트를 사용**하면 볼트는 단순전단 상태를 유지한다. 이때 판의 인장력 P는 식 (3-19)와 같다.

$$P \leq Q + \frac{\pi}{4} d^2 r \tag{3-19}$$

전단력은 나사부에 작용하지 않아야 한다. 판의 미끄러움을 방지하기 위하여 그림 3-57 (b)와 같이 판 사이에 링을 넣어 보호하기도 한다.

⑤ **충격하중을 받는 경우** : 내연 기관과 같은 충격적인 하중을 받는 장소에 사용되는 수나사는 반복하중을 받아 피로파괴를 일으킨다. 이와 같은 **충격 반복하중을 받는 수나사는 축지름을 가늘게 함**으로써 그 내구 한도가 상승되는 것을 실험으로 알 수 있다.

⑥ 나사의 효율은 2가지로 나눌 수 있는데 하중을 밀어 올릴 때와 하중을 밀어 내릴 때이다.

㉠ 하중을 밀어 올릴 때는 식 (3-20)과 같다.

$$\text{나사의 효율 } (\eta) = \frac{\text{마찰이 없는 경우의 회전력}}{\text{마찰이 있는 경우의 회전력}} = \frac{\tan\ a}{\tan\,(\rho + a)} \tag{3-20}$$

여기서, a는 리드각, ρ는 나사면의 마찰각이다.

㉡ 하중을 밀어 내릴 때는 식 (3-21)과 같다.

$$\text{나사의 효율 } (\eta) = \frac{\tan\alpha}{\tan(\rho - \alpha)} \tag{3-21}$$

3. 와 셔

수나사의 구멍이 크거나 암나사에 요철이 있을 때 암나사가 수나사의 결합 또는 체결압력과 마모 등에 견딜 수 없을 만큼 목재와 같이 연한 재료로 되어 있을 경우 와셔를 사용한다. 와셔(Washer)는 사용목적에 따라 그림 3-58과 같이 여러 종류의 와셔가 있다.

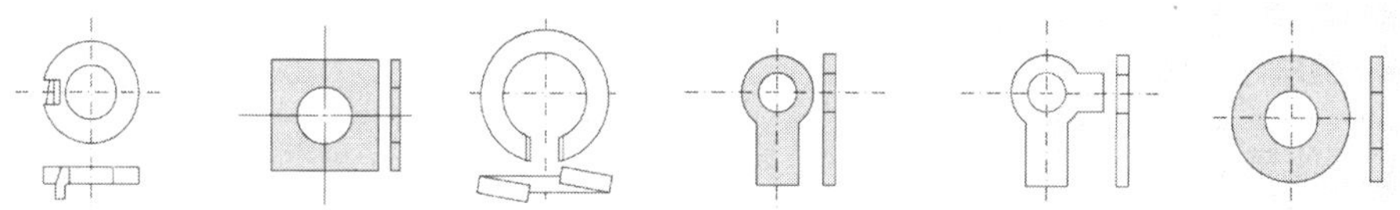

그림 3-58 ● 와셔의 종류

① 스프링 와셔 : 끊어져 비틀어진 모양을 한 코일 형상의 와셔로, 진동에 의한 나사의 풀림을 방지한다. 즉, 체결 또는 결합할 때는 코일이 눌림으로 나사산의 마찰력이 증가하는 방향으로 힘이 걸려서 나사가 풀리는 것을 방지할 수 있다.

② 스프링 와셔에는 코일이 한 줄 감긴 것과 두 줄 감긴 것이 있으며, 또 끊어진 부분이 반듯하게 된 것과 발톱모양으로 된 것 등이 있다. 나사 풀림 방지를 위하여 고무 와셔, 톱니붙이 와셔 등을 쓰기도 한다.

③ 드럼 와셔 : 광석류에 부착한 미분(微粉)을 물로 씻어내는 회전식 원통형 장치로서 강철로 된 몸체의 안쪽은 내마모 재료로 보호되어 있으며, 몸체의 회전과 함께 그 내부에서 기벽(機壁)과 광석, 광석과 광석이 서로 비벼져서 광석에 부착한 미분(微粉)이 물에 씻겨 나간다.

④ 와셔가 사용되는 경우는 다음과 같다.

㉠ 볼트 머리의 지름보다 구멍이 클 때이다.

㉡ 접촉면이 바르지 못하고 경사졌을 때이다.

㉢ 자리가 다듬어지지 않았을 때이며, 너트의 풀림을 방지할 때이다.

㉣ 너트가 재료를 파고 들어갈 염려가 있을 때이다.

⑤ 와셔의 재료 : 연강이 널리 쓰이지만 경강, 황동, 인청동도 쓰이며, 스프링 와셔, 이붙이 와셔, 갈퀴붙이 와셔, 혀붙이 와셔 등이 있다.

4. 볼트와 너트

(1) 볼 트

둥근 강철막대에 삼각 단면의 수나사를 깎은 것으로 머리가 육각형 모양이 6각 볼트, 사각형 모양의 4각 볼트가 있다.

(2) 볼트의 종류

① **관통 볼트** : 물체의 맞뚫린 구멍에 볼트를 넣고 너트를 조이는 형태로 가장 널리 사용한다.

② **탭 볼트** : 너트를 사용하지 않고 물체에 직접 암나사를 낸 구멍에 볼트를 조이는데 사용한다.

③ **스터드 볼트** : 환봉의 양끝에 나사를 낸 것으로 기계부품에 한쪽 끝을 영구 결합시킬 때 사용한다.

(3) 특수 볼트의 종류

① **스테이 볼트**(Stay bolt) : 부품의 간격을 유지하기 위하여 턱을 붙이거나 격리 파이프를 넣는다.

② **기초 볼트**(Foundation bolt : 파운데이션 볼트) : 기계 구조물을 설치할 때 쓰인다.

③ **T 볼트**(T-bolt) : 공작 기계 테이블의 T홈 등에 끼워서 공작물을 고정시키는데 쓰인다.

④ **아이 볼트**(Eye bolt) : 부품을 들어 올리는데 사용되며, 링모양이나 구멍이 뚫려 있다.

⑤ **충격 볼트**(Shock bolt : 쇼크 볼트) : 볼트에 걸리는 충격 하중에 견디게 만들어진 것이다.

⑥ **리머 볼트**(Reamer bolt) : 정밀 가공된 리머 구멍에 중간 끼워 맞춤 또는 억지 끼워 맞춤하여 사용하며 볼트에 걸리는 전단 하중에 견디게 만들어진 것이다.

(4) 볼트의 지름

축방향 하중(W)만을 받는 Hook(훅) Eye bolt(아이 볼트)의 호칭지름(외경)을 구하는 식 (3-22)와 같다.

$$\text{볼트의 지름}(d) = \sqrt{\frac{2W}{Qt}}\,[\text{mm}] \tag{3-22}$$

여기서 W는 하중, Q는 허용 인장응력[kg/mm^2]이다.

(5) 너 트

너트의 종류에는 6각 너트와 4각 너트가 있으며, 볼트에 끼워 조이는 것으로 두꺼운 강판에 암나사를 깎은 것이다.

① 보통 너트 : 머리 모양에 따라 4각, 6각, 8각이 있으며, 6각이 가장 많이 쓰인다.

② 특수 너트의 종류

㉠ 사각 너트(Square nut) : 외형이 4각으로서 주로 목재에 쓰이며, 기계에서는 간단하고 조잡한 것에 사용된다.

㉡ 둥근 너트(Circular nut : 써큘러 너트) : 자리가 좁아서 육각 너트를 사용하지 못하는 경우나 너트의 높이를 작게 했을 때 쓴다.

㉢ 모따기 너트(Chamfering nut : 챔퍼링 너트) : 중심 위치를 정하기 쉽게 축선이 조절되어 있으며, 밑면인 경우는 볼트에 휨 작용을 주지 않는다.

㉣ 캡 너트(Cap nut) : 유체의 누설을 막기 위하여 위가 막힌 것이다.

㉤ 아이 너트(Eye nut) : 물건을 들어올리는 고리가 달려 있다.

㉥ 홈붙이 너트(Castle nut : 캐슬 너트) : 너트의 풀림을 막기 위하여 분할 핀을 꽂을 수 있게 홈이 6개 또는 10개 정도 있는 것이다.

㉦ T-너트(T-nut) : 공작 기계 테이블의 T홈에 끼워지도록 모양이 T형이며, 공작물 고정에 쓰인다.

㉧ 나비 너트(Fly nut, 플라이 너트) : 손으로 돌릴 수 있는 손잡이가 있다.

㉨ 턴 버클(Turn buckle) : 오른나사와 왼나사가 양끝에 달려 있어서 막대나 로프를 당겨서 조이는 데 쓰인다.

㉩ 플랜지 너트(Flange nut) : 볼트 구멍이 클 때 접촉면이 거칠거나 큰 면압을 피하려 할 때 쓰인다.

㉪ 슬리브 너트(Sleeve nut) : 머리 밑에 슬리브가 달린 너트로서 수나사의 편심을 방지하는데 사용한다.

㉫ 플레이트 너트(Plate nut) : 암나사를 깎을 수 없는 얇은 판에 리벳으로 설치하여 사용한다.

(6) 너트의 높이 결정법

너트의 높이 결정법을 구하는 식은 (3-23)과 같다.

$$H = np = \frac{Wp}{\pi D_2 h_1 qa} = \frac{Wp}{\pi (d_2^2 - d_1^2) qa} \text{ [mm]} \tag{3-23}$$

여기서 H는 너트의 높이, n은 나사산 수, h는 결합된 나사산의 높이 $=\frac{d_2-d_1}{2}$[mm], p는 피치, D_2는 유효지름 $=\frac{d_1+d_2}{2}$[mm], q_a는 허용 접촉면 압력[kgf/mm²]이다.

5. 핀과 키

(1) 핀

핀(Pin)은 2개 이상의 부품을 결합시키는데 주로 사용하며, 나사 및 너트의 이완 방지, 핸들을 축에 고정하거나 힘이 적게 걸리는 부품을 설치할 때, 분해 조립할 부품의 위치를 결정하는 데에 많이 사용한다. 핀은 강재로 만드나 황동, 구리 알루미늄 등으로 만들기도 한다. 큰 힘이 걸리지 않는 부분을 고정하거나 결합시키는 기계요소이다. 핀의 종류에는 용도에 따라 평행핀, 테이퍼핀, 분할핀, 스프링핀 등이 있다.

① 평행핀(Dowel pin) : 분해·조립을 하게 되는 부품의 맞춤면의 관계 위치를 항상 일정하게 유지하도록 안내하는 데 사용한다.
  ㉠ 형태 : 굵기가 일정한 둥근 막대모양의 핀이다.
  ㉡ 용도 : 분해·조립을 하게 되는 2개 부품의 맞춤면의 위치를 항상 일정하게 유지시키는 곳에 핀을 사용한다.
    ㉮ 자전거의 체인연결

② 테이퍼핀(Taper pin) : 1/50의 테이퍼가 있다. 호칭지름은 작은 쪽의 지름으로 표시한다.
  ㉠ 형태 : 끝이 점점 가늘어지는 원뿔 막대모양 핀이다.
  ㉡ 용도 : 적은 하중의 축에 벨트 풀리, 핸들 등을 고정시키는 데 사용하며 목재에 못을 박듯이 구멍에 박아 고정시키는 핀이다.
    ㉮ 자전거의 크랭크축과 크랭크의 연결

③ 분할핀(Split pin) : 두 갈래로 갈라지기 때문에 너트의 풀림 방지 등에 쓰인다.
  ㉠ 핀을 꽂은 다음 핀을 벌려서 빠지지 않게 한다.
  ㉡ 용도 : 너트 등의 이완을 방지하는 데 사용한다.
    ㉮ 너트·머리핀·수류탄의 안전핀 등

④ 코터핀(Cotter pin) : 두 부품 결합용 핀으로 양끝에 분할용 핀의 구멍이 있다.

⑤ 스프링핀(Spring pin) : 세로 방향으로 쪼개져 있어 구멍의 크기가 정확하지 않을 때 해머로 때려 박을 수가 있다.

(2) 키

바퀴나 핸들 등 회전하는 부품을 축에 고정시켜 회전축이 겉도는 것을 방지하는 데 이용되며 표 3-26 키의 종류와 키에 대해 설명하였다.

표 3-26 ◦ 키의 종류와 설명

<table>
<tr><th colspan="2">키의 명칭</th><th>키의 형상</th><th>키의 특징</th></tr>
<tr><td rowspan="2">힘 키
(Sunk key : 성크 키)</td><td>때려박음 키
(드라이빙 키)</td><td>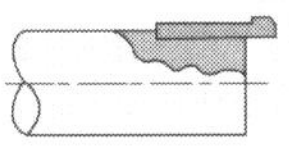</td><td>① 축과 보스에 다 같이 홈을 파는 것으로 가장 많이 쓰이며, 테이퍼(1/100)가 있다.
② 머리붙이와 머리 없는 것이 있으며, 해머로 때려 박는다.
③ 벨트 풀리와 축에 모두 홈을 파서 때려 박는 키이다.</td></tr>
<tr><td>평행 키</td><td>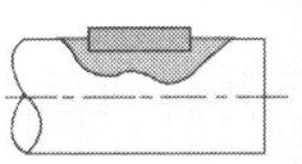</td><td>① 축과 보스에 다같이 홈을 파는 가장 많이 쓰이는 종류다.
② 키는 축심에 평행으로 끼우고 보스를 밀어 넣는다.
③ 키의 양쪽 면에 조입 여유를 붙여 상, 하 면은 약간 간격이 있다.</td></tr>
<tr><td colspan="2">평 키
(Flat key : 플랫 키)</td><td>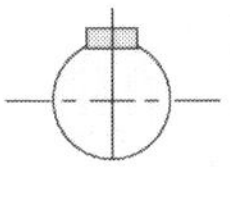</td><td>① 축은 자리만 편편하게 다듬고 보스에 홈을 판다.
② 경, 하중에 쓰이며, 키에 테이퍼(1/100)가 있다.
③ 안장 키보다는 강하다.
④ 축의 윗면을 편평하게 깎고 2면에 때려 박는 키이다.</td></tr>
<tr><td colspan="2">안장 키
(Saddle key : 새들 키)</td><td>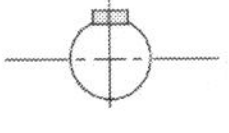</td><td>① 축은 절삭하지 않고 보스에만 홈을 판다.
② 마찰력으로 고정시키며, 축의 임의의 부분에 설치 가능하며, 극 경·하중용으로 키에 테이퍼(1/100)가 있다.
③ 축에는 가공하지 않고 축의 형태에 맞추어 키의 아랫면을 깎아서 때려 박는 키이다.</td></tr>
<tr><td colspan="2">반달 키
(Woodruff key : 우드러프 키)</td><td>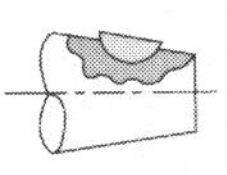</td><td>① 축의 원호상의 홈을 파며, 축이 약해지는 결점이 있으나 공작 기계 핸들 축과 같은 테이퍼 축에 사용된다.
② 홈에 키를 끼워 넣은 다음 보스를 밀어 넣는다.
③ 반달모양의 키로 공작기계나 자동차에 사용한다.</td></tr>
</table>

키의 명칭	키의 형상	키의 특징
미끄럼 키 (페더 키 : Feather key)	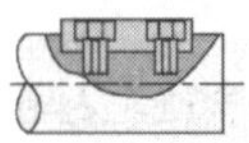	① 묻힘 키의 일종으로 키는 테이퍼가 없이 길다. ② 축방향으로 보스의 이동이 가능하며, 보스와 간격이 있어 회전중 이탈을 막기 위해 고정하는 수가 많다. ③ 미끄럼 키라고도 하며, 벨트 풀리 등 축과 함께 회전시키면서 동시에 축방향으로 이동한다.
접선 키 (Tangential key : 텐젠셜 키)	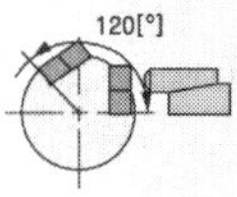	① 축과 보스에 축의 접선 방향으로 홈을 파서 서로 반대의 테이퍼(1/60~1/100)를 가진 2개의 키를 조합하여 끼워 넣으며, 기울기가 반대인 키를 2개 조합한 것이다. ② 중하중용이며 역전하는 경우는 120[°] 각도로 두 군데 홈을 판다. ③ 정사각형 단면의 키를 90[°]로 배치한 것을 케네디 키(Kennedy key)라고 한다.
원뿔 키 (Cone key : 콘 키)	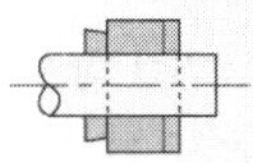	① 축과 보스에 홈을 파지 않는다. ② 한 군데가 갈라진 원뿔 통을 끼워 넣어 마찰력으로 고정시키며, 축의 어느 곳에도 장치 가능하며 바퀴가 편심되지 않는다.
둥근 키 (Round key : 라운드 키) (Pin key : 핀 키)	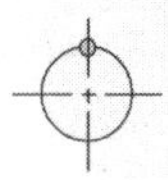	① 축과 보스에 드릴로 구멍을 내어 홈을 만든다. ② 구멍에 테이퍼 핀을 끼워 넣어 축 끝에 고정시킨다. ③ 경하중에 사용되며 핸들에 널리 쓰인다.
스플라인 (Spline)	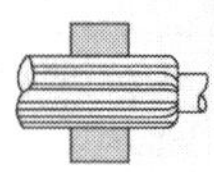	① 축의 둘레에 4~20개의 턱을 만들어 큰 회전력을 전달할 경우에 쓰인다. ② 축에 평행하게 4~20줄의 키 홈을 판 특수 키이다.
세레이션 (Serration)	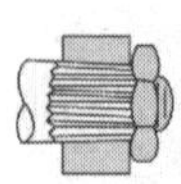	축에 작은 삼각형의 작은 이를 만들어 축과 보스를 고정시킨 것으로 같은 지름의 스플라인에 비해 많은 이가 있으므로 전동력이 크다. 주로 자동차의 핸들 고정용, 전동기나 발전기의 전기자축 등에 이용된다.

6. 리벳과 리벳 이음

(1) 리 벳

강철판, 형강 등의 금속재료를 영구적으로 결합하는 데 사용되는 막대모양의 결합용 기계 요소이다.

(2) 리벳 이음의 작업

보일러, 철교, 구조물, 탱크와 같은 영구 결합에 널리 쓰이며 리벳 이음 작업은 다음과 같다.

① 리벳 이음할 구멍은 20[mm]까지 대개 펀치로 뚫는다(단, 정밀을 요할 때는 드릴을 사용한다).
② 리벳 구멍의 지름(d_1)은 리벳 지름(d)보다 약간 크다(1~1.5[mm]).
③ 구멍을 지나 빠져나온 리벳의 여유 길이는 지름의 (1.3~1.6)d배이다.
④ 지름 10[mm] 이하는 상온에서, 10[mm] 이상의 것은 열간 리베팅한다.
⑤ 지름 25[mm]까지는 해머로 치고, 그 이상은 리베터(Riveting machine)를 쓴다.
⑥ 유체의 누설을 막기 위하여 코킹이나 풀러링을 하며 이때의 판 끝은 75~85[°]로 깎아준다.
⑦ 코킹(Caulking)이나 풀러링(Fullering)은 판재 두께 5[mm] 이상에서 행한다.

(3) 리벳 이음의 특징

리벳 이음은 용접 이음에 비해 다음과 같은 특징이 있다.

① 초응력에 의한 잔류 변형률이 생기지 않으므로 취약 파괴가 일어나지 않는다.
② 구조물 등에서 현지 조립할 때는 용접 이음보다 쉽다.
③ 경합금고 같이 용접이 곤란한 재료에는 신뢰성이 있다.
④ 강판의 두께에 한계가 있으며, 이음 효율이 낮다.

(4) 리벳의 특징 및 재료

비교적 간단하기 때문에 응용범위도 넓고, 보일러 · 물 · 가스탱크 등에 많이 사용되고 있으며 재료는 연강, 구리, 황동(黃銅), 알루미늄 등이 사용한다.

(5) 리벳의 종류와 호칭법

① 용도에 따른 분류 : 일반용, 보일러용, 선박용

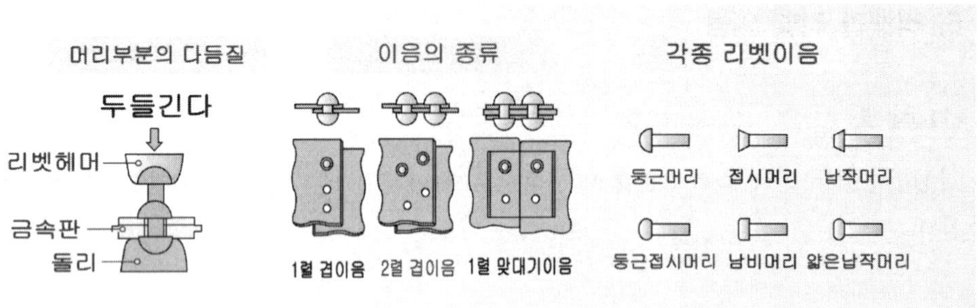

그림 3-59 • 리벳의 종류

② **머리 모양에 따른 분류** : 리벳의 종류를 머리 모양에 따라 구분하면 그림 3-59와 같다.

③ **리벳의 호칭** : 리벳의 호칭은 리벳 종류, 지름(d)×길이(l), 재료로 표시한다.

④ **리벳의 크기 표시**

㉠ **머리 부분은 제외한 길이** : 둥근 머리 리벳, 납작 머리 리벳, 냄비 머리 리벳

㉡ **머리 부분을 포함한 전체 길이** : 접시 머리 리벳

⑤ **리벳의 길이** : 리벳을 끼운 후 머리 부분을 만들기 위한 리벳 길이는 리벳 지름에 대해 $l = 1.3 \sim 1.6d$로 한다.

(6) 리벳 이음의 종류

① **겹침 이음**(Lap joint) : 2개의 판을 겹쳐서 리베팅하는 방법이다. 또 리벳의 배열은 리벳의 열수에 따라 1열, 2열, 3열이 있으며, 지그재그형과 평행형 이음이 있다.

② **맞대기 이음**(Butt joint) : **겹판**(Strap)을 대고 리베팅하는 방법이다.

제2절 전달요소

일정한 기계운동을 하고 있는 기구장치에 그 운동을 제어 및 단속하여 속도를 감소, 정지 또는 제한하는 기계요소이며 클러치, 브레이크, 스프링, 밸브와 콕, 베어링, 미끄럼 베어링, 구름 베어링, 윤활 등이 있다.

1. 클러치

(1) 클러치

운전 또는 정지 중에 필요에 따라 간편한 조작으로 전동을 단속하거나 구속하는 장치이다.

(2) 클러치의 종류

① **맞물림클러치** : 서로 맞물리는 **발톱**(Click : 클릭)이 있는 플랜지를 축의 한쪽 끝에 달고 다른 한 쪽은 축에 고정시키고 **미끄럼 키**(Feather key : 피더 키)를 이용하여 **축방향으로 이동할 수 있게 한 클러치**이다.

② **마찰클러치** : 한 직선 위에 회전축을 갖는 구동축과 종동축에 플랜지를 부착하고 그 플랜지를 서로 밀어붙여 **접촉면의 마찰로 회전을 전하는 클러치**이다.

㉠ **평판클러치** : 플랜지의 판이 평판형 클러치이다.

㉡ **원뿔클러치** : 플랜지의 판이 원뿔형 클러치이다.

㉢ **림 클러치** : 플랜지의 판이 림형 클러치이다.

③ **유체클러치** : 원동축과 종동축 사이에 기름 등의 유체를 넣어 원동축의 회전이 크게 되었을 때 유체 압력에 의해 **1개의 축 사이에 회전을 전하는 클러치**이다. 소음이나 진동이 없고 운동의 시작과 정지가 비교적 빠르고 확실하다는 장점이 있으며 자동차 등에 쓰인다.

④ **일방향 클러치** : 원동 축의 속도보다 늦게 되었을 경우 종동 축이 자유 공전할 수 있도록 한 것으로 한 방향으로만 회전력을 전달하고 반대 방향으로는 전달시키지 못하는 비역전 클러치이다.

2. 브레이크

(1) 브레이크

브레이크(Brake)는 **운동방향에 반역(反逆)하는 방향의 힘을 운동체에 주어서 그 운동을 감소시키거나 정지시키는 것**으로서, **기계적인 마찰을 이용하는** 것과 **유체의 저항을 이용하는** 방식이 있다. 브레이크는 기계의 운동부분의 에너지를 흡수해서 속도를 낮게 하거나 정지시키는 장치이다.

(2) 브레이크의 종류

① **원판 브레이크** : 축에 결합된 회전원판을 고정원판에 **접촉시킬 때의 마찰력에 의해 제동**하며, 자동차나 산업용 기계에 사용한다.

② **띠 브레이크** : 브레이크 드럼에 **강제 띠를 감아서 제동**하며, 자동차의 수동 브레이크에 사용한다.

③ **블록 브레이크** : 회전하는 브레이크 드럼과 브레이크 블록 사이의 **마찰력을 이용**하여 제동하며, 자전거, 기차 등에 사용한다.

④ **반지름 방향으로 밀어붙이는 형식** : **블록 브레이크**(Block brake), **밴드 브레이크**(Band brake),

팽창 브레이크(Expansion brake) 등이 있다.

⑤ 축방향으로 밀어붙이는 형식 : 원판 브레이크(Disc brake), 원추 브레이크(Cone brake) 등이 있다.

⑥ 자동 브레이크 : 웜 브레이크(Worm brake), 나사 브레이크(Screw brake), 캠 브레이크(Cam brake), 원심력 브레이크(Centrifugal brake) 등이 있다.

3. 스프링

(1) 스프링

충격을 받는 기계에서 충격을 완화시키기 위하여 사용하며, 운동하는 부품의 운동범위를 제한 또는 단속하는데 사용한다.

(2) 스프링의 용도

운동의 제한용, 압력의 제한용, 충격의 완화용, 힘의 측정용, 에너지의 저장용으로 사용한다.

① 진동흡수, 충격완화(철도, 차량) 등이며, 에너지 저축(시계태엽) 등이다.

② 기계부품의 운동 제한 및 운동전달(내연기관의 밸브 스프링) 등이다.

③ 압력의 제한(안전밸브) 및 힘의 측정(압력게이지, 저울) 등이다.

④ 기계 부품의 운동 제한 및 운동전달(내연기관의 밸브 스프링) 등이다.

(3) 스프링의 종류

① 재료에 의한 분류 : 비금속 스프링, 금속 스프링, 유체 스프링 등이 있다.

② 하중에 의한 분류 : 압축 스프링, 인장 스프링, 토션 바 스프링, 구부림을 받는 스프링 등이 있다.

③ 용도에 의한 분류 : 완충 스프링, 가압 스프링, 측정용 스프링, 동력 스프링 등이 있다.

④ 모양에 의한 분류 : 코일 스프링(Coil spring), 스파이럴 스프링(Spiral spring), 겹판 스프링(Leaf spring), 링 스프링(Ring spring), 원반 스프링 또는 접시 스프링(Disk spring), 토션 바 스프링(Torsion bar spring) 등이 있다. 스프링 단면의 형상에는 원형, 직사각형, 사다리꼴 등이 널리 쓰인다.

(4) 스프링의 모양에 따른 종류

① 코일 스프링

㉠ 압축코일 스프링 : 충격흡수용 스프링으로 자전거의 안장, 침대, 의자 등에 사용한다.

ⓛ 인장코일 스프링 : 위치고정용 스프링으로 자전거의 스텐드, 용수철 저울에 사용한다.

② 겹판 스프링 : 모든 차량에 사용한다.

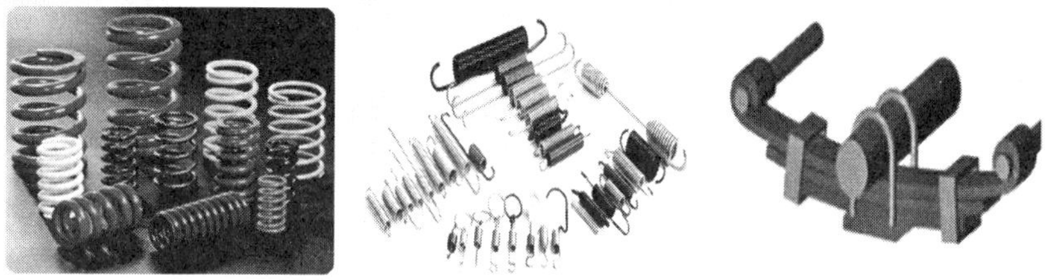

(a) 압축코일 스프링　　(b) 인장코일 스프링　　(c) 겹판 스프링

그림 3-60 ◦ 스프링의 종류

(5) 스프링의 재료

탄성계수가 크고 탄성한계나 피로, 크리프 한도가 높아야 하며, 내식성, 내열성, 혹은 비자성이나 비전도성 등이 좋아야 한다.

① 금속 재료 : 스프링강, 피아노선, 인청도선, 황동선이 널리 쓰이며 특수용으로 스트레인리스강, 고속도강이 쓰인다.

② 비금속 재료 : 고무, 공기, 기름 등이 완충 스프링에 쓰인다.

4. 밸브와 콕

(1) 밸 브

관 속을 흐르는 유체의 양이나 압력을 단속하여 조절하는 데 사용하며 스톱밸브, 단속밸브, 첵밸브, 안전밸브 등이 있다.

(2) 콕

원통 또는 원뿔의 손잡이를 90[°] 회전시켜 열거나 닫게 하는 밸브로서 가정에서 사용하는 도시가스관의 중간 밸브에 많이 이용한다.

5. 축

회전운동으로 동력을 전달시킬 때 회전체의 중심으로 벨트 풀리, 캠, 스프로킷, 기어 등을 사용하여 동력을 전달한다.

축의 종류는 작용하는 힘에 의한 분류와 모양에 의한 분류로 다음과 같다.

(1) 작용하는 힘에 의한 분류

① 차축(Axle) : 주로 휨을 받는 정지 또는 회전축이다.

② 스핀들(Spindle) : 주로 비틀림을 받으며 길이가 짧다. 모양, 치수가 정밀하고 병형량이 적어 공작 기계의 주축에 쓰인다.

③ 전동축(Transmission shaft) : 주로 비틀림과 휨을 받으며 동력 전달이 주목적이다. 전동축에는 주축(Main shaft), 선축(Line shaft), 중간축(Counter shaft)의 3가지가 있다. 축과 바퀴가 함께 놀면서 동력을 전달하는 축으로 전동기, 발전기의 축에 사용한다.

(2) 모양에 의한 분류

① 직선축(Staright shaft) : 흔히 쓰이는 곧은 축이다.

② 크랭크 축(Crank shaft) : 왕복운동을 회전운동으로 전환시키고, 크랭크 핀에 편심륜이 끼워져 있다. 직선왕복운동을 회전운동으로 바꾸어 주는 축으로 내연기관에 사용한다.

③ 플렉시블 축(Flexible shaft) : 가요축이라고도 하며, 전동축에 가요성(휨성)을 주어서 축의 방향을 자유롭게 변경할 수 있는 축이다.

(3) 축 설계시 고려할 사항

① 강도(Strength) : 여러 가지 하중의 작용에 충분히 견딜 수 있는 강함의 크기이다.

② 강성도(Stiffness) : 충분한 강도 이외에 처짐이나 비틀림의 작용에 견딜 수 있는 능력이다.

③ 진동(Vibration) : 회전시 고유진동과 강제진동으로 인하여 공진현상이 생길 때 축이 파괴된다. 이때 축의 회전속도를 임계속도라 한다.

④ 부식(Corrosion) : 방식(防蝕)처리를 하거나 또는 굵게 설계한다.

⑤ 온도 : 고온의 열을 받는 축은 크리프와 열팽창을 고려해야 한다.

6. 베어링

회전축 또는 왕복운동을 하는 축을 지지하여 운동을 원활하게 하고, 축에 작용하는 하중을 받쳐주는 기계요소이다. 하중의 작용에 따른 분류와 접촉면에 따른 분류가 있다.

(1) 베어링의 종류

1) 하중의 작용에 따른 분류

① 레이디얼 베어링(Radial bearing) : 하중을 축의 중심에 대하여 직각으로 받는다.

② 스러스트 베어링(Thrust bearing) : 축의 방향으로 하중을 받는다.

③ 원뿔 베어링(Cone bearing) : 합성 베어링이라고도 하며, 하중의 받는 방향이 축방향과 축의 직각 방향의 합성으로 받는다.

2) 접촉면에 따른 분류

① 미끄럼 베어링(Sliding bearin) : 저널 부분과 베어링이 미끄럼 접촉을 하는 것으로 슬라이딩 베어링이라고도 한다.

② 구름 베어링(Rolling bearing) : 저널과 베어링 사이에 볼이나 롤러를 넣어서 구름 마찰을 하게 한 베어링으로 롤링 베어링이라고도 한다.

(2) 미끄럼 베어링

면 접촉에 의하여 축을 받치는 베어링으로 축과 접촉하는 면이 넓어서 큰 힘에 견딜 수 있으나 동력의 손실이 크다(저속회전용). 표 3-27은 미끄럼 베어링의 형식이다.

표 3-27 • 미끄럼 베어링의 형식

구분	레이디얼 베어링		스러스트 베어링	
	기본형식	설 명	기본형식	설 명
동압 베어링	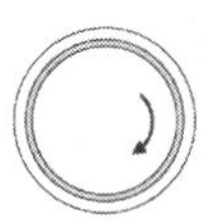	원통 저널 베어링으로서 가장 일반적이고, 2조각으로 분할 또는 부동 부시를 사용한다.	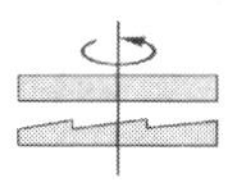	고정식 경사 스러스트 베어링으로서 간단하고 값이 싸므로 널리 사용한다.
	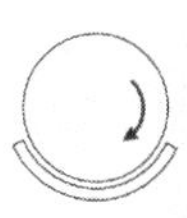	부분 저널 베어링으로서 부하부분만 사용하므로 효율이 좋으나, 하중 방향이 변화하는 경우는 사용되지 못한다.	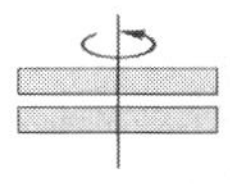	평행면 스러스트 베어링으로서 간단한 기름 홈을 병용하는 수도 있으나 큰 추력에는 못견딘다.
	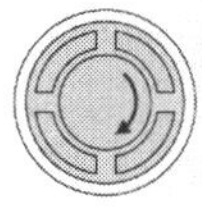	미첼형 저널 베어링으로서 피벗 대신에 스프링을 사용하는 수도 있다. 부하용량이 크다.	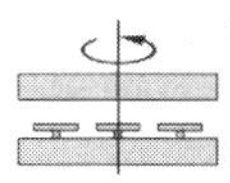	미첼형 스러스트 베어링으로서 고성능이나 비교적 고가이다.
정압 베어링	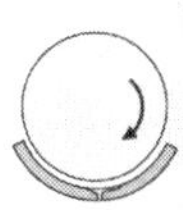	정압 저널 베어링으로서 사방에서 정압으로 지지된 통저널도 있다. 축심의 안정에 유효하다.	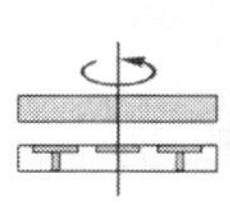	정압 스러스트 베어링으로서 저속 고하중이고, 동적인 유막구성능력이 낮은 경우에 유효하다.

1) 미끄럼 베어링의 종류와 형식

축과 베어링 메탈 사이의 마찰을 줄이기 위해 얇은 유막을 형성시켜 상대 미끄럼 운동을 하는 베어링을 미끄럼 베어링이라 한다. 미끄럼 베어링은 반지름 방향의 하중을 받는 레이디얼 미끄럼 베어링(Radial sliding bearing)과 축방향의 하중을 받는 스러스트 미끄럼 베어링(Thrust sliding bearing)으로 분류되며, 윤활의 원리상으로는 동압과 정압으로 나뉜다. 동압은 베어링과 축 사이의 상대운동에 의하여 동역학적으로 유막에 압력을 발생시킴으로써 하중을 받치며, 정압은 베어링이 정역학적으로 유막압력을 발생시켜므로 하중을 받지 못하는 것이다.

2) 활동면에 따른 형식

① **병행 활동면** : 미끄러운 면(활동면)이 서로 평행에 있을 경우의 미끄럼 베어링이다. 공작 기계의 안내면, 컬러 스러스트 베어링의 미끄럼면, 크로스 헤드의 안내면 등이 이에 속한다. 그림 3-61은 정지면 B에 윤활유 C가 있고, 그 위에 B면과 평행한 이동면 A가 화살표 방향으로 B면에 평행하게 미끄러져 갈 때의 두 면 사이의 유압 p가 발생되고, 유압 p는 A면 전체에 걸쳐 고르게 낮은 압력이 분포되고 그 전압력이 A면을 지지하는 힘이 한다.

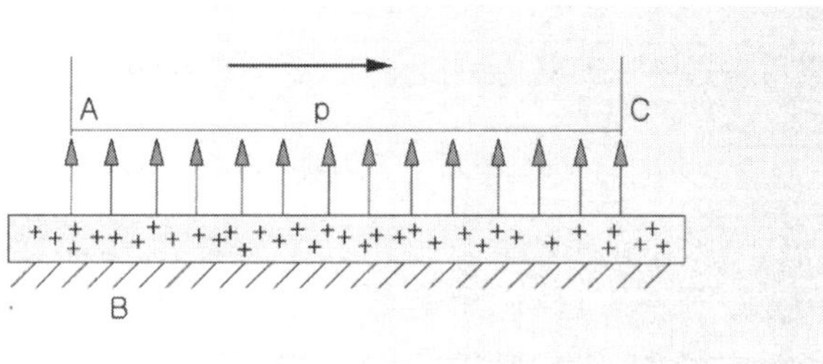

그림 3-61 • 병행 활동면

② **경사 활동면** : 그림 3-62와 같이 미끄럼면이 경사면에 대하여 경사져 있어서 화살표 방향으로 미끄러질 때 압력분포가 균일하지 않으며, 입구와 출구에서의 압력은 0이다. 그 대신 중간에서 최고 P_{max}로 되는 포물선적인 분포상태를 이루게 한다.

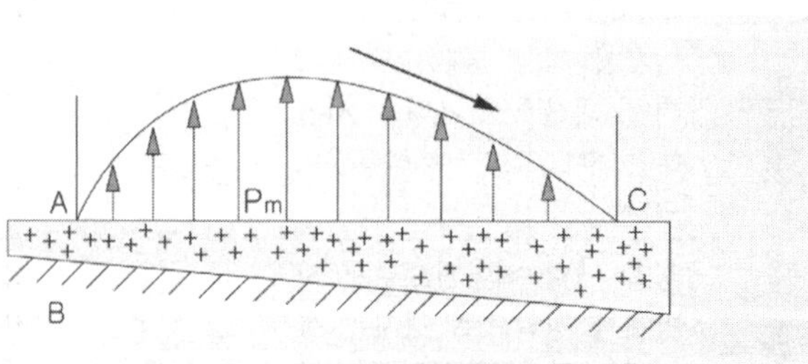

그림 3-62 • 경사 활동면

③ **원통 활동면** : 일반적으로 **레이디얼 베어링**(Radial bearing)이다.

그림 3-63과 같이 축 A가 베어링의 구멍 B에 대하여 화살표 방향으로 회전하고 있는 경우이며, 여기서의 압력 분포는 그림 3-63과 같이 축 중심 O와 구멍 중심 O1에 의하여 최대 극간을 a점에서 최대극간을 b점까지 분포한다.

원통 활동면에는 그림 3-64와 같이 축의 전주에 따라 미끄럼면이 있는 **전원주 베어링**과 축둘레의 일부분에 미끄럼면이 있는 부분 **원주 베어링**이 있다. 베어링과 접촉하여 축이 받쳐지고 있는 축부분을 저널(Jounal)이라 하며 베어링을 **저널 베어링**이라 한다.

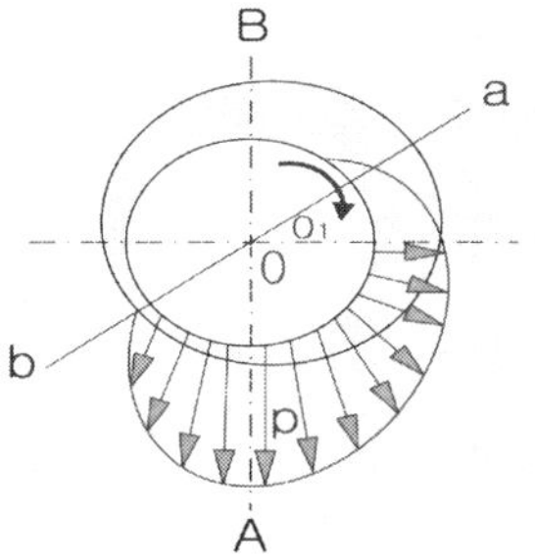

그림 3-63 • 원통 활동면

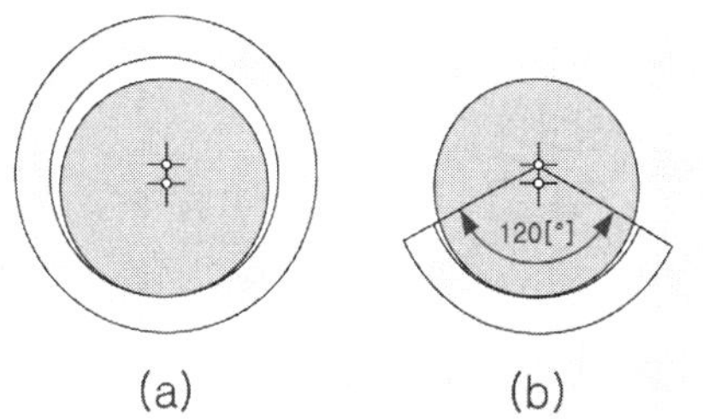

그림 3-64 • 원통저널과 활동면

(3) 구름 베어링

축과 베어링 사이에 볼 또는 롤러, 니이들 롤러를 넣어서 **미끄럼 접촉을 구름 접촉으로 바꾸어 마찰이 미끄럼 베어링보다 매우 작은 구름 마찰이 되게 한 베어링을** 구름 베어링이라 한다.

점 또는 선 접촉에 의하여 축을 받치는 베어링으로 마찰에 의한 동력손실이 적어 고속회전을 하는 축에 적합하다(㉠ 볼 베어링, 롤러 베어링).

구름 베어링 용어에 대해서는 KS B 2013에 규격화되어 있다. 표 3-28 미끄럼 베어링과 볼 베어링을 비교하였다.

표 3-28 ● 미끄럼 베어링과 볼 베어링의 비교

조건	미끄럼 베어링	볼 베어링
고속성능	마찰저항이 크며 일반적으로 유리하다. 오일 휘프(Oil whip)가 일어나 베어링 메탈을 때려서 파손하는 경우가 있으므로, 기름의 점도와 급유법을 바꾼다. 저하중에 장려한다.	구조상으로 전동체와 리테이너 등 탄성지지 회전체이므로 탄성진동을 일으키고, 전동체 리테이너 등에 미끄럼이 생기므로, 예압으로 억제한다. 윤활유의 비산과 복잡한 구조 때문에 일반적인 다양성이 없다.
저속성능	중압 베어링에서는 유막구성력이 감소되고 불리하다.	유막구성력이 불충분하더라도 좋다.
크기	지름이 작으나, 폭을 크게 한다. 또 베어링의 지름을 1[mm] 이하로 쉽게 할 수 있다.	베어링 지름에 대하여 길이가 작다.
내충격성	크다.	작다.
베어링수명	응력변동이 작고 수명이 길다. 늘어붙음으로 주의해야 한다.	궤도면에 반복응력을 받는다.
음향	작다.	크다(전동체와 리테이너 사이의 미끄럼 마찰음).
온도특성	저융점 금속을 베어링 베탈로 사용하므로 고온에 약하다. 100[°C] 이상은 곤란하다.	고온에 대하여 강하다.
경제성	중앙미끄럼 베어링은 염가이며. 정압미끄럼 베어링은 부대설비가 고가이다.	양산화, 규격화이므로 염가이다.
하중방향	추력 또는 횡하중을 단독으로 밖에 받을 수 없다.	추력과 횡하중은 합성하중을 동시에 받을 수가 있다(비교적 작은 하중에 적당하다).
부대장치	구조는 간단하나 강제윤활에는 기름의 누수방지대책, 정압 베어링에는 고압에서 다량의 급유장치를 부대장치로 설치한다.	베어링구조는 복잡하나 파손, 소손 등에 교환이 쉽고, 윤활유는 그리이스를 사용하므로 보수, 수리가 용이하다.
마찰특성	동마찰저항은 작고, 정압 베어링에서는 기동시의 마찰저항이 아주 작다.	기동시의 마찰저항은 비교적 작다.
베어링강성	동압 베어링에서는 축심의 변동이 작고 정압 베어링에서는 축심의 변동이 가능하다.	축심의 변동은 작다.
교환성	규격의 통일이 불충분하며, 교환성이 나쁘다. 단, 자가 제작이 용이하다.	규격화되어 있어 교환성이 아주 좋다.
베어링허용부하용량	동압 베어링에서는 고속 저하중에 유리하며, 정압 베어링에서는 고속 고하중에 유리하다.	저 · 고속 하중에 유리하며, 수명시간이 일정하다고 가정하고, 속도가 증가하면 허용하중은 회전의 제곱근에 반비례하여 저하한다.

(4) 구름 베어링의 장 · 단점

1) 구름 베어링의 장점

① 미끄럼 베어링과 비교하여 동력이 절약된다.
② 기동저항이 작으므로 고속 회전이 가능하다.
③ 윤활유에 의한 기계의 마모(손상)이 적으며 윤활유가 절약된다.
④ 베어링의 길이를 단축시킬 수 있다.
⑤ 신뢰성이 있다. 단, 취급방법이 좋지 못한 경우 신뢰성이 떨어진다.
⑥ 기계의 정밀도를 유지할 수 있어 마멸도 극히 작으므로 유지비가 감소한다.

2) 구름 베어링의 단점

① 바깥지름이 크며 충격에 약하다.
② 소음이 생기기 쉽다.
③ 가격이 비교적 비싸다.

7. 윤 활

베어링의 마찰상태는 2개의 고체가 접촉하여 활동하고 있는 경우이므로 고체 마찰, 완전 유활 마찰, 불완전 윤활 마찰 3가지 마찰 중에 속한다.

(1) 고체 마찰

2개의 고체가 접촉해서 이동할 때에 양자 간에 윤활제와 같은 물질이 개재하지 않고, 직접 고체면을 접촉하는 마찰상태를 고체 마찰이라 하고, 접촉은 점접촉으로 시작하여 탄성적 또는 소성적 변형을 일으켜, 아주 큰 압력의 강도로 미끄러져 나아가므로 마찰저항이 가장 크고, 열을 발생하며 마모(Wear : 웨어)를 일으키므로 베어링에 있어서 절대로 금지해야 될 마찰상태이다. 이런 상태를 건조 마찰(Dry friction : 드라이 프릭션)이라고도 한다.

(2) 완전 윤활 마찰

2개의 고체면 사이에 유동성 윤활제와 고체마찰제가 개재하여 2개의 고체면이 서로 직접 접촉하지 않고, 운전중 두 활동면 사이에 완전히 유막이 형성되어 양면이 완전히 분리되어 있어서, 가장 좋은 윤활 조건에 있는 마찰상태이며 유체마찰(Fluid friction)이라고도 한다. 이때는 마찰저항이 가장 작고 발열과 마모가 극히 적은 양호한 마찰상태라고 할 수 있다.

(3) 불완전 윤활 마찰

고체 마찰과 액체 마찰의 중간쯤 되는 마찰상태로서 완전 윤활 마찰상태의 베어링과 고체면 사이의 윤활제가 개재하고 있어도 어느 곳에서는 양 활동면이 유막이 깨져서 직접 접촉하여 윤활작용이 완전하지 못하게 되는데, 이와 같은 마찰상태이다. 따라서 혼성마찰(Combined friction : 컴바인드 프릭션)이라 하고, 또 특수한 경계현상을 나타내므로 경계마찰(Boundary friction : 바운드리 프릭션)이라고도 한다.

제3절 동력전달요소

동력전달요소는 크게 직선운동 기구와 회전운동 기구로 나누어진다. 직선운동 기구는 회전운동을 직선운동으로 변환시키는 것으로서 캠, 크랭크 축 등이 있고, 회전운동 기구에는 회전운동을 다른 축의 회전운동으로 변환시키는 것으로서 마찰차, 기어, 링크, 벨트, 체인, 로프전동장치, 치형 등이 있다.

1. 마찰차 전동

(1) 마찰차의 전동원리

접촉하는 두 바퀴 사이의 마찰력을 이용하여 두 축 간의 동력을 전달하게 한다.

(2) 마찰차 전동의 특징

① 구름접촉을 하면서 회전하므로 미끄럼현상이 발생한다.
② 변속장치 등에 이용한다.
③ 운전 중 접촉을 분리시키지 않고 마찰차 이동이 가능하다.
④ 정확한 회전운동이나 큰 동력의 전동에는 알맞지 않다.

(3) 마찰차의 종류

1) 평마찰차

① 두 축이 평행일 때 사용하며 바깥쪽 접촉과 안쪽 접촉이 있다.
② 마찰력을 크게 하기 위하여 마찰면에 마찰계수가 큰 재료를 사용한다.
　예 가죽, 파이버, 목재 등

2) 원추 마찰차

① 두 축이 만날 때 사용하며 마찰바퀴로 원추의 일부를 사용한다.
② 축이 만나는 각도에 따라 추의 각도가 달라진다.

3) V홈 마찰차

마찰면을 넓게 하기 위하여 V자 홈이 있는 바퀴를 사용한다.

4) 원통 마찰차

두 축이 평행하며 마찰차 지름에 따라 속도비가 다르다(외접하는 경우와 내접하는 경우가 있다).

5) 원뿔 마찰차

두 축이 서로 교차하며 동력을 전달할 때 사용된다.

6) 홈붙이 마찰차

마찰차에 홈을 붙인 것이며 두 축이 평행한다.

7) 무단 변속 마찰차

속도 변환을 위한 특별한 마찰차로서 원판 마찰차, 원뿔 마찰차, 구면 마찰차 등이 있다.

(4) 마찰차의 응용 범위

① 속도비가 중요하지 않은 경우이며 전달 힘이 크지 않아도 되는 경우이다.
② 두 축 사이를 단속할 필요가 있는 경우이다.
③ 회전속도가 커서 보통의 기어를 사용하지 못하는 경우이다.
④ 두 축 사이를 단속할 필요가 있는 경우이다.

2. 기어전동

기어(歯車, Gear, Toothed wheel : 기어, 투스드 휠)는 원통의 외부표면둘레에 이를 만들어 두 기어가 물려 돌아가면서 동력을 전달하는 것이며, 차례로 물리는 이(Tooth : 투스)에 의하여 운동을 전달시키는 기계요소라 한다. 동력을 전달시키는 방법에는 기어 이외에도 마찰자, 체인과 스프로킷 휠, 벨트 전동 등 여러 가지가 있지만, 기어는 확실한 비율과 작은 구조에 비해 좋은 효율로 큰 회전력을 전달할 수 있으므로, 시계와 같이 작은 것으로부터 수만 마력의 선박용 터빈의 감속기어와 같이 큰 것에 이르기까지 매우 넓은 범위내에서 사용되고 있다.

그리고 한국공업규격(KS B 0102)에는 서로 맞물려서 회전하는 기어 중에서 잇수가 많은 것을 큰 기어 또는 기어라 한다. 잇수가 작은 기어를 피니언이라 규정하고 있다. 또한 서로 물리는 기어 중에서 구동축으로부터 운동을 전달하는 쪽이 기어를 구동기어라 하고, 구동기어에 의해서 운동전달을 받는 기어를 피동기어라 한다.

마찰면을 피치원으로 하여 여기에 이(Tooth)를 만들어 미끄럼 없이 일정한 속도비로 큰 동력을 전달하는 것이다. 한 쌍의 회전비는 1~1/10 정도이며, 잇수가 많은 것을 기어(Gear), 작은 것은 피니언(Pinion)이라 한다.

① 큰 동력을 일정한 속도비로 전할 수 있으며 사용범위가 넓다.
② 충격에 약하고 소음과 진동이 발생한다.
③ 전동효율이 좋고 감속비가 크다.

(1) 기어의 분류

먼저 한 쌍의 기어에서 맞물려 회전하는 2개의 축을 상대적인 위치에 의하여 분류하면 평행축 기어, 교차축 기어, 어긋난 축기어 등이 있으며 그 외에도 두 축이 어느 정도의 각도로 만날 때라든가 두 축이 만나지도 않고 평행하지도 않은 경우 등으로 세분화된다. 또한 기어의 바깥지름의 크기에 따라 극대형 기어, 대형 기어, 중형 기어, 소형 기어, 극소형 기어로 분류하기도 한다. 표 3-29 기어의 바깥지름의 크기에 따라 분류하였다.

표 3-29 • 기어의 바깥지름의 크기에 따라 분류

기어의 분류	바깥지름의 크기	기어의 분류	바깥지름의 크기
극대형 기어	1000[mm] 이상	소형 기어	10~40[mm]
대형 기어	250~1000[mm]	극소형 기어	10[mm] 이하
중형 기어	40~250[mm]		

그 외에 치형을 절삭가공하는 방법에 따라 성형치절기어, 창성치절기어 등이 있다. 이와 같이 기어의 종류가 매우 많으며, 각 물림의 성능상 또는 공작상의 장점과 단점도 있기 때문에 선택과 설계시 신중한 고려가 필요하다.

(2) 기어의 종류

헬리컬 기어, 웜과 웜 기어, 베벨 기어, 래크 기어 등이 있다. 표 3-30에 기어의 종류에 따라 분류하였다.

표 3-30 • 기어의 종류

기어의 종류	기어의 설명
헬리컬 기어	축에 대하여 균일하게 일정각도가 틀어진 기어이다.
웜과 웜 기어	직각으로 교차하는 2축 사이의 회전전달에 사용되며, 큰 감속비를 얻거나 큰 힘을 전달할 때 사용되는 기어이다.
래크 기어	피니언과 결합하여 직선운동을 회전운동으로 바꾸거나 그 역운동을 하는 데 이용하는 기어이다.
베벨 기어	마주치는 2축간에 운동을 전달하는 원뿔형 기어이다.

1) 두 축이 만나는 경우

① 베벨 기어(Bevel gear) : 원뿔면에 이를 만든 것으로 이가 직선인 것을 베벨 기어라고 한다.

② 마이터 기어(Miter gear) : 잇수가 같은 한 쌍의 베벨 기어이다.

③ 스파이럴 베벨 기어(Spiral bevel gear) : 이가 구부러진 기어이다.

2) 두 축이 서로 평행한 경우

① 스퍼 기어(Spur gear) : 이가 축에 평행한다.

② 헬리컬 기어(Helical gear) : 이를 축에 경사시킨 것으로 물림이 순조롭고 축에 스러스트가 발생한다.

③ 더블 헬리컬 기어(Double helical gear) : 방향이 반대인 헬리컬 기어를 같은 축에 고정시킨 것으로 축에 스러스트가 발생하지 않는다.

④ 인터널 기어(Internal gear) : 맞물린 2개 기어의 회전방향이 같다.

⑤ 래크(Rack) : 피니언과 맞물려 피니언이 회전하면 래크는 직선운동한다.

3) 두 축이 만나지도 않고 평행하지도 않은 경우

① 하이포이드 기어(Hypoid gear) : 스파이럴 베벨 기어와 같은 형상이고 축만 엇갈린 기어이다.

② 스크루 기어(Screw gear) : 비틀림각이 서로 다른 헬리컬 기어를 엇갈리는 축에 조합시킨 것이다.

③ 웜 기어(Worm gear) : 웜과 웜 기어를 한 쌍으로 사용하며, 큰 감속비를 얻을 수 있고 원동차를 웜으로 한다.

(3) 기어전동의 특징

① 미끄러짐 없이 정확하게 동력이 전달한다.

② 회전비를 바꿀 수 있다.
③ 두 축이 평행하지 않아도 동력전달이 가능하다.
④ 수명이 길다.

(4) 기어의 명칭

동력전달을 하는 마찰차와 같은 기계요소 사이에 약간의 미끄럼(Slip)이 있어도 회전속도비가 정확하지 못하게 한다. 그러나 차에 기어 같은 요철을 만들고, 그 물림에 의하여 회전을 전달시키면 그 사이에는 미끄럼이 조금도 없고 정확한 속비로 회전을 전달시킬 수 있다. 이 **마찰차의 외원주에 해당하는 원을 기어의 피치원**(Pitch circle : 피치 서클)이라 하고, **요철을 이 또는 치**(齒, Tooth : 투스)라 한다. 이 **피치원에서 아래 이의 곡면을 이뿌리면**(齒根面, Tooth flank : 투스프랭크)이라 하고, **위쪽 이의 곡면을 이끝면**(脚先面, Tooth face : 투스 페이스)이라 한다. **이 산마루의 이끝 평면을 이 산마루면**(Top surface : 탑 서페이스)이라 한다. **서로 물려 있는 기어의 잇수의 차가 특히 심할 때, 큰 쪽을 기어**(Gear)**라 하고, 작은 쪽을 피니언**(Pinion)이라 한다.

그리고 **기어의 반지름이 무한대로 될 때는 림**(Rim)이 곧은 직선으로 되는데 이것을 **랙**(Rack)이라 한다.

(5) 치 형

1) 치형곡선의 기구학적 조건

치형(齒形)곡선의 기구학적 필요조건은 **일정각속비, 즉 기어의 모든 물림 위치에 있어서 2개의 기어의 각속비가 일정해**야 한다. 이 운동요건을 만족시키는 곡선은 치형곡선으로 될 수 있으나 이 밖에 **강도, 제작, 수명** 등의 여러 요건도 아울러 만족시키지 않으면 공업적으로는 사용할 수 없다.

2) 실용적 치형곡선

현재 사용되고 있는 치형곡선에는 **사이클로이드 곡선과 인벌류트 곡선**이 있고, 최근 특수한 **원호치형으로서 노비고프치형**이 주목되고 있다. 동력전달용의 기어로 사용되는 **인벌류트 기어**가 두로 사용되고 있다.

① **사이클로이드 치형곡선** : 피치원을 기초원으로 하여 이 위를 작은 원인 **구름원**(Rolling circle : 롤링 서클)이 미끄럼 없이 굴러갈 때 이 구름원 위의 한 점이 긋는 궤적, 즉 **사이클로이드 치형은 인벌류트치형에 비하여 접촉점에 있어서 미끄럼이 적다**는 이점이 있어 마모상 유리하므로 정밀측정기의 기어 등에 사용되나, 제작이 곤란하므로 일반전동용으로는 사용이 어렵고, 주로 인벌류트 치형이 사용한다. **사이클로이드 기어는 시계**

용 기어 등과 같은 정밀기기의 소형 기어에 사용한다.

② 인벌류트 치형곡선 : 기어의 치형에 인벌류트(곡선)를 사용한 것으로 사이클로이드 치형의 기어에 비하면 공작이 용이하다는 등의 우수한 점이 많으므로, 보통 사용되고 있는 기어의 대부분이 인벌류트 기어이다. 원에 감긴 실을 당기면서 되감을 때 실 위의 점 A가 그리는 곡선이 인벌류트이며, 이 곡선의 일부를 기어의 치형으로 한다. 원래의 원을 기초원이라고 한다. 이와 같이 인벌류트 곡선은 기초원만으로 결정되고 피치원과는 하등의 관계가 없으므로, 하나의 인벌류트 기어에 있어서 그 기초원은 결정되지만 피치원은 결정되지 않고 있다. 그러나 물리게 되는 상대쪽의 기어가 주어지면 양쪽의 기초원에 대한 공통접선, 즉 작용선이 중심선과 만나는 점을 통과하는 원이 피치원이 되므로 여기서 비로소 피치원이 결정한다.

3. 캠전동

캠은 미끄럼면의 접촉으로 운동을 전달한다. 특히 링크 장치로 얻을 수 없는 왕복운동이나 간헐적인 운동을 종동절에 전하는 데 사용한다.

(1) 캠의 전동원리

회전하는 축과 거리가 서로 다르게 판을 고정시키고, 그 둘레에 부하를 접촉시키면 둘레에 따른 왕복운동을 하게 한다.

(2) 캠전동의 특징

① 회전운동을 직선운동, 왕복운동, 요동운동으로 변환시킨다.

② 특수한 둥근 모양이나 홈을 가지는 판이나 원통, 구 모양의 기계요소로 복잡한 운동을 전달한다.

(3) 캠의 종류

① 평면캠 : 회전운동을 평면운동으로 전환한다. 원동절과 종동절의 궤적이 한 평면상에 있는 캠이다.

㉠ 판캠(Plate cam) : 평면 곡선을 윤곽으로 하는 캠 C가 등속 회전을 하면 f가 등속 왕복 운동을 하는 판상의 캠이다. 캠의 모양에 따라 하트캠, 원판캠, 접선캠 등이 있다. 회전운동을 상하, 직선운동으로 전환한다.

㉡ 직동캠(Translation cam) : 주동절의 직선 왕복운동으로 종동절의 왕복운동을 시키는 크랭크 기구에 의한 캠이다. 수평 왕복운동을 상하 직선운동으로 전환한다.

ⓒ **정면캠**(확동캠) : 판의 정면에 캠의 윤곽 곡선에 해당하는 홈을 파고 이곳에 종동절의 롤러를 끼운 캠이다. **회전운동을 수평 왕복운동**으로 전환한다.

② **입체캠** : 입체의 바깥면에 비틀림 홈이나 단면을 만들어 복잡한 운동을 할 수 있도록 한다. 주동절과 원동절의 윤곽 곡선이 공간 곡선으로 된 캠이다.

㉠ **원통캠** : **회전운동을 수평 직선운동**으로 전환한다.

㉡ **구면캠** : **회전운동을 좌우한정 요동운동**으로 전환한다.

ⓒ **단면캠** : **회전운동을 상하 직선운동**으로 전환한다. 원통의 한 끝 면의 폐곡선에 따라서 종동절을 왕복운동시키는 캠이다.

㉣ **원뿔캠** : **회전운동을 경사 직선운동**으로 전환한다.

㉤ **경사판캠** : 회전축에 경사시킨 원판을 붙이고 종동절의 선단에 판을 접촉시켜 종동절을 **왕복운동시키는 캠**이다.

㉥ **실체캠** : 캠의 축선을 중심으로 한 회전체의 표면 위에 폐곡선의 홈을 파고 이 홈에 따라서 **종동절이 규정된 운동**을 하는 캠이다.

(4) 캠의 용도

① 직선 왕복운동이나 요동운동이 필요한 곳에 사용한다.

② 재봉틀, 내연기관, 놀이기구 등에 사용한다.

㉠ 재봉틀 : 실채기캠, 피드 캠 등에 사용한다.

㉡ 내연기관 : 흡・배기 밸브개폐의 구동캠 등에 사용한다.

4. 링크 전동

강성의 막대를 서로 회전할 수 있도록 **핀으로 연결시킨 기구를 링크 장치**라 한다. 링크 장치의 링크는 최소한 4개가 있어야 한다.

(1) 링크 전동의 원리와 종류

주동절의 운동이 종동절에 전달되어 여러 가지 운동의 형태로 변화시키며 링크의 종류는 3절 링크, 4절 링크, 5절 링크 등이 있다. 그림 3-65, 그림 3-66에 나타내었고, 4절 회전 링크의 종류는 다음과 같다.

① 레버 크랭크 기구(Lever crank mechanism) : 4개의 링크를 사용하여 D를 고정하였을 때 A+B 〉 C+D 및 (B−A)+C〉D의 조건이 필요하다.

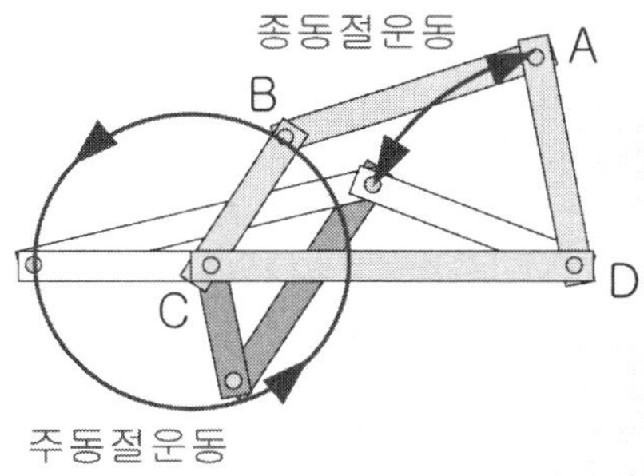

그림 3-65 • 링크 전동의 원리

링크 A와 중개절(Connector) B가 일직선이나 겹치게 되면 C에 힘을 주어도 A는 회전을 못하는데 이점을 **사점**(Dead point)이라 하며, **사안점**(Change point)과는 동일 직선상에 있지만 그 뜻은 다르다.

㉡ **이중 크랭크 기구**(Double crank mechanism) : 4절 회전 링크 중에서 가장 짧은 링크를 고정하여 B와 D를 완전하게 회전시키는 기구이다. 이중 크랭크 기구는 **인봉기구**(Drag link mechanism)라고도 한다.

㉢ **이중 레버 기구**(Double lever mechanism) : 4개의 링크 중에서 가장 짧은 A와 이와 마주 보는 C를 고정하여 B와 D가 레버가 되어 왕복운동을 하는 것으로, 수동식 절단기와 자동차 앞바퀴의 방향을 하는 **애커먼**(Ackerman) 기구가 있다.

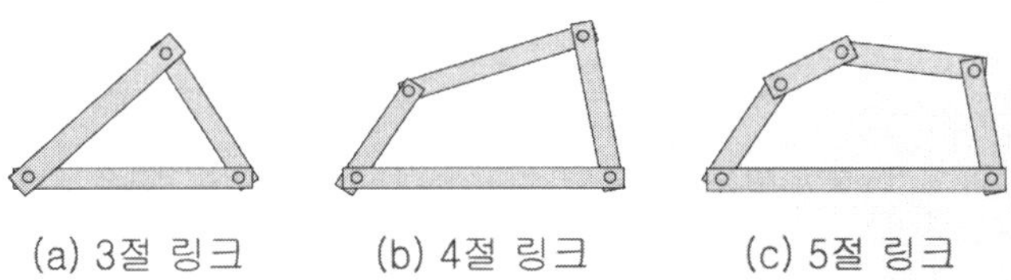

그림 3-66 • 링크의 종류

(2) 링크 장치의 사용 예

① 자동차 엔진의 피스톤 : 직선 왕복운동을 **크랭크축 회전**으로 전환한다.

② 재봉틀 발판의 흔들왕복운동을 **벨트를 이용한 축의 회전**으로 전환한다.

③ 기타 용도 : 급속귀환장치, 배력장치, 자재이음 등에 사용한다.

5. 벨트 전동

축간 거리가 10[m] 이하이고 속도비는 1 : 6정도, 속도는 10~30[m/s]이다. 벨트의 전동효율을 96~98[%]이며, 충격 하중에 대한 안전장치의 역할이 되어 원활한 전동이 가능하다.

(1) 벨트 전동의 원리

밸트와 밸트 풀리 사이의 마찰력을 이용하여 동력이 전달되는 장치이다.

(2) 벨트 전동의 특징

두 축 사이의 거리가 멀어 마찰차나 기어전동과 같이 **직접 동력을 전달할 수 없을 때 이용**하고, 두 축이 나란하며 큰 동력전달 또는 **정확한 회전비가 필요하지 않은 곳**에 사용한다.

(3) 벨트의 종류

1) 평벨트

① 가장 많이 사용되는 **납작한 벨트**(고무, 가죽, 작물 이용)이다.

② 공작기계, 방앗간, 컨베이어 벨트 등에 이용한다.

③ 벨트의 재질 : **가죽 벨트, 고무 벨트, 천 벨트, 띠강 벨트** 등이 있다.

- ㉠ 가죽 벨트는 마찰계수가 크며 마멸이 강하고 질기다(가격이 비싸다).
- ㉡ 고무 벨트는 인장강도가 크고 늘어남이 적으며 수명이 길고 두께가 고르나 기름에 약하다.

④ 벨트 거는 법

- ㉠ 두 축이 평행한 경우
  - ⓐ **평행 걸기**(Open belting) : 동일 방향으로 회전한다.
  - ⓑ **엇 걸기**(Cross belting) : 반대 방향으로 회전하며 십자걸기라고도 한다.
- ㉡ **두 축이 수직인 경우** : 역회전을 가능하게 하기 위하여는 안내 풀리(Guide pulley)를 사용하면 된다.
- ㉢ **벨트의 접촉 중심각** : 벨트의 미끄러짐을 적게 하려면 풀리와 벨트의 접촉각을 크게 하면 된다. 접촉각을 크게 하는 방법은 이완 쪽이 원동차의 위가 되게 하거나 인장 풀리(Tension pulley)를 사용하면 된다.
- ㉣ **벨트 풀리**(Belt pulley) : 보통 주철제(원주 속도 20[m/s] 이하)로 하며, 암의 수는 4~8개를 달지만 지름 18[cm] 이하에서나 고속용은 원판으로 한다. **벨트 풀리의 외주**

의 중앙부는 벨트의 벗겨짐을 막기 위하여 볼록하게 되어 있다.

ⓜ 벨트 풀리에 의한 변속장치

ⓐ **단차에 의한 변속** : 지름이 다른 벨트 풀리 몇 개를 한 몸으로 묶은 것을 단차(Stepped pulley)라 하며, 서로 반대 방향으로 놓아서 평벨트를 건다.

ⓑ **원뿔 벨트 풀리(Cone pulley)에 의한 방법** : 종동 풀리의 속도를 연속적으로 바꾸려 할 때 사용한다.

2) V벨트

축간 거리 5[m] 이하, 속도비 1 : 7, 속도 10~15[m/s]에 사용되며, 단면이 V형 이음매가 없다. 전동 효율은 95~99[%] 정도이며, 홈밑에 접촉하지 않게 되어 있으므로 홈의 빗변으로 벨트가 먹혀 들어가기 때문에 마찰력이 큰데 이것을 쐐기작용이라 한다.

① **V벨트의 형상** : 고무를 입힌 면포로 싸주고 있다.

② **V벨트의 표준 치수** : V벨트의 표준 치수는 M, A, B, C, D, E의 6종류가 있으며, M에서 E쪽으로 가면 단면이 커진다.

③ **V벨트의 특징** : 허용 인장응력은 약 0.18[kgf/mm^2]이다.

㉠ 풀리의 지름이 작아지면 풀리의 홈 각도는 40[°]보다 작게 한다(34[°], 36[°], 38[°]의 3종류가 있다).

㉡ 속도비는 1 : 7이며, 운전이 조용하고, 진동, 충격의 흡수효과가 있다.

㉢ 미끄럼이 적고 전동 회전비가 크다.

㉣ 수명이 길며, 축간 거리가 짧은 데 쓴다(5[m]이다).

6. 체인 전동

(1) 체인 전동의 원리

체인을 스프로킷의 이에 하나씩 물려 동력을 전달하는 것으로서 자전거, 오토바이 등에 사용한다.

(2) 체인 전동의 특징

① 체인의 길이조절이 가능하므로, 미끄러짐이 없고 회전비가 정확하다.

② 큰 동력을 효율적으로 전달할 수 있다.

③ 축간거리가 짧고 기어전동이 불가능한 곳에 사용한다.

④ 소음과 진동이 발생하므로 고속회전에는 적합하지 않다.

(3) 체인 전동의 종류

체인 전동의 종류는 2가지가 있는데 **저속회전용으로는 롤러 체인**, **고속회전용으로는 사일런트 체인**이 주로 사용된다.

① **롤러 체인**(Roller chain) : 강철제의 링크를 핀으로 연결하고 핀에는 부시와 롤러를 끼워서 만든 것이다. 고속에서 소음이 나는 결점이 있다.

② **사일런트 체인**(Silent chain) : 링크의 바깥면이 **스프로킷**(Sprocket : 사슬 톱니바퀴)의 이에 접촉하여 물리며, 다소 마모가 생겨도 체인과 바퀴 사이에 틈이 없어서 조용한 전동이 된다.

참고문헌

1. 《기초전기전자공학(Electronics Fundamentals)》, Floyd 원저, 김종수 외 공역, 청문각
2. 《현대 기초의학 및 의공학》, 나승권, 도서출판 상학당, 2009
3. 《디지털 논리회로 설계와 실험》, 이기학 · 백주기 공저, 성안당
4. 《디지털 논리회로(고등학교)》, 김은태 외 3인 공저, 교육인적자원부
5. 《센서공학(Sensor&Transducer)》, 이덕출 · 공용혁 · 김성남 · 나승권 · 장창현 공저, 엔트미디어
6. 《의공기사(산업기사) 5권》, 김동욱 외 26인 공저, 대한의용생체공학회, 교육개발연구원, 2008
7. 《의공학(Medical Engineering)》, 이경성 · 최민주 공저, 청구문화사
8. 《의공학의 이해》, 김태전 외 4인 편저, 고려의학
9. 《현대 의료기기》, 나승권, 도서출판 상학당, 2009
10. 《현대 의료안전, 법규 및 정보》, 나승권, 도서출판 상학당, 2009
11. 《현대 의용전자공학》, 나승권, 도서출판 상학당, 2009
12. 《의용기계공학》, 나승권, 도서출판 상학당, 2009
13. 《의용계측공학》, 의공학 교육연구회 역편, 여문각
14. 《알기 쉬운 자동제어》, 김원배 · 나승권 · 문명룡 · 이재규 · 조명현 · 차익수 공저, 동일출판사
15. 《자동화를 위한 센서의 기초와 활용》, 김상진 · 왕종배 공저, 연학사
16. 《전기 · 전자의 기초》, 이다까 시게오 저, 전자회로 연구회 역, 대광서림
17. 《전자회로의 이해》, 김평호 · 나승권 · 이동원 · 최성재 공저, 남두도서
18. 《초급자를 위한 PSPICE 활용》, 황락훈 · 조문택 · 이충식 · 나승권 공저, 동일출판사
19. 《최신 전자기초실습》, 임승하 · 황호웅 · 나승권 · 이종성 공저, 남두도서
20. 《PSPICE와 PSIM 시뮬레이션중심의 전력전자공학》, 서영수 · 황락훈 · 조문택 · 심광영 · 곽동걸 · 채수형 · 나승권 공저, 동일출판사
21. Analog Integrated Circuit Application, Michael Jacob, Prentice hall
22. Basic Engineering Circuit Analysis, David Irwin, Wiley
23. Design of Pulse Oxieter, Webster, Institute of Physics publishing
24. Fundamentals of Analog Circuit, Floyd, Prentice Hall
25. Fundamentals of biomechanics, Nihat Ozkaya, Springer
26. Logic and Computer Design Fundamentals, Morris Mano, Prentice Hall
27. Lower-limb prosthesis : including prosthetist's supplement, New York University Medical Center
28. 로봇 공학 : Saeed B Niku 저, 김정하 · 염영일 역, 사이텍미디어, 2002
(원서 : Introduction to Robotics : Analysis System Application, Prentice Hall 2001, pp. 247~278)

찾아보기

[ㄱ]

가변용량 다이오드 116
각운동양자수 16
결합계수 45
고유주파수 89
고정 콘덴서 59
고체 마찰 385
공통 이미터 증폭기 143
광기전력 효과 324
광센서 321
광전효과 323
교류 65
교류전력 90
구동기어 388
극좌표형식 73
글루코오스 346

[ㄴ]

내부저항 39
논리대수 220
논리회로 214

[ㄷ]

다이액 163
단차 395
데시벨 170
도너(Donor) 원자 104
도체 97
도핑(Doping) 103
동상 68
동상신호 제거비 172
동상신호(공통모드) 제거비 169
드레인 152

[ㄹ]

래치(Latch) 236
렌츠의 법칙 52
리미터 130
리졸버 307
링크 장치 392

[ㅁ]

미분기 183

[ㅂ]

바리콘 61
반고정 콘덴서 59
발광 다이오드 116, 323
발광소자 329
발진회로 195
베벨 기어 389
베어링 380
벡터 71
변압기 306
변환기 354
병렬 결선 40
병렬공진 88
복소평면 72
부궤환 170
부도체 19
부호기 231
분극(성극)작용 39
비동기식 246

[ㅅ]

산마루면 390
상승 모서리 241
서미스터 316, 318
소스 152
쇼트키 장벽 118
스파이로미터 340
슬라이딩 베어링 381
실효값 69
십자걸기 394
싱글 224
쌍극 접합 트랜지스터 151
쌍안정 멀티바이브레이터 235
쐐기작용 395

[ㅇ]

암페어의 오른나사 법칙 48
압전효과 308
액추에이터 354
약자성체 42
양성자 12
억셉터(Acceptor) 원자 105
에사키 다이오드 113
역률 91
역방향 바이어스 109
온도계수 310
옴의 법칙 27
완충증폭기 212
위상각 68
위상조건 196
유니버설 게이트 218
유체마찰 385
의료용 센서 333
이미터 폴로어 146
이온화 13
인버터 216
인코더 302
임계속도 380

[ㅈ]
자기 42
자기유도 44
자력선 46
자속 43
자속밀도 44
자유전자 14
자축 42
장벽전위 106
저널 베어링 383
저항 24
적분기 182
전기각 67
전도전자 14
전력 28
전류공진 88
전압이득 168
전압확대율 90
전위차계 300
전자유도 50
전하 18
절연체 19
정궤환 170
제곱근 값 70
제너 다이오드 114
주파수 66
직렬 결선 40

[ㅊ]
차동 172
차동전압이득 181
초음파 탐상기 344
최대역전압 120
측온 저항체 318

[ㅋ]
퀴리 온도 318
클록 241
키르히호프의 법칙 34

[ㅍ]
파괴전압 112
파장 67
패러데이의 법칙 51
퍼센트 도전율 20
플레밍의 왼손 법칙 49
피니언 388
피상전력 91
피치 360
피크 클리퍼 129

[ㅎ]
항복전압 112, 114
허수 71
효소 346
휘트스톤 브리지 34, 355

[기타]
CTR 318
Gated SR Latch 240
N형 106
Octet(악텟) 17
Piezo effect 209
P형 106
SCR 159

□ 저자 약력 □

■ 나 승 권

- 충북 세명대학교 일반대학원 전기전자학과 졸업(전력전자 및 자동제어 전공, 공학석사)
- 충북 세명대학교 일반대학원 전기전자학과 졸업(의공학 및 전력전자응용전공, 공학박사)
- 강원 상지영서대학, 의료시스템정보과 강의(현)
- 한국폴리텍III대학 원주캠퍼스 의용공학과 교수(현)
- 한국산업인력공단 의공(산업)기사, 의료전자기능사 이론, 실기 출제(검토, 채점)위원(현)
- (재)원주의료기기테크노밸리 의료기기자문위원(현)
- 한국산업단지공단 클러스터추진단 기술과제 평가위원(현)
- 강원지식재산권 서포터즈 위원회 위원(현)
- 강원테크노파크 입주기업심의위원회(의료기기) 평가위원(현)
- 메디칼디바이스저널, 기술편집 자문위원(현)
- ㈜ED, (주)메디아나, ㈜씨유메디칼시스템, ㈜메디즌, ㈜엠에스믹스미작현, ㈜태연메디칼 ㈜대화기기, ㈜메디칼써프라이, ㈜리스템, ㈜에이아이랩, ㈜바이오프로테크 의료기술 자문위원(현)
- TUV Korea Ltd. TUV Suddeutschland Group(Medical-Health-Service부서), 의료기기자문 및 외래교수(현)
- ISO 9001 : 2008(국제심사원), (재)키캅연구소 전문위원(서비스 품질, 우수기업 인증원)
- 대한의용생체공학회, 대한의공협회, 한국의료정보교육협회, 산단공혁신클러스터, 한국산업기술재단, 대한전력전자학회, 한국산학기술학회, 대한전기학회 회원

의료기초공학

2011년 10월 30일 1판 1쇄 발행

저 자 나 승 권

발행인 남 승 우

발행처 도서출판 상尙 학學 당堂

서울시 동작구 사당로9가길 6(사당동 220-43)

TEL : 02) 595-1692~4

FAX : 02) 595-1394

E-mail : namdoo6@unitel.co.kr

신고 : 2-155호 (1968. 11. 29)

정가 27,000원

ISBN 978-89-6587-035-7 93560

〈디자인〉 편집 엄해숙 / 표지 토틀컴